KB265991

늙지 않는 몸

늙지 않는 몸

SUPER AGERS

에릭 토폴 지음
이한음 옮김

다산
초당

추천의 말

이 놀라운 책은 장수의 비밀이 항노화 알약 형태의 기적이 아니라 획기적인 과학 발전에 달려 있음을 보여준다. 방대한 연구 결과를 토대로, 토폴은 현대 과학이 어떻게 더 길고 더 건강한 삶을 향한 길을 닦고 있는지 보여준다.

—커털린 커리코Katalin Kariko, 노벨화학상 수상자, 『돌파의 시간』의 저자

토폴은 노화에 영향을 미치는 요인에 대한 상세한 통찰을 제공한다. AI가 생명의학을 발전시키고 건강을 증진하며 수명을 연장시킬 경이로운 잠재력을 지녔음을 놀라운 식견으로 보여준다.

—데미스 허사비스Demis Hassabis, 노벨화학상 수상자, 구글 딥마인드 CEO

에릭 토폴은 과장되거나 시기상조인 주장으로 가득 찬 건강 분야에서 의사로서의 전문 지식을 토대로 상충되는 증거 더미를 성큼성큼 헤쳐 나가면서 사실과 과장을 구분하고 건강하게 나이 드는 길을 안내한다. 건강한 삶을 살아갈 방법을 모색하는 이들에게 이 책은 큰 도움이 될 것이다.

—벤키 라마크리슈난Venki Ramakrishnan, 노벨화학상 수상자, 『우리는 왜 죽는가』의 저자

게놈 편집과 AI 교차 결합 기술이 놀라운 속도로 발전하면서, 우리는 노화와 질병을 예방하고 건강하게 장수하는 문턱에 서있다. 에릭 토폴의 낙관적이면서 고무적인 전망은 이 책을 건강의 미래를 알려줄 필수 가이드로 만든다.

—제니퍼 다우드나Jennifer Doudna, 노벨화학상 수상자, 크리스퍼 유전자 편집 기술 공동 발견자

증거와 희망으로 가득 찬 아름다운 책. AI가 노화 관련 질병을 줄일 수 있다는 토폴의 비전은 의료 분야와 AI에 대한 심오하고도 인상적인 이해를 바탕으로 한다.
—제프리 힌턴Geoffrey Hinton, 노벨물리학상 수상자

몸을 회춘시키고, 질병을 예방하고, 전반적으로 건강을 증진시키는 첨단 치료법에 관한 포괄적이면서 압도적인 안내서.
—스티브 호바스Steve Horvath, 호바스 생체 시계 창안자

치료할 수 없다고 여겼던 병들이 치료되고, 더 오래 더 건강하게 사는 세상을 상상해 보라. AI와 생명과학의 획기적인 융합으로 이 미래는 점점 가까워지고 있다. 꼼꼼한 조사를 토대로 한 흥미로우면서 대단히 중요한 이 책은 우리 삶을 바꿀 놀라운 돌파구들을 생생하게 보여준다.
—무스타파 술레이만Mustafa Suleyman, 마이크로소프트 AI CEO

지난 30년간 보건 의료와 생활 습관 부문에 일어난 심오한 변화들을 지켜본 저자는 노화의 원인을 명쾌하게 제시한다. 무엇보다도 이 책은 행동을 촉구한다. 개인에게는 자신의 생활 습관을 바꾸라고, 보건 전문가와 과학자에게는 노화의 다양한 측면의 연관성을 탐구하라고, 사회에는 모두의 건강, 특히 건강한 노화라는 새로운 시대에 뒤처질 위험이 있는 이들에게 혜택을 줄 수 있는 체계적인 방안을 마련하라고 요구한다.
—펑 장Feng Zhang, MIT 신경과학 교수이자 브로드연구소 핵심 위원

토폴은 노화를 과학적으로 탐색하고, 사이비 과학과 구별하며, 우리가 아는 것과 모르는 것에 대해 솔직하게 이야기하면서 균형 잡

힌 관점을 제시한다. 그 결과가 바로 우리 삶을 바꿔놓을 이 탁월한 안내서다.

—싯다르타 무케르지Siddhartha Mukherjee, 『세포의 노래』 저자

놀라운 식견으로 노화 과정과 이 분야의 논쟁, 노화 관련 병리를 약화시킬 개입 기회를 설명한다. 노화 분야에서 일어나는 혁신에 관심이 있는 이들의 필독서다. 이 분야의 연구에 대한 영감과 희망을 제공한다.

—찰스 스완턴Charles Swanton, 프랜시스 크릭 연구소 임상 부소장

증거를 토대로 꼼꼼하게 사실을 따지며 낙관적인 견해를 피력한다. 복잡한 문제를 헤치고 나아가는 토폴의 재능이 다시금 빛을 발한다.

—로버트 칼리프Robert Califf, 전 미국 FDA 국장

에릭 토폴은 저명한 유전학자이자, 심장 전문의, 과학자일 뿐 아니라 내가 아는 한 가장 널리 읽히는 책을 쓰는 믿을 만한 건강 '미래학자'다. 이 책은 우리의 수명에 직접 영향을 미치는 의학, 과학, 기술의 놀라운 발전을 증거에 근거해 알기 쉽게 설명한다.

—에이브러햄 버기즈Abraham Verghese, 『눈물의 아이들』 저자

내 영감의 원천인 아내 수전,

우리 아이들 세라와 에반, 손주들 줄리언, 이사벨라, 세네카에게

또 수십 년에 걸쳐서 내게 돌보고 배울 특권과, 의학을

개선하려는 욕구를 제공한 모든 환자들께

"모든 사람은 오래 살고 싶어 한다.
하지만 늙고 싶은 사람은 아무도 없다."

—조너선 스위프트Jonathan Swift

"위대한 나라는 단지 수명을 연장하는 것으로는
충분하지 않다. 우리 목표는 늘어난 수명에
새로운 삶을 더하는 것이어야 한다."

—존 F. 케네디John F. Kennedy

"이 지구에서 생명의 진화 역사상 처음으로,
한 종이 자신의 유전적 조성을 편집할 능력을 개발하기에
이르렀다. 이 능력은 경이로운 혜택을 제공할 가능성이 있다."

—월터 아이작슨Walter Isaacson, 『코드 브레이커The Code Breaker』

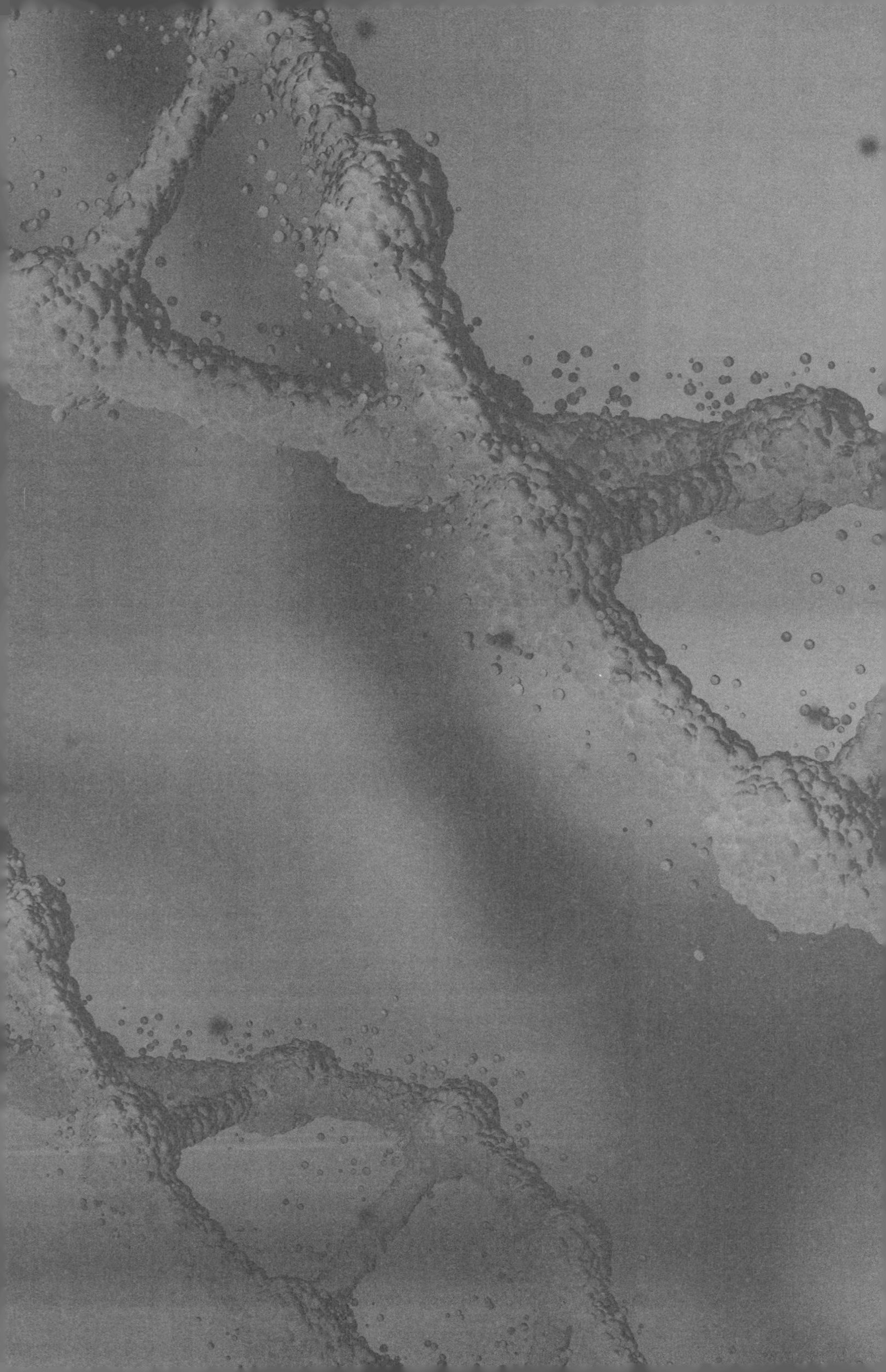

1부

무엇이 우리의 수명을 결정하는가

일러두기

- 본문의 각주는 °로, 미주는 숫자로 표시했습니다.
- 외국 인명과 기관명은 통용되는 한글 표기를 따랐으며, 필요한 경우 원어를 병기했습니다.
- 의학 용어는 가능한 한 직역하고 원어를 병기했습니다. 다만 국내에서 널리 통용되는 번역어가 있는 경우에는 이를 따랐습니다.
- 문장 부호는 다음의 기준을 따랐습니다. (『』: 단행본, 「」: 단편, 시, 논문, 노래, 신문 기사, 보고서, 《》: 잡지, 신문)

두 환자 이야기

노화는 같은 속도로 오지 않는다

내 환자인 LR 부인을 만나보자. 그녀는 98세이며, 평생 단 하루도 심하게 앓은 적이 없다. 일차 진료의가 부인을 내게 보낸 것은 다리가 부어오르는 증상 때문이었는데, 부종이 심장 문제로 생겼을 수도 있어서였다. 처음 진료실을 찾았을 때, 그는 가족 없이 혼자 달랑 왔다. 그래서 병원까지 어떻게 왔는지 물어보았다. 그는 직접 차를 몰고 왔다고 대답했다. 나는 혼자 살면서, 많은 사람과 어울리고, 독신 생활을 즐기는 이 유달리 활기 넘치고 건강한 부인에 관해 곧 많은 것을 알게 되었다.

이 놀라운 건강 수명은 집안에서 부인만 지니고 있다. 모친은 59세, 부친은 64세에 세상을 떠났다. 두 오빠는 각각 43세와 75세에 사망했다. 남편은 부인이 나를 찾아오기 3년 전에 97세로 사망했다. 그도 매우 건강했으며, 부모 및 형제자매와 딴판으로 긴 건강 수명을 누렸다. 남편의 부모와 형제자매는 모두 만성질환을 앓다가 수십 년 더 이른 나이에 사망했다. 남편이 세상을 떠난 뒤 LR 부인은 실의에 빠졌고 체중도 14킬로그램이나 줄었다. 평소 취미로 하던 그림 그리기와 퍼즐 맞추기에도 흥미를 잃었다. 그래도 매주 친구 8명과 함께 하는 카드놀이와 루미큐브 보드게임은 계속했다. 그러던 중 한 친구가 노인 복지 주택 단지로 이사하는 것이 어떻겠냐고 물었다. 그는 수십 년간 살던 집을 떠나 이사했고, 그곳에서 화가들과 새 친구들을 사귀면서 인맥이 확장되었다. 덕분에 그녀는 '예전의' 자아를 회복했고, 상을 받기도 한 유화 그리기와 퍼즐 맞추기에도 다시 열의를 보였다. 내가 만났을 때 부인은 밝은 성격에 잘 웃는, 낙천적인 모습이 돋보이는 사람이었다.

다리 부종이 생긴 이유를 알아내려면 검진이 필요했다. 그는 고혈압이었던 적이 한 번도 없었지만, 심장초음파 영상을 보니 심장이 두꺼워져 있었고, 심장 근육의 기능이 정상 범위를 한참 벗어나 있었다. 심장 박출률, 즉 심장이 한 번 수축할 때 뿜어져 나오는 혈액의 비율은 비정상적으로 높았다. 나는 노인에게 생기는 비대심장근육병이라는 진단을 내렸다. 공교롭게도 내가 몇 년 전에 《뉴잉글랜드의학회지》에서 다룬 증상이었다.[1] 심장이 경직되어 이완

1부 무엇이 우리의 수명을 결정하는가

이 잘되지 않았고, 그 때문에 다리 부종이 생겼다. 치료 방법도 간단했다. 곧 다리 부종은 사라졌고, 그는 그 뒤로 별 탈 없이 지냈다.

LR 부인은 건강한 노화를 대변한다. 이처럼 80~90대의 나이에도 신체적·인지적 기능을 놀라울 정도로 잘 유지하는 사람들을 노화 연구에서는 '슈퍼에이저스superagers'라고 부른다. 그는 노화에 따른 흔한 질환들을 다 피했을 뿐 아니라, 우리 대다수가 노화 과정에서 겪는 것을 거스르는 남다른 회복력을 지닌 사람이다. 그와 남편의 극단적인 건강 수명과 장수는 유전적 조성과 관련이 없어 보인다. 의학자들은 아직 제대로 이해하지 못하지만, 노화의 생물학과 이런저런 요인을 배제하는 과정을 거쳐 우리가 알게 된 내용을 종합할 때 이것이 그저 확률적인 것이라고, 즉 무작위로 찾아온 행운 덕분이라고 결론지을 것이다.

정반대 사례도 있다. 내가 지난 30여 년 동안 만난 환자 중 한 명을 짧게 소개하겠다. 마찬가지로 98세인 RP 씨는 62세에 심장동맥 우회로조성술을 받았는데, 75세에 협심증이 생겼다. 검사하니 우회로로 조성한 혈관이 혈액 흐름을 방해하는 죽상경화증 때문에 막혀 있었다. 나는 그중 한 곳에 스텐트를 두 개 끼워 넣었다. 그 이후에는 심방세동이 일어났는데, 약이 듣지 않아서 심장박동을 정상 상태로 되돌리기 위해 두 차례 절제 수술을 받아야 했다. 그 뒤로 여러 해에 걸쳐서 그는 어깨 관절 한 곳을 인공관절로 바꾸었고, 수술 후에 약한 심장 기능 상실도 한 차례 겪었다. 96세에는 코로나19에 감염되어 입원했다. 장기간 입원해 있었지만 다행히 호흡 기능 상실로 이어지지는 않았고 완전히 회복되었다. RP 씨는 현대 의학의 업적을 대변한다. 그는 중증 동맥경화 심혈관병에 걸렸지만, 심장으로 향하는 혈액 공급을 회복시키는 수술과 공격적인 이차 예방 치료가 다 잘된 덕분에 살아남았다. 그는 노화 관련 질환 분야에서 우리가 이룬 의학적 발전을 몸소 보여주는 사례다. 지금 우리를 흥분시키는 것은, 우리가 고위험군에 속한 사람이 심장병을 비롯한 노화 관련 주요 질환에 걸릴지를 수십 년 앞서 정확히 예측하고, 일차 예방 조치를 취하거나 적어도 발병 시기를 확연히 늦출 수 있다는 사실이다. 의사는 노화 자체를 역전시키거나 멈출 수 있다고 약속하지는 못하지만, 앞선 세대들보다 훨씬 더 건강하게 인생의 후반기를 살 수 있다는 약속은 할 수 있다. 우리는 바로 이런 유형의 건강 수명 연장을 미래에 훨씬 더 흔하게 보게 될 것이며, 이 변화는 내가 이 책에서 조명할 다섯 가지 차원에서 이루어진 경이로운 발전 덕분에 가능해질 것이다.

건강 수명을 결정하는 다섯 가지 결정 요인

1. 생활 습관+

우리는 식단, 운동, 수면 같은 생활 습관 요인이 건강 수명에 중요한 역할을 한다는 것을 오래전부터 알고 있었다. 그러나 이 지식은 대폭 확장되어 내가 '생활 습관+' 차원이라고 부르는 것이 되었다. 지금은 폭넓게 정의되는 환경 노출까지 포함하기 때문이다. 야외로 나가 자연을 접하는 활동, 오염, 외로움 같은 건강의 사회적 결정 요인, 근력 운동 같은 구체적인 신체 활동, 시간을 정해서 하는 단식 같은 정밀 식사는 모두 생활 습관+의 측면이다. '악마는 세부 사항에 있다'라는 표현이 여기에 딱 들어맞는다.

2. 세포

우리 몸은 거의 37조 개의 세포로 이루어져 있는데, 이 세포들에 관해 전혀 새로운 깨달음을 안겨주는 최신 연구 결과들이 쏟아지고 있다. 매주 연구자들은 수십만 개에서 수백만 개에 이르는 세포의 유전체 DNA 분자 서열을 분석한 새로운 연구 결과를 내놓고 있다. 우리는 그 유전물질이 시간과 공간에서 어떻게 작동하는지 이해할 뿐 아니라, 그것을 조작하고 재구성하는 방법도 안다. 이런 지식은 모든 것을 바꾼다. T세포를 몸에서 채취하여 암에 면역반응을 일으키도록 강화하거나, 거꾸로 자기 자신을 향한 면역반응을 억제하도록 가공할 수 있다. 또 세포를 채취하여 가공하는 대신에 몸 안에서 면역세포를 변형시킴으로써, 이 과정을 더 빠르고 저렴하면서 간단하게 만드는 방법도 연구 중이다.[2] 한편 다른 종의 기관, 예를 들어 심장을 떼어내 면역반응을 일으키는 유전자를 편집한다면, 기증을 필요로 하는 사람의 장기 부족 문제도 해결할 수 있다. 또 사람의 백혈구를 줄기세포로 바꾸어, 인슐린을 생산하는 췌장 세포로 만들 수도 있다. 심지어 우리는 배양 접시에 세포를 키워서 여러 개의 방을 지닌 고동치는 심장,[3] 더 나아가 뇌도 만들 수 있다.[4] 이런 오가노이드는 사람의 뇌가 암이나 신경계 질환 치료제에 어떻게 반응할지 미리 알려줄 수 있다.

3. 체학

우리 세포와 신체 조직 안에는 체학omics이라는 총괄적인 용어로 불리는 여러 층위의 생물학적 정보가 있다. 이 용어는 30억 개의 DNA 문자로 이루어진 유전체genome를 연구하는 유전체학genomics에서 기원했다. 다른 주요 층위로는 RNA 전사체, 단백질체, 후성유전체, 미생물체가 있다. 이 풍부한 생물학적 데이터 집합은 각 개인의 독특함을 정의하는 데 중요하며, 개인별 맞춤 의학의 토대가 된다.

체학은 경이로운 수준의 발전을 거듭하고 있다. DNA의 서열을 분석함으로써 우리는 아주 먼 조상에게서 유래해서 집안에 대물림되는 주요 질병에 걸릴 위험을 알려주는 흔하거나 희귀한 유전자 변이체를 찾아낼 수 있다. '액체생검liquid biopsy'이라는 혈액의 혈장 성분에서 종양 DNA를 검출하는 방법은 암의 조기 진단과 치료를 가능하게 할 수 있다. 비정상적인 단백질이나 RNA는 신경 퇴행 질환의 시작이나 전자간증°의 최초 징후를 알려줄 수 있다. 혈장의 단백질 집합은 우리 몸에 있는 각 장기의 노화 시계에 관해서도 알려줄 수 있다. 장의 미생물군은 뇌로 신호를 보내고 우리의 면역반응을 조성하느라 바쁘다.

° 임신 후반에 일어나는 독소혈증.

   1부 무엇이 우리의 수명을 결정하는가

4. 인공지능

인공지능artificial intelligence, AI은 노화 관련 질환을 예방하는 데 핵심
적인 역할을 하기 시작했다. 우리는 인공지능이 모든 차원에서, 한
개인이 특정한 질환에 걸릴 위험을 정확히 판단하고, 취할 수 있는
조치를 알려주고, 상호작용을 통해 지원을 할 수 있는 미래를 내다
보고 있다. 멀티모달 AImultimodal AI는 전자 건강 기록, 시료 검사, 영
상, 체학, 오염 노출, 건강의 사회적 결정 요인, 첨단 의학 지식 등
다양한 층위의 데이터들을 통합해 개인별 맞춤 의학 예보를 한다.[5]
가상 의료 코치는 수십 년 동안 질병의 일차 예방 수단이라는 환상
으로 존재했으며, 아직 현실이 되지는 않았다. 그러나 오픈 AIOpen
AI와 스라이브글로벌Thrive Global의 합작사인 스라이브 AI 헬스Thrive
AI Health는 이 꿈을 실현시킬지도 모른다.[6]

5. 약물과 백신

지금은 새로운 약물과 백신이 빠르게 개발되고 있다. 단백질에 든
2억 가지가 넘는 원자들의 배치를 예측할 수 있기 때문이다. 생성
형 AI가 환각을 일으키곤 한다는 말을 들어보았을 것이다. 이 버그
(특징)를 활용하여 자연에 존재하지 않는, 의학에 필요하지만 비어
있던 엄청난 공백을 채울 수 있는 새로운 단백질을 발견한다면 좋
은 일일 것이다.[7] 비만약인 오젬픽Ozempic과 위고비Wegovy가 어디서
왔을지 추측해 보라. AI는 이런 인위적인 펩타이드를 맨땅에서 창
안한 것이 아니다. 자연적으로 생산되어 혈액에서 저농도로 순환

하는 펩타이드를 토대로 발견한 것이다. 이것들과 다른 글루카곤 유사 펩타이드-1glucagon-like peptide-1, GLP-1 약물들은 비만과 당뇨병을 치료하는 차원을 넘어서 심근경색, 뇌졸중, 심장마비, 심부전, 간과 신장 질환을 개선하는 등 모두의 기대 수준을 훨씬 뛰어넘는 효과를 냈다. 코로나 백신을 개발하는 데 쓰인 신기술은 현재 심혈관 질환과 암 등 다양한 질환에 성공적으로 적용되고 있다. 현재 우리는 해로운 부작용을 피하기 위해 정밀 표적 화학요법과 결합해서 암 면역요법을 새로운 수준으로 끌어올렸다. 암에 대한 면역 반응을 강화하는 백신이 나오고, 자가면역질환자의 면역계 활동을 차단하는 백신도 개발되고 있다. 수십 년간 실패를 거듭한 끝에, 처음으로 우리는 신경 퇴행 질환 약물이 출현하는 것도 보고 있다.

다음 그래프가 보여주듯이, 이 다섯 가지 차원은 상호작용한다. 생활 습관 요인들은 우리의 미생물체와 세포에 영향을 미친다. 우리가 약물과 백신에 일으키는 반응은 유전체와 세포를 통해 조절되며, 유전자 변이체와 AI는 신약 발견에 기여해 왔다. 우리는 세포를 가공해서 살아 있는 약물로 만들 방법도 터득했다(그림 1.1).

과학이 바꾸는 당신의 미래

건강 수명에 일어난 이 다차원적 혁명은 생명과학과 정보 기술의 혁신들이 서로 맞물리면서 추진되어왔다. 인간 유전체의 서열 해독 이후로 20여 년, 크리스퍼 유전체 편집 기술의 발견 이후로

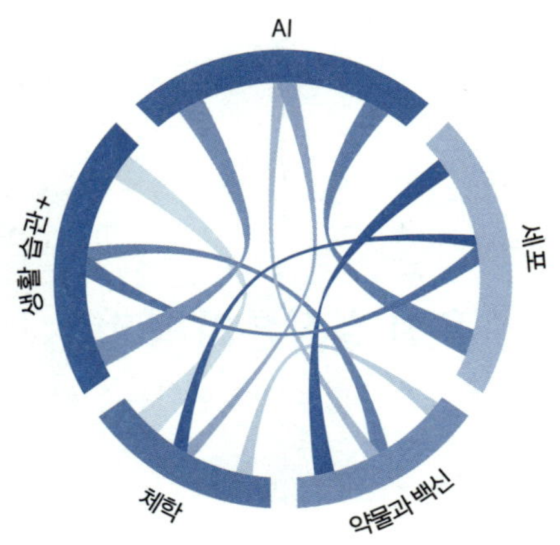

그림 1.1 다섯 가지 차원과 그 상호작용

10년, mRNA와 나노입자 개발 이래로 30년, 대규모 언어 AI 모델의 개발로 귀결된 수십 년이 흐르는 동안 쌓인 혁신들이다. 이렇게 끈질긴 인내심이 빚어낸 성과가 축적되어, 수백 년에 이르는 시간 끝에 우리는 인간의 건강 수명 기대 수준을 재설정할 수 있는 가능성을 내다보게 되었다.

하지만 조급해하지 말기를. 이 책은 증거에 기반한다. 몇몇 장에는 전문적인 정보가 빽빽하게 담겨 있다. 우리는 삶과 죽음을 이야기하고 있으며, 나는 내가 제시할 세세한 내용을 절박하게 필요로 하는 독자들이 많다는 것을 안다. 이런 내용은 적어도 가족이 의사를 만나 이런저런 대안을 상의하는 데 도움이 될 것이다. 그런 한편으로 나는 생명의학 분야의 이런 세세한 내용이 인간의 잠재력에 관한 심오한 통찰도 제공한다고 믿는다.

2

유전 결정론의 붕괴

유전자가 수명을 좌우한다는 착각

나뿐 아니라 동료들도 오래전부터 LR 부인처럼 아주 운 좋게 질병에 강한 회복력을 지닌 사람들에게 흥미를 느껴왔다. 2008년에 우리는 적어도 80세 이상이면서 아프거나 만성질환을 앓은 적이 한 번도 없는 사람들을 연구하는 '웰덜리Wellderly'라는 연구 계획을 세웠다. 스크립스연구소 연구진은 건강한 노화의 이 극단적인 정의에 들어맞으면서 연구 참여에 동의하는 참가자 1400명을 모집하는 데 거의 6년이 걸렸다. 여기서 동의란 유전체 염기 서열 30억 개를 해독하는 데 필요한 혈액 시료를 제공한다는 의미다. 우리는 그들의 유전자에 있는 무언가가 유별난 건강 수명을 설명해 줄 것이라는 가설을 세웠다. 건강 수명은 일반적인 의미의 수명이나 장수를 말하는 것이 아니다. 수명은 개인이 사는 총햇수를 가리키는 반면, 건강 수명은 질병이나 장애로 지장을 받지 않으면서, 최적의 건강 상태를 유지하며 살아가는 햇수를 뜻한다.

그런데 우리 생각이 틀렸다는 것이 드러났다. 유전체 전체의 서열을 해독하고 해석하는 방대한 작업을 끝냈지만, 그들의 DNA에 건강한 노화의 토대라고 추측되는 것은 딱히 없었다. 알츠하이머병과 심장병 위험 수준을 알려주는 유전적 표지가 다른 이들에 비해 미미한 수준으로 적을 뿐이었다. 유전적으로 새로운 무언가가 전혀 발견되지 않았음에도, 평균 연령이 84세인 이 집단은 미국의 일반적인 고령자 집단에 비해 체중이 약 13.6킬로그램 덜 나가서 훨씬 날씬했고, 운동을 더 열심히 했고, 교육 수준도 더 높았다. 참여자 모집과 면담을 담당한 연구 간호사는 웰덜리 집단이 놀라울 정도로 낙천적인 사람들이라고 했다. 브리지 모임, 춤, 친구 모임 등 사교 활동을 활발히 했고, 지역에서 자원봉사자로 활동하는 사람도 많았다. 90대임에도 너무 바빠서 연구진과 약속을 잡기가 어려운 이들도 있었다. 저마다 자신이 왜 그렇게 건강한지에 관해 나름의 생각을 갖고 있었으며, 여전히 흡연하는 이들도 있었는데, 하루에 두 갑까지 피우는 사람도 있었다. 우리는 가장 긴 건강 수명을 달성하는 데 DNA가 어떤 역할을 하는지 밝혀내지는 못했지만, 다년간 연구를 하니 어떤 요인들이 관여하는지 어느 정도 추측할 수 있었다.

건강한 노화의 특이값에 해당하는 웰덜리 집단은 대다수의 사람과 다른 점이 있다. 웰덜리가 아닌 대다수의 사람을 일덜리Illderly라고 하자. 미국에서 성인(18세 이상)의 60퍼센트는 적어도 한 가지의 만성질환을 지니고 있으며, 40퍼센트는 둘 이상 갖고 있다.[1] 65세 이상인 사람 중 80퍼센트는 만성질환을 두 가지 이상 지니며, 23퍼센트는 세 가지 이상, 약 7퍼센트는 다섯 가지 이상 지닌다.[2,3] 당신이 아는 누군가가 만성질환을 앓고 있다면 아마 4대 질환 중 하나일 것이다. 당뇨병, 심장 질환, 암, 신경 퇴행 질환이다. 그 밖에 만성 폐 질환과 신장 질환도 높은 순위에 올라 있다.

오래 살고 싶지 않은 사람이 누가 있겠는가? 많은 이가 오래 살고 싶어 한다. 그러나 알츠하이머병 같은 만성질환, 장애를 일으키는 뇌졸중에 걸리거나 확연히 허약해진 상태로 더 오래 사는 것은 이상적인 모습과 거리가 먼 듯하다. 우리가 정말로 원하는 것은 질병이 없는 상태로 더 늘어난 여생이다. 희소식은 건강을 온전히 유지하면서 수명을 최대화하는 일이 점점 수월해지고 있다는 것이다. 이 책은 어떻게 하면 건강 수명을 최대로 늘릴 수 있는지, 즉 일덜리가 되지 않고 웰덜리로 나아가는 경로를 살펴본다.

여기서 가능한 경로는 두 가지다. 노화 관련 질환을 예방하거나 지연시키는 경로, 아니면 노화 과정 자체를 늦추는 경로다. 전자는 지금 당장 이루어지고 있고, 가까운 미래에 상당한 발전을 이룰 것이다. 후자는 노화 자체를 바꾸는 것이며, 더욱 힘든 도전 과제다.

　　　　　1부　무엇이 우리의 수명을 결정하는가

LR 부인은 주요 만성질환을 피했다. 뉴잉글랜드 백세인 연구New England Centenarian Study를 보면, 백세인(97~118세) 400여 명 중 19퍼센트만 그렇다.[4] 같은 연구에서 나머지 81퍼센트는 여러 병을 함께 앓고 있는 중복이환 상태였고, 80세 이전에 노화 관련 질환을 진단받은 '생존자'이거나 80세 이후에 진단받은 '지연 발병자'로 분류되었다. 이 책에서는 이런 노화 관련 질환을 예방하거나 확연히 지연시킴으로써, 건강 수명을 연장하는 방법에 주로(거의 전적으로) 초점을 맞출 것이다.

돌파구는 어디에서 왔는가

면역계가 만성질환의 발생 원인과 관련이 있든, 그 질환이 야기하는 부정적 결과와 관련이 있든 간에, 면역계가 만성질환의 공통적인 역학적 토대라는 깨달음은 역사적인 전환점에 해당한다(그림 2.1).[5] 심장 질환, 암, 신경 퇴행 질환 같은 질환은 발달하는 데 20여 년이 걸리곤 하므로, 예방할 기회의 창문이 아주 오래 열려 있다. 심근경색과 뇌졸중으로 이어지는 죽상경화증(죽상동맥경화증)은 치료법이 발전하고 있음에도, 여전히 전 세계적으로 사망과 장애의 첫 번째 원인으로 남아 있다. 이 병은 혈관 벽의 염증으로 생기며, 모든 염증은 면역계가 일으킨다. 암은 대개 퍼지기 전까지는 치명적이지 않으며, 우리 면역계는 그런 일이 일어나지 않게 막을 수 있다. 또 뇌에 염증이 없다면, 알츠하이머병이나 파킨슨병 같은 질

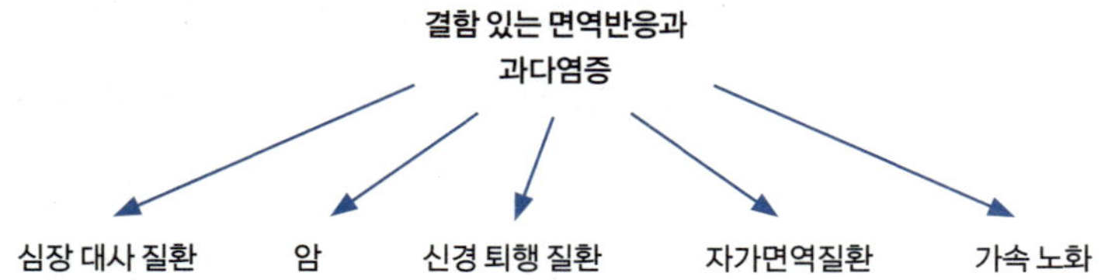

그림 2.1 주요 질환과 가속 노화의 토대를 이루는 공통의 가닥들

환이 자리를 잡기 어려울 것이다. 신경계를 공격하는 다발경화증이든, 관절을 공격하는 류머티즘성관절염이든 간에, 우리 면역계가 자신의 신체 조직을 공격하는 행동은 자가면역질환의 토대가 된다. 우리 면역계의 기능 이상은 가속 노화의 주된 원동력이다. 최근에야 비로소 우리는 면역반응과 염증반응을 섬세하게 조절할 수 있는 도구를 개발하기 시작했다. 너무 작은 것도 너무 큰 것도 좋지 않으므로 딱 맞아야 한다는 골디락스 이야기와 비슷하다. 각 환자에게서 문제가 있는 조직만을 정확히 표적으로 삼는 도구다. 다행히도 이 경로를 미세 조정하는 과학은 빠르게 발전하고 있다.

다른 경로도 있다. 대변을 이식하는 방법은 1950년대에 치료법으로 시도되기 시작했지만, 최근 들어서 생명을 구할 수도 있음이 명확히 입증되면서 2023년에 FDA에서 재발성 클로스트리듐 디피실레Clostridium difficile 감염을 예방하는 용도로 승인을 받았다. 항생제 투여로 위창자관에 사는 세균 종들의 균형이 깨지면 이 세균이 증식하면서 장염을 일으킬 수 있다.[6] 대변 미생물을 이식한다고 말하면 거부감을 느끼는 사람도 있다. 또 예전에는 쉽지도 않았다.

그러나 지금은 '캡슐' 알약 형태로 생산되어 이식하기가 더 쉬워졌을 뿐 아니라, 암, 위장 질환, 당뇨병 같은 여러 증상을 관리하는 쪽으로도 사용 범위를 넓히기 위해 임상 시험이 진행되고 있다. 또 장내 미생물군의 '크리스퍼 처리', 즉 유전자 편집 개념도 탐구되고 있다.[7]

우리 면역계의 구성원인 T세포라는 백혈구는 감염에 맞서 싸우고, 자신의 단백질과 외래 단백질을 구분하고, 암 같은 질병으로부터 우리를 보호하는 역할을 한다. T세포라는 이름은 이 세포를 훈련시키는 가슴샘thymus gland에서 나왔다. 유전체 편집이나 다른 방법으로 T세포를 가공하는 방법은 백혈병 같은 혈액 질환, 즉 액체 종양의 치료법으로 제시되고 있으며, 췌장암 같은 난치성 고형 종양의 조기 검사에도 쓰일 수 있다. 전에는 비싸고 비실용적이라고 여겨졌지만, 상용화 가능성이 높아지면서 그 인식도 바뀌었다.

예전에는 기관에 생긴 흉터(섬유증)를 되돌리기가 불가능하다고 여겼지만, 지금은 키메라 항원 수용체 T세포chimeric antigen receptor T cell, CAR-T 요법이라는 가공된 T세포와 신약들을 써서 회복시키려는 임상 시험이 활발하게 진행 중이다. 그중에는 생성형 AI를 써서 발견한 신약도 있다.[8] 섬유증을 겨냥한 CAR-T는 생쥐의 심장 기능을 회복시키는 데 쓰인 바 있다.[9] 또 천식의 장기적인 증상 완화를 이루는 데도 쓰였고,[10] 다발경화증 실험 모델에서 세포를 공격하는 특정한 유형의 T세포 집단을 제거하는 데도 쓰였다.[11] 이 혁신적인 연구는 동물 모델에만 국한되지 않는다. 루푸스를 비롯한

자가면역질환을 앓는 환자들에게 가공된 T세포를 한 차례 투여하
자 증상이 완화되었고, 면역억제 요법조차 쓸 필요가 없었다.[12]

한편 생활 습관을 보자면, 미국 국립보건원National Institutes of
Health, NIH이 1억 8900만 달러를 들여서 개개인이 음식에 서로 어
떻게 다르게 반응하는지를 조사할 예정이기에, 단기적으로 볼 때
우리는 그 사전 지식을 토대로 훨씬 더 영리하게 개인별 최적 식단
을 구성하게 될 것이다.[13] 우리는 기존의 식품 피라미드와, 마치 모
든 사람이 똑같다는 듯이 제시되는 획일적인 식품 권장 지침에 익
숙해져 있다. 그러나 AI의 도움을 받아 내가 '식단 2.0'이라고 부르
는 알고리즘을 개발함으로써, 이러한 획일화에 도전하는 시도가
이루어질 가능성이 높다.

자궁경부암을 예방하는 사람유두종바이러스 백신과 코로나19
대유행 때 사망을 예방하는 코로나 백신의 놀라운 효과에 힘입어,
연구자들은 이런 성공 사례들을 토대로 계속 발전을 이루고자 애
쓰고 있다.[14] 암을 겨냥한 면역반응을 증진하고자 할 때, 신생항원
neoantigen이라는 개인의 암세포 단백질을 겨냥한 백신이 관문 억제
제checkpoint inhibitor라는 기존 약물의 치료 효과를 더욱 높일 수 있다
는 연구 결과가 여러 건 보고되었다. 이렇게 이미 암에 걸린 사람
들의 면역반응을 증진하려는 노력이 활발하게 이루어지고 있다.
궁극적으로는 고위험인 사람에게서 특정한 암을 예방하거나 발병
의 첫 분자 징후가 나타날 때(액체생검 같은 것을 통해) 투여할 암 백
신이 개발되겠지만, 그러려면 현재의 노력을 초월하는 수준의 도

     1부 무엇이 우리의 수명을 결정하는가

약이 필요할 것이다.

암 백신이 나오기 전에, 우리의 암 검진 방식에도 큰 변화가 일어날 것이다. 지금은 대체로 나이를 주된 요인으로 상정하고 검진한다. 즉 특정 연령집단에 속한 사람이라면 그 연령에 맞는 검진을 받는다는 뜻이다. 그러나 미국에서 집단검진을 통해 검출되는 암의 비율은 14퍼센트밖에 안 된다. 이 방식은 비싸고 비효율적이며, 거짓 양성의 비율이 높아서 상당한 불안을 야기하기도 한다. 또 현재 20대가 대장암에 걸리는 등 젊은 사람들에게서 암의 발병률이 상당히 증가하는 양상이 나타나고 있지만, 대개 건강검진은 훨씬 더 나이가 든 뒤에 이루어진다. 그런데 AI의 도움을 받아서 개인의 건강 기록에 적힌 여러 층위의 데이터를 분석하면, 우리는 나이에 상관없이 위험이 증가한 사람들을 찾아낼 수 있다. 암 위험이 전혀 없는, 또는 극도로 낮은 사람들은 암 검진을 받을 필요가 전혀 없다. 암과 알츠하이머병 같은 주요 질환의 고위험 상태를 정확히 예측하고 조치를 취할 수 있다는 것은 우리가 더 오래 건강한 삶을 살 수 있다는 뜻이다. 유전자와 장내 미생물군에서 얻은 정보를 통합하는 것만으로도 흔한 만성질환의 의학적 예측 능력이 상당히 증가한다.[15]

우리는 일종의 저속 기어 형태로 면역계에 주입한 백신이 자가면역질환을 예방하거나 억제하는 데 매우 유용할 수 있다는 전임상 증거를 이미 보고 있다. 이 접근법은 1형 당뇨병, 다발경화증, 염증성 장 질환 등 다양한 질환에 적용된다. 알츠하이머병을 비롯한 신경 퇴행 질환들을 예방할 약과 백신을 찾아내는 일은 무척 까다로운 도전 과제였다. 수백 번씩 실패한 시도들이 묻힌 묘지나 다름없었다. 최근에 FDA 승인을 얻은 것들도 효능이 아주 좋다고는 말할 수 없는 수준이다. 그래도 이 중대한 목표를 꾸준히 추구한다면, 특히 약물 발견에 AI를 활용한다면, 언젠가는 신경염증과 뇌 조직 파괴를 막을 강력한 수단을 갖추게 될 것이다. 과거에는 난치병으로 여겨졌지만 이제는 완치가 가능해진 질환에 쓸 수 있도록 승인된 크리스퍼 유전체 편집 기술도 도움을 줄 수 있을 것이다. 크리스퍼CRISPR는 일정 간격 짧은 회문 구조 반복 서열clustered regularly interspaced short palindromic repeat의 약자다. 유전암호에 들어 있는 특정한 패턴을 가리키는데, 1987년 이전까지는 별 관심을 두지 않았다. 그러나 크리스퍼 연구의 개척자이자 노벨상 수상자인 제니퍼 다우드나Jennifer Doudna는 흥미로운 질문을 했다. "알츠하이머병에 취약해질 가능성이 있는 유전자를 크리스퍼를 써서 변형한다면, 더 나아가 치매 증상이 나타나기 전에 미리 그렇게 할 수 있다면, 그 유전적 취약성을 지닌 사람들을 보호할 수 있지 않을까?"[16]

지난 수십 년 동안 나는 대규모 무작위 임상 시험,[17] 새로운 단일 클론항체,[18] 바이오센서,[19] 유전체 서열 분석,[20] 줄기세포 유전체 편집[21] 등 생명공학의 발전을 위해 환자와 함께 이런저런 연구를 할 기회를 얻었다. 나는 주로 말년에 걸리는 특정한 개별 질병을 치료하는 약물이 아니라, 항노화제가 나올 것이라는 주장에 오랫동안 회의적인 입장이었다. 지금은 생각이 바뀌었다. 노화의 과학을 발

     1부 무엇이 우리의 수명을 결정하는가

전시키기 위해 수십억 달러를 투자하고, 최고의 과학자들이 참여하는 신생 기업들을 보면서, 나는 우리가 그 원대한 목표를 실현할 초기 단계에 와 있다고 확신하게 되었다. 이는 내가 이 책을 쓸 생각을 굳힌 이유이기도 하다.

안타깝게도 현재 증거에 들어맞지 않는 과장된 주장들이 난무하고 있으며, 이런 주장들은 이 분야 자체와 기술의 발전을 위험에 빠뜨릴 수 있다. 노화 자체에 맞서는 체계적인 개입이 이루어지려면, 먼저 그보다 훨씬 앞서 노화 관련 질환을 예방하는 쪽에서 중대한 발전이 이루어져야 할 것이다. 그것이 바로 이제 꽃을 피우기 시작한 노화 억제 시도의 현실적이면서 실현 가능한 방안이다.

뒤의 장들에서 언급할 발전 중에는 전환점이 아직 멀리, 15년까지 걸릴 것처럼 보이는 것도 있음을 미리 강조해 둔다. 그러나 내가 말하는 것은 이런 변화가 임상 진료에 통합될 가능성이 높은 시점이라는 점을 명심하자. 그렇다고 해서 이런 발전 중 일부를 지금 이용할 수 없다는 말은 아니다. 암 검진 계획을 세우거나, AI를 진단에 활용하거나 두 번째 소견을 도출하는 데 쓰거나, 장내 미생물군을 조절하는 등의 방안은 지금도 쓸 수 있다. 게다가 건강 수명 연장 수단 중 상당수에 관한 지식을 지금 미리 갖추어두면, 그것들이 대중에게 알려지기 전이거나 아직 연구 중이라고 해도 자신이나 가족이 언제쯤 이용할 수 있을지 지켜볼 수 있을 것이다.

유전자는 씨앗일 뿐 운명이 아니다

사회에 만연한 건강 불평등은 미국에서 심각한 문제이며, 세계 전체를 보아도 마찬가지다. 건강 수명 연장 수단을 부자만 접할 수 있다면, 이 모든 수단은 불평등을 더욱 심화시킬 것이다. 미국은 고소득 국가 중에서 특이하게 보편적인 보건 의료 제도가 없기에 더욱 걱정된다. 낫모양적혈구빈혈 환자의 유전체 편집이나 비만 치료용 GLP-1 약은 비용이 많이 들어서, 가장 큰 혜택을 받을 수 있는 사람들이 오히려 덜 이용한다. 건강 수명을 개선하려는 노력은 궁극적으로 이 격차를 줄이고 없애는 데 우선순위를 둬야 한다. 최근 이런 기술을 소외된 이들에게 제공하려는 시도가 나타나고 있다.[22] 저소득 국가와 중위 소득 국가도 쓸 수 있는 정신건강 앱, 당뇨병 환자의 망막 질환에 적용되는 AI 진단,[23] 초음파 영상용 스마트폰 AI 앱 같은 것들이 그렇다.[24] 특정한 인구 집단을 대상으로 훈련시킨 AI 모델이 지닌 문화적 편향을 해결하려면 훨씬 더 깊이 주의를 기울여야 한다.

이 책에서 나는 영국 바이오뱅크Biobank 연구에 참가한 50만 2000명의 자료를 많이 참조했다.[25] 그들의 유전체 서열, 건강 기록, 검사 영상, 거의 20년에 이르는 추적 관찰 기록은 건강 수명을 연장하려는 이들에게 선구적인 깨달음을 안겨주었다. 그러나 이 집단은 다양성이 낮다. 참가자의 94퍼센트가 백인이다. 우리는 다양한 인종의 사람들에게서 그런 대규모 자료를 확보해야 한다. 미국은 의학 연구 사업 중 가장 큰 규모인 올 오브 어스All of Us 계획을

통해 그 일을 시도하고 있다.[26] 그 노력에 나도 한몫하고 있어서 뿌듯하다.[27]

의학 연구를 할 때면 연구 방법 등을 승인받고 참가자를 모집하는 과정에서 일이 불필요하게 지연되는데, 그때마다 비용이 대폭 늘어난다. 더 개방적으로 폭넓게 협력하는 방식으로 과학적 연구를 진행하려는 노력이 이루어졌지만, 여전히 갈 길이 멀다. 생성형 AI 모델을 개발하는 기업은 자사에서 가장 중요하고 가치 있는 모델을 공개하기를 꺼린다. 그 점은 충분히 이해할 수 있지만 보건의료의 발전에는 심각한 지장을 초래한다.

우리는 2020년에 공식적으로 120억 달러를 투자한 워프 스피드 작전Operation Warp Speed이 어떻게 코로나19바이러스SARS-CoV-2의 유전체 서열이 해독된 지 10개월 만에 백신의 개발과 승인 및 대량 생산을 가능하게 하는지 목격했다. 이 투자액은 효과적인 백신이 빨리 나오지 않았다면 일어났을 질병 발생률과 사망률 증가에 따른 비용에 비하면 미미한 수준이었다. 이 백신은 두 가지 측면에서 유례가 없었다. 첫째, 백신의 생산이 이루어지고 매우 효과가 있음이 밝혀지기까지의 과정이 아주 빨리 진행되었다. 보통은 8~10년이 걸린다. 둘째, 정부가 공공-민간 협력 사업에 대규모 투자를 했다는 사실이다. 사람의 건강 수명을 늘리는 연구도 살인 바이러스의 증식을 막는 것만큼이나 가치있는 일이 아닐까?

실질적인 예산이 수반되지 않는다면, 의학 연구에서 압도적인 증거가 나오기란 어렵다. 의학계에 받아들여지려면 그 타당성 확인이 반드시 이루어져야 한다. 의사가 증거를 신뢰하고 진료 관행을 바꿀 의지를 발휘하려면 그래야 한다. 역사를 보면, 의료계는 변화에 저항해 왔다. 책임을 환자에게 양도하는 변화에는 더욱 그러했다. 무언가 바꾸려면 규제 당국의 승인도 받아야 하고 새로운 배상 방안도 마련해야 하기에 한층 그렇다. 이런 장벽은 우리가 건강 수명을 몇 년 늘릴 방안을 내놓으려 할 때마다 그만큼의 기간이 더 소요될 수 있음을 의미한다.

우리는 심각한 노화 관련 질환을 예방한다는 원대한 목표 중 일부에 도달하게 해줄 수도 있는 예비 실험 자료를 갖고 있다. 나와 마찬가지로 당신도 부모에게 '나쁜 유전자'를 물려받았다고 느끼곤 했을지 모르겠다. 내 부친은 49세에 자가면역성 당뇨병으로 실명했고, 모친은 50대 초에 암으로 세상을 떠나셨다. 그런 가족사를 지녔는데 어떻게 낙천적일 수 있겠는가? 그래도 지금은 거의 모든 주요 질환의 개인별 위험도를 평가할 더 정확한 방법이 나와 있으며, 앞으로 점점 더 나아질 것이다. 끔찍한 질환을 예방하거나 치료할 능력도 더 나아질 것이다. 이렇게 놀라운 생명의학 및 기술 발전이 융합되면서, 우리는 질 좋고 건강한 삶을 더 오래 누릴 수 있는 단계로 나아가려 하고 있다. 건강 수명에 변화를 일으키려는 이 시점에, 나는 내가 느끼는 흥분뿐만 아니라 우려되는 점들을 많은 이와 공유하고 싶다. 우리가 어떤 방법을 써야 삶의 후반부를 증진하고 웰덜리에 계속 속할 수 있을지를 말이다. 올바른 방법을 택할 때, LR 부인과 RP 씨 같은 이들이 훨씬 많아질 것이다.

     1부 무엇이 우리의 수명을 결정하는가

3

노화를 바꾸는 일상
저속 노화에 관한 최신 연구

생명의학 기술과 새로운 전문 지식이 생애의 후반기를 바라보는 우리의 사고방식을 바꿔놓고 있지만, 먼저 구태의연하게 들릴지도 모를 새로운 지식 범주를 살펴볼 필요가 있다. 내가 생활 습관이라는 단어에 붙인 '+'를 볼 때 받을 인상을 떨쳐내기 위한 것이기도 하다.

'건강한 생활 습관'을 논의할 때, 우리는 대개 식사, 운동, 수면, 음주, 커피, 담배를 이야기한다. 내가 여기서 쓰는 '생활 습관+'는 대기오염, 미세플라스틱, 분해되지 않는 화학물질 같은 독소에의 노출, 사회경제적 지위, 외로움, 사회적 고립 등 생활 환경 조건들까지 추가하여 훨씬 폭넓게 정의한 것이다. 이제는 식사 논의에 초가공식품, 시간제한 식사, 특히 하루 단백질 최적 섭취량도 포함해야 한다. 운동은 유산소운동만을 말하는 것이 아니다. 더 표준적인 개념에다가 좋은 자세, 근력 강화 운동, 균형 감각 유지도 포함된다. 이 범주를 먼저 다루는 이유는 환상적이고 값비싼 기술 없이도 건강한 삶을 영위할 햇수를 늘릴 수 있기 때문이다.

지금까지 식사, 운동, 수면을 다룬 연구들은 주로 대규모 집단을 관찰하는 형태였다. 이유가 뭘까? 특정한 생활 습관을 참가자들에게 무작위로 할당하고, 여러 해에 걸쳐서 지키도록 하는 것이 극도로 어렵기 때문이다. 그래서 우리는 상황을 설계해서 실험하는 대신에, '실제 생활'을 관찰해서 통계를 낸다. 그러나 이렇게 대규모 집단의 실제 생활을 관찰해서 얻은 데이터는 부정확하다. 당사자가 영양 섭취량, 신체 활동, 수면에 대해 적은 기록이나 식사 일지 같은 자료에 의존하기 때문이다. 물론 전체적으로 보면, 다수의 연구에서 효과의 크기뿐 아니라 혜택이나 피해가 일관되게 나타나기에, '연관성'을 보여줄 수 있는 증거들이 엄청나게 많다. 그러나 이런 연구들은 인과관계를 확정 짓는 것이 아니라, 설령 다른 교란 요인들을 모두 배제한다고 해도 그저 연관관계만을 보여줄 뿐이다. 여기서 문제는 교란 요인들의 효과가 개별적으로는 작더라도 누적되면 큰 영향을 미칠 수 있으며, 이를 감안해 조정하는 과정에서 아예 간과되는 요인들까지 생겨난다는 것이다. 이런 연구 중 상

　　　　　1부 무엇이 우리의 수명을 결정하는가

당수는 생활 습관이 '모든 원인 사망률all-cause mortality'에 미치는 효과를 이야기한다. 이는 정확히 무슨 원인으로 사망했는지, 그러니까 심장 질환이나 암, 혹은 다른 어떤 질병으로 사망했는지는 중요하게 다루지 않는다는 의미다. 그렇긴 해도 모든 원인 사망률 수치는 특정 생활 습관이 아직 발견되지 않은 경로를 통해 건강에 실제로 부정적 영향을 미친다는 사실을 시사하므로 나름의 의미가 있다. 하지만 대개 소규모로 한정된 변수들을 추적 관찰하는 무작위 임상 시험에서 나온 증거가 개입의 인과적 관계를 보여줄 수 있으므로 더 신뢰할 만하다.

나쁜 식사는 가장 강력한 노화 촉진제다

1826년에 등장한 "음식이 곧 나를 만든다"라는 격언과,[1] 히포크라테스의 말로 잘못 알려진 "음식을 약으로, 약을 음식으로 삼아라"라는 격언은 식사가 매우 중요하다는 믿음이 아주 오래전부터 존재해 왔음을 보여준다.[2] 195개국을 체계적으로 평가한 한 연구는 열악한 식사가 모든 사망 중 22퍼센트와 관련이 있다고 결론지었다.[3] 즉 식습관은 전 세계에서 담배, 암, 고혈압, 기타 질환이나 건강 위험보다 더 주요한 사망 원인이다. 그렇다면 건강한 식사란 무엇일까? 아마존에서 식사 관련 책을 검색하면 6만 권이 넘는 책이 나오지만,[4] 그것이 가장 건강한 식사라고 말할 수 있는 증거는 희박하며, 모든 사람에게 가장 좋을 것이라는 가정을 뒷받침할 증거도 마찬가지다. 현대인의 식습관은 세계적인 당뇨병 유행에 어느 정도 기여했지만, 우리는 시장을 독과점하고 있는 다국적 식품 기업들, 이른바 빅 푸드Big Food°의 영향을 종종 간과하곤 한다.

초가공식품

빅 푸드 기업들이 주로 제조하는 식품이다. 물론 얼마나 많이 먹느냐만이 아니라 무엇을 먹느냐도 중요하다. 초가공식품ultra-processed food, UPF은 말 그대로 UFO와 비슷하다. 산업적으로 생산되는 이질적이면서 인공적인 물질이다. 식품조차도 아니다. 식품의 상품명을 언급하지는 않겠지만, 이것들은 일반 가정에서 요리해서 내놓는 음식과 다르다. 이 산업 공정은 기본적으로 화학적·물리적인 두 가지 주요 차원에서 피해를 준다. 첫째, 이런 식품과 음료에는 첨가제와 산업적으로 생산된 성분이 들어 있다. 이런 화학물질의 목록은 무척 길지만, 피하거나 제한해야 할 화학물질을 몇 가지 나열하면 이렇다. 발색제, 말토덱스트린 같은 감미료, 고과당 옥수수 시럽, 과일 주스 농축액, 덱스트로스, 젖당, 인공감미료, 경화유, 팜유, 프로피온산칼슘, 분리 대두 단백질, 말티톨 같은 변성 전분, 카제인칼슘, 가수분해 소 젤라틴, 콩 레티신, 잔탄검, 구아검, 모노글리세라이드와 디글리세라이드 지방산과 타르타르산을 에스테르화하여 만든 다이아세틸타르타르산에스테르 같은 합성 유화제.

° 대규모 식품 산업 및 대기업 식품 회사를 지칭한다.

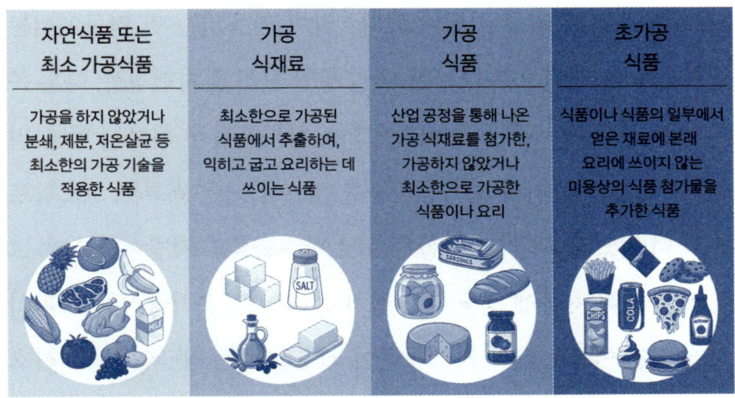

그림 3.1 NOVA 식품 분류

둘째, 이런 식품은 제조할 때 소화율을 최대화하고 소화관 흡수를 촉진하기 위해 반죽하고 압출하고 찌는 등의 방법으로 질감과 형태에 물리적 변화를 일으킨다.[5] 그 결과 섭취하면 혈당과 인슐린이 급증한다. 소화를 늦추고 혈당 수치 급증을 억제하는 등 많은 유익한 일을 하는 식이섬유와는 정반대다.

압출 조리에는 100℃가 넘는 온도와 전단력이 필요하다. 식재료를 녹이거나 뽑아내 칩, 막대형 간식, 쿠키, 식사 대용 시리얼, 포장된 피자, 닭강정, 도넛을 만든다. 널리 쓰이는 식품 분류 체계인 NOVA는 나름 유용하지만,[6] 비스페놀, 광유, 프탈레이트 같은 물질이 포함된 포장지에서 나오는 오염 물질까지는 고려하지 않는다. 이 체계는 식품을 1군-자연식품, 2군-가공 식재료, 3군-가공식품, 4군-초가공식품으로 나눈다.

케빈 홀Kevin Hall 연구진이 NIH 임상 센터의 입원 환자들을 대상으로 한 무작위 임상 시험이 있다.[7] 많이 인용되는 이 연구에서는 환자들을 두 집단으로 나누어 14일 동안 한쪽은 자연식품, 다른 쪽은 초가공식품을 먹게 했다(그림 3.2). 참가자들은 원하는 만큼 먹을 수 있었다. 그러자 초가공식품을 먹는 집단은 하루에 500칼로리씩 더 먹었고, 더 먹은 식품은 주로 탄수화물과 지방이었으며, 그 결과 당연히 체중에 상당한 변화가 일어났다. 초가공식품을 과식하게 되는 이유는 본래 자연식품이 뇌로 보내는 장-뇌gut-brain 신호가 교란되는 것과 관련이 있을 가능성이 높다.[8]

초가공식품 섭취는 심혈관 질환 및 대사 질환 위험의 뚜렷한 증가와 관련성을 보인다. 이런 식품은 비정상적인 지질 수치, 인슐린 저항성, 전신 염증을 일으킨다. 게다가 이런 식품이 많은 식단은 대

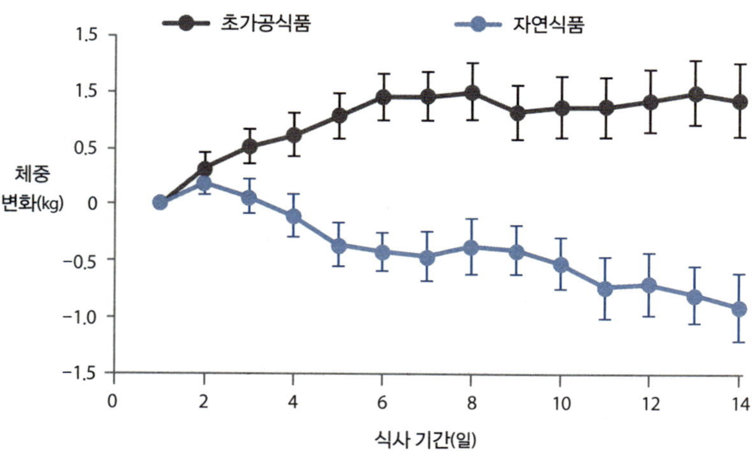

그림 3.2 초가공식품으로 식사를 한 집단은 체중이 증가한 반면, 자연식품을 먹은 집단은 체중이 줄어들었음을 보여준 무작위 임상 시험

사 증후군 위험을 80퍼센트,[9] 2형 당뇨병 위험을 40퍼센트,[10] 고혈압 위험을 23퍼센트, 비만 위험을 55퍼센트, 심혈관 질환 사망 위험을 66퍼센트나 높이는 것으로 나타났다.[11] 식단에서 초가공식품이 증가하면 심혈관 질환, 심장동맥 질환, 뇌혈관 질환 위험이 증가한다. 더 나이 든 성인 중에서는 초가공식품의 섭취량이 겨우 10퍼센트만 증가해도 인지 장애 위험이 16퍼센트 증가한다.[12] 또 볼로냐소시지, 베이컨, 소시지, 핫도그 같은 초가공 적색육을 일상적으로 섭취하면 치매 위험이 14퍼센트 증가한다고 알려져 있다.[13] 그림 3.2는 초가공식품 섭취량에 따라 질병 위험도도 뚜렷하게 증가하는 명확한 용량-반응° 곡선을 보여준다.

심혈관 질환이나 대사 질환, 인지 교란 문제만 일으키는 것이 아니다. 초가공식품은 지방간 질환, 대다수 유형의 암, 수면 장애, 염증성 장 질환과도 관련이 있다. 초가공식품을 하루에 네 끼 이상 먹으면 모든 원인 사망률이 62퍼센트 증가한다.[14] 여성 약 7만 5000명과 남성 약 4만 명을 30년 동안 추적 관찰한 45건의 연구를 포괄적으로 검토한 결과도 그렇다고 말한다.[15]

『초가공식품, 음식이 아닌 음식에 중독되다』라는 탁월한 책을 쓴 영국의 의사이자 과학자 크리스 반 툴레켄Chris van Tulleken은 직접 실험을 했다.[16] 그는 한 달 동안 자기 식단의 초가공식품 비율을

° 어떤 요인의 섭취량이나 노출 수준이 증가하거나 감소함에 따라, 그에 대응하는 생물학적 반응이나 질병 위험도도 체계적으로 변하는 현상을 말한다.

20퍼센트에서 80퍼센트로 늘리면서 MRI 뇌 영상, 지질과 염증 검사 등을 통해 변화를 추적했다. 체중은 약 7킬로그램 늘었다. 그는 내게 이렇게 말했다. "소뇌 뒤쪽의 습관적이고 자동적인 행동과 둘레계 중앙을 비롯해 보상 중독에 관여하는 뇌 영역 사이의 연결성에 엄청난 변화가 일어났어요."[17] 렙틴이 5배 증가하는 등 크리스의 허기 호르몬들은 대폭 증가했고, 전신 염증을 추적하는 C-반응 단백질도 2배로 늘었다. 배고프면서 살도 찐다니 좀 그렇다.

크리스와 그의 일란성 쌍둥이인 잔드는 자신들의 유전체 서열 전체를 분석했는데, 둘은 비만 성향을 부여하는 유전자 변이체를 많이 지니고 있었다. 그런데 똑같이 초가공식품 중심의 식사를 했을 때, 잔드는 크리스보다 체중이 무려 20킬로그램 더 늘었다. 이는 영국에서 수행된 대규모 쌍둥이 연구에서 나온 가장 큰 체중 차이였다. 이 사례도 모든 것이 유전자에 달려 있지는 않다고 말한다.

건강하게 나이를 먹으려면, 식단에서 초가공식품을 가능한 한 최소한으로 제한해야 한다.

식품 포장지에 적힌 내용을 꼼꼼히 읽어서 가능한 한 첨가제도, 당도, 대체당도 첨가되지 않은, 성분 목록이 짧은 식품을 고르는 것이 대단히 중요한 이유가 바로 그 때문이다.[18] 이러저러한 것이 건강에 좋다는 식의 주장을 경계하자. 초가공식품은 대개 상점의 중앙 통로에 진열되어 있다. 그래서 주로 가장자리에 진열된 신선 식품 선반의 식품을 구매하라는 조언이 나왔다. 잘 모르는 식품이 있으면 오픈푸드팩츠Open Food Facts 앱에서 물어보라.[19] 프랑스에서 자원봉사자 수만 명의 도움으로 개발된 이 앱은 약 300만 가지 식품에 관한 정보를 제공한다.

브라질, 이스라엘, 벨기에, 칠레, 우루과이 같은 나라들은 초가공식품을 먹지 말라는 권장 지침을 발표하곤 하는데, 미국은 왜 그렇지 않을까? 초가공식품을 재정립하라는 요구가 나올 법도 한데 그런 일은 전혀 일어나지 않고 있다. 미국에서 빅 푸드의 배후에 있는 다국적기업들은 농무부에 숨 막힐 만큼 엄청난 영향을 미친다. 빅 푸드는 담배와 술 업계가 정부 로비에 들이는 돈을 합친 것보다 2배는 많은 돈을 로비에 쓰고 있다.[20] FDA의 F는 식품Food을 가리키지만, 이 규제 기관이 우리가 먹는 해로울 수도 있는 성분들을 진정으로 감독하고 감시하고 있다는 증거는 거의 없다. 심지어 FDA를 비롯한 다른 어떤 공중 보건 기관도 초가공식품에 관한 인식을 재고하려는 노력을 전혀 하지 않는다. 2023년 말 FDA는 음료에 넣는 식품 첨가물인 브롬화 식물성 기름brominated vegetable oil을 금지하자고 제안했다.[21] 일본과 유럽은 이미 한 세기 전부터 금지한 품목이다. 유럽연합은 심각한 건강 문제와 관련이 있다고 판단한 적색 3호(사탕에 함유), 프로필파라벤propylparaben(제빵류에 함유), 브롬화칼륨potassium bromate(포장용 빵에 함유)도 금지했다. 미국에서는 캘리포니아주만 이 네 가지 첨가제를 다 금지했지만, 금지의 효력은 2027년에야 발휘될 예정이다. 심혈관에 해를 끼친다는 증거가 명백한데도, 유럽이 트랜스 지방을 금지하고 수십 년이 지나는 동안 미국이 이를 어떻게 다뤄왔는지 떠올려 보라.

시간이 흐를수록 초가공식품은 담배와 비슷하게 여겨질 가능성이 높다. 다만 그 위험성을 대중이 인식하지 못하도록 수십 년간 억누르는 사례가 반복될 수 있다. 현실적으로 초가공식품은 금지되지 않겠지만, 유해성을 줄이고 모든 식품과 음료에 첨가되는 성분의 위험성을 눈에 띄게 표기하도록 하는 규제 조치는 이루어질 수 있다. 이런 위험 표기는 담배의 경우 꽤 효과가 있었다.

감미료

당은 도파민 보상회로를 활성화하고 쾌감을 제공하지만,[22] 너무 많이 섭취하면 분명히 안 좋다. 식단에 추가되는 당의 최대 공급원은 가당 음료다.[23] 코카콜라 캔 하나에는 단순당이 50그램, 스타벅스 프라푸치노 한 잔에는 44그램 들어 있다. 45세 이상인 1만 3000여 명을 6년 동안 추적 관찰했더니, 과일 주스를 포함해서 당분 함량이 높은 음료의 섭취가 모든 원인 사망률의 24퍼센트 증가와 관련이 있다고 나타났다.[24] 훨씬 더 큰 집단을 대상으로 더 장기간 추적 관찰한 다른 몇몇 연구에서도 같은 결과가 확인되었으며,[25] 심혈관 질환 및 암 사망률도 증가했다.[26] 특히 20만 명을 10년 동안 추적 관찰한 연구에서는 가당 음료를 일주일에 2리터 이상 마시는 이들의 심방세동이 3배 이상 증가했다.[27] 모든 연구에서 일관된 결과가 나온다는 것은 당분 함량이 높은 음료의 소비량을 제한해야 함을 시사하며, 여기에는 아동의 과일 주스 섭취량을 조절하는 것도 포함된다.[28] 암과 충치 등 구강 질환 위험을 높인다는 증

1부 무엇이 우리의 수명을 결정하는가

거도 명확하다.[29]

영양가 없는 인공감미료는 이야기가 좀 더 복잡하다. 대체당의 연구 결과가 제각각이기 때문이다. 무작위화 연구와 관찰 연구에서 나온 자료들을 포괄적으로 검토한 결과, 관련 위험 여부를 판단할 압도적인 증거가 부족하다는 결론에 이르렀다.[30] 반면 10만 명 이상의 대규모 집단을 추적 관찰한 다른 연구에서는 이러한 감미료, 특히 아스파탐과 아세설팜칼륨, 수크랄로스의 섭취량이 심혈관 질환과 뇌혈관 질환 위험 증가와 직접적으로 연관된 것으로 나타났다.[31] 그러나 각 인공감미료를 개별적으로 평가한 무작위 임상 시험에서는 다른 양상이 관찰되었다.[32] 건강한 성인 120명에게 2주 동안 사카린, 수크랄로스, 아스파탐, 스테비아를 먹도록 하고 대조군과 비교한 결과, 사카린과 수크랄로스는 혈당 반응glycemic response이라고도 하는 포도당 조절 양상에 지장을 초래했으며, 네 가지 모두 구강과 장내 미생물군에 변화를 일으켰다. 이때 나타나는 장내 미생물군의 변화는 비정상적인 혈당 반응과 관련이 있었다.[33] 전반적인 연구 결과들은 인공감미료 섭취가 고당분 섭취만큼 우려할 정도는 아닐지라도, 몸에 좋지는 않다고 말한다. 스테비아처럼 걱정을 덜 해도 되는 것처럼 보이는 감미료도 있다.

소금

효과가 어느 정도인지를 두고 논란이 있긴 하지만, 나트륨 섭취와 고혈압이 관계가 있다는 점은 분명하다. 연구진은 의학적 의사 결정에 필요한 증거 자료를 제공하는 코크란 라이브러리Cochrane Library에 수록된, 저염 식단과 고염 식단을 비교한 연구 195건의 가용 데이터를 종합 검토한 결과, 나트륨(소듐) 섭취량 제한의 효과가 미미하다고 결론지었다.[34] 평균 혈압이 겨우 0.4mmHg 낮아졌을 뿐이며, 흑인과 아시아인은 약간 더 낮아졌다. 나는 지난 수십 년 동안 많은 고혈압 환자를 진료했는데, 많은 연구가 확인했듯이 식단의 나트륨 함량을 줄이는 것이 혈압을 낮추는 데 도움이 될 수 있긴 하지만 그 효과는 상당히 다양하게 나타났으며, 효과가 미미한 이들도 많았다.[35] 나트륨 섭취를 포괄적으로 분석한 또 다른 연구는 적절한 섭취(소금 찻숟가락 1~2개 분량, 나트륨 2g=소금 5g)라면 별문제가 없음을 시사했다.[36] 그러나 나트륨 섭취량이 하루에 5그램을 넘으면 심혈관 위험이 명백히 증가했다. 미국심장협회, 세계보건기구, 유럽심장학회의 권장 섭취량도 하루 1.5그램에서 2.25그램까지 상당히 다양하다.[37] 같은 척도로 비교하자면, 미국인의 평균 나트륨 섭취량은 하루 약 3.5그램이다.

식염의 위험은 고혈압에 국한된 것이 아니다. 실험 모델을 토대로 한 여러 연구는 소금의 다량 섭취가 혈관벽(내피)의 기능 이상을 통해 뇌로 가는 혈액의 양을 줄이고[38] 인지 장애를 유발할 위험이 있다고 말한다.[39] 반면에 나트륨을 최소한으로 섭취하는 이들은 심혈관 질환 위험도 가장 낮다고 나왔는데,[40] 다른 연구들에서도 같은 결론이 나왔다.

일반적으로 고혈압이 있는 사람들에게 가장 좋은 조언은 음식

1부 무엇이 우리의 수명을 결정하는가

에 소금을 넣지 않거나 적게 넣고, 식품 표시 사항을 꼼꼼히 살펴서 소금의 전체 섭취량에 신경을 쓰며, 신장 질환이 없다면 소금 대체물인 염화칼륨(염화포타슘)을 섭취하는 방향도 고려하라는 것이다.[41] 평균 나이가 70세 이상이면서 혈압이 정상인 사람 600여 명을 대상으로 무작위 임상 시험했더니 대체 소금을 사용했을 때 고혈압 발생률이 40퍼센트 줄었다고 나왔다.[42] 장기적인 대체 소금 섭취를 체계적으로 분석한 연구에서도 모든 원인 사망률과 심혈관 질환 사망률이 감소한다는 결과가 나왔다.[43] 적게 먹을수록 더 낫다고 말하기는 쉽다. 그러나 나는 1961년 조지 피커링George Pickering이 한 말에도 동의한다. "엄격한 저염식은 밍밍하고 맛없고 단조롭고 받아들이기 어려우며 견딜 수가 없다. 그런 식단을 유지하려면 열성 종교인 같은 금욕 생활이 필요하다."[44]

탄수화물, 단백질, 지방

탄수화물독성carbotoxicity이라는 새로운 용어는 탄수화물의 지나친 섭취가 다양한 위험과 관련이 있다는 점을 암시한다. 모든 것이 그렇듯 중용이 핵심이다. 탄수화물이 하루 열량 섭취량의 40퍼센트 미만이거나 70퍼센트를 초과할 경우, 모든 원인 사망률이 증가하는 경향이 관찰된다.[45] 이 경향은 탄수화물의 종류에 따라 상당 부분 달라질 수 있으며, 소화가 잘 안되는 저항성 전분과 식이섬유 형태의 질 좋은 탄수화물을 섭취하는 것이 바람직하다. 하루 25~30그램의 식이섬유 섭취 효과를 평가한 무작위 임상 시험

58건에서 나온 185건의 연구 결과를 종합한 결과, 모든 원인 사망률과 심혈관 사망률, 2형 당뇨병과 대장암 발병률이 15~30퍼센트 감소하는 것으로 나타났다.[46]

반면 저질 탄수화물은 앞서 말한 당분과 마찬가지로 소화 흡수가 빠르다. 감자 가공품, 정제 곡물도 여기에 속한다. 이런 식품들은 혈당을 급상승시키며, 그에 따라 인슐린 수치가 증가하고 체중도 늘어나는 경향이 있다. 5개 대륙에서 35세에서 70세에 이르는 13만 7000명 이상을 조사하니, 혈당 지수가 높은 식단이 심혈관 사망률을 25퍼센트 이상 증가시키는 것으로 나타났다.[47,48] 전분이 없는 채소, 콩류, 과일, 통곡물 등 가공되지 않은 질 좋은 탄수화물이 가장 좋다.

미국 국립아카데미의 영양권장량Recommended Dietary Allowance, RDA에 실린 단백질 섭취량 지침은 상당 부분 비교적 희박한 증거에 토대를 두고 있다. 대부분 젊은 성인층의 단기적인 질소 균형 연구에 의존했기에, 더 나이 든 이들이 필요로 하는 단백질의 양과 더 장기적으로 고려할 때 필요한 단백질의 양을 과소평가한다. RDA에서 제시하는 단백질 하루 권장량은 체중 1킬로그램당 0.8그램이며, 총에너지 섭취량의 11퍼센트에 해당한다. 독자는 자기 나름의 영양 섭취 기준Dietary Reference Intakes을 계산해 볼 수도 있다.[49] 미국 농무부의 지침에서 내게 해당하는 양을 찾아보니 다음 표와 같았다(비타민과 무기물은 제외). 그 매개변수들을 훨씬 젊은 남자에게 적용해도 결과는 그다지 달라지지 않았으며, 이 예상 하

     1부 무엇이 우리의 수명을 결정하는가

루 필요 열량은 '활동적' 또는 '매우 활동적'이라는 입력값에 크게 좌우된다.[50] 단백질 RDA는 놀라울 정도로 낮으며, 나이에 따른 근육량 감소를 예방하는 데 도움이 되지 않을 것이다. 근육량은 평균적으로 80세가 되면 정점에 달했을 때보다 8킬로그램 더 줄어든다. 나이가 들면 단백질을 더 많이 섭취해야 한다는 사실을 시사하는 증거들이 있긴 하지만, 최적량이 얼마인지는 알지 못한다.[51]

미국 농무부 권장 기준에 따른 나의 권장 섭취량

체질량 지수(BMI)	23.6
예상 하루 필요 열량	3,544kcal/일

다량 영양소

다량 영양소	하루 권장량
탄수화물	399~576g
총 식이섬유	0g
단백질	69g
지방	79~138g
포화 지방산	영양학적으로 충분한 식사를 하면서 가능한 한 적게
트랜스 지방산	영양학적으로 충분한 식사를 하면서 가능한 한 적게
알파리놀렌산	1.6g
리놀레산	14g
콜레스테롤	영양학적으로 충분한 식사를 하면서 가능한 한 적게
총 수분	3.7L(약 16컵)

그림 3.3 미국 농무부 다량 영양소 섭취 기준

피터 아티아Peter Attia 같은 일부 의사는 체중 파운드°당 단백질 1그램을 섭취할 것을 주장하지만,[52] 실질적으로 뒷받침하는 증거는 부족하다. 사실 사람과 생쥐에게 고단백 식사를 하도록 했더니, 단백질을 만드는 필수 아미노산 중 하나인 류신의 혈장 내 농도가 증가하고 세포의 노폐물 처리(자가포식)에 지장이 일어나서 죽상경화증이 생길 위험이 커졌다.[53] 고단백 식사(1.5g/kg 이상)를 하는 사람들의 장내 미생물군은 염증성 대사물질을 생산한다고 알려져 있다.[54] 식단의 단백질 함량을 1.2g/kg까지 늘리는 것은 괜찮지만, 류신이 풍부한 동물성 단백질은 피해야 한다. 고단백 식사는 나이를 먹으면서 근육의 양과 힘이 줄어드는 근감소증의 위험을 줄이려는 의도로 택한다. 근감소증은 악력 측정 같은 다양한 연구 방식을 통해 명백하게 밝혀진 건강 수명을 줄이는 위험 요인이다. 그런데 나이를 먹을수록 식단의 단백질 함량을 증가시키는 방식이 근감소증 위험을 줄이거나 상쇄하는지를 우리는 알지 못한다. 이를 알아내려면 다년간에 걸친 무작위 임상 시험을 해야 하는데, 아마 불가능할 것이다. 식사의 무작위 임상 시험을 일정 규모 이상으로 하기가 극도로 어렵기 때문이다. 실험 참가자가 장기적으로 그 식단을 고수하기도 어렵고, 예산 지원을 받기도 어렵다. 게다가 식품 성분표시에는 류신, 리신, 메티오닌 등 우리 몸이 합성할 수 없어서 식사를 통해 얻어야 하는 특정한 아미노산(20가지 중 아홉 가지)에

°   1파운드는 0.45kg이다.

   1부 무엇이 우리의 수명을 결정하는가

관한 정보가 전혀 없다. 위에서 살펴본 권장량이 지방은 세분해서 제시하는 반면, 단백질은 그러지 않는다는 점도 주목하자. 안타까운 사실은 우리가 식단의 단백질 섭취량 지식을 향상하기 위해 할 수 있는 일이 훨씬 더 많음에도 그렇게 하고 있지 않다는 것이다.

당과 마찬가지로 지방 섭취를 전담하는 장-뇌 보상회로도 미주신경을 통해 신호를 보낸다.[55] 지방 회로는 당 회로와 별개로 열량 섭취를 더 부추기는데, 당 보상회로와 상승작용을 일으켜서 도파민을 방출하고 과식을 촉진한다. 단일세포 연구에서는 이 회로에 관여하는 미주신경세포가 침묵할 때 지방 섭취 선호가 사라진다는 결과가 나왔다.[56] 소금, 탄수화물, 단백질의 사례와 마찬가지로, 지방 섭취 쪽에서도 불확실한 부분이 많다. 포화 지방의 원천인 유제품을 예로 들어보자. 저지방 우유와 요구르트를 섭취하라는 권장 지침은 1980년에 처음 나온 후 한 번도 갱신되지 않았다.[57] 2018년에 발표된 연구에서는 21개국에서 13만 명 이상을 9년 동안 추적 관찰한 결과, 유제품을 매일 두 번 이상 섭취할 경우 심혈관 질환 위험은 22퍼센트, 모든 원인 사망률은 17퍼센트 감소했으며, 유제품 지방 섭취량이 많을수록 감소 폭도 더 커졌다.[58] 같은 해에 발표된 또 다른 연구에서는 성인 6만 명 이상을 평균 9년 동안 추적 관찰했는데, 유제품 섭취량이 많은 사람의 경우 2형 당뇨병 발병률이 29퍼센트 더 낮다고 나왔다. 특히 요구르트(감미료를 넣지 않은)와 치즈(체더치즈나 파르메산 치즈처럼 딱딱해서 소화 흡수가 느린)가 개선된 결과와 가장 관련이 깊었다. 우연히도 이는 하루에 유제품을 세 번 섭취하고, 그중 한두 번은 요구르트나 치즈로 섭취하라는 현재의 몇몇 권장 지침과 들어맞는다.

여기서 공통된 주제는 탄수화물이든 단백질이든 지방이든 각 다량 영양소°의 유형이 중요하다는 것이다. 12만 5000명이 넘는 성인들을 최대 32년 동안 추적 관찰하면서 지방 섭취와 모든 원인 사망률의 관계를 살펴본 연구 결과가 그림 3.4에 나와 있다. 단일 불포화 지방이나 다가 불포화 지방으로 전환하면 장수에 더 바람직한 결과가 나온다는 점을 주목하자. 4건의 임상 시험에서는 포화 지방에서 식물성 불포화 지방으로 전환하면 심혈관 질환과 2형 당뇨병 위험이 상당히 줄어든다고 나왔다.[59]

데이비드 러드윅David Ludwig 연구진은 유력 학술지 《사이언스》에 실은 〈식이 지방: 적에서 친구로?〉라는 논문에서 답이 식단의 지방 함량이 아니라, 지방의 질에 달려 있다고 말한다.[60] 지방 함량이 높고 탄수화물은 10퍼센트 미만, 단백질은 20퍼센트 미만인 케토 식단ketogenic diet은 체중 감소용으로 인기를 끌어왔다.[61] 그러나 콜레스테롤 수치와 심혈관 질환, 멍한 느낌,[62] 독감 유사 질환(케토-독감)[63] 위험을 높이고, 지방간 질환을 촉진하기도 한다.[64] NIH 임상 센터는 케토 식단(주로 동물성 지방으로 구성, 지방 비율 76퍼센트)과 저지방 식물성 식단을 비교하는 무작위 임상 시험을 진행했

° 탄수화물, 지방, 단백질처럼 우리 몸에 에너지를 제공하는 주요 영양소를 말한다.

   1부 무엇이 우리의 수명을 결정하는가

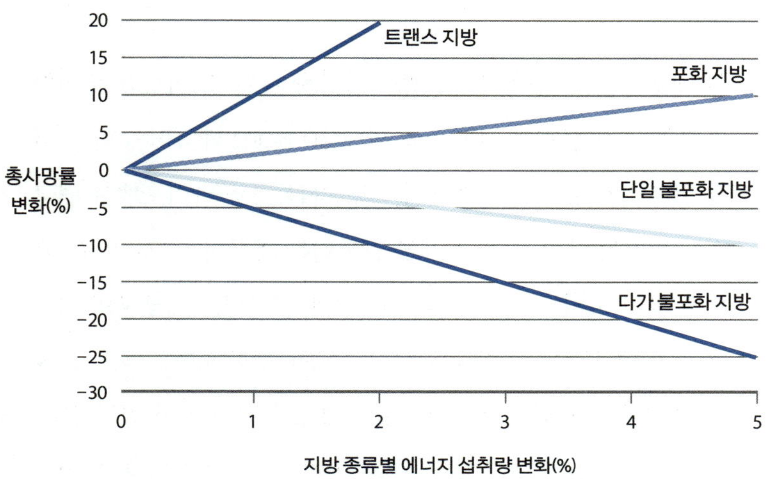

그림 3.4 식이 지방 원천과 총사망률의 관계

다.[65] 음식 섭취량은 제한하지 않았다. 케토 식단은 혈당 부하를 덜 증가시키긴 했지만, 2주 동안 하루 열량 섭취량을 약 700칼로리까지 늘렸다. 따라서 저지방 식단 집단의 체중이 더 줄어든 것도 놀랄 일은 아니다. 이 엄밀한 소규모 임상 시험은 탄수화물-인슐린 모델에서 예상한 결과와 어긋난다. 이 모델은 높아진 인슐린 농도가 허기와 음식 섭취를 부추긴다고 말한다. 생쥐를 대상으로 한 실험에서 고지방 식단이 미토콘드리아 기능 이상을 일으키며,[66] 미토콘드리아 RNA를 통해 이 변화가 정자를 거쳐 아들에게 대물림된다는 것을 보여준 흥미로운 연구도 있다. 이것이 고지방 식단의 영향을 우려하는 특히 경악할 이유다.

카페인

커피 애호가들은 영국 바이오뱅크 참가자 17만 명 이상을 분석한 연구에서 커피 섭취가 사망률을 최대 30퍼센트까지 낮춘다는 결과가 발표되자 열렬히 환호했다.[67] 또 다른 영국 바이오뱅크 연구에서는 커피가 용량-반응 관계를 보인다는 사실이 보고되었다. 즉 커피를 많이 마시는 사람일수록, 더 오래 살았다.[68] 대부분의 연구는 하루에 약 4잔을 마실 때 혜택이 최대에 달한다고 본다.[69] 또 유럽 10개국에서 52만 명 이상을 16년 넘게 추적 관찰한 연구 결과, 커피 소비가 모든 원인 사망률 12퍼센트,[70] 심혈관 사망률 22퍼센트 감소와 관련이 있다고 나왔다.[71] 커피를 심혈관 질환과 연관 지어 살펴본 3건의 대규모 연구에서는 커피 섭취량 증가가 심부전 감소와 관련이 있다는 일관된 결과가 나왔다. 200건이 넘는 커피와 카페인 섭취 연구를 메타 분석한 연구에서도 커피 섭취가 유방암, 대장암, 자궁내막암, 전립선암, 심혈관 질환, 파킨슨병, 2형 당뇨병의 위험 감소와 관련이 있다고 나왔다.[72,73] 이 연구들은 모두 관찰 연구다. 따라서 이 혜택이 생활 습관, 식단, 운동 등 기여 가능성이 있는 다른 요인과 관련이 있을 수도 있다는 중대한 단서가 따라붙는다. 즉 우리는 커피가 건강을 개선한다는 명백한 증거도 인과관계도 갖고 있지 않다.

그렇긴 해도 커피가 심장에, 특히 조기심실수축premature ventricular contraction, PVC이나 조기심방수축premature atrial contraction, PAC, 심방세동 같은 리듬 교란을 유발하는 효과가 있는지 살펴본 연구들에서도 커피와 카페인에 관한 전반적인 희소식을 더한다. 수십 년 동안 심장 질환자들은 이런 유형의 심장박동이 증가할 위험 때문에 커피를 마시지 말라는 경고를 받아왔다. 한 무작위 임상 시험에서는 PAC는 전혀 증가하지 않은 반면, PVC는 약간 증가했다. 영국 바이오뱅크 참가자 약 45만 명을 조사했더니, 커피 음용자의 부정맥 위험이 높아지지 않는다고 나왔다.[74] 영국 바이오뱅크 참가자를 대상으로 한 또 다른 대규모 연구에서는 커피를 한 잔 더 마실 때마다 심방세동과 심실빈맥 같은 심장박동 교란 위험이 3퍼센트 낮아진다고 나타났다. 이 연구는 카페인 대사에 영향을 미치는 유전자 표지들도 살펴보았다. 가령 카페인 대사가 느리면 부정맥이 더 생길 수도 있지 않을까? 결과는 아니라고 나왔다.

전체적으로 연구 결과들은 커피와 카페인이 해를 끼치지 않으며, 불확실한 점이 있긴 해도 건강에 어느 정도 혜택을 줄 가능성이 있다고 시사한다. 일부 연구에서는 디카페인 커피도 유익한 효과를 보였다. 만일 사실이라면, 우리는 커피가 어떻게 건강을 촉진하는지 알지 못하는 셈이다. 갈색지방조직을 늘린다거나[75] 커피의 폴리페놀 클로로겐산chlorogenic acid이 인슐린 민감도에 영향을 미친다는[76] 등 다양한 가설이 나와 있다. 아마 커피는 항산화제 역할을 하거나,[77] 장내 미생물군의 조성을 바람직하게 바꾸거나, 염증을 줄이거나, DNA 수선을 촉진하는 것인지도 모른다. 그러나 지금으로서는 인과관계에 관한 불확실성이 높아 안심하기 어렵다.

알코올

알코올을 둘러싼 증거는 커피와 카페인보다 덜 모호하다. 중간 수준이나 심한 수준의 음주는 결코 좋지 않다. 적포도주의 혜택과 프랑스의 역설이라는 오래된 속설은 충분히 입증된 적이 없다.[78] 대신 약 60만 명을 대상으로 한 83건의 연구를 분석한 결과는 음주가 결코 건강에 좋지 않다고 말한다. 국제암연구소International Agency for Research on Cancer는 술을 발암물질로 분류하며,[79] 여러 동일 집단 및 대조군 연구에서 술이 구강암 및 식도암과 강한 연관성이 있다는 것이 밝혀졌다. 아일랜드는 알코올이 함유된 식품에 이런 표기를 하도록 의무화했다. "술은 치명적인 암으로 직접 연결됩니다."[80] 캐나다, 노르웨이, 대만 같은 나라들도 같은 조치를 취하기 시작했다. 대다수의 연구는 J 곡선을 보여준다.[81] 즉 연령에 따라 차이는 있지만, 가벼운 음주(일주일에 두 잔 정도)는 심혈관 질환과 암 양쪽에서 위험을 소폭 낮출 가능성이 있다.[82,83] 그러나 이보다 많이 마실 경우 위험은 뚜렷하게 증가한다. 실제로 알코올 섭취량과 고혈압의 용량-반응 관계가 확인되었으며,[84] 이러한 연관성은 멘델리안 무작위화Mendelian randomization°를 통해 음주의 유전적 소인을 고려한 영국 바이오뱅크 연구에서도 확인되었다.[85] 음주와 두 종류의 심혈관 질환 사이에 인과관계가 있다는 증거를 그림 3.5에서 확

°　유전 변이가 무작위로 분배된다는 멘델의 유전 법칙을 활용해, 관찰 연구에서 인과관계를 추정하는 연구 방법.

　　　　　1부　무엇이 우리의 수명을 결정하는가

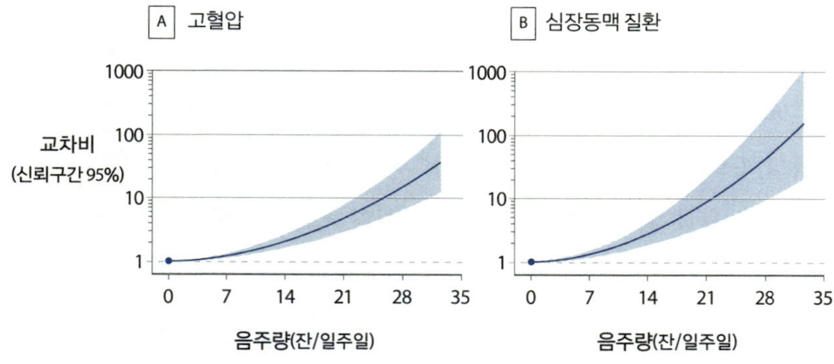

그림 3.5 음주와 심혈관 질환의 관계

인할 수 있다. 한 연구는 일주일에 7잔 미만일 때는 추가되는 위험이 적지만, 섭취량이 많아질수록 위험이 기하급수적으로 증가하는 것을 보여주었다. 아마 이 혼란스러운 결과들을 가장 잘 요약하는 말은 가벼운 음주는 문제가 안 되지만, 더 많이 마실수록 위험이 빠르게 증가한다는 것일 듯하다.

적색육과 식물성 식단

이 두 가지를 함께 묶은 이유는, 사망 위험과 환경에 미치는 상대적 영향이라는 측면에서 각각 감소와 증가라는 스펙트럼의 양극단에 놓여 있기 때문이다.[86,87] 한쪽 끝에는 핫도그, 베이컨, 소시지 등 위험도가 매우 높고, 세계보건기구가 발암물질이라고 분류하며, 생산할 때 대량의 온실가스를 배출하는 가공육이 있다. 가공되지 않은 돼지고기와 쇠고기도 그보다 조금 덜할 뿐 사망 위험을 증가시키며,[88] '잠재적 발암물질'로 분류되어 왔다.[89]

여성 5만 3000명과 남성 2만 7000명 이상을 8년간 추적 관찰한 전향 연구°에서는 적색육 섭취와 사망률 증가 사이에 뚜렷한 연관성이 나타났다(그림 3.6).[90] 이 양쪽 극단의 환경 영향은 확연히 다르다. 육류 위주의 식단에서 채식 식단으로 전환하면 온실가스 배출량이 47퍼센트 줄어든다.[91] 그러나 건강과 환경에 다 혜택이 있다는 말이 명확한 것은 아니다. 약 120건의 연구를 체계적으로 검토한 결과, 가공 및 비가공 적색육 모두 암 위험을 증가시키는 것으로 나타났으나,[92] 그 효과는 작고 불확실하다는 평가가 내려졌다. 심장 대사 질환을 다룬 비슷한 연구에서도 비슷한 결론이 제시되었다.[93] 즉 확정적인 판단을 내리기에는 근거가 충분하지 않다. 한편, 약 3만 명의 미국인을 19년 동안 추적 관찰한 최근 연구에서는, 가금류와 생선을 제외한 가공육과 비가공육 섭취가 모든 원인 사망률을 약간 증가시키는 것으로 나타났다.[94] 가금류에 대해서는 상반된 결과를 보고한 연구도 있다. 가공 및 비가공 적색육이나 가금류를 하루 두 끼 이상 먹으면 심혈관 질환에 걸릴 위험이 4~7퍼센트 증가했다는 보고다.

이에 비해 식물성 식품은 명백히 더 건강하다. 30만 명이 넘는 참가자를 대상으로 한 9건의 연구를 검토하니, 식물성 식단이

°　코호트cohort라는 동일 집단을 지켜보면서 병에 걸리는지 여부를 살펴보는 방식. 대조군과 비교하여 건강한 생활 습관이나 약물, 위험 요인이 미치는 영향을 파악할 수 있다. 반면 후향 연구는 병에 걸린 환자들을 살펴서 어떤 원인이 기여했는지 조사하는 방식이다.

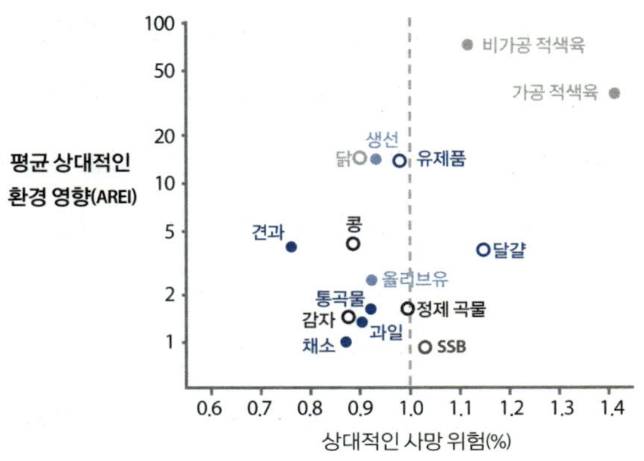

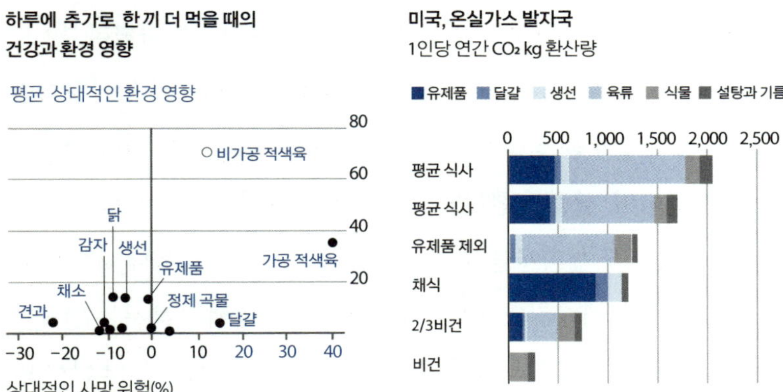

그림 3.6 적색육 섭취, 사망률, 환경 영향의 관계. 사망 위험(위), 사망 위험 및 상대적인 환경 영향(아래 왼쪽)

2형 당뇨병 위험을 23퍼센트 감소시키는 것으로 나타났다.[95,96] 또 32건의 연구를 메타 분석한 결과, 가공육 식단을 식물성 식품으로 대체하면 모든 원인 사망률과 심혈관 사망률, 2형 당뇨병 위험이 실질적으로 낮아진다는 결과가 나왔다.[97] 일본에서 7만 2000여 명을 조사한 연구에서는 식물성 단백질 섭취가 총사망률과 심혈관 사망 위험을 11퍼센트 낮추는 것과 관련이 있음이 확인되었다.[98] 케토 식단에 비해 비건 식단은 면역계의 반응성을 증진시킨다.[99] 섭취하는 열량의 3퍼센트를 동물성 단백질에서 식물성 단백질로 바꾸면, 암 사망률이 40퍼센트 낮아진다. 식물성 식단이 암 위험 감소와 관련이 있음을 보여준 체계적인 검토 결과도 있다.[100] 후성유전 나이를 계산할 때 쓰는 DNA 메틸화 표지를 이용해서 일란성 쌍둥이들을 대상으로 무작위 대조군 실험을 한 결과, 식물성 식단이 잡식성 식단보다 노화 속도를 늦추는 것으로 나왔다.[101]

식물로 만든 대체육은 어떨까? 대체육은 렌틸콩과 강낭콩처럼 단백질이 풍부한 식물성 식품에 비해 나트륨과 포화 지방 함량이 높은 편이며, 철을 포함한 헤모글로빈 성분인 헴heme의 함량도 높을 수 있다.[102] 임파서블 버거Impossible Burger°가 그러한데, 2형 당뇨병 위험을 증가시킨다고 알려져 있다. 다만 이에 대해서는 연구가 아직 미흡하다. 종합하자면 적색육, 특히 가공 적색육을 더 많이 먹을수록, 덜 건강할 가능성이 높다. 현재까지의 연구에서 심혈관 질환과 암 위험의 증가율은 크지 않지만, 결과들은 일관되게 바람직하지 않은 방향을 가리키고 있다.

° 식물성 대체육을 사용한 식물성 버거로 뉴욕에서 젊은 층을 중심으로 인기를 끌었다.

좋은 식품

'건강한 식사'가 이로운 효과를 낳는다는 사실은 많은 연구를 통해 확인되었다. 여성 16만 5000여 명과 남성 4만 3000여 명을 최대 32년까지 추적 관찰한 3건의 대규모 전향 연구는 건강하게 먹을 때 심혈관 위험이 15~20퍼센트 더 낮아진다는 일관된 결과를 내놓았다.[103] 그중 2건에서는 모든 원인 사망 위험도 더 낮았고,[104] 심혈관 질환, 암, 신경 퇴행 질환과도 용량-반응 관계를 보였다. 이 모든 질환에서 건강한 식품을 더 많이 먹을수록 발병 위험은 더 낮아졌다. 희소식이다. 그런데 건강한 식사는 정확히 무엇을 가리킬까?

우리는 여기에 과일과 채소가 포함된다는 것을 안다. 또 렌틸콩과 병아리콩 같은 콩류, 통곡물, 견과류와 씨앗류, 올리브유와 아보카도 같은 건강한 지방, 연어와 참치 등 오메가-3 지방산이 풍부한 기름진 생선도 포함된다. 올리브유 섭취는 심혈관 질환, 암, 신경 퇴행 질환의 위험 감소와 더불어 모든 원인 사망률이 약 20퍼센트 감소하는 것과 관련 있다.[105] 9만 2000여 명을 28년 동안 추적 관찰한 연구에서는 치매 위험도 상당히 낮아졌다고 나왔다.[106] 올리브유를 전혀 또는 거의 먹지 않는 사람들에 비해 하루에 7그램(반 숟가락) 이상 먹는 사람은 그 위험이 28퍼센트 더 낮았다. 종합하면 과일과 채소는 모두가 더 먹어야 하는 식이섬유의 좋은 원천이다. 나이, 성별, 체격에 따라 조절하되, 하루 약 30그램의 식이섬유 섭취를 권고하는 근거는 185건의 연구를 메타 분석한 결과에서 나왔다.[107,108] 이 분석에 따르면 식이섬유 함량이 높은 식사를 하는 사람은 심장병 위험이 31퍼센트, 2형 당뇨병과 대장암 위험이 각각 16퍼센트 낮았다. 식이섬유는 초가공식품과 정반대다. 소화를 늦추고, 혈당 급증을 억제하고, 콜레스테롤 감소에 기여한다. 초가공식품이 많이 든 이른바 서구 식단은 친염증성이며, 대사 기능 이상, 심혈관 질환, 당뇨병, 대장암 발병 위험 증가와 관련이 있다.[109] 다량 영양소의 열량 비율은 동일하지만 식이섬유 함량이 높은 '장내 미생물군 강화' 식단을 서구 식단과 비교한 무작위 임상 시험에서 강화 식단군은 하루 평균 100kcal 이상을 장에서 흡수하지 못했다.[110] 400kcal 이상이 그대로 배출된 참가자도 있었다. 다시 말해, 같은 열량을 섭취했음에도 일부 열량이 흡수되지 않고 그대로 배설된 것이다.

40여 건의 연구에서는 하루에 견과와 씨앗을 한 줌씩 먹는 사람은 거의 또는 전혀 먹지 않는 사람에 비해 심혈관 질환 위험이 20퍼센트 낮다고 나왔다.[111] 견과는 고열량임에도 비만과 체중 증가 위험도 낮추었다.[112]

이 모든 좋은 식품을 통틀어 지중해 식단이라고 한다(그림 3.7 참조). 다행히 영양학 분야에서 이 식단은 여러 무작위 임상 시험을 통해 평가되어 왔다. 무작위 임상 시험과 관찰 연구에 참가한 1280만 명 이상의 자료를 분석한 결과, 지중해 식단은 심혈관 질환, 관상동맥 질환, 심근경색, 암, 신경 퇴행 질환, 당뇨병 등과 관련된 모든 원인 사망률을 감소시키는 혜택이 있음이 확고하게 입증되었다.[113] 목록만 보아도 압도적이다.

                                    1부 무엇이 우리의 수명을 결정하는가

지중해 식단	목표
권고량	
올리브유	≥4숟가락/일
견과와 땅콩	≥3회/주
신선한 과일	≥3회/일
채소	≥2회/일
생선(특히 기름진 생선), 해산물	≥3회/주
콩류	≥3회/주
소프리토°	2회/주
백색육	적색육 대신
식사에 곁들인 포도주 (습관적으로 음주를 하는 사람에게만 대안으로 적용)	7잔/주
피해야 할 것	
탄산음료	<1회/일
빵류, 감미료, 과자류	<2회/주
스프레드 지방	<1회/일
적색육과 가공육	<1회/일

그림 3. 7 지중해 식단 권장량과 피해야 할 음식

10여 년 전에 심장 질환 위험이 높은 참가자 7477명을 무작위로 나누어서 한쪽 집단에는 엑스트라버진 올리브유나 견과류를 추가한 지중해 식단을, 다른 집단에는 식이 지방을 줄인 대조군 식단을 제공하는 임상 시험이 이루어졌다. 5년 동안 추적 관찰한 결과, 지중해 식단을 섭취한 참가자들의 심혈관 질환 사망률, 심근경색, 뇌졸중 위험이 30퍼센트 낮다고 나왔다.[114] 첫 논문은 무작위

할당에 오류가 있고 실험 절차를 어긴 사례도 있어서 철회한 뒤 다시 발표해야 했지만, 실질적으로 결과는 달라지지 않았다. 이는 영양학 역사상 가장 대규모로 이루어진 무작위 임상 시험 중 하나로, 해당 질환에 걸릴 위험이 높다고 여겨지는 사람들에게 지중해 식단이 일차 예방 효과가 있음을 보여준다.

그렇다면 이미 심혈관 질환에 걸린 사람들도 이차 예방 효과를 볼 수 있을까? 30여 년 전 리옹 심장 연구_{Lyon Heart Study}라고 알려진 임상 시험이 있었다.[115] 심근경색을 겪었지만 생존한 사람 약 600명을 지중해 식단과 대조군 식단에 무작위로 할당한 뒤, 5년 동안 추적 관찰했는데 전자가 사망률이 70퍼센트 더 낮았다. 심장 질환 진단을 받은 사람을 대상으로 최근에 이루어진 임상 시험에서는 1000명(83퍼센트가 남성)에게 지중해 식단과 저지방 식단을 제공하면서 최대 7년까지 비교 관찰했다. 그 결과 심근경색, 뇌졸중, 우회로조성술 필요성 같은 심혈관 사건의 발생률이 지중해 식단 집단은 26퍼센트, 그중 남성은 33퍼센트 낮았다.[116] 여성 2만 5000명을 5년 동안 추적 관찰한 연구에서는 지중해 식단을 꾸준히 먹은 사람의 모든 원인 사망률이 23퍼센트 더 낮다고 나왔다.[117]

65~79세 성인 1200여 명을 대상으로 지중해 식단이 장내 미생물군에 미치는 영향을 조사한 무작위 임상 시험도 있다.[118] 지중해 식단을 먹는 사람은 그렇지 않은 사람에 비해 덜 쇠약해지고, 염증이 감소했으며, 인지 기능 개선과 관련된 세균 종들이 늘었다.[119,120] 식물성 섬유질과 발효 식품(요구르트, 치즈, 콤부차 같은)이 풍부한

                                    1부 무엇이 우리의 수명을 결정하는가

식단은 장내 미생물군을 좋은 쪽으로 조절하고, 다양성을 함양하며, 면역 관련 염증을 줄인다는 것이 드러났다.[121]

지중해 식단보다 더 나은 것이 있을까? 비만이지만 심장 질환이 없는 294명을 대상으로 세 식단을 조사한 소규모 무작위 임상 시험이 있다. 지중해 식단, 녹색 MED 식단(호두, 녹차, 만카이Mankai 식물성 단백질 셰이크, 적은 육류와 가금류로 이루어졌다), 권장 지침에 따른 건강한 식단이었다.[122] 녹색 MED 식단은 저밀도 지방단백질(LDL) 콜레스테롤, 염증 표지, 혈압, 체중을 낮춘다는 점에서 지중해 식단보다 조금 더 이점이 있음을 보여주었다. 그러나 이 임상 시험은 혈액 표지들만 살펴보았고, 결과에 미치는 영향을 판단하기에는 규모가 작았다. 무작위 임상 시험을 통해 지중해 식단보다 더 효과가 좋은 식단이 드러날 수도 있겠지만 아직까지는 없다.

전반적으로 건강한 식단을 살펴보는 차원을 넘어서, 지금보다 더 주목받아 마땅한 흥미로운 아미노산이 몇 가지 있다. 타우린tau-rine은 식사를 통해서만 얻을 수 있는 필수 아미노산 아홉 가지(히스티딘, 류신, 이소류신, 리신, 메티오닌, 페닐알라닌, 트레오닌, 트립토판, 발린)에 속하지 않는다. 그러나 여러 자료를 종합하면, 나이가 들수록 타우린이 감소하며(우리가 살펴본 모든 종에서 그렇다) 그 결핍이 당뇨병, 고혈압, 간 질환, 복부 비만, 염증과 관련이 있다는 것을 알 수 있다.[123] 모든 연구는 타우린이 미토콘드리아 기능 이상을 억제하고, DNA 손상과 염증을 줄이고, 세포 노화를 억제하는 등 항노화의 원동력임을 가리키고 있다. 사람으로 따지면 45~50세에 해당하는 늙은 붉은털원숭이에게 타우린 보충제를 6개월 동안 투여하자, 건강 수명이 확연히 개선되었다. 공복 혈당이 19퍼센트 낮아지고, 뼈 밀도가 증가했으며, 미토콘드리아와 간, 면역계 기능의 표지들이 개선되었다. 타우린은 패류, 특히 가리비, 대합, 홍합, 칠면조와 닭의 다리에 많이 들어 있다. 빵효모, 우유, 요구르트, 치즈, 땅콩에도 많다. 홍조류를 제외한 식물성 식품에는 대체로 들어 있지 않다. 그러나 타우린 보충제 섭취가 건강한 노화에 기여하는지는 불확실하며, 현재까지 무작위 임상 시험을 통해 검증된 적도 없다.

콜린choline은 아미노산이 아니라 유기화합물이며, 식사를 통해 얻어야 하는 핵심 영양 성분으로 여겨진다. 뇌의 다양한 기능에 중요하며, 달걀(특히 노른자), 쇠고기, 우유, 표고버섯, 대두, 닭 가슴살, 콜리플라워, 브로콜리, 생선에 많이 들어 있다. 미국 국립의학원은 남녀의 하루 콜린 권장량을 각각 550밀리그램과 425밀리그램으로 정하고 있다.[124] 우리가 식사를 통해 얻어야 하는 아홉 가지 필수 아미노산처럼, 콜린도 대개 위에 말한 건강한 식단을 통해 권장량만큼 섭취할 수 있다. 65세 이상인 사람들에게서 콜린 보충제가 인지 기능 개선과 관련이 있다는 연구 결과들이 있긴 하지만,[125] 이 문제를 명확히 하려면 무작위 임상 시험이 필요할 것이다.

열량 제한

열량 제한이나 시간제한 식사가 건강한 노화로 이어지는지는 상당한 관심을 받아왔다. 덴마크는 제1차 세계대전 때 봉쇄되는 바

　　　　　　　　　　1부　무엇이 우리의 수명을 결정하는가

람에 2년간 식량 부족에 시달렸다.[126] 이 일종의 자연 실험은 식사 제한이 34퍼센트의 사망률 감소와 관련이 있음을 보여주었다. 열량 제한의 표준 접근법은 다량 영양소의 비율을 유지하면서 열량을 20~50퍼센트 줄이는 것이다.[127] 케토 식단과는 다르다. 케토 식단은 탄수화물 섭취량을 하루에 50그램 미만으로 줄이는 대신 열량의 70~80퍼센트를 지방에서 얻는다. 효모, 초파리, 생쥐 등 다양한 동물을 대상으로 열량 제한이 수명을 늘리는지 연구가 이루어졌는데 긍정적인 결과를 얻었다. 그러나 붉은털원숭이는 수명이 확연히 증가했다는 연구도 있는 반면, 아무런 차이가 없었다는 연구 결과도 있다.

열량 제한보다 덜 엄격하면서 더 혹할 만한 대안은 시간제한 식사와 간헐적 단식이다. 시간제한 식사는 대개 하루에 8시간 동안만 먹고, 나머지 16시간 동안은 열량 섭취를 전혀 하지 않는 방식으로 이루어진다(16:8). 간헐적 단식은 하루걸러 먹는 방식부터 매주 이틀 동안 단식하는 5:2 방식에 이르기까지 다양하다. 이런 식사법은 매일 아침부터 저녁까지 규칙적으로 식사를 하는 방식에 비해, 더 극단적인 열량 제한과 맞먹는 혜택을 제공한다고 밝혀졌다. 특히 인슐린 신호 전달 경로를 비롯한 여러 경로에 효과를 미친다.[128,129] 이런 식사법을 연구하는 많은 소규모 무작위 임상 시험의 참가자들은 마른 사람부터 과체중이나 비만한 사람, 2형 당뇨병을 앓는 사람까지 매우 다양하다. 자기 건강을 집중적으로 관리하고 추적 관찰하는 사람도 있는 반면, 전혀 관리하지 않는 사람도 있다. 표준 열량 제한 식사법과 시간제한 식사법을 비교할 때 생기는 또 한 가지 문제점은 특정한 시간 안에만 식사를 하는 방식 자체가 어느 정도 열량 제한을 동반한다는 것이다.

아마 여기서 얻는 가장 중요한 메시지는 우리의 소화 과정이 규칙적으로 식사를 할 때 가장 잘 작동하는 것처럼 보인다는 점이다. 그렇긴 해도 결과들을 잠깐 엿볼 수 있도록 몇몇 임상 시험 사례를 검토해 보자. 서로 모순되는 결과도 있다. 비만한 사람 139명을 대상으로 12개월간 열량 제한과 시간제한 식사를 비교한 무작위 임상 시험에서는 체중 감소와 대사 표지에서 거의 차이가 없다는 결과가 나왔다. 또 과체중이나 비만한 사람 116명을 대상으로 한 12주에 걸친 임상 시험에서도 시간제한 식사법이 낮 동안 먹는 통상적인 식사법과 비교할 때 체중 감소나 대사 매개변수(인슐린, 포도당, 지질, 에너지 지출, 지방량 등)에서 아무런 혜택이 없다고 나왔다. 그러나 비만인 90명을 대상으로 체중 감소를 살펴본 또 다른 무작위 임상 시험에서는 하루 중 이른 시간(오전 7시에서 오후 3시까지)의 시간제한 식사법이 통상적인 식사법(낮 동안 먹는)에 비해 체중과 체지방 감소, 확장기 혈압 저하, 기분과 수면 개선에 더 뛰어나다는 결과가 나왔다.[130] 2형 당뇨병을 앓는 75명을 대상으로 한 무작위 임상 시험에서도 시간제한 식사법이 통상적인 식사법에 비해 체중 감소와 혈당 조절 개선에 효과가 있다고 나왔다.[131] 2형 당뇨병 위험이 있는 209명을 대상으로 한 임상 시험에서는 일주일에 비연속적으로 3일 동안 20시간씩 단식을 하는 식사법이 기

1부　무엇이 우리의 수명을 결정하는가

본적인 열량 제한 식사법이나 통상적인 식사법과 비교할 때 혈당 조절이 미미하게 개선되었을 뿐이라고 나왔다.[132] 일주일에 하루나 이틀씩 건너뛰면서 굶는 간헐적 단식의 효과를 살펴본 많은 소규모 임상 시험에서도 거의 효과가 없었고, 2024년에 발표된 체계적 분석에서도 같은 결과가 나왔다.[133]

이런 결과들은 여전히 모호해서 일반적인 결론을 내리기가 어렵다. 엄격한 열량 제한 식사법의 문제는 고수하기가 어렵고, 뼈 밀도와 근육량 감소와 관련이 있으며,[134] 뇌 기능을 떨어뜨린다는 것이다.[135] 우리 뇌는 체중의 겨우 2퍼센트를 차지하지만, 섭취한 열량의 20퍼센트를 소비한다.[136] 반면 여러 연구는 이러한 식사법으로 면역반응이 개선되었다고 말하며,[137] 이와 관련된 실험 모델에서는 항암 효과 가능성도 제시된다.[138] 열량 제한 식사도 시간제한 식사도 간헐적 단식도 항노화 특성을 제공한다고 입증된 적은 없다. 단식 모방 식사법을 여러 주기 반복했을 때 생물 표지(면역계, 간, 포도당 조절)가 얼마간 개선됨으로써 생물학적 노화 점수가 향상되었음을 보여준 소규모 무작위 임상 시험이 1건 있긴 하다.[139] 그러나 더 명확한 증거가 나오기 전까지, 아마 가장 현실적인 조언은 적어도 잠을 청하기 3~4시간 전에 저녁을 일찍 먹고, 다음 날 아침 식사 전까지 열량 섭취를 피하라는 것일 듯하다.

랜싯 디스커버리 사이언스Lancet Discovery Science 연구를 한 과학자들은 이렇게 썼다. "단식 열풍과 이것이 체중 감소와 '웰니스well-ness'로 나아가는 확실한 길이라는 인식은 사기꾼들이 들끓을 기회를 조성한다."[140]

이 모든 식사법은 우리의 수면-각성 주기, 즉 하루 주기 리듬cir-
cadian rhythm 및 장내 미생물군과 긴밀하게 연결되어 있다. 우리 장
내 미생물군의 절반 이상은 밤낮 주기 내내 리듬을 타듯 증감을 되
풀이한다.[141] 하루 주기 생리는 우리의 모든 기관계에 다양하고 중
요한 영향을 미치며, 여기에는 영양분 흡수와 장 호르몬 생산도 포
함된다.[142] 빛을 받아서 맞춰지는 우리의 중앙 생체 시계는 뇌의 시
교차상핵suprachiasmatic nucleus에 자리 잡고 있으며, 말초 생체 시계
는 온몸의 여러 장기와 조직에 분포해 있다. 식사 시간의 리듬이
깨지면 이 시계 간의 동조 상태가 어긋나며, 그 결과 포도당 내성
이 떨어진다. 또한 장의 면역세포와 장벽, 염증반응 역시 생체 시계
의 영향을 받는다.[143] 바로 이 때문에 매일 동일한 식사 패턴을 유
지하는 것이 도움이 된다.

보충제

많은 사람이 애용하고 광고도 엄청나게 하지만, 사실 비타민이나
보충제 섭취가 효과가 있다는 증거는 거의 혹은 전혀 없다. 건강한
식단을 지키는 사람에게는 더욱 그렇다. 비타민 D는 질병 예방에
도움이 된다고 광고하지만, 다양한 무작위 임상 시험과 대규모 관
찰 연구는 그런 효과를 뒷받침할 만한 근거를 찾아내는 데 실패했
다.[144,145] 약 2만 6000명에게 오메가-3 지방산 또는 속임약을 투
여하고 5년 이상 추적 관찰한 무작위 임상 시험에서도 오메가-3

                    1부 무엇이 우리의 수명을 결정하는가

지방산이 심혈관 질환이나 암을 예방하는 효과는 확인되지 않았다.[146] 573명에게 센트룸 실버 멀티비타민이나 속임약을 매일 섭취하게 한 무작위 임상 시험에서 비타민이 노년층의 인지력 감퇴를 어느 정도 늦출 수도 있다는 결과가 나온 것(일화 기억과 전반적인 인지력이 특히 그렇다)이 아마 예외 사례가 될 듯하다.[147]

연구진은 앞서 노년층 약 5000명을 무작위 임상 시험한 결과에 자신들의 연구 결과를 덧붙인 뒤, 그 혜택이 '뇌 노화 2년 지연'에 해당한다고 주장했다.[148,149] 하지만 다른 신경과학자들이 반박하고 나섰다. 사실 멀티비타민의 무작위 임상 시험들은 그것이 인지력 보존에 아무런 효과도 없음을 보여준다. 6000명을 12년 동안 추적 관찰한 연구에서도 그랬다.[150] 비타민과 보충제에 대한 무작위 임상 시험 277건을 포괄적으로 평가한 연구도[151] 비타민 A, B 복합체, C, E, 셀레늄, 항산화제, 칼슘, 어유[152] 등 널리 쓰이는 보충제들이 생존에 어떤 효과를 준다거나 심혈관 질환으로 인한 사망률을 줄인다는 증거를 전혀 찾아내지 못했다. 게다가 노년층 여성을 대상으로 한 무작위 임상 시험에서 드러났듯이, 칼슘과 비타민 D를 함께 복용하면 뇌졸중과 심혈관 사망 위험이 증가할 수도 있다.[153] 니아신 섭취도 염증을 촉진함으로써 심혈관 질환 발병 위험을 증가시키는 듯하다.[154] 앞서 말한 타우린과 콜린처럼 이른바 '장수 비타민'[155] 중에도 아직 충분히 검증하지 않은 것이 많다. 나는 현재로서는 그런 제품들의 광고를 좀 에누리해서 받아들이는 편이 낫다고 생각한다.

AI 식단

모두에게 적용되는 보편적인 식단, 모든 사람에게 최적인 단일한 식단이 있다는 생각은 순진한 것이다. 개별 인간은 유전체, 대사, 장내 미생물군, 환경 측면에서 생물학적으로도 생리학적으로도 독특하다. 개인의 식품 섭취량은 적어도 어느 정도는 유전적 조성, 즉 특정 유형의 식품을 선호하게 만드는 유전자 변이체들에 좌우된다.[156] 젖당 분해효소 결핍증을 지닌 사람에게서 우유가 2형 당뇨병을 예방하는 것처럼, 우리의 식품 섭취와 상호작용하는 유전자 변이체는 현재 수백 가지가 알려져 있다. 우리는 개인별 맞춤 식단이 유용할 수 있다는 것을 알지만, 그런 해법을 내놓으려면 장에 사는 약 1000종의 미생물 40조 마리, 질병과 건강 상태, 식사, 운동, 수면, 약 30억 개의 유전체 염기서열, 식품에 든 2만 6000가지가 넘는 화학물질 등 여러 차원의 데이터를 분석하고 개개인의 수십억 가지 데이터를 낱낱이 살펴봐야 할 것이다.

식사 후에 혈당 수치가 확연히 솟구친다면, 심혈관 질환에 걸릴 위험이 더 높다. 공복 혈당 수치가 정상이라도 그렇다.[157] 혈당 급상승 양상은 연속 혈당 측정기를 팔이나 배에 붙여 정확히 잴 수 있다. 같은 시간에 같은 음식을 같은 양으로 먹는다고 해도 혈당 급상승 양상은 사람마다 확연히 다르다. 그래서 혈당은 개인의 영양 건강을 들여다보는 창문이 된다. 최근 건강한 사람들 사이에서도 한두 주 동안 팔이나 배에 연속 혈당 측정기continuous glucose monitor, CGM를 착용하고서 혈당을 정확히 추적 관찰하려는 시도가 점점 늘고 있다. 미국에서는 2024년 이후 FDA가 의사의 처방 없이 소비자에게 연속 혈당 측정기를 직접 팔 수 있게 허가하자 이 추세가 더 강해졌다. CGM 데이터를 통해 많은 사람이 자신이 먹고 마시는 것, 운동과 수면 방식, 스트레스 수준에 따라 혈당 급상승의 양상이 어떻게 달라지는지 알게 될 것이다. 데이터는 자신의 혈당 급상승을 촉발하는 요인이 무엇인지 알아내는 데 도움을 준다. 하지만 혈당 급상승을 피하는 것이 2형 당뇨병, 대사 증후군, 심장 질환, 그 밖의 건강 위험을 줄이는 방법이라는 명확한 데이터는 아직 없다. 그럼에도 혈당 여신Glucose Goddess이라고 불리는 제시 인차우스페Jessie Inchauspé 같은 인플루언서들,[158] 레벨Level과 시그노스Signos 같은 많은 기업이 CGM 사용을 열심히 떠들어대면서 혈당 급상승을 회피한다는 개념이 한껏 인기를 얻고 있다.

2015년 이스라엘 와이즈만 연구소는 개인 맞춤 영양에 관한 이정표가 된 논문을 내놓았다.[159] 연구진은 당뇨가 없는 참가자 800명을 조사했다. 표준화한 식사 5000여 회, 통상적인 식사 4만 7000회 동안 연속 혈당 측정기로 잰 약 150만 건의 데이터와 참가자의 장내 미생물군, 혈액 검사 결과, 신체검사 데이터까지 포함된 엄청난 양의 데이터 집합이 나왔다.[160] 혈당 급상승에 관여할 가능성이 있는 100가지 이상의 요인들을 고려한 기계 학습 모델은 개인의 장내 미생물이 핵심 결정 요인이라고 결론 내렸다. 이 미생물군은 우리의 식사, 유전자, 사회적 접촉, 약물에 영향을 받는다.

비슷한 빅데이터와 기계 학습 모델 접근법을 쓴 영국 연구진도 장내 미생물군이 식품에 대한 우리의 반응을 예측하는 데 중요하다는 사실을 확인하고 확장했다. 연구진은 일란성 쌍둥이를 추가로 모집했고, 포도당뿐만 아니라 중성지방(트라이글리세라이드)도 측정했다.[161] 후자를 측정하려면 혈액 검사를 해야 한다. 이 핵심 척도를 연속 측정하는 휴대용 장치가 없기 때문이다. 주목할 점은 포도당과 중성지방의 반응 사이에는 아무런 상관관계가 없다는 것이었다. 이는 포도당을 추적 관찰하는 방식이 도움이 되긴 하지만, 개인 맞춤 영양을 이해하는 데는 부족하다는 것을 알려준다. 게다가 유전자만 중요한 것도 아니다. 일란성 쌍둥이도 영양 반응에서 뚜렷한 차이를 보이기 때문이다. 이런 연구들은 장내 미생물군이 식품에 대한 개인의 독특한 반응의 주된 기여자라고 강조하긴 하지만, 수면 패턴, 신체 활동, 음식물 섭취 순서 등 다른 많은 요인도 제각기 역할을 한다.

개인 맞춤 영양이라는 개념은 당뇨병 전 단계에 있는 225명을 대상으로 한 무작위 임상 시험에서 전향적으로 검증되었다.[162] 이 연구에서는 임상 정보와 장내 미생물군 데이터를 토대로 개인의 혈당 반응을 예측해 설계한 맞춤 식단과 지중해 식단을 서로 비교했다. 6개월 사이에 알고리즘을 토대로 한 식단은 혈당 조절을 상당 수준 개선했다. 이는 고위험군인 사람들에게서 2형 당뇨병이 발현되는 것을 예방하거나 이미 당뇨병 진단을 받은 이들의 증세 완화에 도움을 줄 수 있다. 그러나 정말로 그러한지는 앞으로 평가해야 한다. 개인 맞춤 영양을 살펴본 또 다른 무작위 임상 시험에

서는 혈중 중성지방, 체중, 허리둘레, 장내 미생물 다양성이 줄어든 다는 결과가 나왔다.[163]

국립보건원은 올 오브 어스 연구 사업[164]의 일부로 1만 명을 연구하는 정밀 건강 영양Nutrition for Precision Health이라는 사업에 1억 8900만 달러를 투자하고 있다.[165] 이스라엘과 영국 연구들에서 나온 것과 수집하는 데이터는 비슷하지만, 이중 에너지 X선 흡수계측DEXA 영상, 악력, 안경에 붙인 자동 섭취 모니터로 찍은 모든 음식 사진도 포함된다. 약 500명을 6주 동안 임상 시험장에서 살게 하면서 면밀하게 추적 관찰할 예정이다.

AI를 활용해 개인별 최적 식단을 파악하려는 연구는 아직 초기 단계에 머물러 있다. 나는 2019년에 나 자신의 다층적인 데이터 집합을 수집해 AI에 적용했을 때의 잠재적 장점과 한계를 다룬 바 있는데,[166] 예측 알고리즘이 제안한 식품 가운데는 개인적으로 전혀 끌리지 않는 것도 있었고, 신장결석이 있는 내 몸 상태를 고려하면 오히려 위험할 수 있는 것도 있었다. 또 하나의 난점은 최적 식단이 단 한 번 정하고 끝낼 수 있는 성격의 것이 아니라는 점이다. 개인의 최적 식단은 스트레스 수준이나 체중 변화, 중요한 생리적 변화에 따라 달라질 가능성이 크다. 언젠가는 한 사람의 모든 데이터를 통합해 이러한 문제까지 접근할 수 있겠지만, 그 식단 결정 방식이 실제로 채택되고 심근경색이나 당뇨병 예방 등 임상적 성과까지 이어지는지를 판단하려면 그 뒤로도 여러 해가 더 걸릴 것이다. 어쩌면 우리 종의 건강을 위해 더 시급한 과제는 사회 전반에서 심화되고 있는 건강 불평등일지도 모른다.

운동은 약보다 강하다

이제 우리의 통제 범위에 있으면서 건강에 심오한 영향을 미치는 요인을 살펴보자. 바로 신체 활동이다. 건강한 노화를 도모하는 데 규칙적인 운동보다 더 효과적인 것은 없다. 운동은 우리가 아는 가장 효과적인 의학적 개입이라고 볼 수 있다. 몸의 모든 기관계에 다방면으로 매우 유익한 영향을 미치는 약물을 고안할 수 있다면, 기적의 돌파구라고 여겨질 것이다. 규칙적인 운동은 심혈관계, 뇌, 췌장, 뼈대근, 위장관(짧은 사슬 지방산 생산 증진), 간, 지방조직, 장내 미생물군,[167] 말초 혈관을 바람직한 방향으로 적응시킨다. 췌장, 뼈대근, 지방조직의 대사가 증진되면서 인슐린 민감도가 증가한다. 게다가 운동은 다양한 경로를 통해 죽상경화증을 예방하고 심혈관 기능을 개선한다.[168] 혈액 내 지방을 줄이고, 뼈대근의 지방 산화를 증진하며, 골수의 백혈구 생산량을 줄여서[169] 온몸과 뇌의 염증을 완화하고,[170] 면역계 반응성을 강화하며,[171] 세포 내 수준에서는 미토콘드리아 기능을 증진한다.

GLP-1 약물보다 운동이 염증성 생물 표지들을 더 효과적으로 억제한다는 무작위 임상 시험 결과도 있다.[172] 국립보건원이 운동의 효과를 이해하기 위해 펼친 연구 사업인 신체 활동의 분자 변환자 컨소시엄Molecular Transducers of Physical Activity Consortium, MoTrPAC

1부 무엇이 우리의 수명을 결정하는가

은 실험 모델과 관찰을 통해 운동이 면역계를 비롯한 다양한 기관에 보호 효과를 일으키며, 성별에 따른 특수 효과뿐만 아니라 지방 조직에도 특히 영향을 미친다는 다층적인 체학 데이터를 제공했다.[173,174,175] MoTrPAC을 이끄는 인물 중 한 명인 스탠퍼드대학교의 유안 애슐리Euan Ashley와 이 문제를 논의한 적이 있는데,[176] 그는 1958년에 이루어진 런던 버스의 차장과 운전사를 비교한 연구를 비롯해 다수의 최근 연구 결과를 이렇게 해석했다. "운동 1분이 수명을 약 5분 더 늘린다는 겁니다. 사실 그보다 좀 더 길죠. 고강도 운동이라면 1분마다 수명이 7~8분 늘어난다고 볼 수 있습니다."[177] 그는 환자들이 진료실에서 운동할 시간이 없다고 말할 때면, 이런 설명을 들려주곤 한다.

일주일에 450분씩 경쾌하게 걸으면 운동을 전혀 하지 않는 사람보다 4.5년을 더 산다.[178] 65만 명 이상을 10년 넘게 추적 관찰해서 나온 증거다.

관련된 다양한 효과는 모든 주요 기관계에서 관찰된다. 심혈관 사망률과 암 사망률뿐 아니라 모든 원인 사망률도 감소한다. 3000만 명 이상이 참가한 196건의 연구를 체계적으로 검토했더니, 모든 원인 사망률이 31퍼센트 감소했으며, 운동을 할수록 효과가 더 늘어나는 '용량-반응' 관계도 나타났다.[179,180] 4000명 이상을 10년 동안 추적 관찰한 연구에서도 신체 활동 증가로 수면이 개선되는 비슷한 규모의 효과를 관찰했다.[181]

적절한 신체 활동과 격렬한 신체 활동은 무엇일까? 심박수와 호흡이 증가하긴 하지만 편하게 말을 할 수 있는 정도로 경쾌하게 걷기, 평지에서 자전거 타기, 춤추기, 텃밭 가꾸기라면 적절한 신체 활동 수준이다. 격렬한 신체 활동은 달리기, 헤엄쳐서 수영장 왕복하기, 농구나 축구 같은 경기에서 뛰기, 일립티컬 머신 타기, 계단 오르기, 기타 유산소 활동으로 심장박동이 빨라지고 호흡이 가쁜 수준이다.

영국 바이오뱅크에서 성인 약 7만 2000명에게 손목 가속도계를 착용시킨 뒤 6년 동안 추적 관찰한 전향 연구도 이 모든 바람직한 효과가 존재함을 확인했다. 더 나아가 적절한 수준에서 격렬한 수준으로 신체 활동을 늘리면 효과도 증가하는 용량-반응 관계가 나타난다는 것도 밝혀냈다. 대규모의 노년층 여성 집단에 일주일 동안 150분 이상 신체 활동을 하도록 하자 낙상 위험이 줄어들고,[182] 인지 기능도 보존되는 효과가 관찰되었다.[183] 전반적으로 모든 원인 사망률과 심장 관련 사망률을 기준으로 볼 때, 신체 활동에 따른 이득은 남성보다 여성이 더 크게 나타난다.[184]

한편 적절하거나 격렬한 운동이 주는 혜택에 상한선이 있는지를 놓고 논쟁이 있었다. 평균 연령이 43세인 미국인 40만여 명을 10년 동안 추적 관찰한 연구는 사망률 감소 혜택에 상한선이 없다는 결론을 내렸다.[185] 반면 성인 11만 6000명 이상을 30년 동안 추적 관찰한 연구는 사망률 감소(모든 원인, 심혈관, 비심혈관 사망률) 혜택이 적절한 운동일 때는 주당 300~600분, 격렬한 운동일 때는 주당 150~300분의 상한선을 가진다는 결과를 내놓았다.[186] 많은

　　　　　　　　1부　무엇이 우리의 수명을 결정하는가

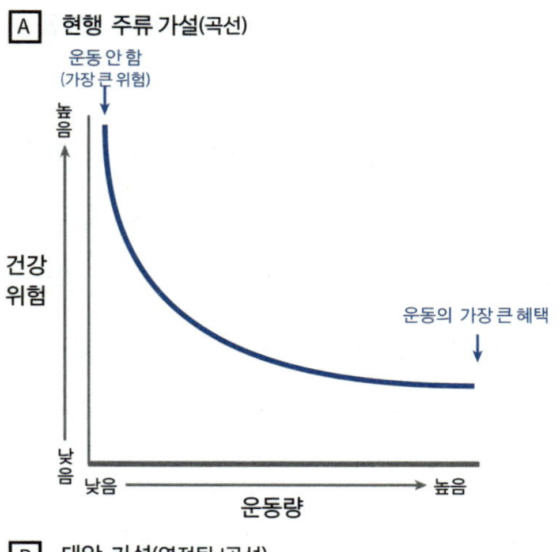

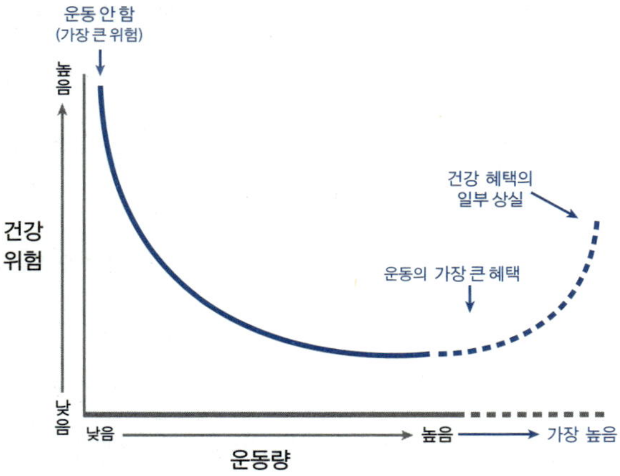

그림 3.8 운동량과 심혈관 질환 사이의 용량-반응 그래프(위)와 지나친 운동이 안 좋다는 대안 가설 그래프(아래)

연구를 체계적으로 검토한 연구진도 같은 결론에 이르렀다.[187] 즉 운동을 많이 하는 만큼 사망률 감소 효과가 더 커지는 것은 아니라는 뜻이다. 그러나 관찰 연구에서 나온 많은 증거는 신체 활동을

너무 많이 하면 건강 증진 효과가 줄어든다는 이 가설을 지지하지 않는다(그림 3.8).[188,189]

운동이 수명을 늘린다는 증거가 산더미처럼 나와 있음에도, 미국 성인 중 주당 150분 이상의 적절한 신체 활동, 혹은 주당 75분 이상의 격렬한 신체 활동을 하고, 근력 강화 운동을 일주일에 적어도 두 번 하라는 권장 지침을 지키는 사람은 1/4에 불과하다.[190,191] 세계적으로 보면, 신체 활동이 부족한 성인의 비율은 27.5퍼센트에 달한다.[192]

여러 연구는 신체 활동이 미국 성인 연간 사망자 수를 대폭 줄일 수 있다고 추정한다.[193] 하루에 겨우 10분만 운동해도 연간 사망자 수가 11만 명 줄어든다. 30분이면 27만 명이다. 노년층이 5분 이하의 단편적인 신체 활동fragmented physical activity만 하거나 장시간 텔레비전만 시청한다면 사망 위험은 더 높아진다.[194,195]

걸음 수는 어떨까? 걷기는 쉽고 간편한 신체 활동이며, 대개 손목밴드, 스마트워치, 디지털 가속도계로 걸음 수를 정확히 셀 수 있다. 가장 자주 언급되는 문턱값은 하루에 1만 걸음인데 입증된 적은 없다. 반면 많은 연구가 참가자의 몸 상태를 감안하여 훨씬 낮은 수준에서 시작하는 편이 효과적이라는 것을 보여준다. 예를 들어, 평균 연령 72세인 여성 약 1만 7000명이 참가한 연구에서 하루에 2700걸음을 걸으면 모든 원인 사망률이 감소하고, 약 7500걸음을 걸으면 효과가 상한선에 이른다고 나왔다.[196] 11만 명이 넘는 이들을 대상으로 한 12건의 연구를 체계적으로 분석하니,

 1부 무엇이 우리의 수명을 결정하는가

하루에 2500걸음부터 혜택이 나타나기 시작해서(모든 원인 사망률 8퍼센트 감소) 하루 8800걸음까지 점진적으로 늘어난다고 나왔다(모든 원인 사망률과 심혈관 질환 60퍼센트 감소).[197] 총걸음 수와 상관없이 분당 걸음 횟수가 증가하면 추가적인 효과가 있었다. 공교롭게도 영국 바이오뱅크 참가자 7만 2000여 명을 대상으로 한 연구는 그동안 경험 증거 없이 제시되어 온 1만 걸음이라는 목표를 뒷받침하는 결과를 내놓았다. 하루에 9000걸음에서 1만 500걸음을 걷는 사람의 사망률이 가장 낮다고 나왔다.[198] 10건의 연구를 종합분석한 결과도 걷기의 가치를 보여주었다. 한 시간에 4~8킬로미터를 걸을 수 있는 속도로 좀 더 빨리 걸으면 2형 당뇨병 위험이 더 줄어들었다.[199]

75만 명이 넘는 참가자를 10년 동안 추적 관찰하며 15가지 암과의 관계를 살펴본 9건의 전향 연구는 운동과 암 발생 사이의 연관성을 찾아냈다.[200] 일곱 가지 암(대장암, 유방암, 신장암, 간암, 골수종, 비호지킨림프종, 자궁내막암)에서 운동량이 많을수록 암 발생 위험이 낮아지는 용량-반응 관계, 즉 '더 많이 운동할수록 암에 덜 걸리는' 경향이 관찰되었다. 더 최근에 6만여 명을 대상으로 17가지 암을 분석한 연구에서도, 격렬한 운동이 머리와 목, 폐, 방광, 췌장의 암 발생 감소와 관련이 있는 것으로 나타났다.[201]

영국 바이오뱅크 참가자 약 7만 8000명에게 손목 가속도계를 착용시켜 7년 동안 추적 관찰하며, 걸음 수와 모든 원인 치매 사이의 관계를 분석한 연구도 있다.[202] 하루 최대 9800걸음까지는 치매 위험 감소와 관련이 있었고, 걷는 강도가 높거나 속도가 빠를수록 효과는 더욱 뚜렷했다. 신체 활동과 인지 기능의 관계 역시 집중적으로 연구됐으며, 지금까지 발표된 연구 결과가 2000건에 이르고, 무작위 임상 시험도 80건에 달한다.[203] 이 무작위 임상 시험들을 검토한 결과 운동이 인지 기능에 긍정적인 영향을 미치기는 하지만, 그 효과는 크지 않은 것으로 나타났다.[204] 이러한 효과는 운동이 뇌의 신경 생성과 가소성을 촉진하고,[205] 항염증 효과와 심혈관 건강을 개선하는 메커니즘과 관련이 있는 듯하다.[206]

걷기를 신체 활동의 대리 지표로 삼을 때의 문제는 걷기가 별도의 운동 시간, 즉 따로 시간을 내어 해야 하는 노력으로 인식되지 않는다는 것이다. 적절한 신체 활동을 주당 150분 하라는 권장 지침은 그냥 아무 때나 걷다가 멈추는 것이 아니라, 심박수 증가를 유지하면서 심혈관 건강을 촉진하는 유산소 운동 시간을 따로 가지라는 의미다.

심장전문의로 수십 년간 일하면서 나는 근력, 하중, 균형 운동의 중요성을 충분히 언급하지 않은 채 유산소 운동의 필요성만을 강조해 왔다. 이는 분명한 나의 실수다. 최근 연구들에서 나이를 먹을수록 근육량이 줄어들며, 그것이 노화의 중요한 예후임을 강조하는 증거들이 쏟아지고 있기에 더욱 그렇다. 유산소 운동은 우리에게 필요한 운동의 두 차원 중 하나라고 이해해야 한다. 다른 한 차원은 근력과 하중을 중심으로 한 저항 운동이다. 팔굽혀펴기, 턱걸이, 윗몸일으키기, 스쾃, 런지처럼 체중을 이용한 운동이나 중량이

　　　　　　　　　　1부　무엇이 우리의 수명을 결정하는가

나 밴드, 기구를 활용한 운동도 필요하며, 팔, 가슴, 배, 다리, 엉덩이 등 모든 주요 근육을 고루 사용하는 것이 이상적이다. 30초 동안 앉았다가 일어서기를 몇 번 할 수 있는지 측정하는 간단한 검사(65세 이상 남녀의 기준치는 11~12회)에서[207] 자신의 수준을 확인한 뒤, 스쾃, 힙 힌지, 팔굽혀펴기 같은 맨몸 운동을 중심으로 2킬로그램 덤벨 같은 가벼운 중량부터 시작해 점진적으로 근육을 기르는 목표를 세울 수 있다.[208] 270건의 무작위 임상 시험을 검토한 결과, 일주일에 세 번, 하루에 8분씩 벽 스쾃처럼 몸의 긴장을 유지하는 등척 운동을 하면 유산소 운동이나 고강도 인터벌 운동을 한 것만큼 혈압이 낮아지는 효과가 있었다.[209] 유산소 운동과 달리, 저항 운동과 모든 원인 사망률의 관계를 살펴본 연구들은 일주일에 60분이 사망률 감소 효과의 상한선일 수도 있다는 결과를 내놓았다.[210]

근육량과 근력은 약 50세부터 줄어들기 시작한다. 60세에서 90세 사이에 남성은 근육량의 약 33퍼센트, 여성은 약 26퍼센트를 잃는다. 근력도 따라서 쇠퇴한다. 코어 힘은 좋은 자세를 유지하고 등의 통증과 관절 염증을 피하는 데 필수적이며, 이동성과 균형을 증진시킨다.

저항 운동을 주당 60분씩 하면 모든 원인 사망률이 약 25퍼센트 감소하는 혜택(그림 3.9)만 얻는 것이 아니다.[211] 심혈관과 암 사망률 감소, 복부 지방 감소, 수면 질 개선, 뼈 밀도 증가, 균형 강화, 정신건강 개선 같은 효과도 있다. 노년층에서 저항 운동을 1년 한 집단과 운동을 하지 않은 대조군을 비교한 무작위 임상 시험은 강

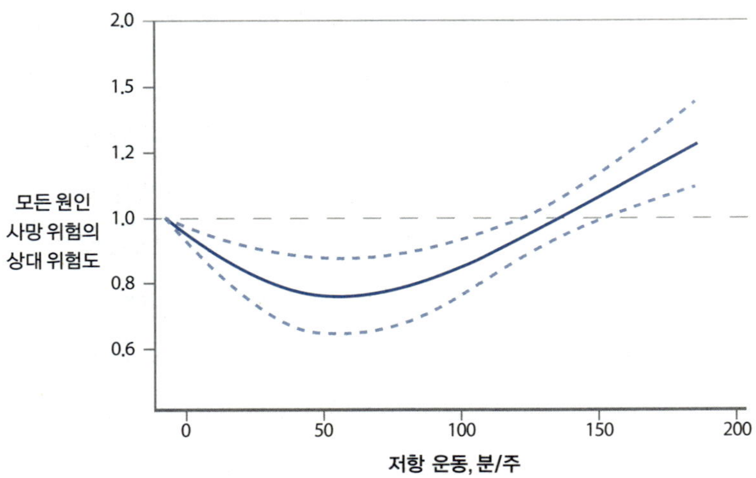

그림 3.9 저항 운동의 지속 시간과 모든 원인 사망 위험의 관계

화된 근력이 최대 4년까지 혜택을 준다는 것을 보여준다.

이런 자료들을 종합 검토한 후에 나는 적어도 주당 4~5회, 20~30분씩 규칙적으로 저항 및 근력 운동을 하기로 마음먹었다. 나는 튼튼한 채로 나이 먹고 싶기 때문이다. 또한 나는 비교적 저렴한 비용으로(약 50~75달러) 뼈 밀도, 근육량, 지방량을 측정할 수 있는 이중 에너지 X선 흡수계측DEXA 영상을 찍었다. 검사 결과는 그림 3.10에 나와 있다. 이렇게 유용한 정보를 제공하는데, 왜 이 검사법이 많은 의료 기관에서 쓰이지 않는지 이해가 가지 않는다.

근육량 보존과 관련된 단백질 섭취량을 논의할 때, 악력은 전반적인 근력을 대변하는 중요한 예후 척도다. 저항 운동 곡선과 달리, 악력과 모든 원인 사망률 감소의 관계는 직선이며(그림 3.11),

나이: 70.1세   성: 남성   생일: 1954년 6월 26일   키: 190.5cm

부위별 체성분 분석

팔, 다리, 몸통, 복부, 엉덩이 5대 부위별 체성분 분석

부위	총지방(%)	총무게(kg)	지방(kg)	지방 제외 조직(kg)	뼈 무기질량(kg)
팔	19.3	9.2	1.7	7.0	0.5
다리	21.8	26.9	5.6	20.1	1.2
몸통	26.5	40.8	10.6	29.3	0.9
복부	27.6	6.2	1.7	4.4	2.4
엉덩이	20.3	13.2	2.6	10.3	0.3
총계	23.9	82.0	18.9	59.9	3/2

전신 골밀도 분석표

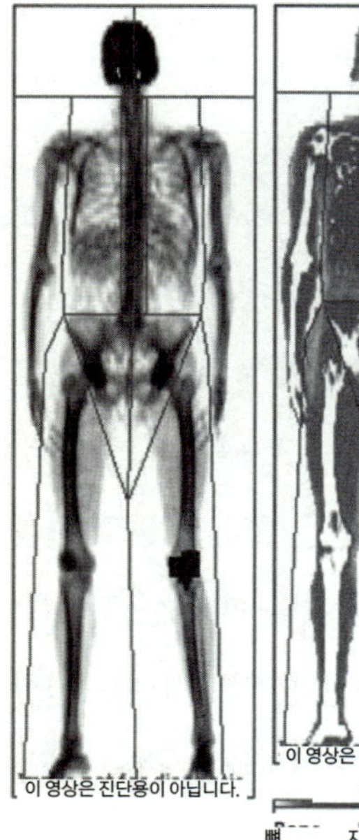
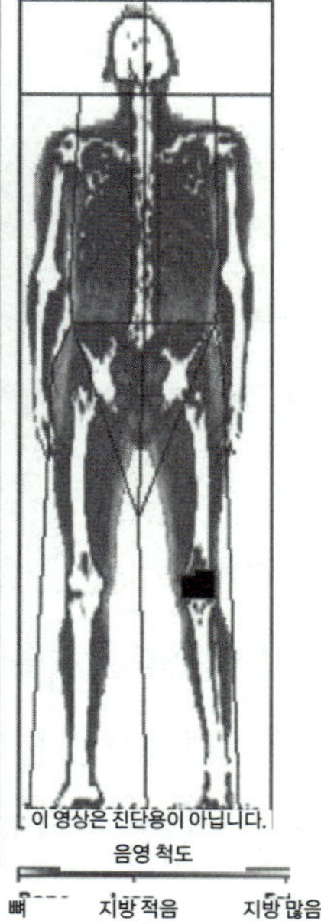

측정일	BMD 골밀도 T-값
2024. 8. 14	0.0

T-값: 0.0	
-1 이상	정상
-1.0~2.5	잠재적 골감소증
2.5 이하	잠재적 골다공증

측정일	BMD 골밀도 Z-값
2024. 8. 14	0.3

Z-값	인구 비율(%)
1.5~0.5	7~30
-0.~0.0	30~50
0.0~0.5	50~69
0.5~1.5	69~93
1.5~2.0	93~97
2.0 이상	97~99

그림 3.10 에릭 토폴의 DEXA 촬영 결과

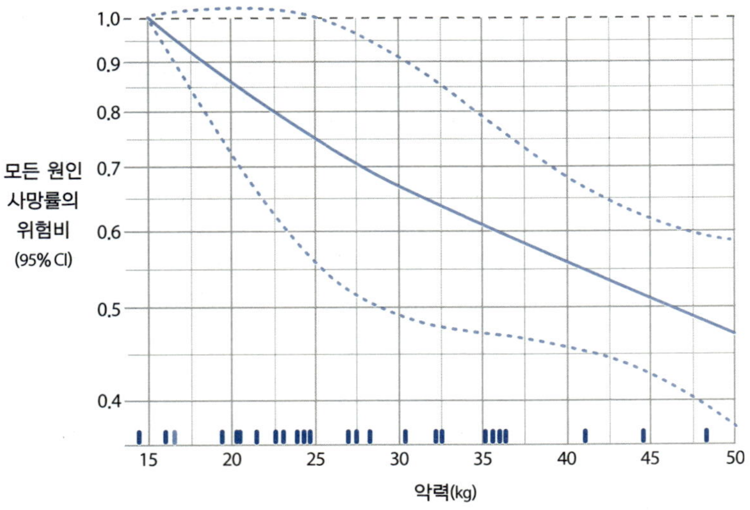

그림 3.11 악력과 모든 원인 사망률의 관계

약 110만 명을 대상으로 한 48건의 연구를 통해 확인되었다.[212] 악력 5킬로그램마다 차이가 나타나며, 악력은 고무공이나 테니스공을 꽉 쥐거나, 헬스장에서 한 번에 적어도 10번씩 풀바를 당김으로써 강화할 수 있다. 악력은 크게 세 가지 유형으로 나뉜다. 물병 뚜껑을 비틀어 열 때 쓰는 쥐는 힘, 장바구니 같은 물건을 들고 있을 때 쓰는 버티는 힘, 손가락 끝과 엄지로 펜을 잡을 때 쓰는 집는(꼬집는) 힘이다. 50세 이후에는 악력이 해마다 평균 약 2퍼센트 이상 낮아진다. 악력계로 악력을 측정하며 점점 힘이 세지는 것을 확인하면 스스로 동기부여를 할 수 있다. 악력계는 비싸지도 않다. 고무공이나 테니스공을 쥐는 것 같은 단순한 운동은 대개 2주 사이에 효과가 나타난다. 이 자체는 건강 수명에 큰 영향을 미치지 않을지도 모른다. 악력과 수명 사이의 연관성은 그 어떤 방식으로도 드러난 적이 없기 때문이다. 그러나 강한 악력은 적어도 앞으로 닥칠 많은 현실적인 과제들에 도움을 줄 것이다.

운동의 종류 이야기를 끝내기 전에, 균형 감각 문제를 다루고 넘어가야겠다. 균형 감각은 나이를 감안해서 평가되는 한쪽 다리로 서 있기 검사를 통해 가장 잘 평가할 수 있다.[213] 60세 이상이라면 30초 이상 서 있을 수 있어야 한다. 40~50세라면 적어도 45초 이상을 목표로 잡아야 한다. 악력이나 저항 운동과 마찬가지로, 한 다리로 10초 동안 서 있지 못하는 사람은 모든 원인 사망률이 그렇지 않은 사람보다 두 배 높다.[214] 균형 감각은 한 다리로 서 있거나 발뒤꿈치-까치발 보행 연습을 통해 개선할 수 있다. 몸을 앞으로 구부리는 스트레칭 운동이나 필라테스, 요가는 유연성을 기르는 데 도움이 된다.

당신이 장시간 하지 않았으면 하는 것이 하나 있다. 바로 앉아 있기다. 나는 처음에 앉아 있는 시간과 사망 위험 사이의 연관성, 그리고 스마트워치에 자주 뜨는 경고 알람에 회의적이었지만, 약 48만 명을 13년 동안 추적 관찰한 연구를 비롯한 많은 전향 연구는 일관된 결과를 내놓았다.[215] 주로 앉아서 일하는 사람은 모든 원인 사망률이 16퍼센트, 심혈관 사망률이 34퍼센트 더 높았다. 다른 교란 요인들을 고려한 결과다. 이런 연구들은 신체 활동 증가가 앉아 있기의 치명적인 결과를 완화하는 데 도움을 줄 수는 있지만,

앉아 있는 시간을 줄이는 편이 더 낫다는 것을 시사한다.[216]

현재 우리는 운동과 식사가 어떻게 상승작용을 만드는지 더 잘 이해한다. 당뇨병 전 단계인 사람이 열량 제한과 복합 운동(유산소 운동+저항 운동)을 통해 체중을 10퍼센트 줄이자, 열량 제한만 했을 때보다 인슐린 민감도가 훨씬 더 크게 개선되었다.[217] 운동이 비만, 대사 증후군, 2형 당뇨병으로부터 우리를 보호하는 메커니즘도 점차 밝혀지고 있는데, 바로 운동을 통해 유도되어 식욕과 음식 섭취량을 감소시키는 대사물질N-lactoyl-phenylalanine, Lac-Phe이 발견되었기 때문이다.[218]

최적 운동 시간, 시계 단백질, 하루 주기 리듬의 작동 방식을 이야기할 때,[219] 늦은 오후나 초저녁에 하는 운동이 아침 운동보다 낫다는 연구도 있고,[220] 아침 운동이 더 낫다는 연구도 있다.[221,222] 단식 상태에서 하는 운동은 지질 활용과 포도당 대사에 어느 정도 효과적일 수 있다. 종합하자면 완벽한 시간이 언제인지는 불분명하지만, 더 이른 시간이든 더 늦은 시간이든 같은 패턴을 유지하는 것이 좋다.

운동 동기를 부여하는 말을 하나 해보자. 지금이라도 늦지 않았다.[223] 《응용생리학회지》에 실린 93세 리처드 모건Richard Morgan의 이야기를 생각해 보자. 70대에 그는 뒤뜰 창고에서 로잉 머신으로 평생 처음 운동을 시작했다. 매일 평균 40분씩 규칙적으로 했고, 그와 동시에 단백질이 풍부한 식사를 하고 일주일에 두 차례 덤벨, 런지, 컬 같은 근력 운동도 했다. 현재 그는 실내 로잉 세계 대회에

1부 무엇이 우리의 수명을 결정하는가

서 네 차례 우승했고, 로잉 횟수를 다 더하면 세계를 네 바퀴 도는 것과 맞먹는 거리가 된다. 손녀가 연구원으로 있는 아일랜드 리머릭대학교 생리학 연구실에서 검진했더니, 체중 75킬로그램 중 근육이 80퍼센트이고 지방은 15퍼센트라고 나왔다. 그의 최대 산소 섭취량VO2max°은 청년층과 비슷하다. 운동할 때 최대 심박수는 분당 153회로 50세에서 예상되는 수준에 가깝다. 이 놀라운 사례 연구는 노화의 영향을 억제하는 데는 연령 제한이 전혀 없으며, 운동이 노화를 되돌리는 수단이 될 가능성도 있음을 보여준다.

수면은 뇌를 재설정한다

하룻밤을 푹 자고 나면 마법처럼 회복되고 기운이 넘치는 느낌을 받을 수 있다. 최근 들어 우리는 잠잘 때 어떤 일이 일어나는지 그리고 잠이 왜 그렇게 우리 건강에 필수적인지를 점점 더 잘 이해하게 되었다. 잠잘 때 대사 노폐물은 뇌척수액과 간질액을 통해 뇌 밖으로 운반된다.[224] 우리 몸의 다른 부위들에 있는 림프계 및 림프절과 혼동하지 말기를. 뇌의 이 글림프계glymphatic system는 뇌척수액과 상호작용하면서 뇌척수액의 노폐물 청소 능력을 보완하는 혈관망이다.[225] 빠른 눈 운동 수면(렘수면) 때, 뇌척수액은 큰 물결처럼 흐른다. 젊고 건강한 사람도 잠을 하루만 설치면 이 노폐물 청소 체계에 지장이 생긴다. 이는 뇌 영상에서 베타아밀로이드 단백질의 양이 증가하는 것으로 유추할 수 있다. 이 단백질이 일정량 축적되면 알츠하이머병의 전조라고 여겨진다. 뇌척수액과 간질액 흐름의 동역학은 신경 혈관 연결과 하루 주기 리듬에 영향을 받는다. 낮에 활동하는 동안 우리의 노폐물 생산량이 늘어나고 혈관의 긴장도가 높아지는 한편, 서파 신경 활성[∞]은 낮다. 밤에는 이 동역학이 뒤집힌다. 마이클 그랜드너Michael Grandner와 파비안호세 페르난데스Fabian-Xose Fernandez는 이렇게 말한다. "수면은 사람의 삶을 유지 관리하는 데 필수적인 생물학적 상태다. 우리의 수면 욕구는 공기, 음식, 물에 대한 욕구에 비견된다."[226] 수면은 모든 원인 사망률,[227] 심혈관 사망률, 암 사망률, 암 위험,[228] 2형 당뇨병,[229] 대사 기능 장애, 면역계 기능, 비만, 알츠하이머병, 고혈압, 뇌졸중, 여성의 생식 건강, 정신 및 행동 건강을 포함한 건강의 다양한 측면들과 심오한 관계를 보인다. 관련된 연구를 몇 건만 짧게 살펴봐도 큰 충격을 받게 된다. 영국 바이오뱅크 참가자 중 평균 연령이 62세인 약 9만 9000명에게 수면 추적기를 장착해서 추적 관찰했더니, 수면 규칙 지수sleep regularity index, SRI°가 모든 원인, 심혈관, 암 사망률

∞ 깊은 수면 단계에서 나타나는 느린 뇌파 활동으로, 많은 신경세포가 리듬을 이루어 동시에 활성화와 휴식을 반복하는 상태를 말한다.

° 평균 7일 동안 추적 관찰할 때 24시간 주기로 동일한 시점에 동일한 수면이나 각성 상태에 있을 확률.

  1부 무엇이 우리의 수명을 결정하는가

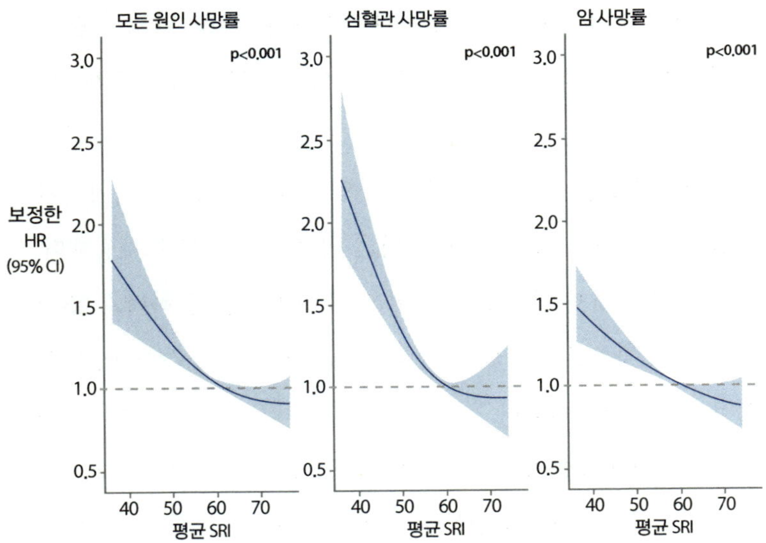

그림 3.12 수면 규칙 지수(SRI)와 모든 원인(A), 심혈관 질환(B), 암(C) 사망률의 관계. 위험 척도인 위험비(hazard ratio, HR)를 감안한 값이다.

과 상관관계가 있음이 드러났다(그림 3.12).[230]

거의 8000명을 25년 동안 추적 관찰했더니, 50~60세 중 수면 시간이 6시간 이하인 사람은 7시간 이상인 사람에 비해 치매 위험이 30퍼센트 더 높았다.[231] BMI가 25~30kg/m²이면서 자주 6.5시간 미만으로 자는 사람들을 대상으로 한 무작위 임상 시험에서는 단순히 더 잘 자는 방법을 조언하는 것만으로 수면이 1.2시간 늘고 하루 열량 섭취량도 270kcal 줄어들었다고 한다.[232] 젊고 건강한 사람들을 대상으로 지방조직과 근육 생검을 통해 하룻밤 잠을 설친 뒤의 상태를 푹 잔 뒤의 상태와 비교하자 전사체, 단백질체, 후성유전체, 혈액의 대사산물에 해로운 친염증성 변화가 나타났다.[233] 독일과 미국에서는 일광 시간 절약제가 시작되는 날 수면 시간이 1시간 줄어들면, 4일 동안 심근경색 환자가 상당히 증가한다고 나왔다.[234]

그렇다면 잠은 얼마나 자야 할까? 영국 바이오뱅크는 참가자가 약 50만 명이며 그중 4만 8000명은 뇌 영상 자료까지 제공했다. 이 데이터를 써서 이 질문을 살펴본 최고의 연구 중 하나가 15만 6000명의 자료를 6~10년까지 추적 관찰했더니, 약 7시간이 최적 수면 시간이라고 나왔다.[235]

그림 3.13에서 볼 수 있듯이, 수면 시간과 건강 사이의 관계는 선형적이지 않다. 7시간을 넘는 수면은 단기적으로든 장기적으로든 인지 기능과 정신건강의 저하가 나타날 뿐 아니라 뇌 구조에도 바람직하지 않은 변화가 일어난다. 이러한 일관된 징후가 나타난다고 하면 놀랄지도 모르겠다. 또한 8시간을 초과하는 장시간 수면과 모든 원인 사망률 증가(약 30%까지)의 연관성은 약 140만 명을 대상으로 한 이전 연구에서도 일관되게 나타났다.[236] 수면 지속 시간과 심혈관 질환의 관계를 다룬 연구들을 종합하면, 하룻밤 수면 시간이 7~8시간을 기준으로 1시간 줄어들 때마다 심혈관 질환 위험은 6퍼센트 증가한다.[237] 이 기준을 초과해 수면 시간이 1시간씩 늘어날 때마다 전체 심혈관 질환 위험은 12퍼센트 늘어나는 것으로 나타났다.

2017년 UC 버클리의 신경과학 교수 매슈 워커Matthew Walker는 소리 없는 수면 부족 유행이 "21세기에 우리가 직면한 가장 큰 공

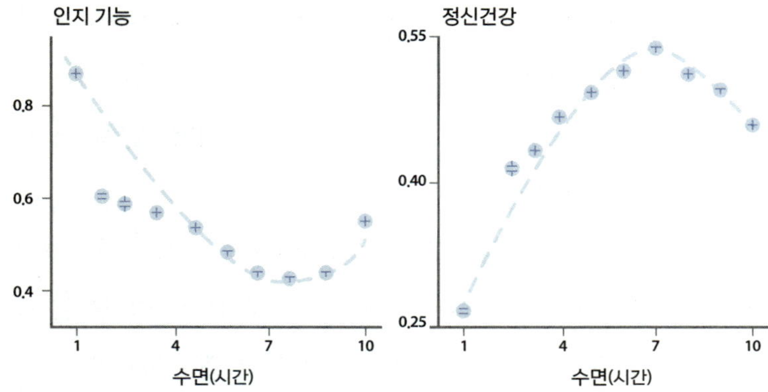

그림 3.13 영국 바이오뱅크 연구의 수면 시간과 인지 기능 및 정신건강의 관계

중 보건 도전 과제"라고 경고했다. 코로나 대유행 이전에도 미국인의 35~40퍼센트는 하룻밤에 7시간 미만으로 자고 있었다. 네덜란드, 영국, 미국에서 수면 추적기를 이용한 34건의 연구에 참가한 총 110만 명의 데이터를 토대로, 국가 간 수면 시간 차이를 비교한 사례가 있다. 그 결과 미국인이 가장 적게 잤다.[238] 이 연구는 나이별 불면증에 초점을 맞추었다. 65세 이상인 이들 중 15퍼센트는 잠이 드는 데 문제가 있었고, 20퍼센트는 잠을 유지하는 데 어려움을 느꼈으며, 34퍼센트는 너무 일찍 깼다.

더 나이 든 이들은 삼중으로 수면 문제를 안고 있다.[239] 깊은 수면 시간이 적을 뿐 아니라 모든 신체 계통에 걸쳐 건강을 증진하는 소중한 비렘수면non-rapid eye movement sleep도 부족하며, 기억과 인지 능력도 떨어진다. 40대 후반에는 10대 때보다 인지력과 기억력이 이미 60퍼센트 떨어진 상태이며, 70세에는 80~90퍼센트까지 낮아진다. 또 수면이 더 끊기고 교란됨으로써 잠자리에 누워 있는 시간 중 잠을 자는 시간의 비율, 즉 수면 효율sleep efficiency이 낮아진다. 이런 수면 교란과 동시에 하루 주기 리듬이 역행하면서, 더 일찍 잠들고 더 일찍 깨게 된다.

하루 주기 리듬의 중앙 조정 장치에 해당하는 시계는 시교차상핵에 들어 있다. 이는 시상하부에 속한 작은 영역으로, 빛이라는 외부 단서를 통해 시간을 다시 조정한다. 절묘한 분자 회로가 이 시계를 우리의 근육, 간, 부신, 신장, 면역계, 심장, 췌장과 연결한다.[240] 이 중앙 시계가 24시간 수면-각성 주기에 핵심적인 역할을 한다는 것을 잘 보여주는 사례가 있다. 분자 시계 조절 유전자molecular clock regulator gene에 돌연변이가 일어나는 바람에 부작용을 전혀 겪지 않으면서 수면 시간은 더 짧은 희귀한 가족력을 보이는 이들이다.[241] 그 조절 양상을 흉내 낼 수만 있다면, 덜 자면서도 수면의 질과 효율을 증진시킬 수 있을지도 모른다(미래의 유전체 편집을 생각해 보라).

우리는 건강한 노화에 핵심적인 역할을 할 수면 개선을 도모하는 와중에, 노화 자체가 수면의 질을 떨어뜨리는 상황에 직면해 있다. 하지만 주말을 포함해서 매일 동일한 수면 패턴을 유지하는 것처럼 도움이 되는 습관들이 있다. 여기에는 규칙적인 운동과 식사 패턴, 잠드는 시간과 식사 시간의 충분한 분리(더 이른 시간에 시간 제한 식사를 한다고 생각하자)가 포함된다. 하루 주기 리듬을 교란하고 멜라토닌 생산을 억누르는 전자 기기의 청색광을 피하고 침실

     1부 무엇이 우리의 수명을 결정하는가

을 선선하고 새까맣고 조용히 유지하는 것 같은 간단한 요령들도 그렇다. 낮잠의 위험이나 혜택은 논쟁거리가 되어왔지만, 대규모 관찰 연구에서 일주일에 두세 번 낮잠을 자면 심혈관 질환 발병률이 상당히 감소한다고 나타났다.[242] 낮잠을 조사한 역학적 연구들은 대부분 지속 시간이 중요하며,[243] 오후 낮잠은 특히 한 시간 이상일 때 위험 증가와 관련이 있음을 시사한다.

최근에 오우라링Oura ring, 스마트워치, 피트니스 밴드 같은 웨어러블 기기와 침대 위나 옆에 둘 수 있는, 이른바 '니어러블nearable' 기기를 비롯한 수면 추적기의 인기가 급증했다. 이런 기기는 대부분 가속도계를 이용해 수면 중 움직임을 감지하고, 이를 바탕으로 렘수면과 비렘수면의 지속 시간과 총수면 시간을 확대 추정한다. 그런데 이런 기기는 침대에서 책을 읽는 것만으로도 쉽게 속일 수 있으며, 그 사실을 나도 직접 확인했다. 오우라링 같은 더 정교한 장치는 심박수, 운동, 체온, 혈액 산소량도 측정한다. 수면 연구실에서 정식으로 측정하는 값에 비하면 정확성이 좀 떨어지지만 자기 침대에서 잴 수 있다는 장점이 있다. 문제는 수면 점수를 계산하는 알고리즘에 적용되는 기준이 전혀 없으며,[244] 보고의 정확성이 전반적으로 검증되지도 않았다는 것이다. 역설적이게도 이런 추적기는 불안을 유발하거나 악화시킴으로써 수면의 질을 떨어뜨릴 수 있다. 한편 이런 기기는 알코올, 늦은 식사, 카페인, 청색광 등 수면의 질을 떨어뜨리는 촉발 요인을 자가 진단하는 데도 활용할 수 있다.

엄밀하게 평가된 개입 중에서 수면의 질을 개선한다고 드러난 것은 거의 없다. 전문 기관들은 인지행동요법을 일차 치료로 권한다. 효과가 있다는 증거가 많기 때문이다. 치료는 대개 훈련된 치료사가 하며, 상당한 시간과 비용이 든다. 그러나 긴장 풀기 훈련, 자극 회피, 수면 위생 개선 같은 개인 맞춤 상담은 스마트폰 앱으로 흉내 낼 수 있다. 불면증 환자 약 1700명을 대상으로 스마트폰 앱을 이용한 디지털 인지행동요법을 무작위 임상 시험했더니, 불면증 증후군이 개선되는 한편 기능적인 측면에서 신체 건강도 심리적 안녕도 나아졌다고 나왔다.[245] 이런 연구들은 약물을 쓰는 대신 수면 패턴을 건강한 쪽으로 개선하는 방법을 활용하라고 권한다.

멜라토닌이나 마그네슘 같은 보충제는 많은 소규모 무작위 임상 시험에서 작게나마 수면의 질을 개선하는 효과가 있는 것으로 보고되었지만, 양쪽 모두 증거의 질은 낮았다.[246,247] 보충제인 아슈와간다ashwagandha와 처방 약인 트라조돈trazadone도 마찬가지로 질 낮은 데이터라는 문제를 안고 있다. 몇몇 회사는 체온을 조절하여 수면의 질을 개선한다는 침구류를 열심히 광고하지만, 마찬가지로 그런 제품이 효과가 있다는 증거는 아무리 좋게 봐줘도 희박하다. 이 충족되지 못하는 욕구를 충족시킬 효과적이면서 안전한 약물을 개발하려는 노력이 활발하게 이루어지고 있다.

여기서 수면 무호흡증을 다루지 않고 넘어간다면 직무 유기나 다름없을 것이다. 수면 무호흡증은 미국에서 남성의 34퍼센트, 여성의 17퍼센트가 시달리는 흔한 수면 교란 질환이다.[248] 이 질환의

　　　　　　　　　1부　무엇이 우리의 수명을 결정하는가

가장 흔한 증상은 낮 시간의 과도한 졸음이지만, 낮에 졸음에 시달리지 않는다고 말하는 이들도 절반을 넘는다. 또 함께 자는 이들이 종종 접하는 요란한 코골이와 자다가 때때로 끊기는 호흡, 수면 유지의 어려움도 흔한 증상이다. 혹시 의심이 든다면 민감도°와 특이도°°가 약 80퍼센트에 달하는 가정용 수면 무호흡 검사로 진단해 볼 수 있으며, 필요하다면 수면 연구실에서 정식으로 검사를 받을 수도 있다. 내 경험상 그런 정식 검사는 피하는 편이 낫다. 생리에 맞지 않고 비싸며, 결과가 비정상이 아니라고 나오는 사람은 드물다. 증상이 있는 사람은 체중 감소와 운동, 턱을 앞으로 내밀게 하는 구강기, 양압기, 수술에 이르기까지 효과가 있음이 드러난 다양한 방법을 시도할 수 있다. 수면 무호흡증은 심혈관 질환과 대사 질환의 위험을 2배 이상 늘리므로, 증상이 있다면 진단을 받고 관리하는 것이 중요하다.

독소는 조용히 축적된다

대기오염물질을 비롯한 환경 독소의 건강 위험도 최근 들어서 훨씬 더 명백하게 밝혀졌다. 보건계량연구소Institute for Health Metrics는 "입자물질 대기오염이 세계 질병 부담의 주된 기여자"라고 결론지

° 실제 양성인 사람이 검사에서 양성으로 나오는 비율.
°° 실제 음성인 사람이 검사에서 음성으로 나오는 비율.

었다.[249] 10μm 이하의 미세먼지PM10와 2.5μm 미만의 초미세먼지PM2.5에 짧게 노출되어도 모든 원인, 심혈관 질환, 호흡기 질환 사망률이 증가하며, 먼지의 유형에 따라 사망률 증가 양상이 달라진다.[250] 전 세계에서 연간 약 100만 명이 단시간 초미세먼지에 노출된 탓에 사망한다. 초미세먼지와 사망률은 초선형supralinear 관계를 보이는데,[251] 이는 낮은 농도에 노출되어도 위험이 가파르게 증가한다는 의미다. 초미세먼지가 심혈관 건강에 미치는 만성적 영향에는 안전한 문턱 자체가 없다.[252] 2형 당뇨병 중 20퍼센트는 초미세먼지에 만성적으로 노출되는 것과 관련이 있다고 추정된다(그림 3.11).[253] 초미세먼지, 이산화질소, 오존은 현시점의 국가 대기질 기준보다 낮은 농도에서도 위험을 초래한다는 것이 밝혀졌다. 대기오염은 인지력 쇠퇴,[254] 코로나 백신에의 면역반응 약화,[255] 도로가 막힐 때의 혈압 증가[256]와도 관련이 있다. 이렇게 여러 기관계에 피해를 주는 메커니즘은 전신 염증, 면역 기능 저하, 산화 스트레스 증가, 자율신경계 기능 이상, 응고 유발 효과를 포함한다(그림 3.14). 초미세먼지는 폐암의 1차 원인인 유전자 돌연변이를 유발해서가 아니라, 면역세포를 활성화하고 염증을 촉발함으로써 폐암 위험을 증가시키는 듯하다. 미세먼지와 오존 같은 실외 오염은 세계 사망률의 약 6퍼센트를 차지한다고 추정된다.[257] 약 800만 명이 넘는 사람들이 대기오염 때문에 일찍 사망하는 셈이다.[258] 화석연료 사용을 단계적으로 줄여나가면 그중 80퍼센트는 줄일 수 있다. 미국인 약 1억 3000만 명은 건강하지 못한 수준의 오존이나

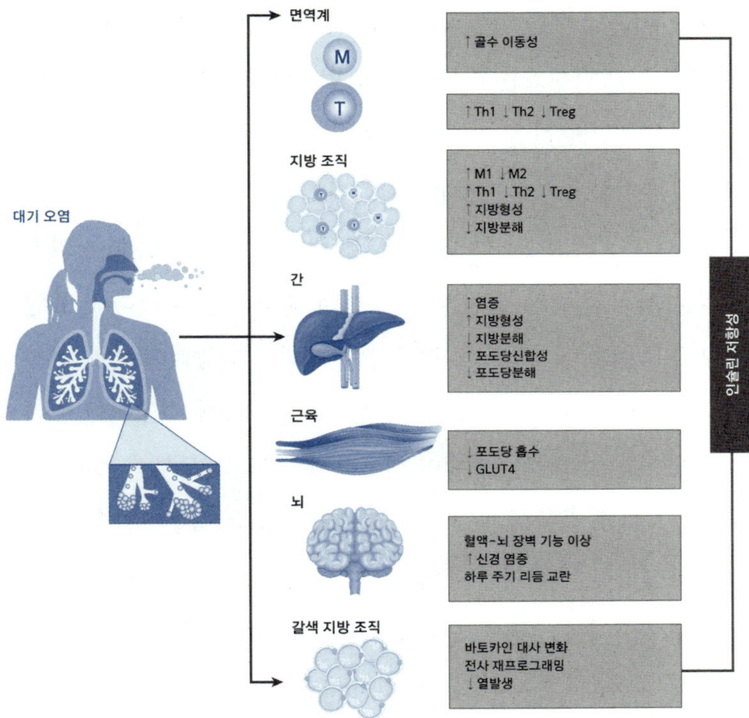

그림 3.14 대기오염의 다계통 독성

미세먼지 오염을 접하며 살고 있고, 그 비율은 빠르게 증가하고 있다.[259] 기후 위기로 지표면과 해수면의 온도가 해마다 정점을 찍고 산불이 빈발하면서 극단적인 열과 매연이 상승효과를 일으키는 탓에 상황은 더욱 악화되고 있다.

환경에서 우리에게 상당한 위험을 끼치는 것이 대기오염만은 아니다. 간접흡연은 허혈 심장 질환, 뇌졸중, 2형 당뇨병, 천식, 유방암과 관련이 있다.[260] 냄새 없는 실내 기체인 라돈은 중간 농도라고 해도 비흡연 폐암 위험과 뇌졸중 위험을 증가시킨다. 그러나 미국 가정의 75퍼센트는 라돈 검사를 받은 적이 없다. 현재 미국인 중 약 1/3은 기준값을 넘어서는 수준의 라돈에 노출되어 있다.[261] 예전에 추정한 수치보다 4배 많다.

농약[262]은 다양한 암,[263] 2형 당뇨병, 인지 장애, 파킨슨병, 자가면역질환, 갑상샘 질환, 불임, 후각 상실 위험과 관련이 있다. 발표된 연구 결과들을 체계적으로 검토하니, 엄밀한 전향적 평가를 거친 연구들에서 이런 증거를 얻을 수 있었지만 이것이 결정적인 증거라고 할 수는 없다.[264] 《컨슈머 리포트》는 미국 농무부의 몇 년 치 자료를 토대로 식품의 농약 노출을 줄일 수 있는 실용적인 권장 지침을 내놓았다.[265] 하지만 농약의 건강 위험은 문제로 지목된 유기인계와 카바메이트 계열 살충제를 금지함으로써 줄일 수 있는데, 지금까지 아무런 조치도 이루어지지 않았다.

기체뿐 아니라 견딜 수 없는 수준의 소음도 우리 귀를 손상시킬 위험이 있다.[266] 온종일 70데시벨 이상의 소음을 접하는 미국인이 약 1억 명에 달한다. 세탁기 옆에 온종일 서 있는 것과 비슷하다. 만성적인 소음 오염, 특히 야간의 소음은 스트레스 호르몬 증가, 전신 염증, 고혈압, 심장 질환, 2형 당뇨병 위험을 증가시킨다.

미세플라스틱(1μm-5mm)과 나노플라스틱(1μm 미만으로서, 먼지 알갱이보다 작다)은 비스페놀과 프탈레이트 같은 화학물질을 1만 개 이상 포함하고 있다. 이런 플라스틱은 우리를 둘러싼 주변 환경, 식품, 공기, 바다, 병에 든 생수에 널리 퍼져 있으며, 건강에 심각한 위험을 끼친다. 플라스틱 생산량은 1950년에 200만 톤도 안 되었지만 지금은 4억 톤이 넘는다.[267] 그 결과 누적된 양이 6000억 톤을 넘으며,[268] 결코 사라지지 않을 것이다. 생수 1리터에는 평균 24만 개가 넘는 플라스틱 입자가 들어 있다.[269] 그중 나노플라스틱이 90퍼센트를 차지한다. 그런데 우리의 공기와 물에 미세플라스틱이 만연해 있음을 보여주는 것과 우리의 동맥, 뇌, 혈전, 간, 장, 폐, 태반, 정소 등의 조직에서 그것을 찾아내는 것은 다른 문제다.[270,271]

목동맥 수술을 받은 300여 명의 죽상경화판에 미세플라스틱이 섞여 있는지를 분석한 중요한 연구가 있다.[272] 대다수의 동맥에 염화폴리비닐이나 폴리에틸렌이 들어 있었다. 동맥에 미세플라스틱이 없는 환자에 비해 있는 환자는 염증이 더 뚜렷했을 뿐 아니라, 그 뒤 3년 사이에 심근경색, 뇌졸중, 사망을 겪을 위험도 4배 이상 높았다. 정소의 미세플라스틱을 조사한 연구에서는 조사한 남성 23명 모두에게서 소의 정소에서 검출된 것보다 3배나 많은 미세플라스틱이 검출되었고, 미세플라스틱의 양이 정소 무게 감소 및 정자 수 감소와 관련이 있음이 드러났다.[273] 염증성 장 질환이라는 자가면역질환을 앓는 사람은 건강한 대조군에 비해 대변의 미세플라스틱 농도가 상당히 높았고, 그 농도가 질환의 심각성과 상관관계를 보였다.[274] 심근경색, 뇌졸중, 심부정맥혈전증 환자의 혈전을 분석하자, 80퍼센트에게서 미세플라스틱이 검출되었다.[275] 뇌종양 환자 등을 검사했더니, 사람의 뇌세포 안에도 미세플라스틱이 들어 있었다.[276] 미세플라스틱에 노출되면, 암세포는 더 빠른 속도로 퍼지면서 분열할 때 딸세포로 미세플라스틱을 전달한다.[277] 미세플라스틱이 천식, 다양한 암, 간질성 폐 질환, 인지력 쇠퇴, 심장대사 질환, 신경발달 지체, 미숙아 출산, 불임 위험을 증가시킨다는 연구 결과도 있다.[278]

2024년 《컨슈머 리포트》 표지 기사 '플라스틱을 덜 먹는 법'에는 85가지 식품의 플라스틱 함량 순위가 나열되어 있었다(애니스의 유기농 치즈 라비올리가 프탈레이트 총량이 53,579ng으로 1위였고, 웬디스 크리스피 치킨 너깃이 33,980ng으로 그다음이었다).[279] 플라스틱 식품 저장 용기, 패스트푸드, 고지방 식품(지방을 부드럽게 하는 가소제 농도가 더 높다)을 피하는 등 노출을 제한하는 전략이 제시되었다. 유리나 쇠로 만든 물병을 쓰고, 나무나 쇠로 만든 주방 도구를 쓰고, 비닐 사용을 줄이는 것이다. 끊임없이 늘어나는 플라스틱 위기를 해결하는 일이 이렇게 절실함에도, 안타깝게도 거의 아무런 조치도 이루어지지 않고 있다.

분해가 안 되는 플라스틱처럼, 인공적인 과불화 알킬 화합물 perfluorinated or polyfluorinated alkyl substance, PFAS도 불소와 탄소의 결합이 아주 강해서(F-C 결합은 분해가 안 되는 화학물질의 핵심 특징이다) 분해되지 않는다. 미국 환경보호청은 4만 5000개가 넘는 물 시료의 PFAS를 검사했는데, 주변에 딱히 위법한 오염원이 없음에도 PFAS 함량이 유해하다고 여겨지는 수준인 사례가 31퍼센트에 달했다. 이런 화합물에 고농도로 노출되면 신장암과 정소암, 비만, 임신 중 고혈압과 전자간증, 고지혈증, 염증성 장 질환, 그리고 갑상

1부 무엇이 우리의 수명을 결정하는가

샘·간·뇌·면역계의 손상 위험이 증가한다.[280,281,282] 세계의 여러 연구에 따르면 미국과 호주의 물이 PFAS 농도가 가장 높은 것으로 나타났다. 또한 모든 미국인의 혈액에서는 PFAS가 측정 가능한 수준으로 검출된다.

미국에서 수돗물의 PFAS 문제를 해결한다면 노출을 20퍼센트 줄일 수 있을 것이다. PFAS의 수많은 원천 중에서 몇 가지만 언급해보자. 버터, 가공육, 해산물 같은 식품, 의복, 카펫과 가구, 치실, 패스트푸드 포장지, 전자레인지용 팝콘 포장지, 피자 상자, 요가복, 운동화, 태양 전지판, 코팅된 조리 기구, 매니큐어, 포말 소화제fire fighting foam, 인조 잔디가 있다.[283,284] 또 이중으로 피해를 주는 물품도 있다. 대부분의 비닐 지퍼백은 유독한 PFAS 함량이 높다.[285] 3M은 1만 6000가지 제품에 여전히 이 포장지를 쓰며, 한 직원이 그 회사에서 일하지 않는 사람들의 혈액에서 PFOS(과불화옥탄술폰산, PFAS의 일종)을 발견하고 수십 년 동안 숨겼다는 사실이 최근에야 폭로되었다.[286]

미국 환경보호청은 2024년에 1만 가지가 넘는 PFAS 화합물 중에서 겨우 여섯 가지만을 규제하는 음용수 PFAS 기준을 마련하겠다고 발표했다.[287] 미세플라스틱과 마찬가지로 아직 갈 길이 멀다는 점이 분명하다.

CT(컴퓨터 단층 촬영, CAT라고도 한다)와 핵자기 영상 등 의학 검사에 쓰이는 이온화 방사선도 미국에서는 너무 자주 이용되며, 암 위험 증가와 관련이 있음이 드러났다.

또 카드뮴, 텅스텐, 우라늄, 코발트, 구리, 아연 등 금속에의 노출과 심혈관 질환 사이의 관계도 연구되어 왔다. 다양한 인종으로 구성된 6만 5000여 명의 소변에서 이 6개 금속의 농도를 조사한 전향적 연구는 농도에 비례하여 심혈관 질환 발병과 모든 원인 사망률이 확연히 증가한다는 것을 보여주었다.[288]

이 모든 화학물질과 오염물질은 앞서 다룬 초가공식품에 첨가되어, 제대로 인식되지도 다루어지지도 않은 채 건강에 위해를 가한다. 예를 들어 최근 들어 청년층에서 다양한 암에 걸리는 비율이 뚜렷하게 증가했는데, 이는 이런 환경 요인의 영향일 수도 있다.

외로움은 염증을 키운다

외로움과 사회적 고립이 매우 중요한 공중 보건 문제라는 인식이 점점 확산되고 있다. 220만 명이 넘는 사람을 대상으로 한 90건의 연구를 체계적으로 검토하니, 외로움이 모든 원인 사망률의 32퍼센트, 심혈관 질환 사망률의 34퍼센트, 암 관련 사망률의 24퍼센트 증가와 관련이 있다고 나왔다. 외로움과 이런 결과 사이의 인과관계가 확정된 것이 아니라는 점을 유념하는 것이 중요하다. 홀로 살면서 가족과 친구도 안 만나고 주말 모임도 없다면 사회적 고립이 심해진다. 비만한 사람은 그렇지 않은 사람보다 사회적 고립과 외로움에 직면할 가능성이 훨씬 더 높다. 평균 연령 56세인 약 40만 명을 13년 동안 추적 관찰한 영국 바이오뱅크 연구에서도, 비만한

     1부 무엇이 우리의 수명을 결정하는가

사람 중 외로움과 사회적 고립을 덜 느끼는 사람의 모든 원인 사망률이 23퍼센트 더 낮았다. 우리는 생성형 AI가 외로움을 줄이고, 사람들과의 상호작용을 보완하거나 대체할 수 있는지를 파악하는 일을 이제 겨우 시작했지만, 외로움과 자살 사고에 빠진 학생들에게 GPT-3를 이용한 연구는 몇몇 고무적인 예비 결과를 제공했다. 우리는 아이들이 자살을 피하도록 기계가 돕는다는 생각을 좋아하지 않을지 모르지만, AI가 효과가 있다면 때때로 그것을 사용하는 것을 정말로 막을 수 있을까? 생활 습관+ 요인을 평가할 때는 자신이나 자신이 돌보는 이들이 사회적 고립과 외로움을 얼마나 드러내는지 파악하고, 가능한 모든 대응 수단을 고려해야 한다.

이 장에서 논의한 것들은 거의 다 건강의 사회적 결정 요인과 관련이 있다. 170만 명을 대상으로 조기 사망률의 결정 요인을 살펴본 2017년의 획기적인 논문은 사회경제적 지위가 독립적인 위험 요인으로서 중요하다는 견해를 명확히 뒷받침했다.[289] 사회경제적 지위는 흡연, 폭음, 고혈압, 2형 당뇨병, 운동 부족 못지않게 건강 수준에 영향을 미친다. 사회경제적 지위가 낮은 이들은 유달리 초가공식품을 많이 먹고, 잠을 잘 못 자고, 오염된 공기를 접하고, 신체 활동이 적다. 교육과 성인 사망률의 관계를 최초로 체계적으로 검토한 연구에서는 교육을 1년 더 받을 때마다 사망 위험이 약 2퍼센트 줄어드는 용량-반응 양상이 나타났다.[290]

집단 수준에서 건강 수명이 개선되는 것을 보고 싶다면, 이 뚜렷한 불평등을 줄여야 한다. 식품 사막은 건강한 식품을 얻기가 어려운 지역을 말하며 미국에는 그런 사막이 6500곳이 넘는다. 인구로 따지면 2400만 명이 식품 사막에 산다.

GPS 추적기를 써서 2년 동안 식품 소매점 35만 9000곳에서 9400만 번의 방문 양상을 살펴본 연구가 있다.[291] 대다수는 식품을 사러 동네 밖까지, 평균 6킬로미터를 이동한다. 건강한 식품을 사러 동네 바깥까지 나가는 쪽이 동네 상점에서 사는 쪽보다 비만 및 심장 대사 질환과 더 강한 연관성을 보였다. 미국인 5000만 명 이상이 식량 불안 상태에 놓여 있다. 약 5만 7000명의 성인을 대상으로 한 연구에서 식량 불안은 모든 원인 조기 사망과 관련이 있었으며, 식량을 충분히 확보한 사람들에 비해 조기 사망 위험이 약 50퍼센트 높았다.[292] 음식이 곧 약이라는 개념 아래 식품 사막과 식량 불안을 해결하려는 노력은 많은 주목을 받았지만, 무작위 임상 시험들에서 그런 노력이 질병 증상의 개선으로 이어졌다는 결과가 나온 적은 아직 없다.[293] 현재 일어나고 있는 건강 수명의 개선이 사회경제적 지위가 높은 이들에게 국한되지 않게 하려면, 불평등을 개선하기 위해 훨씬 더 헌신적인 노력을 해야 한다.

내 확장된 생활 습관 실천 모델은 사람의 건강 수명에 상당한 차이를 만든다. 미국인을 대상으로 한 모델링 연구에 따르면, 전형적인 서구 식단을 앞서 논의한 최적 식단으로 바꾸어서 20세부터 계속 유지하면, 수명이 10년 이상 증가한다.[294] 마찬가지로 40세인 사람을 대상으로 한 영국 바이오뱅크 모델링 연구는 건강한 식단을 채택하면 기대 수명이 9년 증가한다고 계산했다.[295] 담배를 피

     1부 무엇이 우리의 수명을 결정하는가

우지 않고 비만이 아니면서 과음하지 않는 미국인 1만 4000명은 이 세 가지 생활 습관 요인에 신경을 쓰지 않는 또래보다 평균 7년 을 더 살았다.[296]

미국 퇴역 군인 70만 명 이상을 살펴본 연구는 기대 수명의 증 가만 일어난 것이 아님을 보여주었다.[297] 금연, 규칙적인 신체 활 동, 과도한 음주를 피하는 것, 충분한 수면, 건강한 식습관, 스트레 스 관리, 사회적 연결 유지, 그리고 약물 남용이 없는 상태까지. 이 여덟 가지 요인이 충족될 때, 누적 효과로 기대 수명이 40세 남성 은 24년, 여성은 20.5년 늘어났다. 이러한 요인들을 토대로 한 생 활 습관 점수는 백세인이 될 가능성 증가와도 관련이 있었다.[298] 어 느 전향 연구는 금연, BMI $25kg/m^2$ 미만, 질 좋은 식사, 규칙적인 운동, 과음 안 하기라는 건강한 생활 습관을 지키면 노화의 징후가 뚜렷이 개선된다는 것을 보여주었다.[299] 50세를 기준으로 한 그림 3.15에서 보듯이 암, 심혈관 질환, 2형 당뇨병 없이 약 8~10년을 더 살 수 있었고, 개인의 유전적 위험이 크든 작든 바람직한 생활 습관을 유지하면 치매 위험이 더 낮았다.[300] 다유전자 위험 점수로 산출한 유전적 질병 소인을 생활 습관이 얼마나 완화할 수 있는지 13년 동안 추적 관찰한 영국 바이오뱅크 연구에서는 40여 가지 질 병에서 위험을 낮추는 긍정적인 효과가 확인되었다.[301]

생활 습관 요인들이 건강한 노화에 대단히 중요함을 보여주는 설문 조사 결과도 있다. 이 요인들이 온몸에 걸쳐 미치는 뚜렷한 영향은 요인들 사이 상호 의존성의 함수이기도 하다. 즉 식사, 운동, 수면, 사회적 고립은 따로따로 작용하지 않는다는 것이다. 환경 노출은 일반적으로 인식되는 것보다 훨씬 더 중요하다. 이 모든 요인이 하나로 모여 건강한 생활 습관+ 종합판을 이룬다. 이런 생활 습관은 '저급 기술low tech'이라고 여겨진다. 특히 식사와 운동은 수

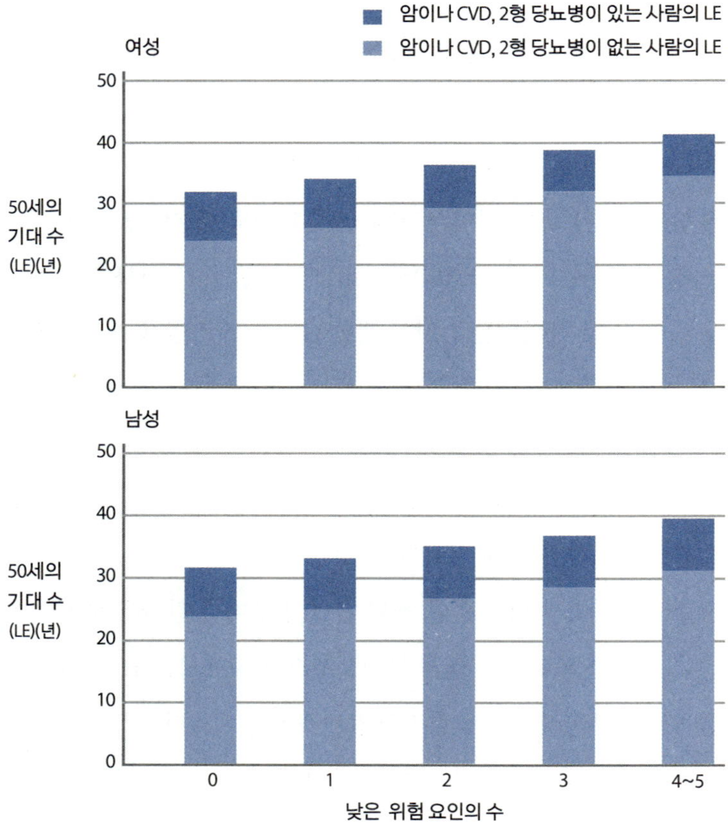

그림 3.15 기대 수명(LE)과 생활 습관 위험 요인의 수(담배 절대 안 피기, 비만 아님, 질 좋은 식사, 신체 활동, 음주량)의 관계

　　　　　　　　　　　　　1부 무엇이 우리의 수명을 결정하는가

천 년 전부터 알려져 왔기에 더욱 그렇다. 그러나 잘 알려진 요인도 상세히 연구되면서 관련 지식이 폭발적으로 증가했다. 이렇게 전체를 살펴본 뒤의 내 전반적인 인상은 이렇다. 제대로 알고 실천하는 건강한 생활 습관의 압도적인 결과에 비견될 만큼 효과적인 신약이나 개입법은 찾기 어렵겠지만, 그렇다고 해서 양쪽을 조합해서 얻을 혜택이 수확할 가치가 없다는 의미는 아니다.[302]

이제 첨단 기술로 넘어가서 끔찍한 질병을 향한 접근법이 어떻게 개편되고 있는지, 또 더 일찍 진단하면 왜 치료 가능성이 월등히 높아지는지 그 이유를 살펴보기로 하자. 더 나아가 어떤 사람이 특정 질환에 걸릴 위험이 높다고 예측된다면, 발병을 예방할 수도 있다. 일단 그런 위험을 판단할 수 있게 되면, 노화 관련 질환을 예방하거나 실질적으로 지연시킬 능력은 언제나 생활 습관+ 요인들에 얼마나 주의를 기울이는지에 달려 있을 것이다.

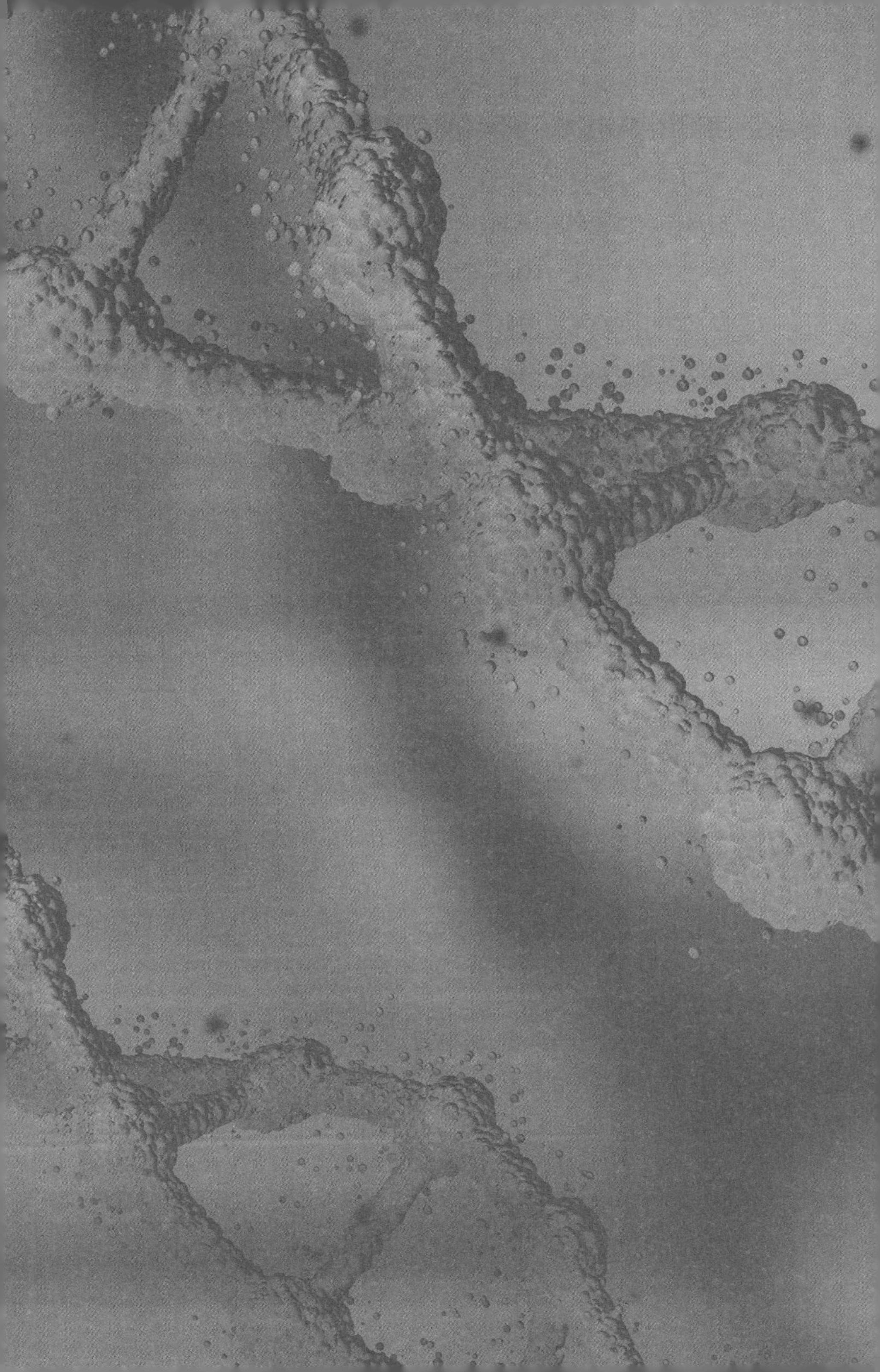

만성질환은 피할 수 없는 운명인가

4

비만과 당뇨

비만은 의지의 문제일까, 시스템의 문제일까

인류 역사상 가장 크게 삶을 바꾸고 있는 약물 중 하나인 글루카곤 유사 펩타이드GLP-1는 20년 넘게 우리 눈앞에 있었지만, 이제야 비로소 인간의 건강 수명에 엄청난 변화를 일으키기 시작했다. 글루카곤과 GLP-1은 우리 장에서 생기는 천연호르몬으로, 신체 대사를 관리하는 중요한 역할을 한다. 새로운 GLP-1 약물은 이 천연호르몬의 구조를 모방하며, 이런 호르몬의 혈중농도를 훨씬 높일 수 있다. 최초의 GLP-1 약물인 엑세나타이드exenatide는 2005년에 승인을 받았다. 그 뒤 GLP-1 약물이 하루에 두 번이 아니라 일주일에 한 번 주사하는 방식으로 바뀌기까지 거의 10년이 걸렸다. 오젬픽, 위고비, 마운자로, 젭바운드처럼 효과가 더 오래가는 최신 약물들은 열풍을 불러일으켜 생산량이 수요를 따라가지 못할 정도다. 처음에 독을 지닌 큰 도마뱀인 힐라몬스터Gila monster의 침에 든 독액에서 효과가 오래가는 GLP-1이 발견된 뒤로, 반감기가 길어 매일 주사할 필요가 없는 활성 물질을 합성하려는 노력이 가속되었다.[1] 이윽고 장시간 작용하는 펩타이드가 발견되자, 활용법을 고민해야 했다. 10년 뒤 이 놀라운 펩타이드들은 2023년 학술지《사이언스》로부터 비만 억제 효과로 올해의 혁신상을 받았다.

한 약물이 바꾼 패러다임

모든 문제는 당분에서 시작되었다. 제약사는 당뇨병 환자들에게서 혈당 조절의 척도로 받아들여지는 당화혈색소hemoglobin A1c 검사 수치를 낮추는 약물을 개발하기 위해 애써왔다. 그런 약은 심장 질환 등 당뇨병이 최종적으로 각 신체 기관에 일으키는 합병증을 예방하거나 적어도 지연시킬 수 있을 터였다. 2016년부터 적어도 9000명이 넘는 2형 당뇨병 환자를 대상으로 GLP-1 분자인 리라글루타이드liraglutide나 속임약을 투여하는 무작위 임상 시험이 이루어졌다.[2] 체중은 겨우 2.3킬로그램 줄었지만, 심혈관 질환 사망률, 심근경색, 뇌졸중 발병이 줄어들었다는 결과가 나왔다. 여기서 해결되지 않은 한 가지 수수께끼는 이 약물을 투약했을 때 단지 비

만이기만 한 사람보다 당뇨병인 사람의 체중 감소가 훨씬 적었다는 것이다.[3]

2021년에는 다른 GLP-1, 특히 세마글루타이드semaglutide라는 펩타이드의 임상 시험이 이루어졌는데, 이번에는 당뇨병 환자가 아니라 비만한 사람을 대상으로 했다. 효과는 극적이었다. 체중이 평균 15퍼센트 줄었다. 예전 임상 시험과 달랐던 것은 세마글루타이드의 투여량을 2.4밀리그램으로 늘렸다는 점이다. 이전에 오젬픽 임상 시험에서 쓴 용량의 2배가 넘었다. 제약사 노보노디스크는 이 약의 이름을 오젬픽에서 위고비로 바꾸었다. 세마글루타이드 분자는 같았지만, 더 고용량으로 투여한다는 점이 달랐다. 비슷한 임상 시험에서 새로운 합성 분자인 티르제파타이드tirzepatide는 세마글루타이드보다 더 나은 체중 감량 효과를 보였다.[4] 더 고용량을 투약하여 20퍼센트 이상 감량을 유도했다. 티르제파타이드의 제약사 일라이릴리도 선례를 따라서 당뇨병약인 마운자로를 비만약으로 쓸 때는 젭바운드로 이름을 바꾸었다. 마찬가지로 투여량만 다를 뿐이었다.

자연적으로 생기는 GLP-1 및 관련 장 호르몬들은 특정 수용체에 결합하여 활성을 일으킨다. 세마글루타이드 펩타이드는 이미 몸에 있는 GLP-1 수용체만 활성화하는 반면, 티르제파타이드는 GLP-1 수용체뿐 아니라 위억제폴리펩타이드gastric inhibitory polypeptide, GIP라는 장 호르몬 수용체도 활성화하는 이중 수용체 펩타이드다. 지금은 글루카곤 수용체까지 활성화하는 레타트루타이드retatrutide라는 삼중 수용체 활성제까지 나와 있다.[5] 이 물질을 8밀리그램 또는 12밀리그램으로 투여하는 중요한 임상 시험에서 48주째에 체중이 24퍼센트 줄었고, 그 수준에서 안정된다는 증거도 전혀 없었다. 즉 시간이 흐를수록 체중이 더 줄어들 수도 있으며, 아직까지 하한선이 어디인지는 모른다. 이 정도 체중 감소는 위 우회로조성술을 받은 사람에게서 대개 관찰되는 수준과 비슷하거나 그보다 더 크다.

연구자와 기업이 처음부터 더 고용량을 투여하려고 시도하면서 효과가 더 오래 이어지는 GLP-1 약물들을 탐색했다면 어땠을지 상상해 보라. 그랬다면 비만 후유증, 즉 심근경색, 심장 기능 상실, 뇌졸중, 당뇨병, 고혈압, 지방간 질환, 간경화증, 알츠하이머병, 수면 무호흡증, 신장 기능 이상, 우울증, 암, 관절 교체가 필요한 중증 뼈관절염, 불임의 위험이 증가한 수백만 명이 혜택을 보았을지도 모른다. 이 목록에 미처 넣지 못한 만성질환도 많다. 이 혁신적인 약물들, 그리고 오르포글리프론orforglipron 같은 앞으로 나올 알약 형태의 유도체들,[6] 심지어 백신 형태도 이미 성취한 수준을 뛰어넘어 건강 수명을 연장할 비범한 잠재력을 지니고 있다.[7]

세계적으로 비만한 사람은 약 10억 명에 달하며, 성인이 6억 5000만여 명, 5~18세가 3억 4000만 명에 달한다. 체질량 지수(BMI) $30kg/m^2$ 초과라고 정의되는 이들의 수는 수십 년째 증가해 왔다. 안타깝게도 BMI는 비만을 과대 추정하기도 하고 과소 추정하기도 하는 결함이 있는 척도다.[8] 근육과 지방을 구분하지 않기에, 운동선수라면 비정상적인 결과를 얻게 되고, 정상 범위에 있는 3명 중 1명은 비만이라고 나온다. 체질량 지수는 널리 쓰이지만, 사실 허리둘레나 허리둘레-키 비율이 더 정확하며 전문가들이 더 선호하는 척도다.[9] 심지어 우리는 이중 X선 흡수계측기를 써서 체지방 비율을 더 정확히 측정할 수도 있다.

그럼에도 2023년 미국 질병통제예방센터는 BMI를 이용해 성인은 40퍼센트 이상, 아동과 청소년은 20퍼센트가 비만이라는 추정값을 내놓았다.[10] 이 비율은 거침없이 증가해 왔다. 1990년만 해도 성인은 15퍼센트, 아동은 10퍼센트였다. 1998년에는 비만한 사람의 비율이 2배로 늘었고, 비만 관련 중증 심장 질환 사망자 수도 3배로 늘었다.[11] 유색인종, 저소득자, 시골에 사는 사람들은 비만율이 이보다 훨씬 높다. 가능한 치료 약이 눈에 보이지 않는 상황에서 비율이 엄청나게 높아졌다. 그러다가 GLP-1 약물이 등장했다. 여기에다가 비만이 아니라 과체중(BMI 25kg/m²)이면서 혜택을 볼 수도 있는 미국인 30퍼센트를 더하면, 이 새로운 의학 기술이 얼마나 큰 변화를 불러올지가 명백해진다.

우리는 당뇨병 환자를 도울 수 있는 바로 그 약이 비만한 사람도 도울 수 있다는 사실을 알아차리지 못한 탓에 공중 보건의 발전을 20년이나 까먹은 셈이다. 비만이 18세기 말부터 건강 문제로 대두됐다는 점을 생각하면, 20년은 그리 길지 않은 시간처럼 보일 수도 있다.[12] 그사이에 의학과 인간 생물학이 발전을 거듭한 것과 별개로, 체중 증가에 호르몬이 어떤 역할을 하는지는 수수께끼로 남아 있었다. 특히 장에서 나오는 신호를 전달하는 호르몬인 인크레틴incretin이 그랬다. 1980년경 내가 의대를 다닐 즈음에는 장이 호르몬을 만들 수 있다는 말조차 들은 적이 없다.

창자의 벽을 이루는 세포에서 만들어지는 GLP-1을 포함한 인크레틴 호르몬은 췌장에서 생산되고 분비되는 인슐린이나 글루카곤과 다르다. 인크레틴 신호 중 일부는 장과 뇌 사이에서 짧은 시간 동안 작동하는 체계를 통해 전달되며, 이 신호는 양방향으로 전달된다. 이 정보망은 우리가 소화하는 열량을 감지하고 조절하느라 늘 바쁘다. 에너지 지출과 지방조직의 양을 조절하는 장기적 체계를 구성하는 인크레틴 호르몬들도 있다. 이 체계는 주된 에너지 저장 창고인 우리 지방조직이 유지되도록 한다. 그 결과 특정 기간의 과식이나 열량 제한은 지방조직의 양에 영속적인 변화를 유발할 가능성이 낮다. 많은 다이어트가 요요를 불러오는 이유가 바로 그 때문이다. 우리 생리의 이 엄격한 조절을 뒤엎기가 어렵기 때문이다. 혈액의 나트륨이나 칼륨 농도, 심부 체온과 마찬가지다. 장기적 조절 체계와 단기적 조절 체계는 고도로 통합되어 작동한다. 위에서 분비되는 그렐린, 지방조직에서 나오는 렙틴, 췌장에서 생성되는 아밀린, 장에서 분비되는 콜레시스토키닌과 펩타이드 Y 등 소화계 관련 호르몬들이 우리 몸에서 어떻게 상호작용하는지 밝혀지면서, 인간의 식욕과 에너지 조절을 바라보는 우리의 관점은 극적으로 바뀌었다.

우리가 당을 먹으면, 당을 혈관에 주사하는 것보다 인슐린 수치가 훨씬 더 높게 올라간다. 이 현상은 장과 관련된 요인으로 설명되어야 하지만, 무엇인지는 모호했다. GIP라는 인크레틴 호르몬이 최초로 발견된 것은 1970년이지만, 그것이 인슐린 분비를 자극하는 역할을 한다는 것은 나중에야 밝혀졌다. 매사추세츠 종합병원에서 핵심 시설을 운영하던 유고슬라비아 화학자 스베틀라나 모이소프Svetlana Mojsov는 짧은 GLP-1(7-37) 펩타이드를 합성해서, 그것이 온전한 GLP-1 펩타이드와 달리 인슐린 분비를 촉발한다는 것을 입증했다.[13] 이어서 1986년 모이소프와 하베너Habener는 이 형태의 펩타이드가 장 조직에서 자연적으로 출현한다는 것을 보여주었다.[14] 스베틀라나 모이소프의 이야기는 여성 과학자들이 중요한 발견을 하고도 공로 인정과 학문적 중심에서 반복적으로 밀려나 온 오랜 역사의 또 다른 사례다. 1950년대에 로절린드 프랭클린Rosalind Franklin도 DNA 이중나선의 발견에 핵심적인 역할을 했지만, 제대로 인정받지 못했다.[15] 모이소프는 법적 분쟁을 벌인 끝에 2006년에야 GLP-1 핵심 특허의 공동 발명자로 인정을 받았다. 그러나 그때는 이미 하베너와 동료들이 국제적인 상들을 다 탄 후였다.

나도 GLP-1이 인정을 받는 데 관여했다. 마니 바우미크Mani Bhaumik 올해의 혁신상 수상자를 선정할 때였다.[16] 2024년이었는데, 이런 약물을 비만에 적용하는 임상 시험을 추진한 이들에게 상을 주는 것이 적절한지를 판단하는 미국과학진흥협회 위원회에 참여했다. 회의적인 견해가 많았다. 많은 인터뷰, 많은 심층 조사,

덴마크어를 번역한 많은 서류를 검토한 끝에, 위원회는 노보노디스크 연구 및 조기 개발 담당 수석 과학 고문 로테 비에르 크누센Lotte Bjerre Knudsen과 인디애나대학교 생화학 특임 교수 리처드 디마치Richard DiMarchi를 두 주역으로 선정했다. 그들이 없었다면 우리는 GLP-1이 비만에 영향을 미친다는 사실을 지금도 모르고 있을 수도 있다.

GLP-1 약물이 체중 감소에 매우 뚜렷한 효과를 일으키고 있긴 하지만, 그 이유는 아직 정확히 모르고 있다고 하는 편이 타당하다. 단일 GLP-1 수용체 활성제인 세마글루타이드는 이중 수용체(GLP-1과 GIP) 작용제인 티르제파타이드보다 효과가 덜하다. GIP 활성화가 체중을 감량하는 데 어떤 역할을 하는지는 불분명하다. 제약사 암젠이 개발 중인 카프라글루타이드cafraglutide(마리타이드MariTide)는 두 가지 장 호르몬 펩타이드에 결합하도록 고안된 단일 클론 항체(인공 항체)로, GLP-1에 활성제로 작용하는 동시에 GIP에는 차단제로 작용한다는 점이 상황을 더욱 복잡하게 만든다.[17] 이 약물은 세마글루타이드나 티르제파타이드가 주 단위로 투여되는 것과 달리 월 1회 투여되며, 임상 시험에서 최고 용량 기준으로 세마글루타이드와 비슷한 약 15퍼센트 감량 효과를 보였다. 현재까지 나온 GLP-1 약물 중 가장 강력한 레타트루타이드는 글루카곤 수용체에도 결합하는 삼중 수용체 활성제에 속한다. 이 결합으로 에너지 섭취량을 줄이거나 에너지 지출을 늘리거나, 또는 둘 다 하고 있는 것으로 보인다. 이 약물군에는 거의 주목을 받지 못한

2부 만성질환은 피할 수 없는 운명인가

놀라운 점이 하나 있다. 바로 부작용과 효능의 분리다. 대개 둘은 함께 다닌다. 이런 약물을 투여하는 이들 중 상당수는 초기 몇 주 동안 위장관 부작용을 겪지만, 이러한 증상은 시간이 지나면 점차 사라진다. 그러나 체중 감소와 항염 효과는 사라지지 않는다. 이처럼 부작용과 치료 효과가 서로 다른 경로를 따르는 이유는 GLP-1 약물에 반응해 메스꺼움과 구토 같은 위장 부작용을 매개하는 별도의 뇌신경 회로가 발견된 것과 관련이 있을지도 모른다.[18] 이 발견은 앞으로 이런 부작용을 예방하거나 완화하는 방법으로 이어질 수 있다.

이런 결과들을 다 종합해도, 이런 장 호르몬이 어떻게 작용하는지 명료한 설명이 나오는 것은 아니다. 의학에서 이런 일은 흔하다. 수술 때 으레 쓰는 마취제와 항우울제부터 당뇨병에 쓰는 메트포르민과 아스피린, 양극성 장애에 쓰는 리튬 등 많은 약물이 정확한 작용 메커니즘을 따지려고 하면 수수께끼 같아진다.

이제 우리는 이런 약물의 작동 메커니즘을 적어도 일부는 이해한다. 이 약물들은 음식을 삼키기 전부터 시상하부의 뉴런이 매개하는 섭취 전 포만감pre-ingestion satiation을 느끼게 한다.[19] 우리는 식사 후에 느끼는 포만감에는 친숙하지만, 뇌의 같은 영역에 섭취 전과 섭취 후를 담당하는 두 개의 '포만감' 신경 회로가 존재하며, 두 회로 모두 GLP-1 약물에 활성화된다는 사실이 발견된 덕분에 이런 약물들이 어떻게 작용하는지 설명할 수 있게 되었다. 또 GLP-1 약물은 어느 정도는 위장이 비는 속도를 늦춤으로써 체중 감소에 기여한다. 이 과정에서 위가 늘어나 포만감이 생기고, 위 표면의 미주신경이 자극되어 신호를 일으키며, 이 정보를 뇌로 중계한다. 또 메스꺼움도 일으킬 수 있는데, 메스꺼운 느낌은 뇌에서 감지되어 식욕을 줄인다. GLP-1 약물은 혈뇌 장벽을 어느 정도 통과할 수 있으며, 장-뇌 축을 통해 뇌줄기와 시상하부에 신호를 보내 식욕과 보상을 조절하는 신경 회로를 활성화한다.[20, 21] 둘레계가 담당하는 이 조절은 갈망을 둔하게 만들고 음식뿐 아니라, 술, 담배, 도박 등 다른 것을 향한 중독도 억누른다.[22] 또 GLP-1 약물을 투여하는 이들은 먹는 음식에도 뚜렷한 변화가 나타난다.[23] 사탕과 간식을 덜 먹고 채소와 생선을 더 많이 먹는다. 췌장이 인슐린을 더 분비함에 따라, 다행스럽게도 근육, 지방조직, 간은 인슐린에 덜 저항하게 된다. 이런 효과는 혈당 조절을 개선함으로써, 대사 증후군의 해로운 효과를 피하는 데 도움을 준다.

대사 증후군은 비만한 사람 중 약 2/3에서 나타나며, 심장병, 암, 신경 퇴행 질환의 위험 증가 표지다. 대사 증후군이라는 진단을 받으려면 다섯 가지 특징 중 적어도 세 가지가 나타나야 한다. 높은 공복 혈당(>110mg/dl), 고혈압(>130/85mmHg), 높은 공복 중성지방(>150mg/dl), 낮은 고밀도 지방단백질(HDL) 콜레스테롤(남성은 <40mg/dl, 여성은 <50mg/dl), 허리둘레로 정의되는 복부 비만(남성은 >약 102cm, 여성은 약 >89cm)이다. 비만한 사람 대부분은 GLP-1 약물을 투여하면 이 모든 특징이 개선된다.[24] 대사 증후군이라는 진단에는 이 다섯 가지 중 세 가지만 있으면 되므로, 비만은 필수

　　　　　　2부 만성질환은 피할 수 없는 운명인가

구성 요소가 아니다. 비만이 아닌 사람 중에서도 1/3은 대사 증후군이 있으므로, 앞으로 이런 약물은 더 널리 쓰일 가능성이 높다.

GLP-1 약물은 온몸의 염증뿐 아니라 뇌의 염증도 줄인다.[25] GLP-1 수용체가 신체의 다른 부위에 비해 뇌에 특히 풍부하게 분포하기 때문이다. 뇌의 GLP-1 수용체를 제거한 생쥐를 대상으로 다양한 GLP-1 약물들을 검사한 탁월한 연구는 수용체가 없으면 항염증 효과도 사라진다는 것을 보여주었다. 한편 혈관과 간 같은 기관의 세포에는 GLP-1 수용체가 전혀 없으므로, 이런 약물이 온몸의 염증을 어떻게 억누르는지 의문이 생긴다. 현재 우리가 아는 바에 따르면, GLP-1이 전신 염증 감소의 핵심 매개자로서 뇌에 영향을 미친다는 것이다. T세포의 GLP-1 수용체 활성화가 이런 약물이 항염증 특성을 발휘하는 또 다른 메커니즘임을 밝혀낸 최근 연구도 있다.[26]

지방세포와 호르몬 공장

비만에서 당뇨병과 대사 건강 이야기로 넘어가기 전에, 지방조직의 특징을 몇 가지 살펴보기로 하자. 지방조직은 주로 두 가지 유형이 있다. 백색과 갈색이다. 백색 지방 세포층은 우리 장기들을 둘러싸서 보호하며, 체열을 차단하고, 에너지를 저장한다. 마른 체형의 성인이라면 여성은 체중의 30~40퍼센트, 남성은 15~25퍼센트가 백색 지방이다. 그림 4.1은 체중 68킬로그램인 마른 남성의 추

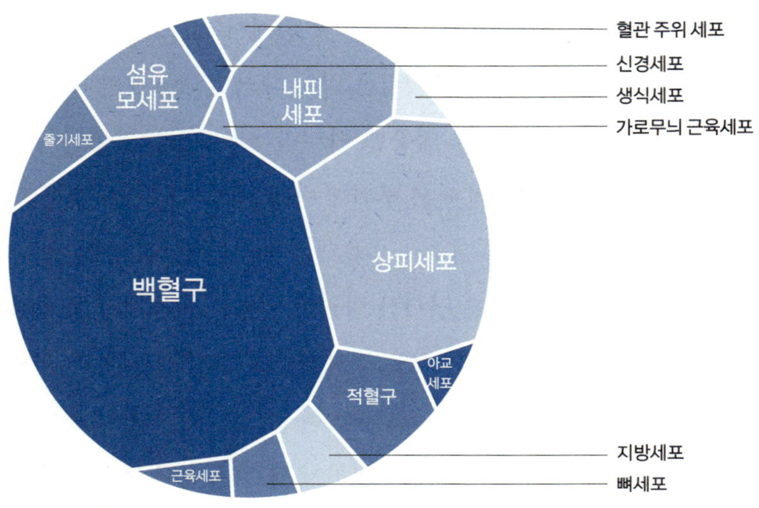

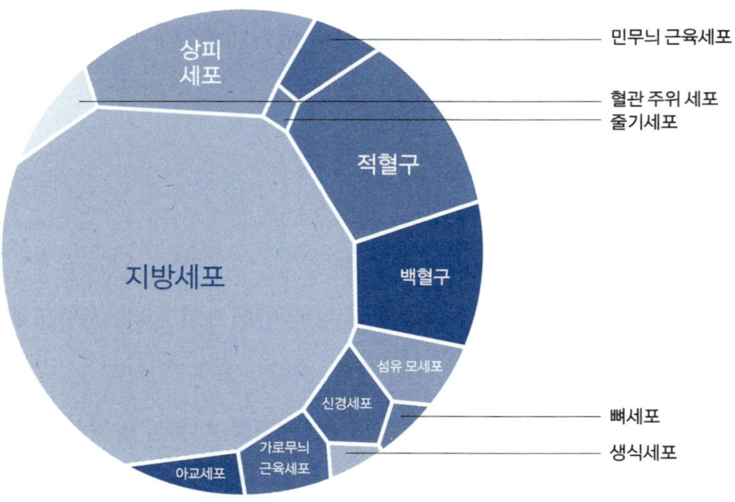

그림 4.1 지방세포는 세포 수로 따지면 몸에서 미미한 비율을 차지하지만(위), 세포 생체량으로 따지면 큰 비중을 차지한다(아래).

정 세포 수와 무게 사이에 큰 차이가 있음을 보여준다.[27]

지방세포는 개수로 따지면 37조 개에 이르는 우리 몸의 전체 세포 중 미미한 비율을 차지한다(그림 4.1, 위). 그러나 무게로 따지면 압도적일 만큼 주된 성분이며, 그중에서도 백색 지방조직이 대부분을 차지한다(그림 4.1, 아래).

대조적으로 갈색 지방은 지방 무게 중 겨우 0.2~3퍼센트로서 미미한 비율을 차지한다. 갈색 지방세포는 포도당과 중성지방을 분해해서 열을 생산한다. 이 소량도 나이가 들수록 줄어들며, 주변 온도가 높을 때도 역시 감소한다. 백색 지방세포는 아디포카인 adipokine이라는 인자를 분비해서 뇌를 비롯한 다른 기관들과 의사소통을 한다. 일부 인자는 인슐린 둔감성을 키우고, 일부 인자는 면역계를 활성화한다. 이런 인자들은 대부분 친염증성이며, 그래서 나는 환자들에게 으레 복부 지방이 온몸의 염증을 촉진하는 창고이자 기계라는 말을 한다. 사실 허리둘레를 조사한 수십 년에 걸친 연구들은 그것이 매우 유용한 척도이며, 통상적인 진료 행위에서 중요한 지표로 삼아야 한다고 말하지만, 안타깝게도 그다지 주목받지 못했다.[28]

비만은 단순히 백색 지방조직이 과도하게 늘어난 상태를 말한다.[29] 안타깝게도 우리 몸의 다른 세포들과 달리, 백색 지방세포는 부피가 10배 이상 늘어날 수 있다.[30] 게다가 이러한 예외적인 팽창이 일어나기 전부터, 백색 지방세포는 다른 세포들에 비해 상당히 크다(그림 4.2).

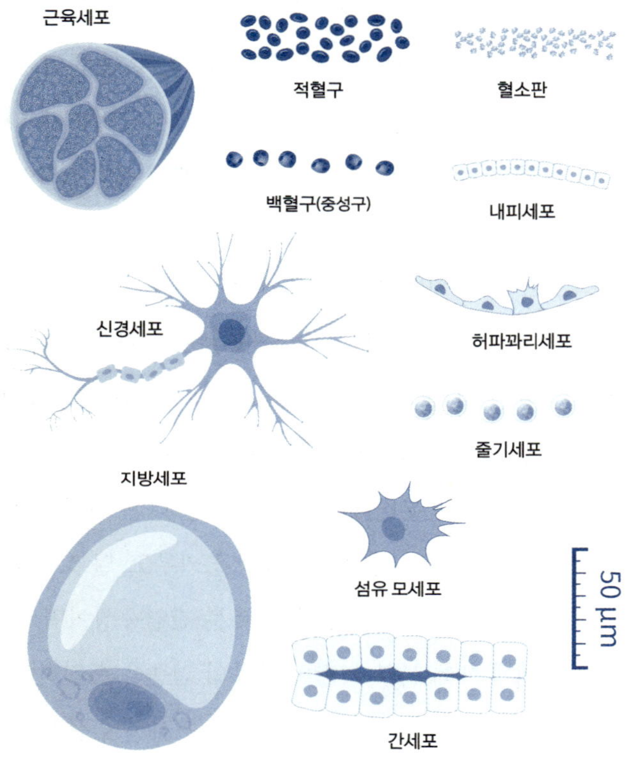

그림 4.2 몸에 있는 주요 세포들의 크기와 구조

　과체중이나 비만한 사람들을 조사한 연구에서는 갈색 지방조직이 많을수록 음식 섭취 뒤의 체열 생성 능력 등 다양한 척도에서 대사적으로 더 건강하다는 것이 드러났다.[31] 소수의 사람을 대상으로 미라베그론mirabegron이라는 β3-아드레날린 수용체 작용제를 사용한 연구가 보여주듯이, 만약 상대적으로 적은 이 갈색 지방세포를 활성화할 수 있다면, 인슐린 저항성 감소, 인슐린 분비 증

가, 그리고 HDL 및 ApoA1 증가 등 혈중 지방 수치를 개선할 수 있다.[32] 아마 앞으로 백색 지방에서 갈색 지방으로의 전환을 이용하는 연구가 더 많이 이루어질 것이다.[33] 한편 소량이긴 하지만, 지방조직 내에는 베이지세포라는 세 번째 유형의 세포도 있다. 이 세포는 백색 지방조직 안에 흩어져 있으며, 운동을 하거나 열을 생성할 필요가 있을 때 갈색 지방세포로 바뀔 수 있다. 최근에 갈색과 베이지 지방조직의 크기뿐 아니라 백색 지방을 베이지 지방으로 전환하는 과정을 조절하는 분자가 발견되면서, 노화에 따른 기능 저하를 예방할 약물을 개발할 가능성이 열리고 있다.[34,35]

백색 지방조직과 관련된 만성적인 저강도 대사성 염증은 온몸에서 일어난다. 뇌에서는 상주 면역세포인 미세아교세포가 활성화되고 동원된다. 간, 지방조직, 뼈대근에는 선천면역세포인 대식세포가 늘어나며, 골수에서는 혈액으로 단핵구가 방출된다. 이처럼 조율된 메타 염증은 비만의 핵심적인 생물학적 특징이며, 비만이 복합적인 만성질환으로 재분류된 이유이기도 하다.[36]

식습관은 염증을 촉진하거나 줄이는 핵심 요인이다. 탄수화물에서 얻는 열량을 10~25퍼센트로 낮춘 저탄 식단이 2형 당뇨병 환자에게 도움이 된다는 점은 충분히 입증되었다.[37] 23건의 임상시험을 체계적으로 검토했더니, 당뇨병 위험이 32퍼센트 줄어든다고 나왔다.[38] 한편 젖당 불내성(젖당 LCT 유전자 변이체로 정해진다)인 사람들은 우유를 마셨을 때 장내 미생물군이 좋은 방향으로 조절되고 2형 당뇨병 위험이 낮아지는 양상이 나타났다.[39] 또 여러

동일 집단 연구에서 2형 당뇨병의 다유전자 위험이 건강한 식사를 통해 상쇄된다는 결과도 나왔다.[40]

공중 보건의 승리와 패배

역사적으로 비만은 낙인이었다.[41] 비만한 사람은 의지력이 부족하다는 비난을 받곤 했다. 2020년 세계의 전문가들은 비만에 낙인 찍기를 그만두자고 촉구하는 국제적인 합의문을 공동으로 발표했고,[42] 그 뒤로 비만은 만성질환으로 인정받고 있다. 비만은 영양과 운동 같은 생활 습관 요인을 초월하며, 유전자, 장내 미생물군,[43] 개인의 생활 환경, 생리적 및 사회경제적 요인에도 영향을 받는다. 최근 들어서 우리는 GLP-1 약물에의 반응이 다양할 수 있으며, 발견된 수용체의 유전적 변이가 적어도 일부는 그 이유를 설명하는 데 도움이 될 수 있다는 것을 깨달았다.[44] 이 발견을 한 연구자들은 당뇨병 환자들에게 이런 약물을 투여하기 전에 GLP-1 수용체 변이체들을 조사했다. 1년 넘게 GLP-1 약물을 투여한 이들 중 10퍼센트 남짓은 체중 감소가 5퍼센트 미만이었다.[45] 지금은 이런 약물이 비만한 사람에게 얼마나 효과가 있을지를 예측하는 유전자 검사도 할 수 있다.[46]

GLP-1 과학이 이룬 돌파구가 얼마나 중요한지는 실패로 점철된 이전의 기나긴 역사를 살펴보면 잘 드러난다. 1990년대에 펜플루라민fenfluramine과 펜터민phentermine이라는 두 신경전달물질 방출제를 조합한 펜펜fen-phen이라는 약물이 FDA의 승인을 받지 않았음에도 널리 처방되었다. 나중에 무작위 임상 시험을 하니, 속임약을 투여한 대조군 집단은 체중이 평균 4.5킬로그램, 실험군은 8.4킬로그램 줄어들었다. 1996년에 이 조합 약물은 1800만 건 넘게 처방되었다.[47] 그런데 곧 투여자 중에 판막 심장 질환과 폐혈관 고혈압이 생기는 사례들이 나타났다. 1997년 메이요 병원은 평균 연령 44세인 젊은 여성 24명에게서 이런 증상들이 나타났다고 보고했고, FDA에도 많은 사례가 보고되었다.[48] 결국 그해 말에 이 약물의 회수 조치가 내려졌다. 체계적으로 조사하니, 10명 중 3명이 펜펜으로 판막 심장 질환이 유발되었음을 시사하는 결과가 나왔다. 이렇게 신약이 심각한 안전성 문제로 역풍을 맞은 사례는 드물지 않다.

그 직후에 비만약 리모나반트rimonabant가 등장해서 열풍을 일으켰다. 뇌의 카나비노이드cannabinoid 수용체를 겨냥한 약물이었다. 대마초를 흡입하거나 섭취한 뒤 공복감을 느끼게 하는 바로 그 수용체다. 여러 보고서는 고용량 리모나반트가 약 7킬로그램의 체중 감소에 기여한다는 것을 보여주었고, 지질 검사, 공복 혈당, 인슐린 저항성 방면에서도 개선이 이루어졌다. 그래서 이 약물이 심근경색과 뇌졸중 위험을 줄일 수 있는지에 관심이 쏠렸고, 내가 주도한 대규모 국제 임상 시험이 이루어졌다.[49] 42개국의 약 1만 9000명에게 3년 동안 활성 약물 또는 속임약을 투여하면서 변화를 지켜보았다. 임상 시험이 진행되고 있을 때, 리모나반트는 이미 몇몇 나라에서 비만약으로 승인을 받은 상태였다. 그때 나쁜 소식이 들렸다. 이 임상 시험과 유럽의 몇몇 국가에서 이루어진 임상 시험에서 자살과 자살 시도 사례들이 늘어나고 있었다. 리모나반트는 2008년 시장에서 철수했고, 우리 임상 시험도 1년 뒤에 중단해야 했다. 치료군 중 4명, 대조군 중 1명이 자살했다. 이 약을 개발한 제약사 사노피는 생산과 판매를 중단했다. 또 애보트래버러토리스가 판매하던 식욕 억제제 성분(시부트라민)의 비만약 메리디아도 심근경색과 뇌졸중 위험을 상당히 증가시키는 바람에 2010년에 퇴출되었다. 앳킨스 고지방 식단 열풍이나 탄산음료 과세 등 최근 수십 년 동안 시행된 비만을 줄이려는 약물 이외의 전략들도 실패했다. 그나마 심장 질환이나 자살을 낳지는 않았으니 다행이라고나 할까.

이런 배경을 생각하면, GLP-1 약물의 성공은 더욱 인상적이다. 이 정도 규모로 체중을 줄일 수 있는 약물군은 이전까지 본 적이 없다. 이것만 해도 기념비적 성취라고 여겨질 텐데, 그 수준을 넘어서 이런 약물은 심장, 신장, 간 질환에도 바람직한 영향을 미친다.

비만한 사람에게서 GLP-1 약물의 심혈관 혜택은 두 가지 방법으로 측정한다. BMI가 높고(평균 33kg/m²) 심장 질환 병력이 있는 1만 7600명을 대상으로 세마글루타이드나 속임약을 투여하면서 3년 동안 무작위 임상 시험을 하니, 심근경색, 뇌졸중, 심혈관 질환 사망의 위험이 상대적으로 20퍼센트, 절대적으로는 1.5퍼센트 낮아졌다.[50] 생물 표지인 고감도 C-반응 단백질high-sensitivity C-reactive protein, hs-CRP로 측정하자 염증 및 부정적인 심혈관 사건의 빈도가 상당히 감소했다. 체중 감소가 상당히 이루어지기 전부터였다. 이런 결과들은 GLP-1이 체중 감소보다 먼저, 그리고 독립적으로 염증을 억제하는 효과를 발휘한다는 것을 보여준다.

모든 심부전 사례의 약 절반에 해당하는 특정한 유형의 심부전(박출률이 유지되는 형태)을 조사한 2건의 무작위 임상 시험에서는 증상이 뚜렷이 감소하고 운동 능력이 향상된다는 결과가 나왔다.[51,52] 1건은 당뇨병을 앓는 비만한 환자들을 대상으로 했고, 다른 1건은 비만한 사람들만을 살펴보았다. 여기서도 당뇨병을 앓는 사람들은 체중 감소가 거의 절반에 불과했다. 특히 GLP-1은 체중 감소 효과가 나타나기 전에 hs-CRP를 상당히 감소시켰다. 이것이 GLP-1 약물의 다양한 무작위 임상 시험에서 체중 감소와 더불어 심방세동이 확연히 줄어든 것을 설명해 줄지도 모른다.[53]

GLP-1이 신장 기능에 기여하는 효과는 신장 기능에 문제가 있는 당뇨병 및 비만 환자 3500여 명을 대상으로 평가했다.[54] 약의 효과가 너무나 뛰어났기에, 임상 시험도 일찍 마무리 지었다.[55] 세마글루타이드 1밀리그램을 투여했을 때 신장 기능 상실 위험, 투석이나 신장 이식의 필요성이 대폭 감소했고, 심지어 심혈관 질환 사망률도 감소했다.

비만처럼 흔하지는 않지만, 비알코올성 지방간염nonalcoholic steatohepatitis, NASH은 전 세계적으로 1/4의 확률로 비알콜성 지방간 질환nonalcoholic fatty liver disease, NAFLD으로 발전하며, 그중 10퍼센트는 뚜렷한 흉터(섬유증), 경화증, 간암을 수반하는 지방간염의 중증 형태로 진행된다. 게다가 이 환자 중 10~20퍼센트는 비만이 아닌 마른 사람이다. 이 질환들은 MASH와 MALFD로 명칭이 개정되었다. 여기서 M은 대사 기능 이상metabolic dysfunction을 뜻하는데, 비만이나 알코올 관련 질환과 구분하기 위해서다. MASH용으로 최초로 승인된 약물은 레스메티롬resmetirom이며, 2024년 레즈디프라Rezdiffra라는 제품명으로 출시되었다.[56] 이 약물은 간세포의 미토콘드리아 기능을 향상시킨다. 사람면역결핍바이러스human immunodeficiency virus, HIV와 MALFD를 함께 지닌 환자들에게 세마글루타이드를 투여하거나, MASH 환자에게 티르제파타이드와 서보두타이드survodutide를 투여한 무작위 임상 시험 사례 등에서 여러 GLP-1 약물이 효과가 있음을 보여준다. 섬유증과 그 진행의 예방은 결과를 결정하는 핵심 요소다. 2형 당뇨병 환자들의 혈당 조절 능력을 개선하고 약간의 체중 감량을 달성함으로써, GLP-1 약물이 이런 대사 기능 이상을 치료하는 데 도움을 줄 수 있음을 시사하는 연구들이 있다.[57]

GLP-1이 뇌에서 항염증 효과를 보인다는 점에 착안해 파킨슨병과 알츠하이머병을 예방할 수 있는지 살펴보는 임상 시험도 이루어지고 있다.[58] 파킨슨병 환자에게 GLP-1 약물 또는 속임약을 투여한 소규모 무작위 임상 시험 3건에서는 대조군에 비해 운동 증상의 진행이 중단되거나 지연되는 혜택이 일관적으로 나타났다.[59,60,61,62] 미국 공공의료보험인 메디케어Medicare 수혜자 약 9만 명을 대상으로 GLP-1 약물을 투여하기 시작한 이들과 기존의 다이펩티딜 펩티데이스 4dipeptidyl peptidase 4, DPP-4 억제제를 투여하는 이들을 4년 동안 비교하자, 전자가 파킨슨병 발병 위험이 23퍼센트 낮다고 나왔다.[63] 파킨슨병의 진행에 변화를 일으키는 약물이 없었다는 점을 생각하면, 고무적인 결과다. 지금까지는 떨림과 경직 같은 증상들을 치료하는 데 쓰는 약물만 있었다.

스웨덴에서 2형 당뇨병을 앓는 65세 이상인 사람 8만 8000여 명을 대상으로 GLP-1 약물이나 DPP-4 억제제, 술포닐유레아sulfonylurea를 투여하면서 치매 발병률을 4년 동안 비교 조사한 연구가 있다. 비슷한 연구에서 파킨슨병에 나타난 효과처럼, GLP-1 약물은 치매 위험 30퍼센트 감소와 관련이 있다고 나왔다.[64] 경증에서 중증 알츠하이머병 환자들을 대상으로 리라글루타이드 또는 속임약을 12개월간 투여하면서 살펴본 무작위 임상 시험에서는 인지 기능과 뇌 영상에서 효과가 있음이 드러났다.[65] 초기 알츠하이머병 환자들에게 GLP-1 약물을 투여한 소규모 무작위 임상 시험에서는 대조군에 비해 인지력 쇠퇴가 늦어지고 뇌의 핵심 영역들이 쪼그라드는 경향도 약해졌다고 나왔다.[66] 코안으로 GLP-1을 분무해서 뇌로 전달되는 효율을 높이려는 연구도 진행되고 있다.[67] 초기 알츠하이머병 환자들에게 세마글루타이드를 투여하는 2건의 대규모 무작위 임상 시험이 현재 진행 중이며,[68] 2026년에 결과가 나올 것으로 예상된다.[69]

수면 무호흡증은 미국인 중 약 4000만 명이 앓고 있다. 티르제파타이드를 투여한 2건의 무작위 임상 시험은 GLP-1 약물이 비만한 사람의 수면 무호흡증을 치료하는 데 바람직한 영향을 미친다는 것을 보여준다.[70] 체중이 확연히 감소하는 동시에, 수면 무호흡증도 상당히 줄어들며(거의 60%), 혈액의 산소 불포화 양상, 자가 보고 수면 장애와 교란, 수축기 혈압, 염증 표지 C-반응 단백질도 개선된다. 특히 이 모든 개선은 환자가 지속형 양압기continuous positive airway pressure, CPAP를 쓰는지에 상관없이 일어났다. 이런 결과는 많은 환자가 가뜩이나 싫어하거나 사용을 거부하는 CPAP가 앞으로도 계속 쓰이게 될지 의문을 제기한다.[71]

인용할 만한 무작위 임상 시험은 전혀 없지만, 2형 당뇨병 환자 160만 명을 대상으로 GLP-1 약물과 인슐린을 비교한 연구에서는 비만과 관련된 암 13가지 중 11가지에서 위험 감소가 나타났다.[72] 또 2형 당뇨병 환자 120만 명을 살펴본 연구에서는 GLP-1 약물 투여자가 인슐린이나 메트포르민 투여자에 비해 대장암 위험이 확연히 줄었다고 나왔다.[73] 과체중이나 비만이 아닌 사람들에게서도 그랬다. 이런 발견을 체중 감소 때문이라고 보기는 더 어렵다. 당뇨병 환자들은 체중 감소가 덜 일어나기 때문이다. 아마 직접적인 항염증 효과나 전임상 모델에서 항암 활성을 띤다고 알려진 T세포의 활성화 결과일 것이다.[74]

GLP-1 약물이 음주량 50퍼센트 감소,[75] 다낭성난소증후군 여성의 임신 능력 향상('오젬픽 아기'),[76,77] 지나친 흡연과 도박,[78] 손톱

　　　　　　　2부 만성질환은 피할 수 없는 운명인가

물어뜯기 습관의 약화나 중단, 건선이나 관절염, 천식 같은 자가면역질환의 치료, 우울증 완화[79] 등 다양한 효과를 준다는 연구 결과도 있다. 이런 증상 중 상당수가 비만이나 체중 감소와 거의 관련이 없다는 점을 유념하자. 게다가 항노화 특성도 있는 것으로 밝혀졌다.[80] 한마디로, GLP-1이 개선하지 않는 것을 찾기가 어려울 정도다.

GLP-1 약물이 희소식만 안겨주는 것은 아니다. 고용량을 투여하면서 가장 장기간(거의 40개월) 추적 관찰한 임상 시험에서는 그 약을 완전히 끊은 사람(16.6%)이 속임약을 끊은 사람(8.2%)보다 2배 많았다.[81] 주된 이유는 메스꺼움, 설사, 구토, 변비, 복부 팽만 등 위장 질환이 5배 증가했기 때문이다. 이런 증상은 대개 치료 초기에 나타나며, 드물게 급성 췌장염, 급성 방광 질환, 위마비(위장에서 장으로 음식물의 이동이 느려지거나 중단되는 것)가 일어나는 이들도 있다. 이 약물로 안정 심박수가 증가한 사례도 있다. 대개는 분당 몇 회 늘어날 뿐이지만, 최대 20회까지 상당히 증가한 사람도 있었다. 시야가 흐려지고 당뇨망막병증이 악화되는 것도 알려진 위험 요소다. 비록 후자는 더 장기적으로 혈당 조절이 개선되면서 나아질 것으로 예상할 수 있지만 말이다. 더욱 심각한 문제는 세마글루타이드를 투여한 이들과 대조군을 비교한 관찰 연구에서 시각 신경병증의 일종인 비동맥 앞허혈시각 신경병증nonarteritic anterior ischemic optic neuropathy 발병률이 높아졌다고 나온 것이다.[82] 이 병증은 갑작스럽게 시력을 잃을 수 있으며, 흔히 '눈 중풍eye stroke'이라고 한다.[83] 그러나 다른 연구들에서는 정반대 결과가 나왔으므로,[84] 이 위험 여부는 불확실한 상태로 남아 있다. 또 GLP-1 약물의 항염증 특성을 반박하는 연구 결과도 있는데, 잘못된 결과가 아니라 실제 위험인지 여부는 시간이 말해줄 것이다. 마취과 의사들은 구토와 흡인폐렴 같은 문제를 우려해서[85], 수술을 받을 환자라면 일주일 전부터 GLP-1 약물을 중단해야 한다고 주장해 왔다. 그러나 이 문제는 아직 해결되지 않고 있다.[86] 또한 몇몇 희귀한 유형의 암 환자에게는 이 약물의 처방이 금기시된다. 속질 갑상샘 암종이나 다발 내분비샘 종양 2형이 그렇다.

이것이 전부가 아니다. GLP-1이 근육량 감소와 전반적으로 근육량과 근력이 줄어드는 '근감소성 비만sarcopenic obesity'을 유발한다는 경악할 만한 연구 결과도 있다.[87] 연구 결과들은 서로 엇갈리는데, 근육량 감소가 무려 40퍼센트에 달한다고 주장하는 연구도 있는 반면, 자기공명영상을 근거로 그저 사소한 문제에 불과하다고 주장하는 연구도 있다. 처방 약 없이 체중이 감소할 때도 뼈대근 질량 감소가 이어진다는 사실을 생각하면 혼란스럽다. 아무튼 근육량 감소는 많은 사람에게 일어나며, 일부는 단백질 섭취량 증가와 근력 훈련이 이런 부작용을 상쇄한다고 주장해 왔다. 그럼에도 한 가지 중요한 문제가 남아 있다. 이런 약물을 만드는 제약사는 임상 시험에서 GLP-1 약물과 병용할 약물을 지닌 제약사를 인수하거나 협력한다.[88] 비마그루맙bimagrumab, 아피테그로맙apitegrom-ab,[89] 아젤라프라그azelaprag를 비롯해서 근육량을 보존하거나 증가시키기 위해 개발 중인 많은 약물이 그렇다.[90] 그런 한편으로 GLP-1 약물 투여를 고민하는 이들은 기초 DEXA 검사를 통해 근육량 변화를 추적하고 싶을지도 모른다.

GLP-1 약물로 뼈 밀도가 줄어들까 봐 걱정하는 이들도 있긴 하지만, 골절 위험 증가 여부를 무작위 임상 시험한 연구진은 뼈 회전율과 질량의 변화는 약물 때문이 아니라 체중 상실과 기계적 부하 때문이라고 했다.[91] 또 다른 무작위 임상 시험은 GLP-1 약물을 투여하면서 운동을 하는 것이 뼈 건강 척도를 최적 상태로 유지하는 효과가 있음을 강조했다.[92]

내 생각에 GLP-1 약물, 즉 '평생 약forever drug'의 가장 큰 단점은 평생 투여해야 할 수도 있다는 것이다. 이유가 무엇이든지 간에, 약물을 평생 투여하기란 쉽지 않다. GLP-1 약물을 투여하는 이들은 대부분 1년 사이에 포기한다.[93] 무작위 임상 시험은 약물을 끊으면 체중이 다시 는다는 것을 보여주었고, 우리는 제약사가 출구 전략을 찾아내거나 검증했다는 소식을 아직 전혀 듣지 못했다. 매주 한 번 주사를 맞는 현재의 방식은 머지않아 GLP-1 효과를 모사하는 알약으로 대체되겠지만, 그래도 평생 복용해야 한다. 비만 전문가인 동료 의사들은 괜찮다고 말한다. 당뇨병 환자가 인슐린을 투여하거나 고혈압 환자가 혈압약을 먹는 것과 비슷하다는 것이다.[94] 이 비유는 이해하기 쉽지만, 고용량으로 장기 투여할 때 GLP-1이 어떤 부작용을 일으킬지는 아직 모른다. 비만한 사람을 가장 오래 추적한 것은 4년이다.[95] 근감소성 비만 위험이 진짜라면, 낙상 위험이 점점 커지는 허약한 사람들의 수가 상당히 증가할 것이다. 더욱 혼란스러운 점은 비만 유행의 상당 비율이 아동에게서 나타난다는 것이다. 어릴 때부터 약을 막연히 계속, 아마도 평생 복용해야 한다면, 좋게 말해서 성가실 것이다.

부작용 문제뿐 아니라 비용 문제도 있다. 미국에서 위고비를 30일 동안 투여하는 데 드는 비용은 1350달러다. 제약사는 보험 적용을 받으면 25달러만 낸다고 주장하지만 말이다.[96] 캐나다는 매달 147달러, 영국은 93달러가 든다. 이런 약물의 제조 비용은 월간 약 5달러에 불과하다.[97]

비용 문제에다가 평생 투여할 가능성까지 더하면, 가장 효과를 보게 될 이들이 가장 혜택을 못 볼 가능성이 높다. 비만은 유색인종과 사회경제적 지위가 낮은 사람들 사이에서 가장 흔하다. 그들이 이런 약물에까지 적용되는 보험을 들었을 가능성은 아주 낮으며, 처방을 받겠다고 의사를 찾아갈 가능성도 그에 못지않게 낮다. GLP-1은 건강 수명을 촉진하는 데 가공할 영향을 미치지만, 결국 미국에서 건강 불평등을 유례없는 수준으로 악화시키는 최악의 요인으로 비칠지도 모른다.

비만보다 더 위험한 것

당뇨 비만diabesity은 1973년 이선 심스Ethan Sims가 죄수 24명에게 과식을 시킨 뒤, 체중이 20퍼센트 이상 늘고, 그에 따라 포도당 불

2부 만성질환은 피할 수 없는 운명인가

내성과 인슐린 저항성이 발달하는 것을 보고 창안한 이중 의미의 명칭이다.[98] 그는 그 용어가 반세기 후에 쌍둥이 유행병이 된 당뇨병과 비만을 함께 가리키게 되리라는 사실을 몰랐을 것이다.[99] 2형 당뇨병을 앓는 사람은 대부분 비만이지만, 이 관계에는 구멍이 많다. 마른 사람 중에서도 2형 당뇨병에 걸리는 이가 많다. 반면 과체중이거나 비만한 사람 중 대부분은 2형 당뇨병에 걸리지 않는다. 이유가 뭘까?

지난 20년 사이에 2형 당뇨병의 유전적 토대는 점점 명확해졌다. '2형'은 인슐린 분비 장애, 인슐린 저항성, 인슐린 신호 전달 이상이나 인슐린 수용체 돌연변이, 췌장 베타세포의 기능 이상, 포도당 전달자 유전자 등을 포함한 여러 유전자와 경로가 만드는 모자이크다. 아주 복잡하다. 또 사람들 사이에 겹치는 부분이 상당히 많기에 3형, 7형, 10형 등으로 세분하기가 어렵다. 그래서 2형이라고 뭉뚱그린 용어를 계속 쓰고 있다. 우리는 개인의 침이나 혈액 시료, 유전자 칩(어레이)이나 유전체 서열을 써서 2형 당뇨병이 어느 정도 유전될지 판단할 수 있다. 2형 당뇨병 위험과 관련된 흔한 유전체 변이체는 수백 가지에 달한다. 한 개인의 이런 변이체 집합 전체를 다유전자 위험 점수polygenic risk score라고 하며, 유럽, 아프리카, 히스패닉, 아시아의 주요 혈통에 모두 이런 변이체들이 있음이 밝혀졌다.[100,101]

그림 4.3은 영국 바이오뱅크 참가자 30만여 명(위 그래프)의 2형 당뇨병 유병률과 100만 재향군인 사업Million Veterans Program에 참가

한 20만여 명의 2형 당뇨병 교차비(아래 그래프)˚를 분석하여 다유
전자 위험 점수 관계를 나타낸 것이다.[102,103] 2형 당뇨병이 1형 자
가면역 당뇨병과 근본적으로 다르다는 점을 명심하자. 후자는 자
가면역질환을 다룰 때 논의할 것이다.

그림 4.3의 그래프들은 일관성을 보이며, 2형 당뇨병과 관련된
유전체 변이체 수백 가지를 종합한 이 점수가 90퍼센트 이상이라
면 그 병에 걸릴 위험이 상당히 증가한다. 이 두 그래프를 함께 놓
은 것은 절대 위험도(위)와 상대 위험도(아래)의 차이를 보여주기
위해서다. 다유전자 위험 점수가 90퍼센트 미만인 이들은 설령 교
차비가 높아 보인다고 해도, 절대 위험도가 작다. 위쪽 그래프에서
90과 80퍼센트 사이에서 이 절대 유병률이 대폭 떨어지는 것을
볼 수 있다. 반면 아래 그래프를 보면 다유전자 위험 점수의 상위
10퍼센트에서 상대 위험도가 대폭 상승한다.

이 점이 왜 중요할까? 한 가지는 왜 누군가는 과체중이나 비만
이 아니면서도 2형 당뇨병에 걸릴 위험이 상당히 높은지를 설명하
는 데 도움이 된다는 것이다. 예를 들어, 아시아인의 상당수는 유전
적 조성 때문에 마른 상태이면서 2형 당뇨병에 걸리는 경향이 있

˚ 교차비는 환자-대조군 연구에 많이 쓰이는 값이며, 위험 요인이 질병에 기여
하는 정도를 살펴보는 데 도움이 된다. 높을수록 더 위험하다. 아주 흔한 질
병이 아니라면 상대 위험도와 거의 비슷해진다. 상대 위험도는 위험 요인이
없을 때에 비해 있을 때 병에 걸릴 위험이 얼마나 높은지를 뜻한다. 한편 절
대 위험도는 위험 요인의 유무를 따지지 않고 인구 전체에서 그 병이 발생할
확률을 가리킨다.

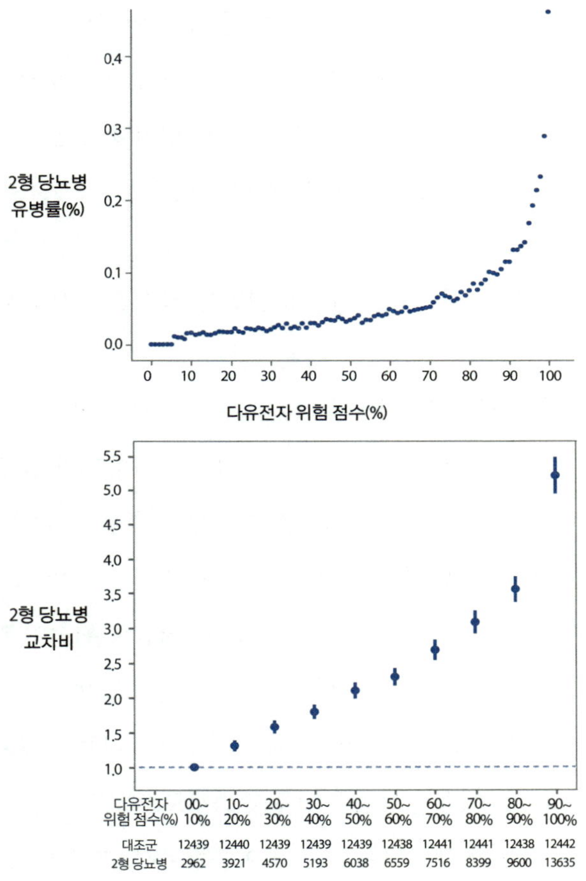

다유전자 위험 점수(%)	00~ 10%	10~ 20%	20~ 30%	30~ 40%	40~ 50%	50~ 60%	60~ 70%	70~ 80%	80~ 90%	90~ 100%
대조군	12439	12440	12439	12439	12439	12438	12441	12441	12438	12442
2형 당뇨병	2962	3921	4570	5193	6038	6559	7516	8399	9600	13635

그림 4.3 다유전자 위험 점수와 2형 당뇨병. 점수 증가에 따른 위험의 절대적인 증가(위)와 상대적인 증가(교차비)

다. 미국에서 '당뇨병 전 단계'라고 여겨지면서 공복 혈당이 비정상(>110mg/dl)인 등 대사 증후군을 보이는 사람 중 약 1/3은 비만이 아니다. 체중이 어떻든 간에, 자신이 당뇨병에 걸릴 위험이 높다는 것을 알면 영양, 운동, 생활 습관, 처방 약 등을 개선함으로써 당뇨병을 예방할 수 있다. 다유전자 위험 점수를 구하는 일도 비싸거나 어렵지 않아야 한다. 데이터는 23앤미23andMe나 앤센트리DNAAncestryDNA 같은 기업들이 쓰는 유전자 칩(어레이)이나 전장 유전체 서열 분석으로 얻을 수 있다. 양쪽 다 사람 유전체 문자 30억 개 중 수백 개의 변이 문자를 검출하는 데 쓸 수 있으며, 개별 변이체의 중요도를 감안해서 평가하고 혈통을 고려해 점수를 계산하는 공식이 있다.

보스턴의 매스제너럴브리검Mass General Brigham 보건 의료 시스템은 다양한 혈통의 환자 3만 6000여 명을 대상으로 유전자 칩 검사 자료를 토대로 다유전자 위험 점수를 계산했다.[104] 환자 중 8.4퍼센트는 2형 당뇨병 고위험 범주에 속하며 교차비가 1.75였고, 유럽인 혈통만 보면 1.93이었다. 즉 10명에 약 1명꼴로 위험이 거의 2배였다. 다른 연구들은 어떻게 혈당 단백질이 당화혈색소의 다유전자 위험 점수보다 2형 당뇨병 위험을 더 잘 예측하는지 보여주었다.[105] 이 질환을 예방할 방법은 아주 많으므로, 고위험자임을 판별하는 이런 유용한 데이터는 모두가 이용할 수 있게 해야 한다. 2형 당뇨병은 일단 발병하면, 혈당을 정상으로 되돌리기가 불가능하지는 않지만 결코 쉽지 않다. 이 병의 중증도와 만성 경과는 망막병증, 심장과 혈관 질환, 신장 질환, 뇌졸중, 신경병증, 암 위험 증가, 알츠하이머병을 포함한 여러 말단기관 합병증과 관련이 있다. 영국인 4600만 명을 대상으로 당뇨병의 부담을 정량화한 연구가 있다.[106] "50세 즈음 당뇨병 환자 중 1/3은 적어도 세 가지 질환을

　　2부 만성질환은 피할 수 없는 운명인가

갖고 있고, 그런 질환들을 20년 이상 앓으며, 일반 집단보다 11년 일찍 사망한다." 한마디로 좋다고 할 만한 것이 전혀 없다. 비만보다 더 나쁘다.

가족력도 2형 당뇨병의 한 요인이지만, 다유전자 위험 점수는 매우 가치 있는 정보를 제공한다. 모계나 부계 중 어느 한쪽에서 받은 변이체 집합은 부모 양쪽에게서 받은 변이체 조합과 전혀 다를 수 있기 때문이다. 2형 당뇨병과 관련된 유전자 변이체 수백 가지는 비만과 관련된 것들과 전혀 다르며, 이는 이 두 만성질환의 생물학적 토대가 서로 다르고, 2형 당뇨병이 자체적으로 또는 비만의 결과로 생길 수 있다는 개념을 뒷받침한다.

2형 당뇨병의 유전체 이야기는 이만하고, 치료 이야기로 넘어가도록 하자. 의학에서 처방 약 목록이 이보다 더 긴 질환은 없다. 최근에 세어보니 15가지 범주에 달했다. 메트포르민, 술포닐유레아, 메글리티나이드, 아밀린 유사체, 알파-글루코시데이스 억제제, 티아졸리딘디온thiazolidinedione, TZD, 다이펩티딜 펩티데이스DPP-4 억제제, 도파민-2 작용제, 담즙산 격리제, 인슐린, 심린symlin, 프람린타이드pramlintide, 소듐-포도당 공동수송체sodium-glucose cotrans-porter-2, SGLT-2 억제제, GLP-1 수용체(세마글루타이드 등) 또는 이중 GLP-1/GIP 작용제(티르제파타이드 등).

이 중에는 오래되었거나 인기를 잃었거나 딱히 유용하지 않은 것도 있지만, 이 질환이 얼마나 큰 관심을 받았는지 짐작하게 해준다. 우리는 통제하기 어려운 2형 당뇨병 환자 중 1/4이 코르티솔 수치가 높으며, 응급 피임약으로 쓰이는 처방 약인 미페프리스톤 mifepristone 같은 약물로 효과를 볼 수 있다는 것을 최근에야 알았다. 일부 당뇨병학자와 내분비학자는 평생 이 병을 다루며, 일차 진료 의사들도 이 병을 진료하면서 많은 시간을 보낸다는 점을 염두에 두자.

살을 빼고 영양과 운동에 신경을 쓰려는 노력은 중요하긴 하지만, 대개 혈당 조절(당화혈색소)의 장기적인 정상화로 이어지지는 않는다. 고전적인 일차 치료는 2형 당뇨병 예방에도 도움을 주는 것인데, 바로 메트포르민을 복용하는 것이다.[107] 저렴하고 별 탈 없이 널리 쓰이는 약이다. 앞서 지적했듯이, 효과를 주는 메커니즘은 모호하지만, 간의 포도당 생산량을 줄이고 근육의 인슐린 민감성을 개선한다고 나타났다. 이 목록의 여러 약물군과 달리 메트포르민은 저혈당증 위험과 관련이 없다.

심장전문의 입장에서는 두 부류의 당뇨병 약만을 우선순위에 놓아야 한다. 혈당 조절을 확연히 개선할 뿐 아니라, 대규모 무작위 임상 시험에서 심근경색, 뇌졸중, 사망을 막아준다는 것이 입증되었기 때문이다. 바로 신장의 포도당 재흡수를 차단해서 소변으로 배출되도록 촉진하는 SGLT-2 억제제와 GLP-1 약물이다. 사실 비용 부담이 없다면, 최근의 분석은 메트포르민이나 생활 습관 개선보다 이 두 약물을 일차 치료제로 사용해야 함을 시사한다. 이 두 약물은 말단기관의 손상을 줄여 기대 수명을 증가시킨다. 2형 당뇨병이나 심부전에 따른 사망률을 약 15퍼센트 줄인다고 알려진

SGLT-2 억제제는 노화 관련 증상의 하나인 신장결석 생성을 억제하고, 생쥐 모델에서는 노화 세포 제거를 도와서 수명을 연장한다고 한다.[108,109,110]

건강 수명을 돈으로 사는 방법이 하나 더 있다. 특허권이 사라진 여러 저렴하고 '오래된' 약을 능가하는 값비싼 약을 쓰는 것이다. 그러나 적어도 미국에서는, 일반적으로 선호되는 약물까지 보장되는 건강 보험을 든 경우, 이런저런 약이 더 낫지 않냐는 환자의 선호가 의사의 판단에 영향을 미칠 가능성이 있다. 아무튼 혈당 조절을 돕는 메커니즘들이 서로 다르고 겹치지 않으므로, GLP-1 약물과 SGLT-2 억제제의 조합이 서로의 효과를 보완하는 것도 놀랍지 않다. 심지어 상승효과를 일으킬는지도 모른다.[111] 즉 단순히 더하는 것 이상으로 심장 질환을 줄이는 효과가 나타날 수 있다. 2형 당뇨병 환자 7만 3000명 이상이 참가한 12건의 무작위 임상 시험들을 메타 분석하니, 이 두 약물군의 조합이 심장 질환과 신장 질환을 줄이는 추가 혜택을 제공한다고 드러났다.[112] 여기서 경제성에 주목해야 한다. 미국에는 2형 당뇨병 진단을 받은 사람이 3000만 명을 넘으며, 이들을 돌보는 비용은 연간 4130억 달러를 초과한다.[113] 여기에는 2형 당뇨병을 앓고 있지만 아직 진단을 받지 않은 약 900만 명이 빠져 있다.

대사 증후군이 보내는 경고

대사 증후군과 당뇨병 전 단계는 일부 겹치지만 서로 다른 질환이며, 둘 다 2형 당뇨병 발병 위험이 증가하는 것을 예고한다.[114,115] 설령 당뇨병으로 진행되지 않는다고 해도 두 질환 모두 심혈관 질환과 조기 사망으로 이어질 수 있다. 아래의 대사 증후군 표에서 보듯이, 그리고 당뇨병 전 단계의 양상과 마찬가지로, 이는 단순히 체중이 얼마나 나가느냐의 문제는 아니다. 비만이 아니면서도 위험을 안고 있는 사람들의 비율 역시 상당히 높다.

당뇨병 전 단계의 진단은 전적으로 혈당 척도를 토대로 한다.[116] 공복 혈당이 100~125mg/dl이거나 당화혈색소가 5.7~6.4퍼센트일 때다. 당뇨병은 공복 혈당이 126mg/dl 이상, 무작위 혈당이 200mg/dl 이상, 당화혈색소가 6.4퍼센트 이상인 상태라고 정의된다. 정상은 공복 혈당 100mg/dl 미만, 당화혈색소 5.7퍼센트 미만이다. 미국 질병통제예방센터는 미국인 약 1억 명이 당뇨병 전 단계라고 본다.[117] 당화혈색소 수치가 높을수록, 심장 질환 위험이 더 높다.[118]

미국 성인 집단에서 비만과 대사 증후군이 있는 이들의 유병률 범주	인구(만 명)
비만이면서 대사 증후군 있음	5,090
비만이면서 대사 증후군 없음	3,180
비만이 아니면서 대사 증후군 있음	4,910
비만이 아니면서 대사 증후군 없음	12,340

그림 4.4 비만과 대사 증후군 유병률 범주

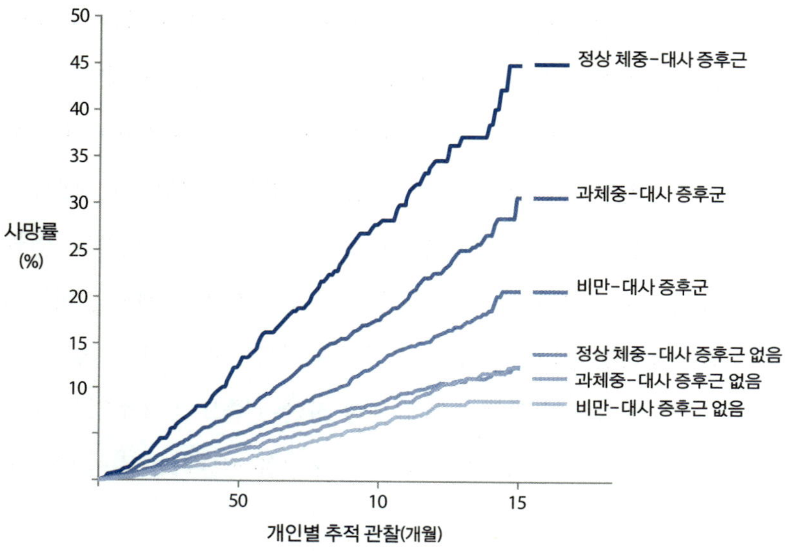

그림 4.5 대사 증후군 및 체중과 관련된 사망 위험

반면 대사 증후군의 진단은 앞서 말한 다섯 가지 조건 중 적어도 세 가지에 의존한다.[119] 고혈압, 공복 혈당 100mg/dl, 비정상적인 허리둘레, 낮은 HDL, 높은 중성지방 수치다. 당뇨병 전 단계와 겹치는 기준은 하나뿐이다. 따라서 대사 증후군 진단을 받은 사람 중 상당 비율은 공복 혈당이 정상일 수도 있다. 그러나 역설적이게도 2020년 미국건강영양조사National Health and Nutrition Examination Survey 데이터를 토대로 계산한 바에 따르면, 성인 인구 2억 5500만 명 중 대사 증후군이 있는 사람도 약 1억 명에 달한다. 아래 표를 보면, 대사 증후군이 있는 성인 1억 명은 비만한 사람과 비만이 아닌 사람이 거의 같은 비율로 나뉜다.

많은 사람이 예상하는 것과 반대로, 대사 증후군 환자 중 사망 위험이 가장 높은 이들은 비만인이 아니다. 질병통제예방센터가 3년 동안 추적 관찰한 연구 결과가 보여주듯이, 정상 체중과 과체중인 이들이다.[120] 정상 체중인 이들의 사망률이 가장 높은 반면, 비만한 사람 중에서는 대사 증후군이 전혀 없는 이들보다 있는 이들이 상당히 더 위험하다(그림 4.5). 모든 연구가 정상 체중인 이들의 위험이 가장 높다는 이 관찰 결과에 동의하는 것은 아니지만, 체중(허리둘레 같은)과 무관한 요인들이 진단에 중요한 요소임을 강조함으로써, 체중과 상관없이 대사 증후군을 진단하는 것이 중요하다는 인식을 높였다.

또 '대사적으로 건강한 비만'이라는 범주에도 의문이 제기되어 왔다. 매우 잘못된 범주다. 대사 증후군이 없다고 해도, 비만을 건강하다고 볼 증거는 전혀 없기 때문이다. 많은 연구가 이 범주에 속한 이들을 안전하다고 보지 말아야 함을 보여줌으로써, 이 개념의 실체를 폭로했다.[121]

당뇨병 전 단계를 둘러싸고도 비슷한 혼란이 벌어진다. 탐사 보도 기자 찰스 필러Charles Piller는 《사이언스》에 당뇨병 전 단계라는 분류 범주를 정면 공격하는 기사를 썼다. 미국당뇨병협회의 홍보 담당자가 공포를 조장하기 위해 창안한 용어라고 주장하면서 말이다. 더 나아가 필러는 당뇨병 전 단계의 진단을 노골적으로 옹호하는 연구자들과 이 진단용 약을 파는 제약사의 잠재적 수익 및 이 기관의 경제적 갈등도 조명했다. 이런 지적 중에는 타당한 점도 있

　　　　2부 만성질환은 피할 수 없는 운명인가

기는 하지만, 당뇨병 전 단계는 실제로 존재하며 심근경색, 뇌졸중, 사망 위험 증가와 관련이 있음이 밝혀졌다.[122]

게다가 생활 습관의 개선과 그보다 덜하긴 하지만 메트포르민 복용은 이 위험을 줄인다고 드러났다. 비만이 어떤 좁은 의미에서 대사적으로 괜찮다면 건강할 수 있다고 주장하는 것과 마찬가지로, 당뇨병 전 단계가 진단할 가치가 있는지에 대해 의문을 제기하는 것도 나쁜 공중 보건 메시지다.

대사 증후군이나 당뇨병 전 단계인 사람들의 걱정을 달래기보다는 오히려 경보를 울려야 한다. 심각한 이차적 결과를 초래하는 만성질환으로 진행될 위험성이 높은 사람들을 향한 적색경보다. 그리고 이제 우리는 채택하기 어려운 생활 습관 변화에만 의존하지 않으면서 개입할 수 있는 더 나은 위치에 와 있다. 건강 수명을 최대로 늘리기 위한 중요한 단계는 대사 건강을 유지하는 것이다. 미국인 중 7퍼센트만이 대사적으로 건강하다는 정의에 들어맞는다는 점을 명심하자.[123]

이제 GLP-1 약물이라는 돌파구로 다시 돌아가자. 이런 약물들이 항염증 효과를 지니며, 혈당 조절, 인슐린 민감도, 더 바람직한 지질 조성, 행동 교정 등 대사 생물 표지들을 개선하므로, 대사 증후군과 당뇨병 전 단계에 적용 가능성이 있음은 명백하지만 아직 충분히 검증이 안 된 상태다.

기술은 질병을 어떻게 다루는가

비만과 당뇨병에 매우 효과적이고 합병증이 적다는 점만 해도, GLP-1은 크나큰 의학적 업적으로 여겨질 법하다. 더 나아가 이제 강력한 삼중 수용체 작용제를 알약 형태로 이용할 수 있게 됨에 따라 GLP-1 약물군은 훨씬 더 많은 것을 제공할 수 있을 듯하다. 미래에는 대다수가 GLP-1 약물 중 하나를 복용할 것이라고 상상할 수도 있다.

심장전문의인 내가 볼 때, 그에 상응할 만한 수준으로 획기적인 약물군은 하나뿐인 듯하다. 바로 스타틴statin이다. 각국의 소득 수준에 따라 상당한 차이가 있긴 하지만, 스타틴은 전 세계에서 2억 명이 매일 복용한다고 추정된다.[124] 미국인은 세계 인구의 겨우 4.2퍼센트에 불과하지만, 스타틴 복용자는 약 5000만 명에 달한다.[125] 이 엄청난 스타틴 복용자 수는 현재 GLP-1 약물을 투여하기에 알맞은 미국인 수와 비슷하다. GLP-1과 스타틴 사이에는 우리가 배울 수 있는 유사점이 많다.

나는 다면발현pleiotropic이라는 말을 좋아한다. 의학에서 우리가 이해하지 못하는 것들을 설명하는 데 흔히 쓰이는 용어다. 모른다고 솔직히 털어놓는 대신, 이 멋진 단어를 쓰면 더 과학적인 것처럼 보인다. 약물 치료는 여러 효과를 일으키며, 우리는 어느 효과 또는 어떤 효과들의 조합이 혜택을 설명하는지 알지 못한다. 이 말은 스타틴과 GLP-1 양쪽에 다 들어맞는다. 그럼에도 hs-CRP 같은 생물 표지가 알려주듯이, 둘 다 염증을 감소시킨다. 그리고 염증은 심장 대사 질환에서 신경 퇴행 질환에 이르기까지, 대다수 만성 질환의 마지막 공통 경로다.

이 영향을 다른 효과들을 토대로 설명하기란 쉽지 않다. 예를 들어, 스타틴이 LDL 콜레스테롤을 낮춘다거나 GLP-1이 혈당 조절을 개선함으로써 효과를 발휘한다고 말하기가 어렵다. 놀라운 점은 두 약물이 일으키는 좋은 효과의 대부분이 어떤 메커니즘을 거치는지 우리가 실질적으로 모른다는 것이다. (한편으로 우리는 인공 지능을 보건 의료에 쓰려면 먼저 설명이 가능해야 한다고 주장하는 경향을 보인다. 일상적인 치료 수단들보다 더 높은 책임을 요구하는 것이다.)

2023년 심장 질환과 신장 질환을 억제한다는 것이 밝혀진 뒤, GLP-1의 기대치는 한껏 부풀어 올랐다. 임상 시험에서 긍정적인 결과가 나온 직후에 경제 분석가들은 우리가 비만, 심장 질환, 2형 당뇨병, 수면 무호흡증, 신장 질환의 종말이 시작되는 시점에 와 있다고 내다보았다. 이렇게 흥분하는 것도 이해가 가긴 하지만 비합리적이다. GLP-1 약물의 혜택을 볼 수 있는 사람은 수십억 명에 달할지도 모르지만, 실제로 투여할 수 있는 사람은 그중 일부에 불과하다. 비용, 처방전, 공급량 부족 때문만이 아니라, 위장의 부작용 때문에 약을 계속 투여하지 못하는 이들도 많다. 스타틴도 마찬가지인데 근육통과 경련 때문에 약을 끊는 이들의 비율이 상당히 높다.

최초의 스타틴은 1980년대 중반에서 말, 내가 심장전문의로 일하기 시작한 직후에 시판되었다. 로바스타틴lovastatin 성분의 메바

코르Mevacor와 심바스타틴simvastatin 성분의 조코르Zocor였다. 그 뒤로 40년 동안 이 약물들이 불완전하지만 변화를 일으키는 것을 지켜볼 기회가 있었다. 2023년 말에 이루어진 연구에 따르면, 지침에 따라 스타틴을 복용할 수 있는 성인 중에서 실제로 복용하는 비율은 20여 년 동안 겨우 35퍼센트에 머물러 있었다.[126] 이들은 스타틴을 일차 예방 수단으로 복용해야 하는 이들이었다. LDL 콜레스테롤 수치는 높았지만, 심혈관 질환이나 2형 당뇨병은 전혀 없었고 심장 질환 위험 점수도 낮은 사람을 의미한다. LDL 수치가 190mg/dl를 초과하는 사람 중에도 스타틴 복용자는 절반 미만이었다.

그러나 스타틴 열풍은 거기에서 멈추지 않았다. 스타틴으로 이어진 LDL 수용체 연구로 노벨상을 받은 마이클 브라운Michael Brown과 조지프 골드스타인Joseph Goldstein은 〈심근경색: 그 세기와 함께 사라졌을까?〉에서 스타틴이 "주된 공중 보건 문제로서의 심장동맥 질환을 다음 세기 초에 끝장낼지도 모른다"라고 예측했다.[127] 그로부터 거의 30년이 지난 지금 발전이 이루어진 것은 분명하지만, 심장 질환은 여전히 첫 번째 사망 원인이며, 미국에서 연간 80만 명 이상이 심근경색으로 사망한다.[128]

스타틴과 GLP-1의 또 한 가지 유사점은 이 분야가 발전할수록 약물과 그 효과가 점점 강력해진다는 것이다. 스타틴에서는 최초의 가용 스타틴과 15년여 뒤에 나온 로수바스타틴rosuvastatin(크레스토Crestor) 같은 더 강력한 약물 사이의 LDL 저하 효과가 경이로운

        2부 만성질환은 피할 수 없는 운명인가

차이를 보였다. 덜 강력한 스타틴의 시대에는 이런 약물들이 2형 당뇨병을 유발할 수 있음을 시사하는 증거가 전혀 없었다. 2012년에 나는 《뉴욕타임스》에 강력한 스타틴이 2형 당뇨병 위험을 고조시킨다는 것을 FDA가 인정했다는 글을 썼다.[129] 크레스토를 하루 20mg 복용한 사람 167명 중 약 1명이 그랬다. 절대적인 위험은 낮지만(0.6%), 강력한 스타틴을 복용하는 사람들은 수가 많다. 그 뒤로 이루어진 많은 연구는 강력한 스타틴이 2형 당뇨병을 작은 비율이기는 하지만 명백히 증가시킨다는 견해를 뒷받침했다.[130] 아마 인슐린 민감성에 지장을 줌으로써 그럴 가능성이 높다.[131] 앞서 강조했다시피, 2형 당뇨병은 가능하다면 반드시 피해야 한다. 게다가 그 병이 치료의 결과로 유발되는 것은 절대 원치 않는다. 주된 요지는 스타틴이 처음 등장한 뒤로 여러 해가 흐르면서 투여량과 효능이 증가함에 따라 위험이 인식되었다는 것이다. GLP-1 약물 역시 삼중 수용체 활성제처럼 점점 더 강력해지는 종류가 장기간 투여될 때, 처음에는 '원인 불명'이라고 분류될 수도 있는 예기치 않은 부작용이 나타나는지 아닌지를 알려면 여러 해가 지나야 할 것이다.

이 장은 이런 질문들로 시작했다. GLP-1 약물의 진정한 잠재력을 알아차리기까지 왜 20년이나 걸렸을까? 만약 2000년대 초반에 AI가 등장해서 GPT-4에 자연적으로 생기는 인크레틴을 모방한 반감기가 긴 펩타이드를 만드는 법을, 또 그 잠재적인 용도가 무엇인지를 물을 수 있었다면 어땠을까?

AI가 생명과학에 기여한 가장 경이로운 업적은 2024년 노벨 화학상을 통해 인정받았다. 바로 아미노산들이 한 줄로 죽 이어진 단 하나의 사슬에서 2억 가지가 넘는 단백질로 이루어지는 단백질 우주의 삼차원 구조를 예측하는 능력이다. 구글 딥마인드에서 데미스 하사비스Demis Hassabis와 존 점퍼John Jumper가 이끄는 과학자 30명이 개발한 인공지능 알파폴드2AlphaFold2가 바로 그것이었다.[132] 여기에는 합성곱 신경망을 쓰는 심층 학습에서 트랜스포머 모델transformer model로의 도약이 필요했다.[133] 그 결과 단백질

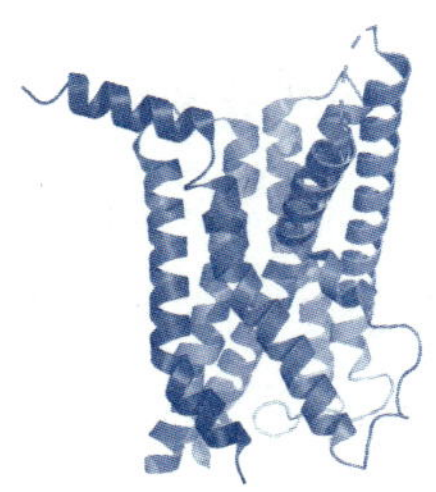

글루카곤 유사 펩타이드-1 수용체

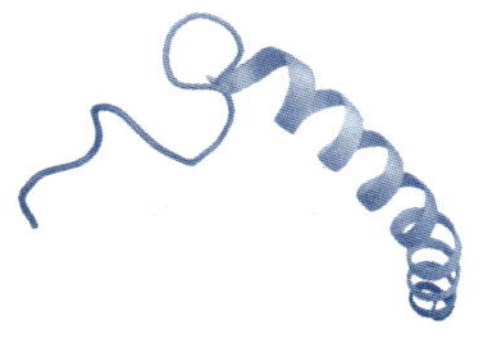

위 억제 폴리펩타이드

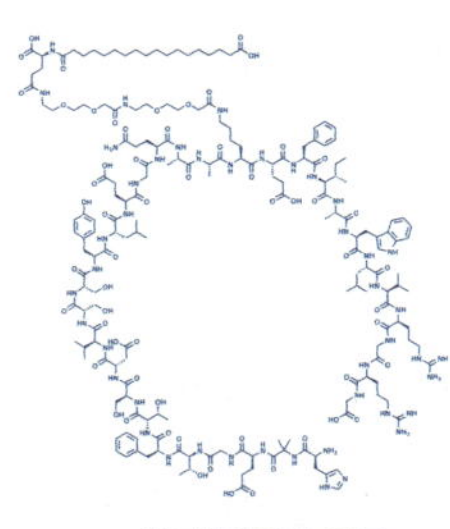

세마글루타이드

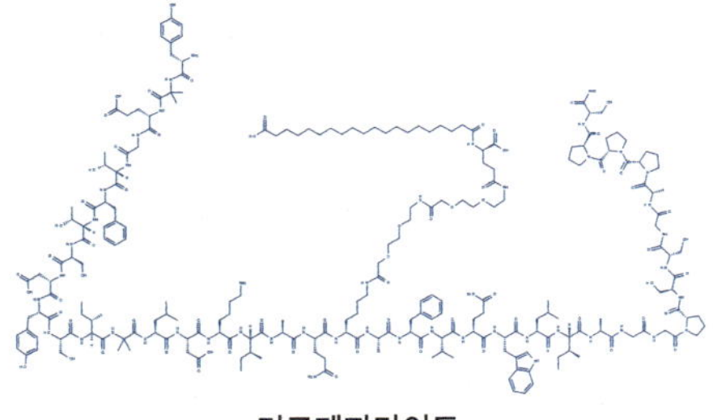

티르제파타이드

그림 4.6 글루카곤 유사 펩타이드의 구조. 천연 물질(GLP-1과 GIP)과 약물(세마글루타이드와 티르제파타이드)

　　2부 만성질환은 피할 수 없는 운명인가

구조 예측의 정확도가 59퍼센트에서 92퍼센트로 대폭 개선되었고, 예측한 구조의 오차도 중앙값이 6.6옹스트롬에서 1.5옹스트롬(0.15nm)으로 줄었다. 원자의 지름이 2~3옹스트롬이므로, 원자 수준에서 단백질 구조를 예측하는 셈이다. 트랜스포머 모델은 2017년 구글 연구진이 발견했는데, 이전의 심층 학습 모델들과 달랐다. 문장의 각 단어를 앞뒤로 살펴보는 순환 신경망 대신, 트랜스포머 모델은 문장 전체의 맥락을 한꺼번에 파악할 수 있었다. 시간이 흐르면서 책 수십만 권, 위키피디아, 인터넷 콘텐츠의 상당량을 소화한 이 모델은 ChatGPT와 GPT-4 같은 대형 언어 모델로 진화했다.

GPT-4와 알파폴드2가 GLP-1 약물과 무슨 관계가 있을까? 그림 4.5에는 두 원형 GLP-1 약물인 세마글루타이드와 티르제파타이드, 그리고 그것들이 활성화하는 장 펩타이드(인크레틴)의 구조가 나와 있다.[134] 꽤 복잡해 보인다. 그러나 이 새로운 AI 모델들은 GLP-1 펩타이드 약물에 변화를 일으켰을 때, 삼차원 구조가 어떻게 달라질지 쉽게 예측할 수 있다.

기존의 모든 GLP-1 연구와 관련 화학과 구조생물학을 학습한 트랜스포머 AI 모델은 기존 분자들보다 더 강력하다고 예상되는 새로운 펩타이드 구조도 설계할 수 있다. 지금까지 구상된 적이 없는 알약으로 만들 수 있는 작은 분자까지 설계할 수 있다. 이미 AI는 새로운 구조를 지닌 항생제 범주를 설계했다.[135] 마지막으로 새로운 범주의 항생제가 발견된 것은 이미 30여 년 전의 일이다. 새로 발견된 분자 중에는 메티실린 내성 황색포도알균staphylococcus aureus 등 내성이 강한 세균에 효과를 보이는 것도 있다. 그러므로 20여 년 전 GLP-1 약물이 승인을 받을 즈음에 AI가 나왔다면, 효능이 더 강하면서 반감기가 더 긴 약물이 훨씬 더 빨리 개발되었을 가능성이 높다.

혈뇌 장벽을 쉽게 통과할 수 있어서 행동을 더 강하게 조절하는 작은 분자나 위장에 생기는 부작용이 더 적은 새로운 분자처럼, GLP-1 약물의 개발이 가속될 것임을 인식하는 것이 중요하다. 늦게 출발한 항공기처럼, AI는 현재 우리가 아는 GLP-1 약물을 다듬는 시간을 만회하려 하고 있다.[136]

GLP-1 약물이 의학에, 즉 환자의 상태를 개선하는 데 미칠 영향은 스타틴을 비롯한 이전의 다른 모든 약물군보다 더 클 가능성이 높다. 이런 약물의 개발은 비만과 2형 당뇨병을 앓고 있는 많은 사람에게 지금껏 충족되지 않았던 높은 효능과 안전성을 제공하는 위업을 달성할 것이다. 또 지금껏 우리가 목격한 AI의 발전도 가장 큰 의학적 도전 과제들을 정복하는 데 비슷한 도움을 줄 것이다.

지금 생명의학 분야에서는 경이로운 속도로 발견이 이어지고 있고, 이 속도로 계속 나아갈 것이다. 가장 힘겨운 문제 중 하나인 비만을 무너뜨리기 시작했기에, 앞으로 목숨을 앗아가는 많은 난치성 질환의 해결책도 찾아낼 가능성이 높다.

5

심혈관 질환

심장은 언제 늙기 시작할까

21세기가 시작될 즈음, 사람들은 심혈관 질환이 주된 사망 원인의 자리를 암에게 넘기고 물러날 것이라고 생각했을지도 모른다. 심장전문의의 필요성이 대폭 줄어들 것이라고 내다본 이들도 있었다. 그러나 현재까지도 심장 질환은 미국뿐 아니라 전 세계에서 가장 많은 목숨을 앗아가는 질환으로 남아 있다.

내 의료 전문 분야에서 이루어진 놀라운 발전은 처음 보았을 때부터 내 마음속에 죽 남아 있던(그리고 내가 심장학을 그만두지 않겠다고 결심하게 만든) 한 그래프에 반영되어 있다.[1] 이 그래프(그림 5.1a)는 반세기 사이에 심장 질환이 확연히 감소했음을 보여주지만,[2] 미국의 최신 데이터는 2019년 이래로 심장 질환이 꾸준히 증가했음을 시사하며(그림 5.1b),[3,4] 이는 현재 암보다 심장 질환으로 사망하는 사람이 연간 약 10만 명 더 많다는 것을 가리킨다(약

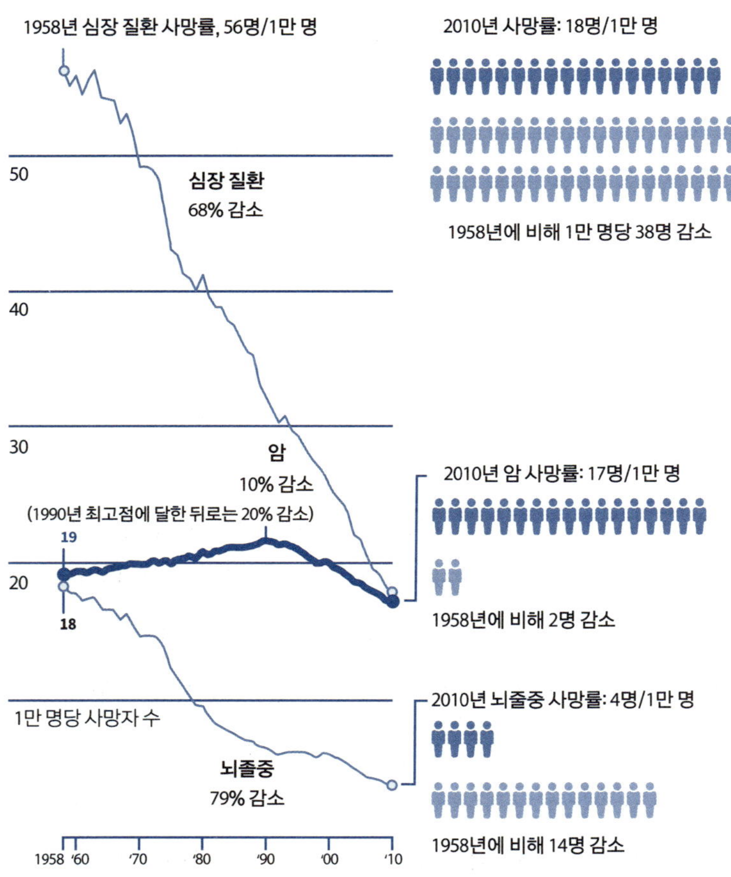

그림 5.1a 미국의 심장 질환 사망자 수 감소 추세(1960~2010년)

60만 명 대 70만 명으로, 17퍼센트가량 더 높다). 2010년에 심장 질환 사망자는 인구 1만 명당 18명이었다. 2021년에는 1만 명당 21명으로 증가했다.[5] 반면에 같은 기간에 암 사망률은 1만 명당 14명으로 감소했다.[6] 그럼에도 2024년에 미국인 대다수는 심장 질환이 주된 사망 원인임을 알지 못했다.[7]

현재 미국에서는 약 34초마다 심근경색 사건이 발생하며, 83초마다 사망자가 생긴다.[8] 심장 질환 사망자와 암 사망자 곡선은 수렴하는 대신 점점 갈라지고 있다. 그리고 이 데이터는 나이를 감안한 것이다. 즉 노령층에서 혼란을 일으킬 수 있는 다른 요인의 영향을 대폭 줄인 뒤에 도출한 자료다.

바람직해 보이던 심장 질환 곡선의 이 역전 현상을 무엇으로 설명할 수 있을까? 심장 질환 사망자 수를 상당히 줄이는 데 기여한 요인에는 확연히 줄어든 흡연자 수(1950년대 45퍼센트에서 지금은

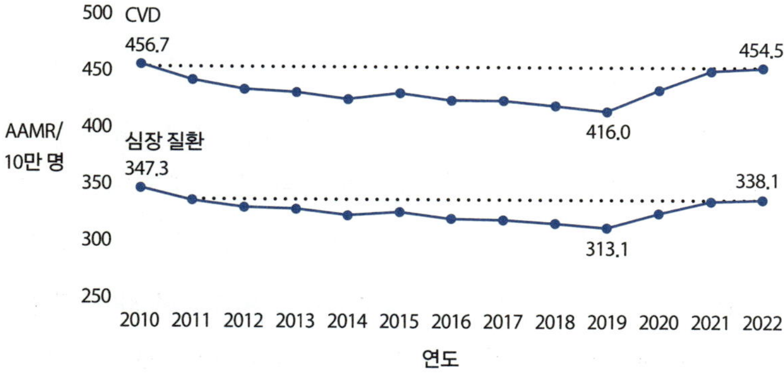

그림 5.1b 최근의 심장 질환 사망자 수 증가 추세(2010~2022년). AAMR: 연령 조정 사망률

약 12퍼센트로),[9] 스타틴 사용 확대(현재 미국인 중 약 1/4), 고혈압 관리 개선, 심근경색 같은 위급한 상황에서든, 우회술이나 스텐트 시술처럼 긴급하지 않은 상황에서든 혈류를 회복시키는 의료 시술의 발전 등이 포함된다. 게다가 심부전과 심각한 심장 리듬 비정상을 치료하는 쪽으로 다양한 개선이 이루어지면서 고위험 집단의 수명 연장이 이루어졌다.

심장 질환으로 죽는 사람이 다시금 늘어나기 시작한 이유를 꼭 집어 말하기는 어렵다. 하지만 당뇨병 대유행이 그중 한 요인이라는 것은 분명하다. 생활 습관+ 측면에서 이루어지는 악화도 기여할 가능성이 높다. 역설적이게도 다른 노화 관련 주요 질환과 달리, 심장 질환의 80~90퍼센트는 1부에서 다룬 생활 습관+ 요인에 주의를 기울임으로써 예방할 수 있다.[10,11] 사실 2부에서 다룰 치명적 만성질환 중에서도 가장 예방이 가능한 것이다.

죽상경화증은 조용히 시작된다

심장과 혈관 질환의 주된 토대는 죽상경화증atherosclerosis이다. 이 의학 용어는 죽이 굳어서 딱딱해진다는 표현을 그대로 옮긴 것이다. 그리스어로 아테로athero는 죽이나 미음, 스클레로스skleros는 딱딱하다는 뜻이다. 죽을 만든 뒤 냄비에 그냥 방치하면, 왜 안 좋은지를 이해하고도 남을 것이다. 이 용어는 1904년 독일 병리학자 펠릭스 마르찬트Felix Marchand가 창안했는데, 동맥 안에서 관찰한 죽처럼 보이는 지방성 물질을 가리킨 것이었다.[12] 현재 이 지방성 물질은 판plaque(플라크)이라고 불리며, LDL을 비롯한 지방단백질, 단백질 분자, 콜레스테롤을 함유한 지질이 쌓이면서 형성된다. 판은 이런 지방단백질이 수십 년에 걸쳐 점점 달라붙으면서 축적된다.[13] 그러면서 동맥의 벽에 염증도 일어난다. 죽상경화 과정은 다양한 결과로 이어질 수 있다. 갑자기 갈라지거나 판이 파열되고 피가 응고되면서 심근경색이 일어날 수도 있고, 판이 쌓여 심장으로 들어가는 정상적인 혈류량이 줄어들면서(하지만 대개 완전히 막히지는 않는다) 만성적으로 동맥이 좁아질 수도 있다. 높아진 LDL 콜레스테롤 농도에 계속 노출되어 판이 생기고 쌓이면 죽상경화증으로 발전하며, 이 과정은 초기에 개입하여 예방할 수 있다. 이 과정은 뇌 동맥(뇌혈관), 장과 신장으로 뻗어나가는 대동맥, 말단으로 뻗어가는 말초 동맥 등 몸의 어느 동맥에서든 일어날 수 있다.

죽상경화증 진행 과정은 동맥벽을 손상시키는 요인들에 심하게 영향을 받는다. 흡연, 통제되지 않는 고혈압, 당뇨병(그리고 동반되는 고혈당),[14] 비정상적인 혈중 지방 수치, 특히 LDL 콜레스테롤 수치가 그렇다. 죽상경화증은 동맥벽에 있는 민무늬근세포가 일으키는 종양 유사 질환에 비유되어 왔다.[15] 당연히 암의 토대이기도 한 만성 전신 염증과 생활 습관+ 위험 요인들도 주목을 받아왔다.[16] 또 자기 자신을 향한 면역 공격의 한 구성 요소를 언급하는 문헌도 증가해 왔는데,[17] 이는 자가면역질환이 심장 질환 위험을 상당히 높인다는 기존 지식에 부합한다.[18,19] 심장동맥 질환이 대개 노년층에서 나타나긴 하지만, 일찍이 10대나 청년 시기에 판이 형성되면서 평생에 걸쳐 진행된다는 증거도 명확하다.[20] 가벼운 심장동맥 판 형성은 놀라울 만치 흔하며,[21] 나이를 먹을수록, 온몸에 널리 퍼진다고 말하는 이들도 있을 것이다.[22] 30세가 되면 대다수가 초기 형태의 심장동맥 죽상경화판을 지닌다는 증거가 적어도 일부 있다(그림 5.2).

기본적인 생활 습관+ 요인들에 더 일찍 대처할수록, 판이 위험할 정도로 축적되거나 판 파열이 일어날 가능성은 더 적어질 것이다. 심장 질환, 뇌 질환, 암 등 노화 관련 주요 질환을 이야기할 때 아무리 강조해도 지나치지 않은 것이 있는데, 대개 임상적으로 진단을 받기까지 20여 년이 걸린다는 사실이다. 따라서 발병을 예방할 기회가 충분히 있다.

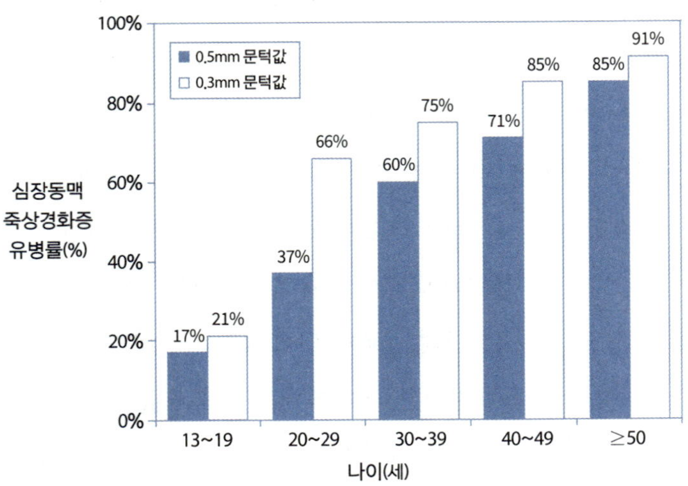

그림 5.2 젊은 연령대의 병터 크기별 심장동맥 죽상경화증 유병률

덴마크에서 심장 질환이나 그 증상이 전혀 없는 40세 이상 9500여 명을 CT(컴퓨터 단층 촬영)로 검사하며 3.5년 동안 추적 관찰한 중요한 전향 연구가 있다.[23] 참가자 중 약 절반은 죽상경화증의 증거가 전혀 없었다. 나머지는 그림 5.3의 범주 중 하나에 속했다. 폐쇄성 또는 광범위 심장동맥 질환은 심근경색 위험을 8~10배 증가시킨다. 양쪽 다 있을 때, 죽상경화증이 없는 이들에 비해 위험이 13배 증가했다. 사망 위험도 마찬가지로 증가했다. 폐쇄성이 아니지만 범위가 넓은 죽상경화증도 심근경색 위험을 3배 높였다. 이런 발견들은 아무 증상이 없는 사람들 사이에서도 심장동맥 질환의 빈도가 높다는 것을 강조한다. 짧은 기간만 추적 관찰해도, 비폐쇄성 질환이 상당한 위험을 수반한다는 것을 알 수 있다. 선별검사가 매우 중요한 이유가 그 때문이다. 무차별적인 CT 심장동맥 조영술을 하지 않고도 위험성이 높은 사람들을 알아낼 수 있다면 좋지 않을까?

미국심장협회는 건강한 식사, 신체 활동, 금연, 건강한 수면, 건강한 체중, 건강한 혈중 지질, 건강한 혈당, 건강한 혈압을 '삶의 8대 핵심 요소Life's Essential 8'라고 부른다.[24] 이 요인들은 죽상경화증의 주요 요인이지만, 유전자도 나름의 역할을 한다. 흔한 일은 아니지만 고혈압, 당뇨병, 지질 장애가 전혀 없는 완벽하게 건강한 사람이 때로 심근경색을 일으키거나 혈류를 정상으로 회복시키는 수술을 받아야 하는 이유가 바로 그 때문이다. 심장동맥 죽상경화증에 걸리는 사람 20명 중에 약 1명은 40~45세 이전에 발병하며,

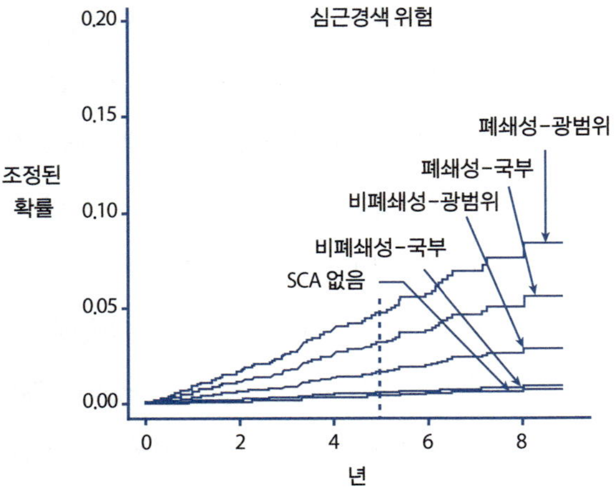

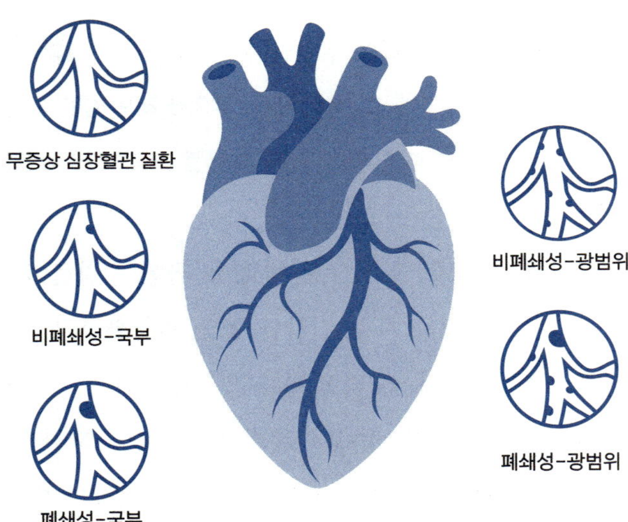

그림 5.3 심장동맥 죽상경화로 혈관이 좁아지는 정도의 심각성(폐쇄성 또는 비폐쇄성) 및 범위(광범위 또는 국부)와 심근경색 위험의 관계

이를 조기 CAD라고 하는데,[25] 그중 최대 60퍼센트는 가족력이 없다. 1장에서 말했듯이, 다유전자 위험 점수는 개인의 심장 질환 위험을 판단하는 데 도움을 줄 수 있다. 미국에서는 일부 생명보험사와 매스제너럴브리검 같은 공공의료 제도를 통해 이 검사를 받을 수 있다.[26] 또 23앤미, 진타입Genetype, 지노믹 PLCGenomic PLC, 오픈 DNAOpen DNA, 앰브리제네틱스Ambry Genetics, 미리어드제네틱스Myriad Genetics, 하플로타입랩스Haplotype Labs 등 이 검사를 제공하는 기업도 점점 늘어나고 있다. 매스제너럴브리검의 검사 대상자 중 점수가 상위 10퍼센트인 고위험자들은 심장 질환에 걸릴 위험이 약 2배 높았고, 아시아계 일부는 위험이 거의 4배에 달하기도 했다.[27] 상위 5퍼센트를 심장동맥 질환 고위험군이라고 정의한 NIH의 지원을 받은 대규모 연구 사업에서도 혈통에 상관없이 그 집단의 위험이 2배 높다고 재확인하는 결과가 나왔다.[28] 2500명을 대상으로 10가지 질병의 다유전자 위험 점수를 조사했더니, 심장동맥 질환이 가장 흔하게 검출된 고위험 질환이었다. 중국에서 9만 6000명 이상을 조사한 전향 연구도 다유전자 위험 점수가 생활 습관과 함께 심혈관 질환과 그 부가적인 영향을 예측하는 데 중요하다는 것을 보여주었다.[29]

이 위험 점수는 심장 질환의 가족력이나 알려진 다른 위험 요인들과 독립적(그리고 부가적)이므로 이른 나이에 알게 된다면 이상적일 것이다. 높은 다유전자 위험 점수는 스타틴을 투여해서 심장동맥 죽상경화증 위험을 낮추면 효과가 있을 것이라고 예측되며,

이는 일차 예방으로 나아가는 단계다. 특히 이른 나이에 시작할 때 그렇다. 스타틴 사용 지침을 얻는 것 외에도, 심장동맥 질환 다유전자 위험 점수가 높다는 것을 알면 행동을 바꾸는 데 도움이 된다.[30] 나도 진료실에서 거의 10년 전부터 위험 요인이 최소이거나 전혀 없는 이들에게 스타틴 처방을 해야 할지를 판단할 때 이 점수를 활용했다. 안타깝게도, 이 점수는 아직 통상적인 진료 활동의 일부가 되지 못했다.

혈액의 단백질은 심장 질환 위험을 파악하는 데 좋은 지표다. 특정한 단백질의 존재 여부와 그 농도를 토대로 한 단백질체 점수proteomic score가 개발되어 있다. 2만 2000명을 조사한 영국 바이오뱅크 연구에서는 300여 가지 단백질을 토대로 계산한 단백질체 점수가 심혈관(그리고 다계통) 위험과 상관관계가 있고, 다유전자 위험 점수에 더할 수 있으며, 운동을 통해 바꿀 수 있다고 나왔다.[31] 또 약 850가지 단백질을 토대로 한 심장 단백질체 시계heart organ proteomic clock도 있으며, 여러 동일 집단 연구를 통해 타당함이 드러났다.[32] 참가자 중 약 2퍼센트는 심장의 노화가 가속되고 있다고 나왔으며, 이 시계는 나중에 심혈관 위험을 검출하는 검진에 쓰일 가능성도 있다. 단백질 48가지와 대사산물 43가지의 농도를 임상 특징들에 추가하자, 6개월 안에 심근경색을 일으킬 가능성을 예측하는 정확도가 향상되었다는 연구도 있다.[33] 나이를 먹을수록, 혈액 줄기세포는 불확실한 잠재력을 지닌 클론성 조혈증clonal hematopoiesis of indeterminate potential, CHIP이라는 것을 보인다. 특정한 돌연변

    2부 만성질환은 피할 수 없는 운명인가

이를 지닌 클론들을 더 많이 만드는 현상을 가리킨다. 그러나 명칭과 달리 그렇게 불확실한 것은 아니다. CHIP은 심장 질환 및 혈병 형성 사건 위험과 강한 관련성이 있으며,[34] 포괄적인 위험 평가의 항목으로 쉽게 통합할 수 있었다. CHIP을 지닌 70세 이상의 사람들은 심장 질환 위험이 6배 높다.[35] 그러나 이런 유전자 또는 단백질 점수들은 여전히 단 한 가지도 진료에 쓰이지 않고 있다.

심장 질환 위험용 장내 미생물군 점수는 진료실에서 더욱 멀리 떨어져 있다.[36] 임상 위험 요인 및 유전체 (다유전자 위험) 데이터에다가 이 요인까지 추가해서 약 5000명을 18년 동안 추적 조사하니, 혈압, 콜레스테롤이나 중성지방 수치에 맞먹는 수준의 위험 정보가 추가되었고, 예측이나 위험을 더 잘 알려주었다. 또 다른 연구에서는 1400명의 장내 미생물을 분석했더니, 콜레스테롤을 대사함으로써 혈중농도를 낮추는 세균 종들이 있음이 드러났다.[37] 이는 장내 미생물군이 심장 질환 조절에 관여한다는 견해를 더욱 뒷받침한다. 더욱 놀라운 점은 적은 프레보텔라Prevotella 수 등 특정한 미생물 종에 따라 결정되는 장내 미생물군 '대사 나이'가 노년층의 심혈관 질환 위험을 줄인다는 발견이다.[38] 32개국에서 거의 5만 7000명의 장내 미생물군을 조사한 연구에 따르면 단세포생물인 블라스토키스티스Blastocystis가 많을 때 심장 대사 지표와 건강이 더 좋고 비만이 덜하며, 건강한 식사에 더 잘 반응한다고 나왔다.[39] 이런 연구들은 우리가 장내 미생물군을 조절함으로써 노화 관련 질환의 위험을 조절할 수도 있을 것이라는 개념을 뒷받침한다.

훨씬 더 흔히 쓰이는 것은 CT 영상을 통해 얻는 칼슘 점수calcium score다. 이 검사법은 심장동맥에 칼슘이 얼마나 쌓였는지를 평가하며, 이 칼슘 점수는 동맥 내 죽상경화판 축적과 관련이 있을 수도 있고 없을 수도 있다. 따라서 밸런타인데이 선물로 좋다며 널리 광고되는 이 검사 결과는 간접적인 척도일 뿐인데, 의사들은 위험 요인이 전혀 없는 이들에게까지 남용하고 있다. 내게 오는 환자 중 상당수는 이 점수가 100을 넘으며, 치명적인 심근경색 위험이 있다고 생각해 겁에 질려 있다. 나이별로 나타낸 이 점수와 심근경색 위험 사이에 어느 정도 상관관계가 있긴 하지만, 이 상관관계는 300점을 넘을 때만 잘 들어맞는다. 놀랍게도 나는 1~2년마다 받는 검사에서 점수가 0이거나 극도로 낮게 나오는 환자들도 상당히 많이 보았다. 이 검사가 아예 불필요한 이들이다. 이 검사는 대개 보험 적용이 되지 않으며, 대개는 150달러이지만 많으면 400달러에 달하기도 한다.[40] 칼슘 점수 검사가 도입된 지 거의 40년이 흐른 지금에야, 비로소 이 검사 결과가 환자에게 의미 있는지를 판단하는 무작위 임상 시험이 진행되고 있다.[41] 조영제를 써서 동맥을 드러내는 CT 심장 영상이 심장동맥의 염증을 검출하는 데 과연 나름의 역할을 할 수 있는지가 머지않아 드러날 것이다.

약물은 무엇을 막을 수 있는가

심장동맥 죽상경화증 위험을 예측하는 다유전자 위험 점수나 칼

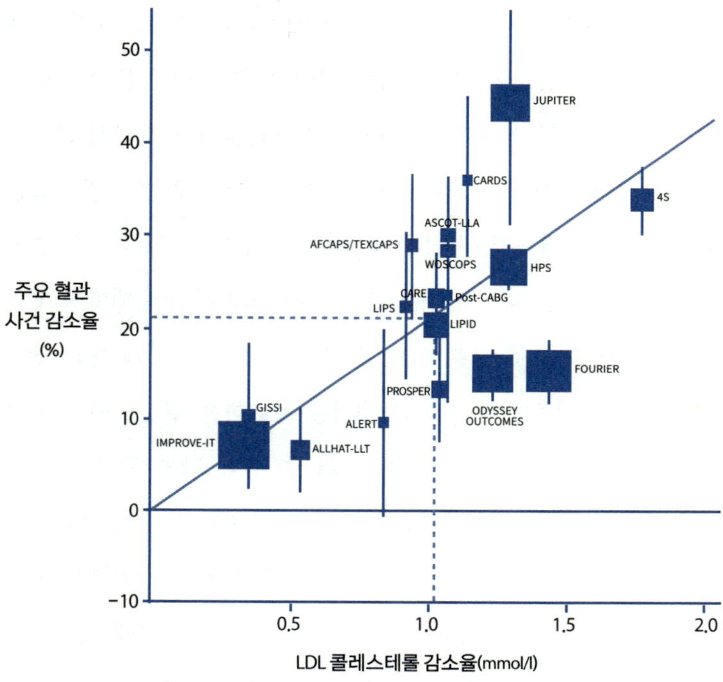

그림 5.4 다양한 무작위 임상 시험에서 LDL 콜레스테롤 저하와 주요 심혈관 사건 감소의 관계. 각 임상 시험은 약자°로 표기했다.

○ IMPROVE-IT (바이토린 심혈관 사건 감소 효과 연구), GISSI (이탈리아 심근경색 생존 연구), ALERT (신장이식 환자 지질저하 치료 연구), ALLHAT-LLT (항고혈압·지질저하 치료 심근경색 예방 연구), PROSPER (고위험 노인 프라바스타틴 연구), LIPS (플루바스타틴 중재 예방 연구), CARE (콜레스테롤과 재발 심혈관 사건 연구), WOSCOPS (스코틀랜드 서부 관상동맥 예방 연구), ASCOT-LLA (앵글로-스칸디나비아 심장 결과 연구), AFCAPS/TexCAPS (공군·텍사스 관상동맥 예방 연구), 4S (스칸디나비아 심바스타틴 생존 연구), HPS (심장 보호 연구), ODYSSEY OUTCOMES (알리로쿠맙 심혈관 결과 연구), FOURIER (PCSK9 억제제 심혈관 결과 연구), JUPITER (로수바스타틴 예방 효과 연구), CARDS (당뇨병 환자 아토르바스타틴 연구), Post-CABG (관상동맥 우회수술 후 지질 치료 연구), LIPID (허혈성 심질환 프라바스타틴 연구)

슘 점수가 나오기 한참 전에, LDL 콜레스테롤 수치는 중요한 생물 표지로서 타당성이 철저히 입증되었고, 모든 의학 분야에서 가장 폭넓게 연구된 검사법 중 하나다. 스타틴을 투여하면서 달라진 LDL 수치와 심장동맥 질환 사건 사이에 관련이 있는지 알아보는 대규모 임상 시험도 많이 이루어졌다.[42] 그림 5.4는 그 결과를 보여준다. 각 자료의 표시는 약어로 표시된 각 임상 시험에 해당한다.

최근 들어 극도로 낮은 LDL 수치, 즉 50mg/dl보다 한참 낮은 '바닥을 향한 질주'의 안전성과 혜택을 옹호하는 주장들이 쏟아져 나왔다.[43] 이 낮은 수치는 다양한 약물을 통해 가능해졌다. 더 강력한 종류의 스타틴과 에제티미브ezetimibe(제티아Zetia), 벰페도산bempedoic acid(넥슬로톨Nexlotol),[44] 전구단백질 전환효소 서브틸리신/켁신 9형proprotein convertase subtilisin/kexin type 9, PCSK9 억제제[주사제인 알리로쿠맙alirocumab(프랄루엔트Praluent), 에볼로쿠맙evolocumab(레파타Repatha), 인클리시란inclisiran(렉비오Leqvio)를 포함]을[45] 병용한 덕분이다. 특히 인클리시란은 짧은 간섭 이중 가닥 RNA 약물로서, 6개월마다 투여하면 된다. 다른 PCSK9 차단 주사제들은 단일클론 항체로서, 한 달에 한두 번씩 투여한다.

최적 목표 수준이 얼마인지는 불분명하지만, 심장동맥 죽상경화증임이 드러난 사람들의 경우 약이 충분히 듣는다면, LDL 수치를 50mg/dl 미만으로 유지하는 편이 바람직할 것이다. 일부 의사들은 축적된 데이터를 토대로 확대 추정해서 LDL 수치가 높지만 다른 면에서는 건강하며 위험 요인이 없는 사람들조차 이 값을 극

　　　　　　　　2부 만성질환은 피할 수 없는 운명인가

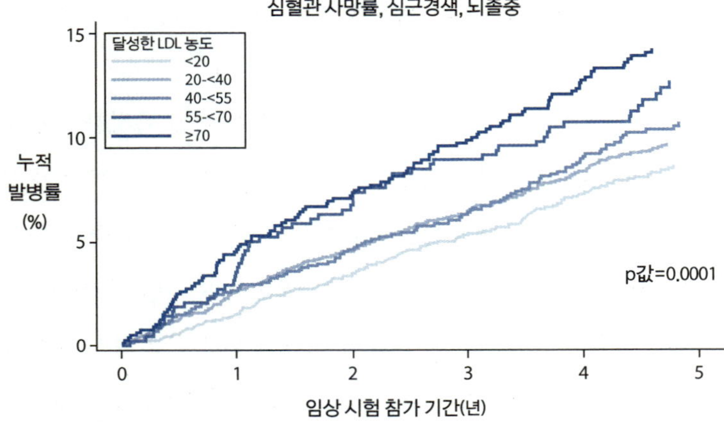

그림 5.5 달성한 LDL 콜레스테롤의 절대 농도와 심혈관 사망률, 심근경색(MI), 뇌졸중 감소

도로 낮게, 가능한 한 0에 가깝게 하는 편이 건강 수명을 늘린다고 본다. 그 말이 맞다는 확실한 증거는 아직 없다. 하지만 최근에는 LDL이나 다른 심혈관 위험 요인이 높은 사람들을 대상으로, 가능한 한 일찍부터 더 공격적으로 수치를 낮추는 방향으로 가고있다. 안정적인 심장동맥 질환 환자들을 대상으로 한 최근의 임상 시험 자료를 상세히 분석한 결과는 LDL 콜레스테롤 수치를 20mg/dl 미만으로 낮추면 심혈관 사망, 심근경색, 뇌졸중 위험을 줄이는 효과가 더 커진다는 것을 시사하며, 이는 이 공격적인 목표를 이차 예방으로 삼는 것이 타당하다는 견해를 뒷받침한다(그림 5.5).[46] 그러나 여기서 스타틴의 공격적인 투여가 2형 당뇨병 위험을 증가시킨다는 점도 상기시키고 싶다. 로수바스타틴 대 아토르바스타틴의 무작위 임상 시험과 모든 관련 임상 시험들을 개괄한 결과가 말

해준다.[47,48] 반면 스타틴의 혜택을 뒷받침하고, 그것이 85세 이상인 사람들에게서 위험을 낮춘다는 증거도 있다.[49]

다른 지질 검사들도 있다. 죽상경화증과 관련된 특정한 물질을 찾고 측정하는 실험실 검사들이다. 전형적인 지질 검사에는 중성지방과 HDL 콜레스테롤이 포함된다. 대사 증후군을 다루며 말했듯이(1장), 높은 공복 중성지방과 낮은 HDL은 인슐린 저항성이 있을 가능성을 나타내는 주된 지표다. 중성지방과 위험 증가 사이에는 직접적인 상관관계가 있다.[50] 극도로 높지 않은 한, 어느 정도 높은 수치는 체중을 줄이고 생활 습관+ 요인들에 주의를 기울이면 대개 반응한다. 심장 질환 위험이 높고, 생활 습관 변화에도 지표가 반응하지 않는 사람들에게는 아이코사펜트산eicosapentanoic acid이라는 어유 성분을 변형한 약물인 아이코사펜트에틸icosapent ethyl(바세파Vascepa) 치료가 유용할 수 있다.[51] 한 대규모 무작위 임상 시험에서는 이 치료가 심혈관 질환 사건을 예방하는 데 도움이 된다고 나왔지만, 어유의 다른 임상 시험에서는 악영향 감소 효과가 나타나지 않았기 때문에 이 결과는 논란이 있다.[52]

높은 중성지방을 줄이는 용도로 개발된 안티센스antisense 약물°인 올레자르센olezarsen은 매달 한 번 주사로 50퍼센트 감소 효과를 보인다고 나왔다.[53] 지금은 중성지방 수치를 확연히 낮추는 앤

° mRNA의 단백질 합성 과정을 방해하는 목적으로 투여하는 짧은 가닥 DNA나 RNA.

지오포이에틴 유사 3angiopoietin-like 3, ANPTL3 유전자와 아포단백질 C3apoprotein C3, APOC3 유전자를 겨냥한 RNA 간섭 약물도 개발되고 있다.[54,55] 가족성 고콜레스테롤혈증familial hypercholesterolemia 유전자를 쌍으로 지닌 사람은 젊은 나이에 죽상경화증이 발병할 위험이 극도로 높다. ANGPTL3를 겨냥한 단일클론 항체인 에비나쿠맙Evinacumab(에브키자Evkeeza)이 이 희귀 질환의 아동용 치료제로 승인받은 이유가 그 때문이다.

ANGPTL3를 표적으로 삼은 약물인 조다시란zodasiran과 APOC3를 표적으로 한 약물 플로자시란plozasiran은 3개월에 한 번 투여하는데, 다양한 지질에 폭넓게 유익한 효과를 미치며, 이런저런 지질들이 비정상인 이들에게 매우 유용하다고 드러날 가능성도 있다.

'좋은 콜레스테롤'이라고 불리곤 하는 HDL과 심혈관 건강 사이의 관계는 LDL 및 중성지방의 관계와 크게 다르다. HDL 콜레스테롤은 대개 죽상경화증의 원인이 아니라, 그 과정에 동반되는 지표에 가깝다고 여겨진다.[56] 그러나 역설적으로 HDL이 80mg/dl를 넘을 정도로 매우 높으면, 모든 원인 사망이나 심혈관 질환 사망 위험이 더 높아질 수 있다.[57] 결국 고농도의 HDL이 항상 '좋다'고 할 수는 없는 듯한데, 이는 다른 콜레스테롤의 청소라는 본래의 역할을 하지 못하는 기능 이상 HDL과 관련이 있을 때가 많다. 높은 중성지방 수치를 관리하기 위한 생활 습관의 변화는 HDL 농도를 낮추는 데도 효과가 있다(남성 <40mg/dl, 여성 <50mg/dl). LDL 콜레

스테롤을 낮추면 심혈관 위험이 개선된다는 증거가 아주 많은 반면, 중성지방이나 HDL 콜레스테롤 수치를 조절하려는 적극적인 노력은 그런 상관관계나 증거가 더 적게 나왔다. 그래도 의사가 지질 검사 결과가 좋다고 말한다면, 좋은 것이다.

오랫동안 치료제가 없었지만 위험이 명확한 성가신 지방단백질이 하나 더 있는데, 바로 리포단백질(a)lipoprotein(a), Lp(a)이다. 고농도가 되면 심장 질환의 위험 요인임에도 Lp(a) 검사를 받는 사람은 인구의 0.5퍼센트도 안 된다.[58] 최근에 한 알약이 Lp(a)를 65퍼센트 낮춘다고 나왔지만,[59] 이 결과는 사람을 대상으로 한 초기 임상 시험에서 나온 것이며, 가능성이 높긴 하지만 심장동맥 죽상경화증 위험도 낮출지는 확실하지 않다. 또 현재 Lp(a)를 표적으로 한 작은 분자 약물과 생물학적 제제biologics(짧은 간섭 RNA)를 개발하려는 노력이 이루어지고 있다.[60,61] 이런 약물 중 하나가 나중에 Lp(a)를 낮춘다면, Lp(a) 검사 항목이 통상적인 지질 검사에 포함된다고 해도 놀랄 필요가 없을 것이다.[62]

지금은 검사가 이루어지지 않지만 앞으로 포함될 수도 있는 지질 표지들은 많다. 검사에 포함해야 하는 것 중 하나는 아포지방단백질 BApolipoprotein B, ApoB다. ApoB는 대개 LDL 콜레스테롤과 상관관계가 있지만, 많은 인상적인 연구들은 그것이 위험의 더 정확한 예측 지표임을 시사한다. LDL 콜레스테롤 수치가 정상인 사람 중 약 20퍼센트는 ApoB 수치가 높을 것이며, 이는 심혈관 질환 위험이 높음을 나타낸다.[63] 이 점은 납득이 간다. 더 직접적인 척도이기 때문이다. 우리 혈액에서 콜레스테롤을 운반하는 것은 ApoB 다. 이 단백질은 LDL 입자를 감싸지만, 중밀도 지질단백질intermediate-density lipoprotein, IDL, 초저밀도 지질단백질very low-density lipoprotein, VLDL, Lp(a)도 감싼다. 어떤 이들은 ApoB 수치는 높은 반면 LDL 콜레스테롤 수치는 정상이며, 심혈관 위험이 높다.[64] 대사 증후군, 높은 중성지방 수치, 높은 다유전자 위험 점수를 지닌 사람들처럼 위험이 높은 이들에게 이것이 중요한 검사인 이유가 바로 그 때문이다. 이 항목도 보험 적용이 되는 표준 지질 검사에 포함되어야 마땅하지만,[65] 대개는 제외된다. 자신의 LDL 콜레스테롤과 ApoB 수치에 차이가 있는지 알아보고, 위험 수준을 추적 관찰하면서 스타틴 처방 약의 용량이나 강도를 증가시킬 필요가 있는지 판단하는 데 도움을 받기 위해 통상적인 지질 검사 때 적어도 한 번, 또는 이따금 포함시킬 가치가 있다.

이런 강력한 증거를 무시하면서 제외시키는 관행은 언젠가는 바로잡힐 것이고, ApoB는 표준검사의 일부가 될 것이다. 그때까지는 총콜레스테롤에서 HDL 콜레스테롤을 뺌으로써 비HDL 콜레스테롤을 계산하는 방법이 ApoB의 대리 지표로 쓰일 것이다. 직접 ApoB를 측정하는 것만큼 좋지는 않지만, 대개 통상적인 지질 검사에서 유도할 수 있고, 상관관계가 꽤 높다.

좋은 소식은 비정상 지질을 겨냥한 신약들이 쏟아지고 있다는 것이다. 대부분 생물학적 제제인 짧은 간섭 RNA로서 유전자를 직접 표적으로 삼는, 예전에는 불가능한 일을 하고 있다. 덕분에 고위험 환자들의 선별검사와 치료 양쪽으로 완전히 새로운 대안들이 펼쳐지고 있다. 또 스타틴이 안 받는 사람들에게 벰페도산과 여러 PCSK9 차단제 등 좋은 대안도 나와 있다.[66]

비정상 지질의 관리가 죽상경화증을 예방하는 주된 방식이긴 하지만, 고혈압과 당뇨까지 있다면 그것들을 치밀하게 관리하는 일도 마찬가지로 중요하다. 이런 위험 요인들은 서로 연결되어 있으며, 몸의 모든 기관으로 혈액을 공급하는 것은 우리의 심혈관 건강에 의존한다. 심장과 혈관을 통해 모든 기관계와 직접 연결되는 차원을 넘어서, 각 기관에 영향을 미치는 위험 요인들도 서로 상당히 겹친다.

염증이 죽상경화증의 밑바탕에 놓인 주요 범인이고, 고감도 C-반응성 단백질hs-CRP이 전신 염증의 혈액 생물 표지라는 증거가 많아지면서, 임상 시험을 할 무대가 마련되었다. 강력한 항염증 약물이 심장 질환을 억누를 수 있다는 가설을 검증하는 임상 시험이었다. 이 가설을 검증하기 위해 2017년에 발표된 연구가 카나키누맙 항염 혈전증 효과 연구Canakinumab Anti-inflammatory Thrombosis Outcome Study, CANTOS다.[67] 이 연구에는 과거에 심근경색을 겪었고 염증 지표인 hs-CRP 수치가 높은 사람들 1만여 명이 참가했다. 연구진은 이들을 인터루킨-1β를 표적으로 하는 단일클론 항체인 카나키누맙kanakinumab의 세 가지 용량군 혹은 속임약군에 무작위로 배정하고, 3개월마다 한 차례씩 주사하면서 거의 4년 동안 추적 관찰했다. 이 약물은 고용량일 때 hs-CRP를 40퍼센트 줄이면서도 지질 수치에 전혀 영향을 미치지 않았으며, 치료군의 심근경색, 뇌졸중, 심혈관 사망률이 상당히 감소했다. 그러나 대조군(0.18%)에 비해 작지만(치료군 1만 명당 약 12명) 이 약물 때문에 치명적인 감염이나 패혈증에 걸린 사례도 유의미하게 증가했으며(0.3%), 이는 면역 억제 효과를 반영한다. 이 임상 시험의 결과 중 주목할 것이 하나 더 있다. 치명적인 암과 폐암의 발병률도 상당히 줄었다는 것이다.[68] 따라서 우리는 강력한 항염증약이 심장 질환 사건과 암을 억제하는 한편으로 치명적인 감염 위험을 절대적으로 약간 높인다고 결론지을 수 있다. 이 약물을 만든 제약사 노바티스는 심혈관 사건 감소 효과는 더 살펴보지 않기로 결정했다.

몇 년 뒤 콜히친colchicine을 써서 이 문제를 살펴본 임상 시험 결과가 나왔다.[69] 단일클론 항체와 정반대로, 3000여 년 전에 발견되고 1800년대에 분리된 이 강력한 항염증약은 저렴하며 입으로 복용할 수 있는 형태다. 주된 부작용은 위장 증상이며, 특히 4명 중 1명은 설사를 일으킨다. 심근경색을 일으킨 지 30일 이내의 환자 거의 5000명을 2년 동안 추적 관찰한 무작위 임상 시험은 콜히친이 속임약에 비해 심혈관 사건을 상당히 줄인다는 것을 보여주었다.[70] 100명 중에 약 2명이 절대적인 혜택을 보았다. CANTOS 임상 시험과 마찬가지로 감염 문제도 있었다. 즉 콜히친 치료군에서 폐렴 발병률이 더 높았다.

또 다른 콜히친 대규모 무작위 임상 시험에서는 만성 심장동맥 질환자 5000여 명을 추적 관찰했는데, 심혈관 사건의 발생률이

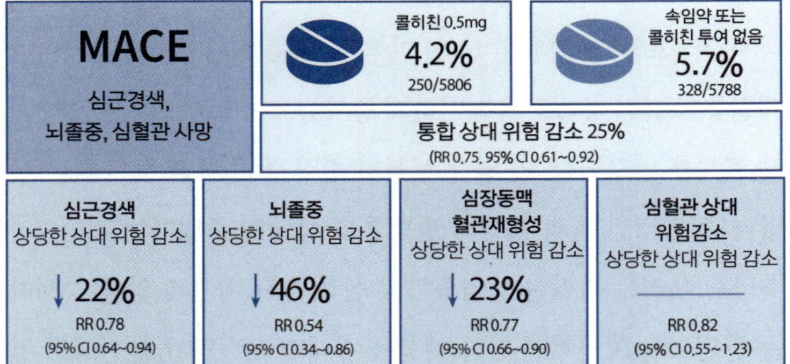

그림 5.6 콜히친의 심장동맥 질환 무작위 임상 시험 5건 종합 요약

30퍼센트 줄었다. 즉 100명당 약 3명이 혜택을 보았다. 그러나 심혈관 질환 이외의 사망률은 더 높았다. 1000명당 약 2명이 늘었다. 전체적으로 보면, 이 세 임상 시험이 보여준 일관된 결과들은 항염증약이 심근경색, 뇌졸중, 심혈관 사망을 줄일 수 있음을 강력하게 뒷받침한다. 2023년 6월 FDA는 로도코Lodoco라는 제품명의 콜히친(0.5mg) 약물을 최초의 심혈관 염증 치료제로 승인했다. 제약사는 의사들이 처방할 수 있는 기존의 콜히친 성분 일반 의약품(0.6mg)보다 적어도 10배 더 비싸게 내놓았다. 그러나 양쪽 다 통상적인 진료에 잘 쓰이고 있지 않다. 5건의 무작위 임상 시험을 메타 분석한 결과가 이 약의 효과를 강력하게 시사하고 있음에도 그렇다. 이 결과는 그림 5.6에 나와 있다.[71] 임상 시험 자료들을 종합하면, 감염이나 폐렴 위험은 유의미한 수준으로 증가하지 않았다.

2024년 뇌졸중을 겪은 환자들을 대상으로 한 무작위 임상 시험도 콜히친이 이런 혜택을 준다는 것을 확인했다.[72,73]

심장동맥 염증을 살피는 또 다른 방법도 있음이 드러났다. 심장혈관 CT 조영술은 세 심장동맥 각각을 둘러싸고 있는 지방의 염증 수준을 검출할 수 있다. 이 검사가 4만여 명에게 이루어지고 그중 일부를 거의 8년까지 추적 관찰했을 무렵에, 80퍼센트 이상은 폐쇄성 심장혈관 질환에 걸리지 않았다.[74] 즉 죽상경화로 혈관이 상당히 좁아지는 일을 겪지 않았다. 그러나 이들에게서 한 가지 주된 부정적 결과가 나타날 위험이 뚜렷이 증가하는 양상도 보였다. 주요 심혈관 사건major adverse cardiovascular event, MICE의 60퍼센트 이상은 이 위험 때문이었다. 장기간 추적 관찰한 이 집단은 동맥 염증

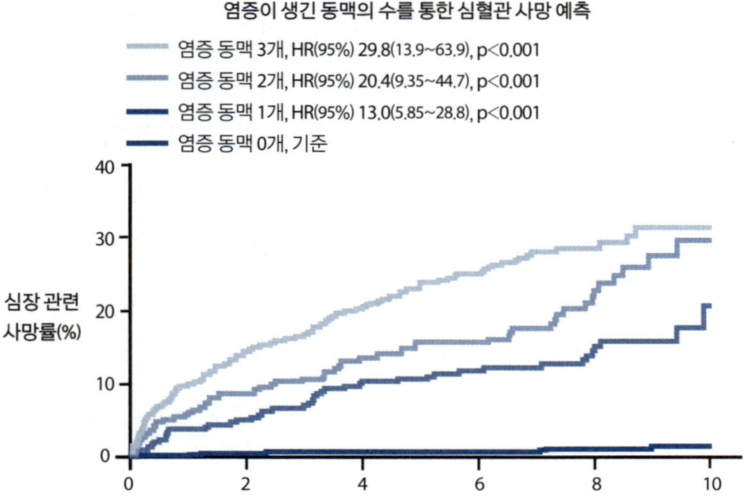

그림 5.7 동맥 염증(CT 영상을 통한)과 심장 관련 사망의 관계

과 그런 중대한 나쁜 사건 사이에 뚜렷한 관계가 있음을 보여주었다. 예를 들어, 추적 관찰 기간에 걸쳐서 염증이 없는 이들에 비해, 세 동맥 모두에 염증이 있는 사람은 심혈관 사망 위험이 30배 높았고, 한 곳에만 염증이 있는 사람은 13배 높았다(그림 5.7). 이런 발견은 기존의 임상적 위험 요인 판단과 별개인 동시에 그 판단에 추가할 수 있다.

또 심장동맥 내부를 촬영함으로써 더 직접적으로 취약한 고위험 판(혈관을 상당히 좁히거나 혈류를 제약하지 않는 형태로)을 판별할 수도 있다. 이런 취약한 판을 지닌 환자 1600명을 대상으로 개입(풍선 혈관성형술이나 스텐트 삽입)을 약물 치료와 비교한 무작위 임상 시험에서는 2년에 걸쳐서 주요 심혈관 사건이 상당히 감소한다는 결과가 나왔다.[75] 이런 결과들은 스텐트 삽입술을 혈류가 상당히 제한되고 동맥이 좁아질 때, 흔히 말하듯이 혈관이 '막힐' 때만 써야 한다는 기존 주류 견해에 도전한다.

이 모든 임상 시험 자료를 종합함으로써, 우리는 전신 염증 또는 심장동맥 염증이 주요 심혈관 사건의 위험 요인이며, 항염증약이 결과를 개선할 수 있음을 인정할 수 있다. 그러나 심혈관학계는 우리가 염증을 검출하고 조치를 취할 수 있는 능력을 갖추었음을 인정하면서도, 실제 진료 관행을 바꾸는 데까지는 나아가지 못했다. 아마 더 나은 항염증약이 나와야 비로소 받아들여질 것이다.

 2부 만성질환은 피할 수 없는 운명인가

예측 의학의 시대

죽상경화증은 진행되는 데 오랜 시간이 걸리기에 누가 심장동맥
질환에 걸릴 위험이 높은지 파악하고, 면밀히 추적 관찰하고, 조기
에 개입해서 방금 살펴본 염증을 비롯한 위험 요인을 개선할 기회
가 있다(그림 5.8). 개인별 위험 평가는 이제 당뇨병, 비만, 흡연, 운
동 부족, 높은 LDL 콜레스테롤 수치 같은 전통적인 임상 위험 요
인 이외의 다른 것들까지 포함시켜야 한다.

이런 심장 염증 연구들로부터 얻은 깨달음은 개인의 심장 질
환 위험을 예측할 또 다른 방안을 제공하는 데 기여한다. 잘 확립
된 임상 위험 요인들 말고도 고위험인 사람들을 판별하는 데 도움

심장동맥 질환 예방

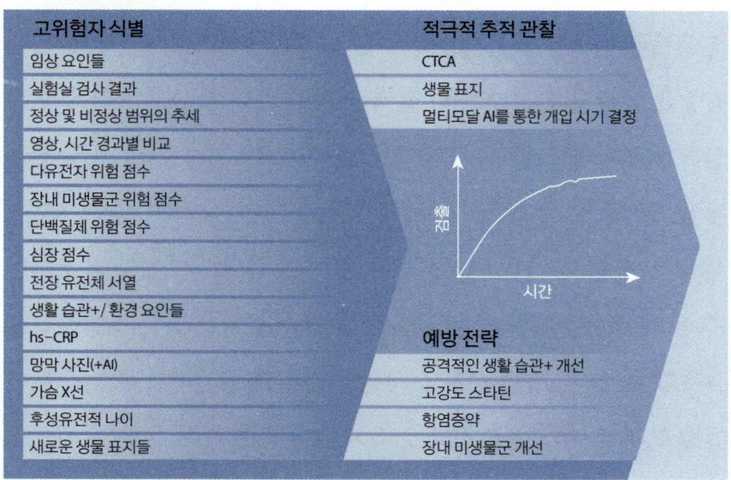

그림 5.8 심장동맥 질환 예방. 고위험자를 식별하고, 적극적으로 추적 관찰하며, 죽상경
화증과 염증의 진행을 차단하기 위해 공격적인 조치를 취하기 위한 멀티모달 AI 접근법

을 줄 수 있는 다른 검사 결과들이 많이 있다. 다유전자, 장내 미생물군, 단백질체의 위험 점수들이 그렇다. 또 심장 노화 시계, CHIP, hs-CRP 같은 염증 생물 표지, 망막 사진의 AI 해석, 가능하다면 가슴 X선 영상도 그렇다. 망막과 가슴 X선은 '기회성 의료 영상opportunistic medical imaging'이라고 불려왔다.[76] 심장 질환 위험 여부를 판단하는 것이 그 검사를 의뢰하는 주된 이유가 아니기 때문이다. 그러나 망막이나 가슴 X선 영상을 토대로 AI의 도움을 받아서 이제는 심장동맥 칼슘 점수를 정확히 계산할 수 있다.[77,78] 망막 사진은 심근경색과 뇌졸중 위험을 예측하는 데도 쓸 수 있다. 전신 노화가 가속되었음을 시사하는 후성유전 나이(DNA 메틸화) 시계는 부정적인 심혈관 사건 위험 증가와 상관관계가 있다.[79,80]

이런 평가로부터 누군가가 고위험군이라고 판단되면, 전반적인 생활 습관+ 요인들을 개선할 수 있고, CT 영상으로 심장동맥 질환 염증을 살피고 전신 염증의 혈액 표지를 찾는 것부터 시작해서 치밀하게 추적 관찰할 수 있다. 혈압을 120mmHg 미만으로 낮추는 것을 표적으로 한 더 공격적인 관리는 대규모 무작위 임상 시험에서 주요 혈관 사건을 예방한다는 것이 드러났다.[81] 고강도 스타틴과 이 약이 반응하지 않는다면 쓸 수 있는 콜히친 같은 항염증약도 유용할 수 있다. 생활 습관을 개선하기 위해 공격적으로 노력해도, 염증 표지 수치가 높은 상태로 유지된다면 특히 더 그렇다. 앞으로 더 나은 항염증약이나 장내 미생물군 조절 방식이 틀림없이 나올 것이다. 심장 질환을 예측하려는 노력은 염증이 주된 원인임을 보

    2부 만성질환은 피할 수 없는 운명인가

여주었고, 죽상경화증이 드러나기까지 걸리는 오랜 과정에서 그 것을 억누를 기회도 있음을 밝혀냈다. 아직까지는 그렇게 못 하고 있지만, 그 기회를 잘 활용하는 것이 바로 주요 노화 관련 질환을 예방하거나 늦추는 경로다.

심방세동, 전기적 노화의 신호

노화와 관련이 있으면서, 흔하고, 더 유전성이 강하고, 일반적으로 생각하는 것보다 더 예방 가능성이 높은 심장 질환이 또 있다. 전 세계에서 6000만 명 이상,[82] 미국에서 500만 명 이상이 앓고 있 는 심방세동이다.[83] 심장 리듬이 비정상이라는 뜻인데,[84] 색전 뇌 졸중embolic stroke의 주된 원인으로 위험을 5배 증가시킨다. 노화는 심방세동의 가장 중요한 위험 요인이다. 환자의 비율이 30대에는 0.2퍼센트지만, 70대에는 4퍼센트로 급증한다. 이 심장 리듬 비정 상의 생애 위험은 45세 이상인 성인이라면 거의 25퍼센트에 달한 다. 심방세동은 뇌졸중뿐 아니라 심부전 및 사망 위험도 증가시킨 다. 심방세동 진단을 받을 당시에 50세 이하인 사람이라면 수명이 평균 9년, 70세인 사람이라면 5.4년 줄어들 것으로 예상된다.[85]

이 질환의 위험 요인 중 상당수는 죽상경화증의 위험 요인과 겹 친다. 나이, 비만, 고혈압, 당뇨병, 흡연, 운동 부족, 대기오염[86] 등이 그렇다. 그러나 수면 무호흡증이나 수면 장애, 갑상샘 질환, 신장 질환, 만성 폐쇄 폐병,[87] 정신건강 질환, 가당 음료 다량 섭취,[88] 나이 든 남성의 높은 테스토스테론 수치,[89] 큰 키, 젊은 엘리트 운동선수,[90] 극한 지구력 운동,[91] 잇몸 질환[92] 등 심방세동과 더 관련이 깊은 위험 요인도 있다. 카페인 섭취가 심방세동 위험과 관련이 있다는 것은 널리 퍼진 오해다.[93] 이는 사실이 아니다. 오히려 지금까지 나온 모든 연구 결과에 비추어 볼 때, 위험 감소와 관련이 있다. 놀랄 일도 아니겠지만, 한 중요한 무작위 임상 시험에서는 과체중과 비만한 사람들이 살을 빼면 이 심장 문제의 재발과 증상이 완화된다고 나왔다.[94]

심장동맥 질환처럼 심방세동도 대체로 무증상이며, 진단을 받지 않은 이들도 10~20퍼센트에 달한다.[95] 그러나 일부 스마트폰이나 손가락 끝 센서에 탑재되어 심장 리듬이 비정상이라고 느끼는 순간에 심전도를 기록하는 AI 알고리즘 덕분에 검출이 확실히 쉬워졌다.[96]

우리는 나이나 키나 유전자는 바꿀 수 없다. 그러나 다유전자 위험 점수로 유전적 위험은 파악할 수 있다. 심방세동 위험과 연관된 유전자좌는 지금까지 100곳 넘게 발견되었다.[97] 매스제너럴브리검 연구에서는 조사한 환자 중 8퍼센트 이상이 이 다유전자 위험 점수가 높았으며, 백인, 흑인, 아시아인 혈통에 상관없이 위험이 2배 높다고 나왔다.[98] 성인 2만 5000명을 대상으로 한 대규모 연구에서도 다유전자 위험 점수가 높은 상위 3퍼센트는 혈통에 상관없이 교차비가 2배로 높았다.[99] 다유전자 위험 점수는 심방세동과 관련된 뇌졸중 위험을 예측하는 데도 도움을 줄 수 있다.[100] 잇몸 질환이 더 높은 위험을 반영하듯, hs-CRP, 인터루킨-6, 종양 괴사 인자 같은 혈액의 염증 표지들도 위험 증가와 관련이 있고,[101] 뇌 나트륨이뇨 펩타이드brain natriuretic peptide도 그렇다. 앞서 살펴본 심장 단백질체 노화 시계도 예측에 쓸 수 있다. 놀랄 일도 아니겠지만, 항염증 효과 및 뚜렷한 체중 감소 효과를 일으키는 GLP-1 약물은 다양한 무작위 임상 시험에서 심방세동을 상당히 감소시킨다는 것이 드러났다.[102] 그리고 마지막으로 DNA 메틸화라는 후성 유전적 표지는 심방세동 위험이 증가한 사람들을 파악하는 데 도움을 줄 수 있다. 안타까운 사실은 이런 체학 검사 중 어느 것도 아직 통상적인 진료 행위에 쓰이지 않는다는 것이다.

이런 유형의 심장 부정맥을 한 번도 겪은 적이 없는 사람들이 받는 12-유도 심전도 검사 자료에 AI를 적용하면 심방세동과 뇌졸중 위험 정도를 정확히 평가하는 데 도움을 받을 수 있다.[103] 한편 뇌졸중 위험이 높은 심방세동 환자에게는 혈액 희석제가 매우 효과적이라는 것도 드러났다.[104]

심근경색, 뇌졸중, 사망 위험을 심각하게 높이는 이 두 가지 주요 노화 관련 심혈관 질환에 공통적인 특징이 하나 있다. 바로 무증상일 때가 많다는 것이다. 인구 중 상당 비율이 이 질환을 키우고 있거나 고위험 상태에서 살아간다는 뜻이다. 유전자와 염증 표지를 써서 우리는 누가 그런 상태인지 검출하고 발병을 막는 예방 조치를 취하는 일을 훨씬 더 잘할 수 있다. 요약하자면, 지금 우리는 가장 중요한 노화 관련 심혈관 질환을 억제할, 즉 건강 수명을 연장할 방법을 알고 있지만 실천하고 있지 않다.

이제 암으로 넘어가자. 유사한 사례들을 많이 접할 것이다.

6

면역과 암

암을 미리 알아차릴 수 있을까

우리의 암 접근법은 1960년대에 머물러 있다. 2050년이면 암으로 사망하는 사람의 수는 거의 2배로 늘 것이라고 예상된다.[1] 그러나 우리는 암이 우리를 죽이지 못하게 막을 수 있는 생물학적 메커니즘의 이해와 활용 양쪽으로 지난 반세기에 걸쳐 이루어진 놀라운 혁신들을 아직 통합하지 못하고 있다. 담배 금지 같은 포괄적인 예방 전략의 실행도 그에 못지않게 중요하다. 우리는 개인 수준에서 위험을 정의하고, 일찍 그리고 더 정확히 진단을 내리고, 훨씬 더 안전하고 효과적으로 환자를 치료할 수 있다. 우리 중 거의 절반은 종류가 어떤 것이든 간에 암에 걸릴 것이므로,[2] 이 문제에 손을 놓고 있으면 건강 수명을 대폭 연장할 수 없다.

1971년 미국 대통령이 선전포고를 한 이래로 우리는 아주 오랫동안 암과 '전쟁'을 해왔지만,[3] 너무나 많은 이들이 그 전투에서 패배를 거듭했다. 전쟁이라는 비유는 이쯤 하자. 우리는 야만적인 군사 작전을 벌이는 것이 아니다. 건강 수명을 연장하려면 생활 습관, 체학, AI, 세포, 약물/백신의 다섯 가지 차원을 토대로 우리가 가진 암 지식을 영리하게 활용할 필요가 있다. 현재 우리는 의료 관행을 변혁할 수 있을 만큼 암에 관해 아주 많은 것을 알며, 그 지식의 상당수는 사용할 준비가 되어 있다.

먼저 전반적으로 우리의 암 생물학 이해 수준이 어느 정도인지 살펴보자. 암은 어떻게 시작될까? 주된 이론은 세 가지이며, 서로 배타적이지 않다.[4] 체세포 돌연변이 이론somatic mutation theory의 기본 개념은 유전자('종양유전자')가 돌연변이를 획득해서 활성을 띠거나 종양을 억제하는 능력을 잃게 된다는 것이다. 사람이 나이를 먹을수록, 점점 더 많은 세포가 유전체의 불안정, 줄기세포의 고갈, 미토콘드리아의 기능 이상, 잘못된 단백질과 노화 세포의 제거 기능 이상 때문에 죽어간다. 흥미롭게도, 이 과정들은 암의 징표들이기도 하다.[5] 세포가 분열할 때마다 우리 유전체를 이루는 30억 개의 문자 중에 수천 개에 복제 오류가 일어나곤 한다. 나이를 먹을수록 해마다 세포당 15~50개의 속도로 돌연변이가 축적된다.[6] 그 중 대부분은 암을 일으키지 않지만, 과학자들은 DNA 서열에 돌연변이가 일어날 때 암을 일으킬 가능성이 더 높은 유전자를 500가지 이상 발견했다. 이들을 암 유발 유전자driver gene라고 한다. 돌연변이가 일어날 때 세포 증식을 일으켜서 암세포 클론들을 늘림으로써 암을 촉발하기 때문이다.

이런 세포 기반 기원 이론과 달리 조직 기반 이론도 있다. 발암물질에 노출되거나 조직이 파괴되거나 비정상적인 면역반응이 일어남으로써 국부적으로 암이 생긴다는 것이다. 세 번째 이론은 한마디로 '불운' 때문이라고 본다. 줄기세포 복제 과정에서 무작위 오류가 일어나는 탓이라는 것이다. 암의 빈도와 다양성을 생각할 때, 이 모든 메커니즘이 이런저런 식으로 암을 일으킨다고 해도 딱히 놀랍지 않을 것이다.

공간생물학spatial biology이라는 분야는 암 진화 방식에 관한 우리의 이해에 혁신을 가져왔다(그림 6.1).[7] 암 조직의 세포 수십만 개까지는 아니라고 해도 수십만 개의 서열(DNA, RNA, 단백질, 대사산물, 메틸화 양상을 포함한)을 시간별로 분석함으로써, 우리는 종양이 시간적·공간적으로 어떻게 증식하는지 정확히 밝혀내고 있다. 이런 대규모 데이터 집합의 분석에는 AI 도구와 새로운 알고리즘이 필요하다. 이렇게 절묘하게 시공간적으로 파악해서 3D로 나타낼 수 있다면, 암세포의 클론과 그 하위 집단을 지도로 나타낼 수 있다. 또 세포 표면에 발현되는 신생항원neoantigen이라는 새로운 단백질도 보여준다. 우리는 종양 미시환경이 대단히 중요하다는 것도 배웠다. 단백질 등의 분자들로 구성된 대규모 연결망인 세포바깥바

탕질, 면역세포, 혈관으로 이루어지는 종양 주위의 비발암성 생태계를 말한다. 공간생물학 3D 지도는 종양 미시환경과 다른 장기로의 전이 양상을 보여준다.

종양 생검을 할 때, 우리는 으레 암 조직이 이질적이라고 말하고 넘어가곤 했다. 즉 균질하지 않다는 것이다. 그러나 이제 공간생물학은 훨씬 더 깊이 분석해서 조직의 진화적 배경을 드러낸다.[8] 일종의 세포 타임머신이다. 세포에 바코드를 붙여서 운명을 추적하고,[9] 미토콘드리아 DNA 서열을 분석하고, 몸의 부위별로 시간에 따른 종양 클론별 상대적인 비율을 살펴보고, 혈액줄기세포의 클론 증식(조혈) 같은 비악성 과정과 구분할 수 있다. 오래전부터 알

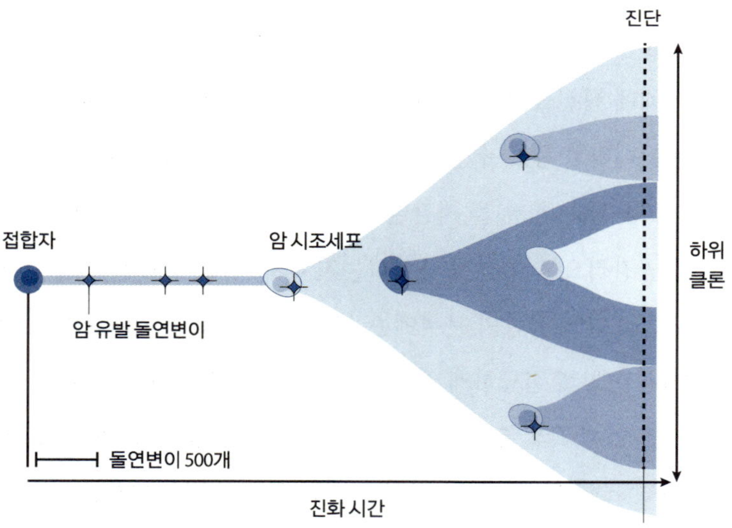

그림 6.1 암의 진화. 시간이 흐르면서 세포에 축적되는 돌연변이는 암 유발 돌연변이를 지닌 암 시조세포로 이어지고, 진단이 이루어지기 전에 종양의 다양한 클론들도 생성된다.

    2부 만성질환은 피할 수 없는 운명인가

려진 바에 따르면 암 중 약 25퍼센트는 종양이 기원한 자리에서 먼저 만성 염증이 나타난다. 그러나 최근에 우리는 장 T세포의 한 종류가 스스로 암을 촉발할 수 있다는 것을 알았다.[10] 특히 건강한 성인의 췌장 공간 지도를 작성해 보니, 췌장 상피내 종양pancreatic intraepithelial neoplasia, PanIN이라는 작은 암 전구체 병변 수백 개가 있으며, 거의 대다수가 KRAS(췌장암의 주된 유발 유전자) 핫스팟hot spot°에 돌연변이가 있음이 드러났다.[11] PanIN이 아주 많다는 점을 생각하면, 암이 더 많이 생기지 않는다는 사실이 놀랍다. 한마디로 우리 몸은 강한 방어 수단을 갖추고 있다.

첨단 기술을 이용한 지도 작성뿐 아니라, 환자들을 치료하는 쪽으로도 발전이 이루어져 왔다. 51세에 유방암에 걸린 한 여성은 13세 때부터 암의 전구체 클론을 지니고 있었다.[12] 53세에 암 진단을 받은 또 다른 여성은 17세에 발암성 클론을 지니고 있었다. 이렇게 암 유발 돌연변이가 출현한 후 암 시조 세포로 이어지기까지 10년 넘게 걸린다는 것이 드러났고, 진단을 받기까지도 시간이 상당히 걸린다. 즉 암이 생기기까지는 오랜 시간이 걸리며, 우리는 전암 상태일 때, 그리고 확실히 기원 부위에서 다른 신체 부위들로 전파되기 전에 그 출현을 검출할 수 있다.[13]

이는 몹시 강력한 깨달음이다. 이 깨달음은 모든 주요 노화 관련 질환들에 맞서 우리가 쓸 수 있는 도구 상자를 여는 열쇠로서, 자

° 돌연변이가 유달리 많이 일어나는 지점.

연사를 바꿀 기회를 제공한다. 즉 우리는 이런 질병이 완전히 모습을 드러내기 전에 이를 예방할 수 있다.

한 신체 부위에서 다른 부위로 퍼지는 전이가 일어나지 않는 한, 암으로 죽는 일은 드물다.[14] 암으로 사망하는 이 중 90퍼센트 이상은 전이 때문이며, 전이는 여러 다양한 죽음의 근접 원인이다.[15] 종양이 몸에 심한 부담을 주어서만이 아니라, 장기 기능 상실을 초래할 때가 많아서다. 전이 촉발 세포는 면역계 회피, 후성유전, 대사 적응을 비롯한 다양한 방식으로 혈관이나 림프관을 통해 이동하여 침입할 수 있는 공격적인 특징을 획득한다.[16] 혈액을 통해 돌아다니는 종양 세포나 무세포 종양 DNA를 채취하면 이 세포의 이주를 추적할 수 있으며, 우리가 자고 있는 동안 이주가 매우 공격적으로 이루어질 수 있다는 것이 밝혀졌다.[17] 유방암 환자들에게서 새벽 4시와 오전 10시에 시료를 채취해 검사하니, 혈액 속의 종양 세포 중 78퍼센트가 자는 동안 발견되었다. 전이를 줄이겠다고 잠을 안 자는 것은 결코 실용적인 전략이 아니지만, 이 연구는 공격적인 암이 우리 면역계를 어떤 식으로 이용하는지 보여준다.

암세포가 얼마나 기회주의적으로 행동하는지 알면 놀랄 것이다. 혈액을 타고 순환하는 암세포 1만 개 중 겨우 2개만 전이를 일으킬 수 있다.[18] 안타깝게도 일부 장기에서는 건강한 세포의 표면에 암세포 파종을 촉진하는 단백질이 발현된다. 우리는 암이 뉴런과 신경 회로를 어떤 식으로 강탈할 수 있으며, 딱한 신경계가 어떻게 암의 시작과 진행을 막으려고 애쓰는지를 최근에야 이해했다.[19] 2019년에는 한 유형의 뇌종양과 뉴런 사이에 직접 시냅스가 형성된 것이 발견되었다. 연구진은 이를 한 문장으로 요약했다. "신경아교종은 전기적으로 활성을 띤다."[20] 전이성 뇌암을 다룬 별도 논문에서도 드러난 이 발견은 여러 면에서 암 신경과학이라는 비교적 새로운 분야에 확고한 토대를 제공했다.[21] 그 뒤에 다양한 신경전달물질과 신경 성장인자가 뇌에서만이 아니라 척수와 말초 신경계에서도 막관membrane tube이라는 미세 통로 형성에 관여하는 듯하다는 사실이 밝혀졌다.[22] P53 등 특정한 암 유발 유전자 돌연변이는 심지어 신경세포를 재프로그밍해서 에피네프린과 노르에피네프린을 분비하게 할 수 있으며, 이런 호르몬들은 종양 성장을 자극할 수 있다.[23] 교감신경의 재프로그래밍은 T세포 탈진을 촉발하고 암의 면역요법을 방해한다고 드러났다.[24] 암세포-뉴런 연결의 역할에 관한 이 새로운 깨달음은 뇌뿐 아니라 유방, 췌장, 전립선 등 다양한 기관의 암에 원래 다른 용도로 쓰이던 프로프라놀롤, 클로니딘, 보톡스 등 다양한 약물을 처방하면서 살펴보는 임상 시험으로 이어졌다.[25]

레베카 만쿠시Rebecca Mancusi와 미셸 몬지Michelle Monje는 신경과학과 암을 전반적으로 검토한 문헌에서 이 기회를 탁월하게 요약했다. "비록 신경계-암 상호작용을 겨냥한 약물이 그 자체로는 종양을 박멸하는 데 부족할지 몰라도, 고악성 신경아교종과 췌장암 같은 현재의 난치성 암을 효과적으로 치료할 방법에 필요한 구성 요소일 수도 있다."[26]

암세포의 강탈은 뉴런에 국한되지 않는다. 암이 혈관을 강탈해서 자신에게 혈액이 공급되도록 자기 주변에 혈관을 만드는 능력을 지닌다는 점에 착안한 연구자들은 수십 년 전부터 혈관신생 억제제antiangiogenesis agent라는, 새로운 혈관이 생성되지 못하게 막는 약물을 개발하려고 애써왔다. 그 결과 베바시주맙bevacizumab(아바스틴Avastin)이라는 항체와 혈관 내피 성장인자vascular endothelial growth factor가 특정한 유형의 암에 쓰이도록 승인을 받았지만, 그다지 성공하지 못했다. 또 암이 우리 면역계를 회피하는 능력이 있다는 것은 오래전부터 알려져 있었지만, 단일 세포를 관찰하니 암이 벌이는 강탈 행동의 또 다른 차원이 드러났다. 암은 T세포로부터 세포의 발전소인 미토콘드리아를 훔친다.[27] 미토콘드리아의 에너지 제공 능력을 자신을 위해 쓰는 동시에, 주로 T세포를 통해 조율되는 면역반응을 해체함으로써 이중으로 타격을 가한다. 영화 <캐치 미 이프 유 캔Catch Me If You Can>에서 나올 법한 장면처럼, 치료할 때 암세포는 암 유발 유전자를 켜서 세포 정체성을 바꿀 수도 있다.[28] 폐암과 전립선암종에서 관찰된 바 있다.

암과 장내 미생물군의 상호작용은 우리 면역반응에 핵심적인 역할을 한다.[29,30] 예를 들어, 진행된 난치성 고형암 환자 중 일부는 대변 미생물군을 이식받자 면역 치료의 효과가 개선되었다.[31] 현재까지의 증거들은 우리 면역반응이 암이 퍼지고 자리 잡는 과정을 막는 데 대단히 중요하다는 견해를 강하게 뒷받침한다.[32] 나이를 먹을수록 우리 면역세포가 온전한 모습을 잃어간다면—전문용어로 면역노화immunosenescence라고 한다—건강 수명은 취약해진다.[33] 그것이 바로 면역계를 최대 강도로 유지하는 것이 중요한 이유다. 그리고 임상적으로 진단될 때만이 아니라 암 위험이 최초로 검출될 때도 우리는 면역계를 증진시킬 필요가 있다.

고위험군은 어떻게 정의되는가

좋은 소식은 암, 특히 유방암 사망자 수가 줄어들고 있다는 것이다.[34] 영국에서 초기 침윤성 유방암에 걸린 여성 50만 명 이상을 조사했더니 1993~2015년에 사망률이 확연히 줄었다.[35] 미국에서도 연령표준화 유방암 사망률은 1979년에 여성 10만 명당 48명이었지만, 2019년에는 27명으로 크게 줄었다. 유방 촬영술을 받지 않은 여성들의 생존율도 높아졌는데, 지난 40여 년 동안 선별검사가 사망률 감소에 기여한 정도에는 아무런 변화가 없었기 때문에 상당 부분은 치료가 더 좋아진 덕분이라고 볼 수 있다.[36]

반면 변함없이 나쁜 소식도 있다. 미국에서는 새로운 암 환자들이 늘어나고 있으며, 2023년에는 200만 명이 넘었다.[37] 이 추세는 한동안 이어질 것이라고 예상된다. 특히 젊은 사람들에게서 확연히 증가하고 있으며, 유럽과 영국에서도 나타나는 현상이다.[38] 이는 암이 나이를 먹으면서 나타나는 경향이 있다는 기존 지식과 우려될 만치 어긋난다. 대장암은 이제 젊은 층에서 두드러진다(그림 6.2).[39] 젊은 층의 대장암은 병이 꽤 진행된 뒤에 발견될 가능성과

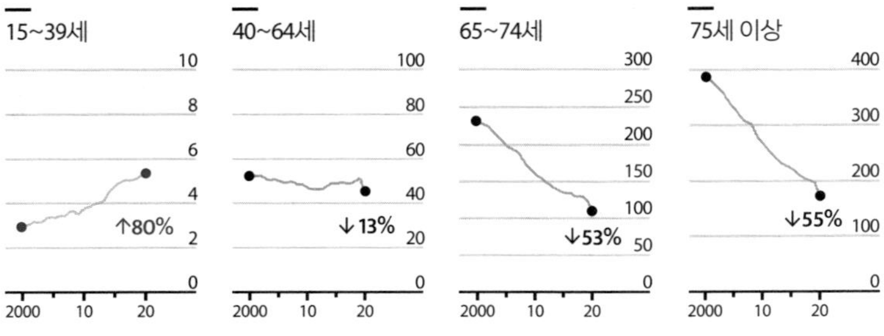

그림 6.2 미국 젊은 층의 대장암 증가율

대장의 더 아래쪽에 생길 가능성이 더 높다.[40] 대장암은 50세 미만인 남성에게서는 첫 번째, 여성에게서는 두 번째 사망 원인이다. 지금은 10대와 20대 중에서도 상태가 꽤 진행된 대장암 환자가 발견되고 있다.[41]

젊은 층에서 유방암, 자궁암, 비뇨생식기암 발병률도 증가하고 있으며, 30~39세에서도 그렇다.[42] 미국에서 암 34가지 중 17가지는 젊은 층에서 발병률이 증가하고 있으며, 그중 아홉 가지는 이전에는 줄어드는 추세였다.[43] 3장에서 말했듯이, 이 증가의 근본적인 원인 중 일부가 가공식품의 다량 섭취,[44] 환경 발암물질 노출, 항생제 남용[45]이라고 해도, 딱히 놀랄 필요는 없다. 항생제 남용은 장내 미생물군에 의도하지 않은 변화를 유발해서, 암 발생을 촉진하는 데 기여하는 특정한 세균 돌연변이를 일으킬 수도 있다.[46] 직장암 진단을 받은 젊은 성인 중 절반은 과체중이며, 17퍼센트는 비만이다. 젊은 층에서 과체중이나 비만이 암을 유도하는지, 또는 앞서 언

　　　　　　　　2부 만성질환은 피할 수 없는 운명인가

급한 다른 강력한 요인이 기여하는지는 아직 불분명하다.

세계적으로 새로 발병하는 암 환자 수는 2022년에 2000만 명에서 2050년에는 3500만 명으로 무려 77퍼센트가 증가할 것이라고 예상된다.[47] 그림 6.3은 2024년 미국의 암 유형별 예상 환자 수다.[48]

암을 장기별로 구분하는 방식은 100년 넘게 쓰인 유일한 분류 체계인데, 이는 과학의 발전을 받아들이기를 꺼리는 태도를 잘 보

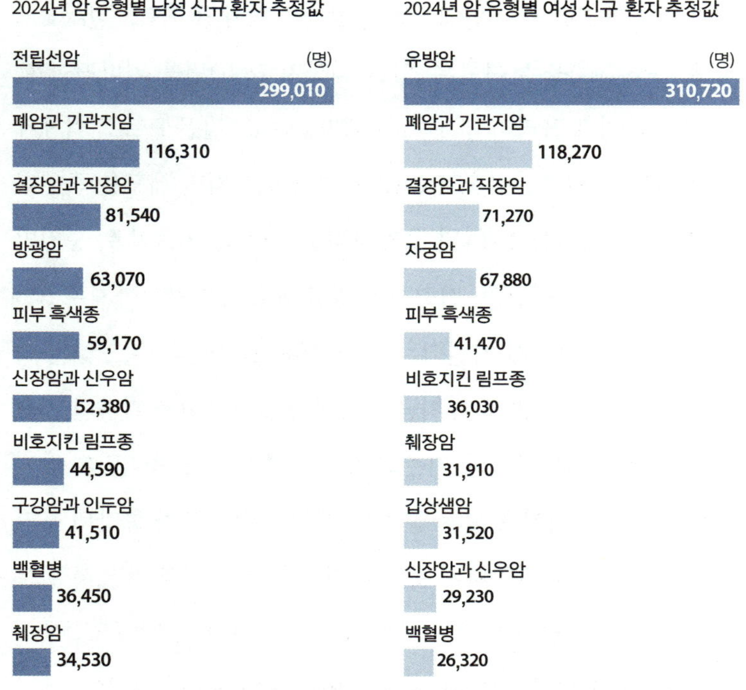

주: 2024년 남녀의 암 유형별 환자 발생 수. 남성은 전립선암, 여성은 유방암이 가장 흔하다

그림 6.3 2024년 미국의 암 유형별 및 성별 발생 환자 수

여준다. 이제 암은 처음에 어느 장기에서 출현했는지에 상관없이, 분자 특징을 통해 훨씬 더 유용하게 정의할 수 있다. 암 유발 돌연변이를 파악하기 위해 종양 수만 개의 유전체 서열을 분석하고, 각 종양이 치료에 어떻게 반응하는지를 꼼꼼히 기록한 끝에, 우리는 암을 분류하는 새로운 방식들을 개발했다. 그러나 아직 통상적인 진료에까지 도입되지는 않았다. 이는 수백만 명의 치료를 불필요하게 지연시키는 원인이다.[49] 유방암이나 여성 생식기 암 환자들은 장기 유형에 상관없이 많은 암에서 고농도로 발현되는 PD-L1 단백질을 표적으로 하는 면역요법 단일클론 항체인 니볼루맙nivolum-ab(옵디보Opdivo)을 투여할 수 있을 때까지 7~10년을 기다려야 했다. 마찬가지로 올라파립olaparib(린파자Lynparza) 같은 PARP 억제제는 2005년 BRCA1이나 BRCA2 돌연변이를 지닌 세포를 죽인다는 것이 드러났다. 2014년 올라파립은 난소암 치료제로 승인받았지만, 유방암, 췌장암, 전립선암 치료제로 승인받기까지는 6년이 더 걸렸다. 그렇게 지연되는 동안, 혜택을 보았을 수도 있는 약 20만 명이 목숨을 잃었다. 지금은 특정한 돌연변이를 겨냥한 치료제들이 많이 나와 있지만, 기존의 장기 분류 방식에 들어맞지 않기 때문에 제때 쓰이지 못하는 경우가 너무나 많다. 환자 종양의 분자적 특성을 완전히 파악하지 못해서 기회를 놓치는 것이다. 서열 분석 비용이 대폭 낮아지고, AI가 암 유발 돌연변이와 면역요법에의 반응까지 파악할 수 있는 이 시대에 너무나 비극적인 일이다.

　기존의 일반적인 접근법은 나이에 토대를 두는데, 딱히 잘 작동하지 않는다. 유방암, 대장암, 폐암, 자궁암, 전립선암 등 다섯 가지 암은 유일한 기준인 나이로 선별검사 여부를 결정한다. 그러나 미국에서 전립선암을 제외한 네 가지 암은 선별검사를 통해 진단받는 비율이 14퍼센트에 불과하다. 선별검사에 쓰이는 비용은 연간 400억 달러가 넘는데,[50] 거짓 양성 비율이 높으며 선별검사의 시작과 중단에 적절한 연령이 언제인지, 적당한 빈도는 얼마인지를 놓고도 논란이 많다.[51] 데이터는 현재 시행 중인 일반 검진, 즉 대중 선별검사 접근법의 검출률이 아주 낮다는 것을 보여준다. 10년 동안 일반 검진을 받은 사람 1000명 중 겨우 1명만이 그 암이 초래할 사망을 피한다.[52]

여성의 88퍼센트는 결코 유방암에 걸리지 않겠지만, 10년 동안 유방암 선별검사용으로 유방 촬영을 받은 여성 중 약 절반은 거짓 양성 결과를 받는다.[53] 또 70~74세 여성의 약 3분의 1, 75~84세 여성의 약 절반은 임상적으로 위험하지 않은 유방암을 불필요하게 검출하고 때로 치료까지 하는 과잉 진단 문제를 겪는다.[54] 전반적으로 보면 50~74세 여성 7명 중 1명은 유방암 과잉 진단을 겪는다.[55] 유방 촬영, 대장내시경검사, 전립선 특이 항원 검사, 폐 CT 촬영 등 주요 암 선별검사를 평가한 무작위 임상 시험 결과들을 메타 분석했더니, 약 210만 명을 중위값 10년 동안 추적 관찰했지만 수명 개선 효과는 전혀 확인되지 않았다.[56] 게다가 암 선별검사 권고 연령에 도달하지 않은 젊은 층에서 암 발생이 급증하고, 이들 가운데 상당수는 이미 한참 진행된 단계에서 진단된다는 점도 문제를 더욱 가중시킨다.

암이 퍼질 기회를 얻기 전에 일찍 검출한다는 선별검사의 전제 자체는 좋다. 암의 약 절반이 3기나 4기까지 진행된 데다 전이까지 일어난 채로 발견되는 현 상황에서는 인구 전체의 건강 수명을 실질적으로 개선하기 어렵다.[57] 다행히도 우리에게는 증상이 전혀 없는 사람들을 대상으로 한 선별검사 방식을 근본적으로 재설계할 방법들이 충분히 갖춰져 있다.

첫 단계는 누가 고위험인지를 판단하는 것이다(그림 6.4).

이 판단은 개인을 면밀하게 추적 관찰하는 체계의 토대가 되며, 암이 영상 검사에서 포착되기 훨씬 이전, 암 출현 초기에 가능한 한 일찍 진단을 내릴 수 있도록 해준다. 지금은 풍부한 데이터 원천과 멀티모달 AI를 활용해 흡연이나 가족력, 동반 질환 같은 몇몇 요인만을 고려하던 기존의 임상 위험 평가 차원을 넘어서 여러 층위의 데이터를 통합함으로써, 점점 더 정밀하게 조기 진단을 해낼 수 있다(그림 6.4).

인간 전문가가 볼 수 없는 것을 '보는' AI의 능력을 활용하면 위험을 세분할 수 있다. 그러려면 먼저 개인의 전자 건강 기록에 담긴 내용을 입력해야 하는데, 지금은 생성형 AI를 써서 핵심 내용이 담겨 있는 비구조적 문서까지도 분석할 수 있다. 개인이 정기적으로 또는 비정기적으로 받은 검사와 의료 영상은 당시에는 정상이라고 여겨졌더라도, 시기별로 놓고 살펴보면 잘못된 방향으로 향하고 있다는 중요한 이야기를 들려줄 수도 있다. 게다가 AI의 능력

　　　　　2부 만성질환은 피할 수 없는 운명인가

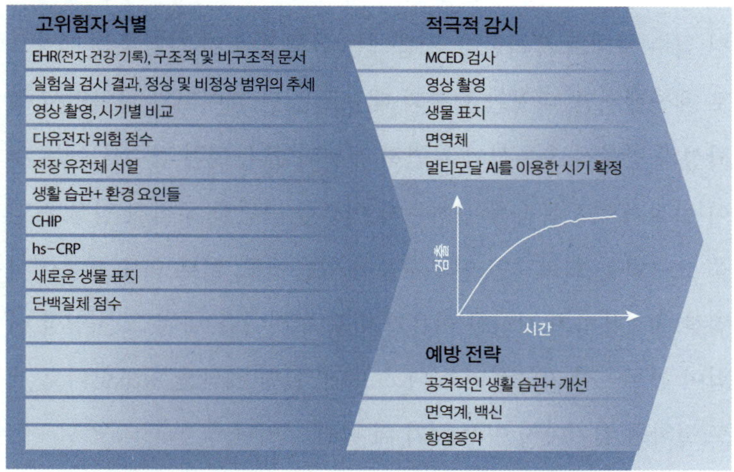

그림 6.4 암 예방. 종합 평가를 통해 고위험자를 파악하는 멀티모달 AI 접근법과 고위험자의 적극적인 추적 관찰, 다중암 조기 검출Multicancer Early Detection, MCED, 공격적인 예방 전략

으로 영상을 더욱 정확하게 해석할 수 있음을 확인한 연구 결과는 이미 수백 건에 이른다. 이를 통해 우리는 가슴 X선 사진에서 폐 결절을 놓치는 위험을 줄일 수 있다. 또 기계의 시선은 가슴 CT 영상 속 췌장처럼 방사선전문의가 주목하지 않을 부위의 이상까지 포착할 수 있다. 더불어 다유전자 위험 점수나 전장 유전체 서열(이런 위험 점수를 도출할 수 있는 원천) 형태의 유전자 데이터는 독자적인 정보를 제공하며, 새롭게 등장하는 생물 표지 혈액 검사도 마찬가지 역할을 한다.

앞서 말했듯이, 다유전자 위험 점수는 유전자 칩(어레이)을 통해 저렴하게 알아볼 수 있으며, 특정한 암의 발병과 관련성이 있음이

정성적으로 드러난 흔한 유전체 변이체 100만 개 이상을 평가해서 점수 형태로 제시한다. 처음에는 유럽 혈통인 사람들을 대상으로 계산했지만, 다양한 혈통과 대규모 집단 데이터가 쌓이면서 정확성과 임상적 유용성이 확연히 개선되었다. 이런 점수를 아는 것이 실질적으로 목숨을 구하는지 여부를 판단할 무작위 임상 시험을 요구하는 회의적인 연구자들이 있음에도, 일부 의료 부문에서 임상에 적용하기 시작한 이유가 바로 이것이다. 나는 그런 임상 시험이 이루어질 가능성이 낮다고 보며, 설령 예산을 확보한다고 해도 결과를 얻기까지 여러 해가 더 걸릴 것이다.

다유전자 위험 점수의 주된 목표는 면밀히 추적 관찰할 수 있도록 고위험자를 식별하는 것이다. 추적 관찰이 불필요하다는 사실이 드러나는 사례도 일부 있겠지만(거짓 양성 사례), 그렇다고 해도 지금의 일반적인 접근법보다는 더 낫다. 다유전자 위험 점수는 고위험자들을 놓칠 수 있으므로, 그림 6.4처럼 여러 층위의 서로 교차하는(상보적, 부가적) 데이터를 확보하는 것이 매우 중요하다. 매스제너럴브리검 보건 의료 시스템은 수혜 대상자들에게 다유전자 위험 점수를 제공하기 시작했다.[58] 다양한 혈통의 3만 6000여 명을 조사한 연구 결과들에 따르면, 다유전자 위험 점수로 평가했을 때 유방암 고위험군은 8.6퍼센트, 대장암 고위험군은 5.4퍼센트, 전립선암 고위험군은 13퍼센트였다. 혈통에 따라 어느 정도 차이가 있긴 했지만, 이들은 모두 일반 집단보다 암 발생 위험이 2배 이상 높았다. 핀란드의 핀젠FinnGen 데이터뱅크에 등록된 45만 명 이

　　　　　　　　　2부 만성질환은 피할 수 없는 운명인가

상의 다유전자 위험 점수 분석 결과는, 대장암 선별검사를 언제 시작해야 하는지 가늠하는 데 도움이 된다는 점을 보여주었다.[59] 대장암 위험이 가장 높은 상위 1%는 49세부터, 가장 낮은 하위 20%는 67세부터 검사를 시작해도 된다는 것이다. 이렇게 하면 대부분의 사람은 대장내시경검사를 몇 차례 덜 받을 수 있다. 마찬가지로 헬시네바다Healthy Nevada 사업에 참가한 여성 2만 5000명 이상의 다유전자 위험 점수를 분석한 결과, 다유전자 위험 점수가 낮아 유방암 위험이 60퍼센트 이상 적은 집단은 유방 촬영을 5~10년까지 미룰 수 있음을 시사하는 결과가 나왔다.[60]

암 위험을 판단하는 전장 유전체 서열 분석 기술은 점점 발전하고 있다. 현재 약 200달러면 30억 개의 염기로 이루어진 개인의 전장 유전체 서열 분석을 할 수 있다. 우리는 이미 10여 년 전부터 암 소인을 부여하는 유전자 100여 개를 알고 있었으며, 모두 이 서열 분석을 통해 검출할 수 있다.[61] 아이슬란드에서는 거의 5만 8000명이 전장 유전체 서열 분석을 받았으며, 10만 8000명 이상이 유전자 칩 검사를 받았다.[62] 그 결과 전체의 4퍼센트에서 임상적으로 조치가 가능한 질병 유발 유전자 돌연변이가 발견되었는데, 그중 거의 절반은 유방암, 난소암, 전립선암, 췌장암, 대장암 위험을 높이는 암 관련 유전자 돌연변이(BRCA1, BRCA2, PALB2, MSH6, PMS2 등)였다. 영국 바이오뱅크와 다른 조사 집단에서도 이런 암유전자 돌연변이가 비슷한 비율로 발견되었다.[63] 아이슬란드 데이터는 사망자의 자료도 포함하고 있다는 점에서 특별한데,

이를 통해 암을 유발하는 변이체를 지닌 이들이 3년 더 일찍 사망한다는 사실이 드러났다. 아이슬란드 인구 집단에는 BRCA2의 특정 시조 돌연변이가 존재하며, 이 돌연변이는 평균 수명을 약 7년 줄이는 것과 관련이 있다. 다만 이 전반적인 분석은 해당 시조 돌연변이를 포함하지 않은 상태에서 이루어졌다. 관련 논문이 발표된 학술지에는 이런 사설이 함께 실렸다.

> 암유전자에 병원성 또는 병원성일 가능성이 있는 변이체를 지닌 참가자들은 65세에 10퍼센트가 사망했다. 대조적으로 그런 변이체가 없는 이들은 73세에 10퍼센트가 사망했다.[64]

참고로 이 결과는 미국의학유전학 및 유전체학회American College of Medical Genetics and Genomics가 현재 조치 가능하다고 보는 73가지 유전자만을 분석한 것이며, 우리 유전체에 있는 유전자 약 2만 개 중 미미한 비율(0.3%)에 해당한다. 전장 유전체 집단 서열 분석을 하는 헬시오리건 연구 사업은 몇몇 암유전자를 추가로 찾아냈으며, 참가자 중 5퍼센트가 병원성이거나 병원성일 가능성이 있는 암유전자 돌연변이를 지닌다는 것을 밝혀냈다.[65] 유방암과 난소암, 린치 증후군, 가족성 고콜레스테롤혈증이라는 세 가지 흔한 유전질환의 집단 서열 분석 평가는 40세 미만인 이들이 받을 때 비용 대비 더욱 효과적임이 드러났다.[66]

췌장암 위험을 알려주는 단백질이나 폐암 위험과 연관된 혈액

내 장내 미생물군 DNA처럼, 몇몇 생물 표지는 특정한 암의 발생 위험을 파악하는 데 쓸 수 있다.[67,68,69] 그중 하나가 불확실한 잠재력을 지닌 클론성 조혈증CHIP이다. 이는 암 유발 유전자 돌연변이를 가진 혈액줄기세포 비율이 2퍼센트 이상을 차지하는 상태를 말하며, 유전체 서열 분석을 통해 확인할 수 있다.[70,71,72] 나이를 먹을수록 점점 흔해지는[73] 이 클론은 혈액암 위험을 11배 높이고, 폐암과 비흑색종 피부암 위험을 증가시킨다.[74] 다른 수많은 잠재적인 생물 표지와 마찬가지로, CHIP은 주요 생명의학 학술지들에 관련 논문이 수백 편 실렸지만, 아직 진료실에서 위험 증가 여부를 판단하는 데 쓰이지 않고 있다. 마찬가지로 고감도 C-반응 단백질hs-CRP 같은 염증 표지는 뒷받침하는 데이터가 있음에도, 암 위험을 평가하는 데 쓰이고 있지 않다.[75] 원래 심혈관 사건을 줄이기 위해 설계된 주요 단백질 인터루킨-1β를 겨냥한 단일클론 항체가 대규모 임상 시험에서 염증을 억제함으로써 치명적인 암들과 폐암의 위험을 상당히 줄이는 결과를 내놓은 사례도 있다.[76,77] 이 연구는 참가자 1만 명을 모집할 때 hs-CRP 수치가 높은지 여부를 주된 기준으로 삼았다. 이 결과는 항염증 치료를 할 때 혈액의 염증 표지를 직접 측정하는 방법이 암 사망률을 줄일 가능성이 상당히 높다는 것을 말해준다. 또 지금 우리가 지금 무엇을 하고 있지 않은지와, 더 나은 생물 표지와 약물로 추구할 것들이 있다는 사실도 알려준다.

포괄적인 검사로 선천면역과 적응 면역을 깊이 파악해서 내가

'면역체immunome'라고 부르는[78] 개인의 면역 상태를 평가할 수 있다면, 나이를 먹으면서 으레 나타나는 면역반응에 이상이 생긴 사람을 찾아내는 데 도움이 될 것이다. 그러면 백신이나 다른 전략을 통해 고위험자의 면역계를 강화하려는 노력을 할 수 있다. 현재 통상적으로 쓰는 면역 표지는 백혈구와 림프구의 비뿐이며, 초보적이긴 하지만 모든 주요 질환과 암 환자에게 일어날 결과를 예측할 수 있다.[79,80]

췌장암은 대개 너무 늦게 진단을 받고, 사망률이 높다고 알려져 있다.[81] 5년 생존율은 10퍼센트 미만이다. 최근에 우리 집안에도 그런 일이 닥쳤다. 73세로 아주 건강하던 아내의 형제가 갑자기 눈앞이 흐려져서 응급실을 찾았다. 입원해서 온갖 검사를 받았는데, 췌장암 4기로 피가 응고되었기 때문이라는 진단이 나왔다. 증상도 예후도 전혀 없었다. 미국에서는 해마다 약 5만 명이 췌장암으로 사망한다. 폐암과 직장암 다음으로 많은, 세 번째 암 사망 원인이다.

이 방면으로 두 건의 주요 집단 연구가 수행되었다. 덴마크에서 800만 명 이상을, 미국에서는 보훈부 보건 의료 시스템의 수혜자 약 300만 명을 조사했다.[82] 약 2만 8000명이 췌장암 진단을 받았다. 한 AI 모델에게 몇 년에 걸친 전자 건강 기록을 모조리 훑도록 하자, 누가 췌장암에 걸릴지를 매우 정확히 예측할 수 있었다. 가장 고위험군에서는 50세 이상 1000명 중 320명이 췌장암에 걸렸다. 미국의 55개 보건 의료 기관을 조사한 비슷한 연구에서는 전자 기

　　　　　2부 만성질환은 피할 수 없는 운명인가

록을 분석한 AI가 150만 명 중에서 췌장암 환자 3만 5000명을 찾아냈다.[83] 양쪽 연구에서 AI 모델은 검사 결과, 증상, 처방 약, 동반 질환 등 수십 가지 특징을 파악했으며, 시계열° 전자 기록만 썼음에도 이 특징들을 종합함으로써 능력을 발휘했다.

여기에 유전체 서열 분석, 의료 영상, 혈액 생물 표지 등 다른 층위들을 추가한다면 어떻게 될까?

전장 유전체 서열 분석이 통상적으로 이루어진다면 BRCA1, BRCA2, PALB2, CDKN2A, ATM, 린치 증후군(MLH1, MSH2, MSH6, PMS2, EPCAM), 포이츠-제거스 증후군(STK11), 리-프라우메니 증후군(TP53) 돌연변이 등 췌장암 고위험 성향을 부여하는 유전자들의 데이터를 놓치지 않게 될 것이다.[84] 종양 유전체학과 AI 분석학을 이용하면 더 성공적인 치료 계획을 세우고 첫 진단을 받기 10여 년 전부터 종양의 발생을 예측하는 것이 가능하다.[85,86]

많은 환자가 췌장암 검진과는 무관한 여러 이유로 조영제를 쓰지 않은 채 흉부나 복부 CT 영상을 찍는다. 췌장암을 정확히 검출하도록 조영 CT와 비조영 CT, 두 유형의 영상을 모두 학습한 AI 모델은 비조영 영상으로는 거의 불가능하다고 여겨졌던 이 과제에서 방사선과 전문의보다 뛰어난 능력으로 췌장암을 검출해 냈다.[87] AI가 표준 복부 CT 영상에서 침윤 전 단계의 췌장암을 높은 정확도로 포착할 수 있다는 사실은 다른 독자적인 연구에서도 재

° 시간의 흐름에 따라 순차적으로 관측되어 기록된 데이터 집합.

현되었다.[88] 탄수화물 항원 19.9carbohydrate antigen 19.9, CA19-9와 빌리루빈bilirubin은 췌장암과 관련이 있으며, 분석을 통해 양성 췌장 이상과 암을 구분할 수 있다는 것이 드러났다.[89] 최적 치료법과 그 효과를 예측하는 다른 층위의 데이터를 잠시 살펴본 뒤 췌장암으로 돌아오자.

이제 AI가 어떻게 유방암에서도 변화를 만들 수 있을지 생각해 보자. 영국에서 유방암에 걸렸음이 드러나는 여성은 겨우 12퍼센트에 불과하다. 누가 위험한지를 파악할 수 있다면, 괜히 자주 검진을 받다가 거짓 양성 판정을 받고, 이어서 영상을 찍고, 생검을 받고, 그에 따른 불안과 비용이 치솟고, 과잉 진단으로 이어지는 악순환에 빠지는 사람들을 구할 수 있을 것이다.

유방 촬영 영상을 토대로 암 여부를 식별하려는 시도는 계속되어 왔다. 현재 AI는 향후 5년간의 유방암 위험에 관한 중요한 예후 정보를 제공할 수 있다.[90,91] 그런데 이 성과는 또 다른 중요한 현안으로 이어진다. 개인의 생애 위험을 아는 것만으로는 부족하다. 우리는 암이 언제 처음 나타날 가능성이 높은지도 알고 싶다. 네덜란드와 덴마크에서 28만 건이 넘는 검진 영상을 분석한 유방 영상 질감 모델은 위험이 가장 높은 10퍼센트가 이후 발병 환자의 약 40퍼센트를 차지했음을 밝혔다.[92] 유럽 4개국에서 이루어진 대조군 연구에서 평가된 유방 영상 AI 모델은 유방 영상에서 정상이라고 나왔음에도 고위험인 여성들을 식별했다.[93] 미국(매스제너럴과 에머리), 스웨덴(카롤린스카), 대만(창궁)의 3개국 4개 의료 센터에

2부 만성질환은 피할 수 없는 운명인가

서 수행된 연구는 장래 위험을 검출하는 유방 영상 AI 모델이 통상적인 나이 기반 선별검사보다 훨씬 효율적임을 보여주었다.[94] 유방 촬영 횟수 절감과 조기 검출로 비교할 때 그렇다.

그러나 유방 촬영이나 검사를 하거나 초음파나 MRI 영상을 토대로 위험 수준을 평가하는 것은 한 가지 차원일 뿐이다.[95,96] 생활 습관+(비만, 음주, 운동), 다유전자 위험 점수, 유전체 서열 분석, 생식 요인(초경 나이, 완경 나이, 임신, 출산, 초산 나이), 수유 같은 데이터 층위도 포함해야 한다.[97] 이런 멀티모달 모델은 아직 전향적으로 평가된 적은 없지만, 앞으로 위험을 낮음, 중간, 높음으로 구분하는 데 도움을 주고 나이를 토대로 한 집단 선별검사를 대체할 것이라고 예상된다. 맞춤 선별검사를 평가하는 많은 전향적 임상 시험이 현재 진행 중이다.[98]

혈액 검사와 조기 탐지 기술

여러 층위의 데이터는 분명히 암 고위험자를 식별하고 더 영리한 선별검사 전략을 개발하는 데 도움을 줄 수 있지만, 개인에게서 암의 미세한 증거를 직접 측정하는 검사법들도 큰 관심을 받아왔다. 액체생검이라는 용어는 자주 쓰이지만, 부정확하며 딱 들어맞는 용어는 아니다. 혈장의 무세포 종양 DNA, 종양 DNA 조각,[99] DNA 메틸화, 혈액을 타고 몸속을 순환하는 종양 세포,[100] 혈중 엑소좀 exosome, 단백질, 대사산물, 소변이나 대변의 무세포 종양 DNA,[101]

무세포 RNA,[102] DNA 반복 서열,[103] T세포 수용체 변형[104] 등 암의 증거를 찾는 검사는 다양하다.[105] 이런 다중암 조기 검출MCED 검사는 계속 다듬어지고 있다. 예를 들어, 혈액 시료에서 검출되는 무세포 종양 DNA의 양은 아주 미미하지만, 그것이 사라지는 속도를 늦추고 검사의 정확성을 개선하는 약물을 첨가할 수 있다. 심층 학습 AI가 신호 대 잡음의 비율을 대폭 높여서 검사의 민감성을 극도로 높임으로써 검출되는 양이 적다는 문제를 극복할 수 있다는 것도 드러났다.[106] 난소암은 조기에 진단하기가 어려운 암 중 하나지만, DNA 메틸화 표지를 살펴보는 AI가 현재의 진단 수준을 개선하는 것으로 나타났다.[107]

또 암이 존재할 가능성이 더 높다는 사실을 시사하는 글리코사미노글리칸glycosaminoglycan 같은 대사 표지나 특정한 단백질을 검출하는 검사와 무세포 종양 DNA와 단백질을 조합한 혈액 검사도 있다.[108,109]

현재까지 가장 폭넓은 임상 경험을 갖춘 검사는 그레일GRAIL 기업의 갤러리Galleri다. 이 혈액 검사는 중아황산염bisulphite 서열 분석을 통해 암과 관련된 약 10만 개 부위의 DNA 메틸화 양상을 조사한다. AI를 이용해 '암 신호'가 있는지를 판단하며, 있다면 어느 장기에서 나올 가능성이 높은지 알아내는 것도 돕는다.[110] 92퍼센트가 백인인 50세 이상의 참가자 6600명을 조사한 전향적 임상 시험에서는 암 신호가 92명에게서 발견되었다(1.4%). 추가 검사를 통해 그중 35명(0.5%)이 암을 지녔다는 것이 밝혀졌다. 따라서

 2부 만성질환은 피할 수 없는 운명인가

양성 예측값이 38퍼센트에 불과했다. 이 AI는 암의 기원 지점을 97퍼센트 정확도로 예측했다. 뼈, 머리와 목, 난소, 간, 자궁, 혈액, 가슴, 폐, 위장관 등 기원 지점이 다양하다는 점을 생각할 때, 아주 좋은 일이다. 그러나 검출된 이 소수의 암 환자들은 대부분 3기나 4기였고, 이미 전이가 일어난 상태였다.

여기서 거짓 양성 암 신호를 지닌 57명은 이 검사법의 거짓 양성률이 낮음을 시사한다(특이도 98%). 흥미로운 점은 일부에게서 나타난 비정상적인 무세포 메틸화 신호가 미세한 암이 일시적으로 출현했다가 면역계에 진압되는 사례에 해당할 수도 있다는 것이다. 양성이라는 판정을 받은 뒤 후속 검사에서는 계속 음성이라고 나오는 거짓 양성 사례들은 더 오래 추적 관찰할수록 거짓 양성 신호가 더 흔하게 나타날 것임을 시사한다. 아무튼 이런 사례들은 면역계 강화가 추구할 가치가 있는 예방 전략임을 말해주는 것일 수도 있다.

50세 이상인 사람에게 949달러에 판매되고 있는 이 검사의 문제점은 수율이 놀라울 만큼 낮다는 것이다. 1000명 중 겨우 5명만이 검사에서 양성이라고 나오며, 그중 겨우 2명만 실제로 조기에, 암이 퍼지기 전인 1기나 2기에 진단을 받았다. 검사받은 1000명당 거짓 음성의 비율은 알려지지 않았으며, 이렇게 말하기는 안타깝지만 '암 신호 무검출'이라는 결과지를 받는 사람이라고 해서 암이 자라고 있지 않다고 확신해서는 안 된다.

초기 암(1기와 2기)의 검출률은 진행된 암에 비해 더 낮다.[111] 그러나 영상에서 보이거나 증상을 유발하거나 전이되기 전, 미세한 단계에서 암을 포착하는 것이 개입을 통해 암 진행의 자연사를 바꾸고 결과를 개선하는 열쇠다. 간단히 말해서, 검출 자체가 결과가 바람직한 방향으로 바뀐다는 의미는 아니다. 그것이 바로 영국의 국가보건서비스가 14만 명,[112] 미국의 국립암연구소가 22만 5000명을 대상으로 수행하는[113] 것과 같은 무작위 임상 시험이 필요한 이유다. 건강하면서 무증상인 사람들을 대상으로 한 이런 대규모 임상 시험들도 나이를 주된 기준으로 삼는다. 이런 임상 시험들이 결과를 내놓기까지 여러 해가 걸릴 것이며, 참가자들의 다양성을 놓고 의문이 제기될 것이다. 지금은 혈통에 따라서 많은 암의 출현과 행동이 다른 양상을 띤다는 것을 알기 때문이다. 그러나 무작위 임상 시험에서 압도적인 증거가 부족하다는 것이 가장 큰 문제는 아니다.[114] 이런 검사 중에 여태껏 FDA의 승인을 받거나 보험사의 보장 항목에 포함된 것은 전혀 없다.

안타깝게도 이런 검사들은 개인의 모든 데이터를 통합해서 위험을 판단하기보다는 나이만을 기준으로 삼는 집단 선별검사 방식을 따르고 있다. 무세포 종양 DNA 서열 분석과 메틸화처럼 검사들을 조합하면 정확성이 더 개선될 가능성도 있지만, 비용도 증가할 것이다. 조각난 DNA를 검사하는 한 기업은 비용 추가 없이 평가에 다유전자 위험 점수도 통합한다.[115] 이는 올바른 방향으로 나아가는 한 걸음이다.

현재 이런 검사는 호기심 많은 부자를 대상으로 하며, 결과가 양

     2부 만성질환은 피할 수 없는 운명인가

성일 때만 잠재적인 가치를 지닌다. 그리고 양성이라고 나온 이들 중 겨우 절반만이 다른 검사에서는 드러나지 않았던 진짜 암이 있다는 진단을 받을 것이다. 주로 이 검사를 이용하는 이들은 터무니없는 비용으로 입증되지 않은 온갖 종류의 검사를 받는 임원 건강 검진 수검자들일 것이다.

현재 업계가 열심히 광고하는 덕분에 여기저기서 쓰이고 있는 전신 MRI 검사도 마찬가지다. 혜택을 제대로 검증하지 않은 채 쓰이고 있다. 미국에서 프레누보Prenuvo와 에즈라Ezra는 2500달러에 제공하며,[116] 킴 카다시안 같은 유명인들이 보증하는데, 대기자 목록이 꽤 길다.[117] MRI는 이론상 초기의 미세한 단계에서 암을 검출하는 대신에, 암이 특정한 크기를 초과해야만 검출할 수 있다. 거시적이며, 우리가 논의하고 있는 미시적 검사보다 일찍 종양을 발견할 가능성이 더 낮다. 갤러리 검사에서 암 신호가 검출된 사람처럼, MRI에서 비정상이라는 결과를 얻은 사람은 암이 있는지 여부를 판단하기 위해 더 많은 검사를 잇달아 받을 것이고, 이윽고 위험을 수반하는 장기 생검까지 받을 수도 있다. MRI에서 검출된 비정상은 비악성 결절이나 낭종 같은 별문제 없는 이른바 '우연종inciden-taloma'의 발견을 조장할 가능성이 높다. 이 모든 연구를 종합한 메타 분석에 따르면 이러한 현상은 최소 19퍼센트의 사람들에게서 나타난다.[118] 이런 이유로 미국방사선의학회는 충분한 증거가 부족할 때 전신 MRI 선별검사를 받는 것을 반대한다.[119]

젊은 의사 드루브 쿨라Dhruv Khullar는 전신 MRI 검사에서 전립선

병터°를 발견했다. 그래서 혈액 검사와 전립선 MRI 검사를 했다. 그리고 앞으로 면밀한 추적 관찰을 계속할 텐데 거기에는 시기별 영상 촬영과 전립선 생검(그리고 시기별 생검)도 포함될 것이다. 쿨라의 의사는 말했다. "프레누보는 아마 당신의 이야기를 성공 사례라고 볼 겁니다. 내게는 비극으로 보이지만요. 당신의 마음에 이 불확실성을 심어주었죠. 당신은 건강한 사람이었어요. 그런데 지금은 환자가 되었죠."[120]

미시 검사와 전신 MRI 같은 거시 검사는 둘 다 사람들을 도울 수 있다. 일부 건강한 사람들에게서 암을 검출하는 검사는 확정적인 치료로 이어졌다. 그러나 전반적으로 개인이나 집단 차원에서 실질적인 이득일까, 아니면 해가 될까? 무작위 임상 시험으로 결과를 평가하기 전까지는 알지 못할 것이다. 적어도 미시 검사에서는 이런 무작위 임상 시험이 시작되었고, 이는 증거의 틈새를 메울 것이다. 그보다는 도움이 덜 되겠지만, 프레누보는 앞으로 10년에 걸쳐 10만 명의 전신 MRI를 찍는 관찰 연구를 시작했다.

이런 틈새를 메우는 일이 진행되는 동안, 우리가 현재 수준에서 할 수 있는 일이 있다. 많은 의료 영상과 병리 슬라이드의 심층 학습 AI 해석을 활용해서 더 정확한 진단을 내릴 수 있도록 노력하는 것이다. 의료 영상 중 가장 많이 연구된 두 가지는 유방 영상과 대장내시경 영상이다. 현재까지 가장 대규모로 수행된 의료 AI 무작

°　병원균이 모여 있어 조직에 병적 변화를 일으키는 자리.

위 임상 시험은 스웨덴에서 한 것인데, 여성 8만 명의 유방 영상을 방사선과 의사들이 AI의 도움을 받거나 안 받는 상태에서 해석하고 비교 평가했다.[121] AI를 이용했을 때 검진 영상에서 암 검출률이 15퍼센트 증가했고, 업무량은 44퍼센트가 줄었다. 덴마크에서도 여성 약 6만 명의 유방 영상에 AI를 적용하기 전과 후의 해석을 비교했는데, AI를 적용했을 때 암 검출률이 개선되고 거짓 양성률이 낮아졌으며, 방사선과 의사의 업무량도 1/3이 줄었다.[122] 다른 대규모 전향 연구에서도 비슷한 결과가 나왔다.[123] 실제 진료에서도 비슷한 양상이 나타났다. 헝가리에서는 방사선과 의사와 AI의 조합이 유방암 진단율을 13퍼센트 높였다.[124]

미국에서 유방암 검출용으로 FDA의 허가나 승인을 받은 AI 알고리즘은 20여 가지를 넘으며,[125] 그중 하나인 래드넷RadNet의 알고리즘은 방사선과 의사 AI(3D 재구성을 포함한)가 함께 해석한 결과를 방사선과 의사의 단독 판단과 비교했을 때 검출률이 14퍼센트 높아진다고 나왔다.[126] 그러나 이런 알고리즘 중 보험사에 청구할 수 있는 질병 코드를 부여받은 것은 전혀 없다. 그래서 미국 전역의 래드넷 영상 센터 350곳에서 AI 유방 영상 해석을 받으려는 여성은 40달러를 부담해야 한다.[127] 여기에는 크나큰 문제가 하나 더 있다. 우리는 이 검출률 증가가 진단을 받는 이들의 암 양상에 어떤 변화를 가져올지 아직 알지 못한다. 스웨덴에서 여러 해에 걸쳐 계속 추적 관찰 중인 대규모 무작위 임상 시험은 검출률 차이가 유방암 예방에 어떤 의미가 있는지를 밝혀줄 것이다.

대장내시경검사 때 샘종폴립adenomatous polyp이라고 하는 결장과 직장 종양을 위장병 전문의 혼자 검출하는 방식과 실시간 기계 시각을 곁들여 검출하는 방식을 비교한 무작위 임상 시험은 33건을 넘는다.[128] 결과는 명확했다. AI를 활용하자 용종을 놓치는 사례가 50퍼센트 이상 줄어들었다. 유방 촬영 사례와 마찬가지로, 용종의 진단이 곧바로 대장암의 자연사를 바꾼다는 의미는 아니다. 유방암과 대장암 영상 분석에 함축된 이런 의미는 가슴 X선이나 CT 영상에서 암일 수도 있는 폐 결절을 검출하거나, 전립선 MRI나 초음파 영상을 해석해서 전립선암을 찾아내거나, 복부 CT 영상에서 신장암일 가능성을 진단하거나, 배나 가슴 CT 영상에서 췌장암을 검출하는 등 다른 여러 장기 영상에까지 적용된다. 이런 암 영상 연구들은 암 검출의 정확도 개선 측면에서 매우 고무적이다.

AI는 생명의학에 여러모로 적용된다. 병리학 표본은 대개 유리 슬라이드 위에 올린 뒤 헤마톡실린과 에오신으로 염색하고, 병리학자가 현미경으로 들여다보면서 암의 유무, 악성인지 양성인지 여부, 종양 유형(장기에서 기원했는지 여부)을 주관적으로 판단한다. 그 결과 안타깝게도 판독자들 사이에 중요한 견해 차이가 생기곤 하며, 이는 디지털화한 전체 슬라이드 이미지로 현재 얻을 수 있는 것의 범위를 제한하는 역할을 한다.

조직병리 슬라이드의 해석 쪽으로 AI가 이루고 있는 발전은 경이롭다. AI 심층 신경망은 암 유발 유전체 돌연변이를 정확히 식별하고, 기원 지점을 찾아내고, 예후를 알아차리고, 약물 반응을 예측하고, 예전에 불가능했던 수준까지 치료 지침을 제시할 수 있다.[129] 멀티 모달 AI[130]와 새로운 생성형 AI[131] 덕분에 기관과 분자 특징을 토대로 암 유형의 전체 범위에 걸쳐 식별 정확도와 적용 가능성이 확장되었다. 생성형 AI는 현재 단일세포 서열 분석,° 공간 체학, 종양 미시환경, 영상,[132] 면역반응에 관한 데이터를 통합할 수 있다. 전문가인 사람의 눈으로는 식별할 수 없지만, 기계의 눈에는 '보이는' 이런 심오하면서 풍부한 정보는 병리 표본을 평가하는 방식을 변화시켜 왔다. 브리티시컬럼비아대학교의 병리학자 앨리 바샤샤티Ali Bashashati와 S. 래리 골든버그S. Larry Goldenberg는 최근 이렇게 주장했다. "AI는 병리학자를 대체하지 않을 것이다. 일상적으로 AI를 쓰지 않는 사람들만 대체할 것이다."[133]

건강 수명 관점에서의 암 관리

선별검사가 어떻게 뒤집힐 수 있고, 진단의 정확성이 어떻게 향상될 수 있는지를 보아왔으므로, 우리는 동일한 원리가 치료의 전면적인 개편에도 적용된다는 것을 알 수 있다. 수십 년 동안 우리는 자주 분열하는 세포들을 무차별적으로 죽이는 유독한 화학요법에 의존해 왔다. 그 결과 암 치료를 받을 때 위장이 불편하고, 머리가

° 세포 하나하나의 염기 서열을 따로따로 분석하는 방법으로, 세포별 돌연변이 차이와 미시 환경, 암의 세포별 차이 등을 알아내는 데 쓰인다.

빠지고, 뇌가 화학물질에 찌들어 제대로 안 돌아간다. 그런 치료는 돌연변이를 유발할 수 있기에 새로운 암을 일으킬 수도 있다. 우리는 암을 억누르고 건강한 세포와 조직을 지키기 위한 훨씬 더 지적이면서 집중적인 접근법을 향해 나아가고 있다.

다시 말하지만, 개인이 가진 암의 분자적 특징을 파악하는 일은 대단히 중요하다. 승인된 치료법 중 어느 것을 쓰면 좋을지 지침을 줄 수 있는 돌연변이가 아주 많기 때문이다.[134] 유전자가 있고 그 유전자가 만드는 단백질도 있다는 점을 명심하자. 이런 단백질 중에는 암의 발달에 중요한 역할을 하는 성장인자들도 있다. 암 성향을 부여하는 중요한 돌연변이를 지닌 유전자는 HER2, BRCA1, BRCA2, EGFR, NTRK, ALK, BRAF, ERBB2, FGF, KIT, MET, RET, ROS, PIK3CA, PDGF, PD-L1 등 많다. 위장암을 비롯한 여러 암을 유발하는 돌연변이를 지닐 때가 많은 KRAS도 예전에는 약물 치료가 불가능하다고 여겨졌지만, FDA 승인을 받은 매우 효과적인 듯한 치료제들이 나와 있다.[135] 더 많은 치료제가 개발 중이며,[136] 분자 접착제도 포함될 것이다.[137,138] ALK 돌연변이를 지닌 진행성 비소세포 폐암 환자는 5년 생존율이 전통적인 치료법으로는 8퍼센트였지만,[139] ALK와 ROS1 유전자를 표적으로 한 알약인 로라티닙lorlatinib을 쓰자 60퍼센트로 증가했다. 특정한 돌연변이 차원을 넘어서, 반복서열불안전성microsatellite instability, 불일치복구결함mismatch repair deficiency, 상동재조합결핍homologous recombination deficiency, 종양돌연변이부담tumor mutational burden 같은 중요한 표지들의 유전체 서열 검사를 통해 얻는 깨달음도 FDA 승인을 받은 맞춤 약물로 이어졌다. 돌연변이를 표적으로 한 약물 중 일부는 종양을 축소하거나 제거한다고 입증되었지만(영상으로 관찰할 때), 암 생존율을 상당히 개선하지는 못했다는 말도 해야겠다.

대조적으로 돌연변이를 겨냥한 치료제는 'HER2 저발현HER2-low' 종양을 지닌 여성들에게서 진행성 유방암을 치료하는 데 성공했다. 사람은 HER2 성장인자가 너무 적으면서 HER2 저발현 암에 걸릴 수도 있고(유방암 환자의 약 55%), 이 성장인자가 너무 많으면서 HER2 양성 암에 걸릴 수도 있다(유방암 환자의 약 17%). HER2 양성 유방암은 이미 효과적인 치료제가 나와 있지만, HER2 저발현 유방암은 아직 미해결 수수께끼로 남아 있다. 기존 치료법이 효과가 없었던 HER2 저발현 환자 550여 명을 대상으로 트라스투주맙 데룩스테칸trastuzumab deruxtecan, T-Dxd을 비표적 요법과 비교해서 무작위 임상 시험했더니 생존율이 상당히 개선되고, 진행이 억제되었다.[140]

이 점은 주목할 만하다. 생존 기간이 겨우 몇 주 늘어나거나 전혀 나아지지 않을 것이라고 예상되었으나 실제로는 평균 7개월 늘어났기 때문이다. T-Dxd는 항체-약물 접합체antibody-drug conjugate의 대표적인 사례에 해당하며, 허셉틴Herceptin이라고 알려진 트라스트주맙에 화학요법 약물 데룩스테칸을 결합한 것이다.[141] 이렇게 하면 화학요법 약물이 종양에 높은 농도로 전달되고 전신으로 노출은 줄어들어, 치료 효과는 높이면서 부작용은 감소시킬 수 있다. 이 경이로운 성공은 어떻게 이룰 수 있었을까?

이 약물은 면역요법 항체(트라스투주맙)가 암세포 표면에 결합해 세포 안으로 들어가면서 화학요법 약물인 데룩스테칸을 함께 전달해 암세포를 파괴하므로, 접합 항체라고도 한다. 이 '무기화된 항체'[142]는 방광 치료에 사용되는 베도틴vedotin, 악성 흑색종 치료제 테벤타푸스테븐tebentafusptebn, 몇몇 진행성 고형암을 표적으로 하는 EGFR-HER3 계열 약물 등에서[143] 유례없는 성공을 거두고 있다. FDA는 이런 '생물학적 미사일'을 20가지 넘게 승인했고,[144] 훨씬 더 많은 약물이 임상 시험 중이다.[145]

가장 흔한 암 유발 돌연변이지만 효과적인 치료제가 없는 종양 단백질 P53TP53을 표적으로 한 치료는 접합체 전략을 쓰면 가능할 수도 있다.[146] 혈액줄기세포 표지를 표적으로 삼은 항체-약물 접합체는 혈액암과 자가면역질환을 치료할 새로운 접근법이다.[147] 폐, 눈, 피부에 독특한 독성을 띠는 약물과 결합한 이런 부류의 약물은 세심하게 추적 관찰해야 한다.

항체-약물 접합체는 T세포 활성화의 제동장치를 풀어놓음으로써 암과 맞서 싸우도록 면역계를 증진시키는 현재의 면역요법을 토대로 한다.[148] 암세포는 T세포 활성화를 억누를 수 있다. T세포 활성화는 다면적인 신체 방어 과정이며, 활성을 띤 T세포는 침입자(암세포 같은)를 포착한다. 이때 T세포를 더 많이 만들라는 분자 신호가 나온다. 그 결과 T세포는 수백만 개로 불어나고 다른 유형의 면역세포들로 분화해서 침입자를 제거한다. 이어서 T세포와 그 도움세포는 사이토카인이라는 단백질을 분비하고, 사이토카인은 암세포를 죽일 수 있다.

현재 암 면역요법의 주류는 T세포 반응을 억제하는 면역 조절 반응을 차단하는 관문 억제제checkpoint inhibitor다. 이 억제제는 T세포가 단호하고 거침없이 활성을 띠도록 한다. 관문 억제제는 여러 종류가 나와 있다. 세포 예정사 단백질 1PD-1을 표적으로 하는 펨브롤리주맙pembrolizumab(키트루다Keytruda), 니볼루맙nivolumab(옵디보Opdivo), 세미플리맙cemiplimab(리브타요Libtayo). 세포 예정사 리간드 1programmed cell death ligand 1, PD-L1을 겨냥한 아테졸리주맙atezolizumab(테센트리크Tecentriq), 두르발루맙durvalumab(임핀지Imfinzi), 아벨루맙avelumab(바벤시오Bavencio). PD-1과 PL-D1 사이의 상호작용을 차단하는 키트루다, 옵디보, 로크토르지Loqtorzi. CTLA-4를 차단하는 이필리무맙Ipilimumab(예르보이Yervoy). LAG-3 관문 억제제인 레탈리맙-rmbwretalimab-rmbw을 리볼루맙과 결합한 옵두알라그Opdualag 등등.[149] PD-1이 진행성 결장암을 차단하는지 살펴본 한 임상 시험은 놀라운 결과를 보여준다. 불일치 복구 결함이라고 하는 DNA 복제의 오류를 교정하는 유전자에 돌연변이가 일어난 소규모 환자 집단에게서는 모두에게 뚜렷한 임상 반응이 일어났고, 그 뒤에 찍은 영상들에서 종양이 전혀 검출되지 않았다. 그러나 이 결과는 예외 사례다. 관문 억제제 개입은 대체로 단기적인 성공만 낳는다. 또 이중특이 T세포 결합체bispecific T cell engager, BiTE라는 항체 집단도 있다. 항체-약물 접합체처럼, 종양과 T세포 인지를 결합해서 면역반응을 증진시키고 암세포를 죽이는 연결체 약물이다. 현재 혈액 암에 쓰는 것을 승인받은 약물도 몇 가지 있고,[150] 임상 시험 중인 약물도 있다.

관문 억제제와 항체-약물 접합체는 암에 맞서서 우리 면역계를 강화하는 증진제 중 두 가지에 불과하다. 우리는 종양용해 바이러 스oncolytic virus를 변형한 뒤 종양에 감염시켜서,[151] 종양을 면역학적으로 '차가운' 상태에서 '뜨거운' 상태로 바꿈으로써 면역반응을 활성화할 수 있고, 이 방법은 관문 억제제와 함께 쓸 수도 있다. 이 약물들의 효과는 혼란스러웠지만, 최근에 방광암을 비롯한 난치성 종양들에서 유망한 결과가 나오고 있다.[152]

항체-약물 접합체뿐 아니라 세포-약물 접합체도 있다.[153] 화학요법이나 인터루킨-15, 인터루킨-2 같은 면역요법 약물은 T세포, 적혈구, 혈소판에 붙일 수 있으며, 다양한 암을 대상으로 임상 시험이 진행되고 있다.

현재의 암 면역요법 접근법이 도움이 되긴 하지만 지속적인 성공을 이루기에는 미흡할 때가 너무나 많다는 것도 명확하다. 관문 억제제와 결합된 야누스 인산화효소 억제제Janus kinase inhibitor, JAK를 추가하자, 난치성 호지킨림프종과 비소세포 폐암의 치료 성공률이 올라갔다.[154,155,156] 면역반응의 증진은 T세포가 분비하는 인터페론의 면역 억제 효과를 차단함으로써 암세포를 죽이는 능력을 회복시키는 것인 듯하다.

우리는 장내 미생물군 성분이 암 면역요법의 성공에 상당한 영

향을 미친다는 것을 알지만,[157] 암 환자를 대상으로 평가가 제대로
이루어진 적은 없으며, 프리바이오틱스, 프로바이오틱스, 세균 공
동체bacterial consortium(많은 균주의 접종)가 이 미생물군을 어떻게 조
절하는지도 제대로 연구된 바가 없다.[158] 이런 개입을 검사할 임상
시험들이 현재 진행되고 있다.[159]

면역요법의 초기 성공을 토대로 우리 면역계를 더욱 활용하는
두 플랫폼—백신과 변형한 세포—이 동시에 출현하고 있다.[160] 나
노입자나 세포로 포장하거나 무세포 상태의 DNA, mRNA, 펩타이
드 형태의 암 백신은 더 높은 수준의 면역반응을 유도하는 데 쓰이
고 있다.[161] 반복 접종을 통해, 개인의 면역계가 종양 세포를 인식하
고 파괴하도록 훈련하는 것이 목표다. 백신은 신생항원neoantigen이
라고 하는 암세포 표면에 있는 단백질이나 KRAS나 TP53 같은 암
유발 유전자의 흔한 돌연변이 변이체를 겨냥해서 만든다.[162] 이런
'맞춤 백신'[163]을 제작하는 과정은 흥미로우며, 모더나의 개인 맞춤
백신 사업 책임자인 엘리자베스 설리번Elizabeth Sullivan은 이렇게 묘
사한다.

각 구획에는 '일회용 개인 맞춤 RNA+' 장치가 있으며, 이 장
치는 최대 34가지 특정한 암 돌연변이를 지닌 긴 mRNA 가
닥을 만든다. 각 돌연변이는 저마다 다른 신생항원에 해당하
며, 한 가닥에 배치되어 있다. 이후 혼합 장치는 mRNA를 지
방질 나노입자로 감싸서 안정성과 흡수율을 높인다.[164]

물론 AI는 개인에게 적합한 백신을 파악하는 데 도움을 준다.

코로나 백신과 마찬가지로 나노입자로 감싼 mRNA인 mR-NA-4157이라는 맞춤 백신은 무작위 임상 시험에서 펨브롤리주맙만 쓸 때보다 이 약물과 함께 쓸 때, 흑색종에 더 효과가 있음이 입증되었다.[165,166,167] 잘라낸 종양에서 찾아낸 항원으로 맞춤 제작한 췌장암 mRNA 나노입자 백신을 투여하면서 3년 동안 추적 관찰했더니, 면역반응이 높은 상태로 유지되면서 재발이 지연되었다.[168,169] 면역세포의 일종인 가지세포dendritic cell를 자극함으로써 비소세포 폐암 환자를 치료하는 비슷한 접근법도 쓰여왔다.[170] 늙은 생쥐의 나이 든 면역계 가지세포를 회춘시켜서 종양을 제거하는 실험이 이루어졌는데, 암 환자를 대상으로도 그런 접근법이 쓰일지 모른다. 거의 모든 고형암을 대상으로 RNA 기반 백신을 포괄적으로 적용하는 임상 시험들이 진행되고 있다.[171]

이런 결과들은 접근법들을 조합해서 암을 향한 면역반응을 최대화함으로써 기존 치료법에서 개선할 수 있는 여지가 많다고 알려준다. 키메라 항원 수용체chimeric antigen receptor T세포의 약자인 CAR-T라는 가공된 T세포는 상당한 주목을 받고 있다.[172] 암의 세포 요법은 이미 다양한 혈액암을 대상으로 FDA 승인을 받았으며, 미국에서만 4만 명 이상이 치료를 받았다. 이 접근법은 대부분의 암을 차지하는 고형암에는 아직 별 효과가 없지만, 진전이 이루어지고 있다.

CAR-T 요법은 암 환자에게서 T세포를 채취해서 DNA와 RNA

서열을 분석한 뒤, 그 정보를 토대로 암세포에 반응하도록 T세포를 활성화시켜 환자의 몸에 다시 주입하는 것이다. 이 요법은 개인별 맞춤 신생항원 백신과 더불어 맞춤 의료의 핵심이라고 볼 수 있다. 가장 치명적인 암 중 하나인 재발성 아교모세포종을 치료하기 위해 CAR-T세포를 뇌로 들여보내는 치료를 최초로 받은 환자들은 종양이 빠르게 대폭 줄어들었다.[173,174] 이런 유형의 탁월한 뇌종양 반응은 지질 입자로 감싼 mRNA를 정맥주사 했을 때도 나타났다.[175] 가공된 T세포와 암 백신이 함께 진화해 온 방식을 보면 놀랍기 그지없다. 우리는 개인이 암을 향한 면역반응을 개선할 수 있는 방법들을 확장해 왔다. 암과 싸우도록 면역계를 증진시키기 위해 조합할 수 있는 방식은 경이로운 속도로 늘어나고 있다.[176] 지금은 CAR-T, 종양용해 바이러스, 항종양 항체, 백신, BiTE, 가지세포 활성화,[177] 장내 미생물군 개선, 작은 분자 등이 쓰이고 있다. 그러나 개인에게 가장 알맞은 맞춤 치료를 펼치는 능력이 얼마나 빠르게 향상되고 있는지 파악하기란 쉽지 않다.

현재 고형암을 대상으로 한 CAR-T 요법은 500건이 넘는 임상시험이 진행 중이며, 가공된 T세포를 종양으로 전달하는 난제를 해결하고, 훨씬 더 다양한 돌연변이에 적용하며, 면역반응의 국부적 억제를 극복하려고 애쓰고 있다. 과학자들은 크리스퍼 유전자 편집 기술로 T세포의 유전자 수천 개를 활성화하거나 세포 침투 능력을 증진하는 단백질을 발현시키는 등 이런 난제들을 돌파하기 위해 다양한 방법을 추구하고 있다.[178] 또 탈진하거나 기능 이상이 일어나서 암세포와 싸우는 능력을 잃었다고 여겨지는 T세포를 회춘시키는 연구도 이루어지고 있다.[179] T세포의 건강을 증진하거나 더 잘 보호하려는 새로운 전략들이다('무장시킨' CAR-T세포라는 애칭으로 불린다).[180,181] 연구자들은 개인의 암에는 없는, 자연적으로 생기는 돌연변이를 T세포에 넣어서 면역반응을 증진하는 수단으로 삼을 방법도 살펴보고 있다.[182] 또 우리는 T세포를 감염시키는 바이러스를 주사해 몸속에서 T세포를 가공할 수 있도록 필요한 유전자를 T세포에 집어넣는 방법도 개발하고 있다.[183] 주요 독성 유발 물질인 사이토카인 분비를 제한하도록 세포 안에 켜고 끄는 '자살' 스위치를 프로그래밍할 수도 있다.

과학자들은 T세포뿐 아니라, CAR-대식세포와 CAR-NK natural killer cell(자연살해세포) 등 다른 면역세포들도 가공하고 있다. 지금의 세포 가공 방식은 개인의 몸에서 세포를 채취하여 가공한 뒤 다시 몸으로 집어넣는 과정을 거치기에 손이 많이 가고 비용도 많이 든다(현재 추정 비용은 약 50만 달러다). 최근 강력한 면역 방어 특성을 지니지만 환자에게서 채취하거나 환자에게 특화된 것이 아닌 세포를 제조함으로써, 상용화한 세포를 활용하려는 방향으로 나아가기 위해 많은 시도가 이루어지고 있다.[184] 이런 전략은 치료의 비용과 시간을 확연히 줄일 수 있다. 인도에서는 현재 이 방식이 기존 방식의 약 1/10 비용으로 제공되고 있다.[185] 호주의 인테리어스 바이오테라퓨틱스 Interius Biotherapeutics는 불활성화한 렌토바이러스 lentovirus를 정맥주사 하여 항원을 T세포에 집어넣음으로써 암에 맞서 싸우도록 개인의 면역세포를 수정하는 생체 CAR-T의 첫 임상 시험을 시작했다.[186] 노력의 강도와 전략의 다양성을 생각할 때, 머지않아 가공된 세포가 고형암 치료의 주류가 되는 시대가 올 가능성이 높다.

CAR-T 치료 후에 1000명 중 1명꼴로 T세포 암이 발생하는 사례가 있으며, 분자 표지로 볼 때 이 암은 대부분 T세포가 유발하는 듯하다. 키메라 항원 수용체 유전자를 검출할 수 있어서다.[187] 환자의 피에서 얻은 T세포를 가공하는 것 말고도, 환자의 암 조직에서 분리 배양한 종양 침윤 림프구tumor-infiltrating lymphocyte를 이용하는 방법도 있는데,[188] FDA는 2024년 진행성 흑색종에 이 요법을 쓰도록 첫 승인을 내주었다.[189] 그 밖에도 다양한 고형암을 대상으로 여러 치료법이 임상 시험 중이다.[190]

어느 환자가 어느 요법으로, 또는 요법들의 다양한 조합 중 어느 것에서 혜택을 볼 수 있을지도 AI를 이용해서 연구 중이다. 여러 신생 기업들이 출현하여 AI를 이용해 환자의 모든 데이터를 통합함으로써, 임상의에게 환자 선택에 관한 지침을 제공하고, 효과적인 개입 방안을 살필 수 있도록 임상 시험을 개선하고 있다.[191,192,193] 장내 미생물군이 암에 어떻게 영향을 미치고, 어떻게 조절될 수 있는지를 점점 알아감으로써, 우리는 개선된 맞춤 접근법을 향한 토대를 마련하고 있다.[194] 환자의 암세포를 배양해 만든 오가노이드organoid는 치료에 대한 반응을 예측하는 데 도움을 줄 수 있다.[195,196] 암의 방사선요법은 AI가 변화를 일으키고 있는 한

분야다. 특히 방사선요법의 치료, 계획, 실행에 관한 결정 측면에서 그렇다.[197]

미래에 개인 수준에서 최적 암 치료법을 판단하는 데 훨씬 더 큰 잠재력을 지닌 것은 디지털 쌍둥이 이용이다.[198] 그런 이용이 가능해지려면 수백만 명까지는 아니라고 해도 수십만 명에 달하는 암 진단 및 치료를 받은 환자들의 엄청난 데이터 집합을 구성해야 한다. 여기에는 전자 건강 기록, 실험실 검사, 의료 영상, 병리학 슬라이드 이미지, 유전체 데이터, 액체(미시) 생검 결과, 치료법, 결과가 포함될 것이다. 이 멀티모달 데이터는 최근접 이웃nearest neighbor AI 분석을 통해 디지털 쌍둥이를 식별함으로써 새로 진단된 환자에게 큰 도움을 준다. 디지털 쌍둥이는 전에 치료 효과를 보았던 사람의 기록이므로, 새 환자에게 어떤 치료가 효과가 있을지 확신을 갖고 예측하게 해준다. 그런 전략은 무작위 임상 시험을 보완할 것이다. 물론 어떤 쌍둥이도 완벽하게 똑같지는 않다. 모든 암은 분자 수준에서 독특한 특징을 지니며, 모든 개인은 독특하다.

그러나 암 임상 시험에서 참가자들이 서로 이질적이고 치료의 반응도 제각기 다르다는 점을 생각할 때, 디지털 쌍둥이는 엄청난 잠재력을 갖고 있다. 물론 아직은 암의 각 유형별(기관별)로 매우 소규모 데이터만 쌓여 있을 뿐, 디지털 쌍둥이를 구축할 정도의 자료는 전혀 없다. 그런 자원을 대규모로 온전히 구축하고 이 전략이 알려준 대로 치료한 환자들의 결과를 추적할 수 있을 때에만 디지털 쌍둥이의 유효성을 알 수 있을 것이다. 그런 데이터 자원을 구

    2부 만성질환은 피할 수 없는 운명인가

축하려면 개인 정보와 데이터 보안 우려뿐 아니라, 알고리즘의 개발과 유효성 입증, 자동화한 종단 데이터 입력을 통한 데이터 축적에 필요한 예산 확보 같은 크나큰 장애물들을 넘어야 한다. 언젠가는 디지털 쌍둥이의 기반 시설이 구축되겠지만, 안타깝게도 아직은 요원해 보인다.

예방은 치료보다 강력하다

현재의 암 예방 전략들을 검증하려는 노력도 또 다른 차원에서 우리 접근법을 재편할 필요성이 있음을 알려준다. 예전에 널리 권장되었고 최근에 조사했을 때 적어도 2900만 명의 미국인이 여전히 채택하고 있는 방식인, 심장 질환과 대장암을 예방하기 위해 저용량 아스피린을 복용하는 행동을 예로 들어보자.[199] 한 무작위 임상 시험에서는 1만 9000여 명에게 저용량 아스피린(100mg)이나 속임약을 복용시키면서 5년 동안 추적 관찰했는데, 아스피린 복용자 집단에서 모든 원인 사망률(14% 이상), 암 사망률(31%), 주요 출혈 사건(38%)이 상당히 더 높은 것으로 나타났다(그림 6.5).[200]

게다가 심혈관 질환 감소나 장애 없는 생존율 증가도 전혀 없었다. 이 임상 시험에 참가한 이들은 대부분 70세 이상이었지만, 55세 이상인 남성과 60세 이상인 여성이 참가한 다른 더 큰 규모의 무작위 임상 시험에서도 마찬가지로 심혈관 질환에 대한 보호 효과가 없고 출혈 사건을 상당히 증가시킨다는 결과가 나왔

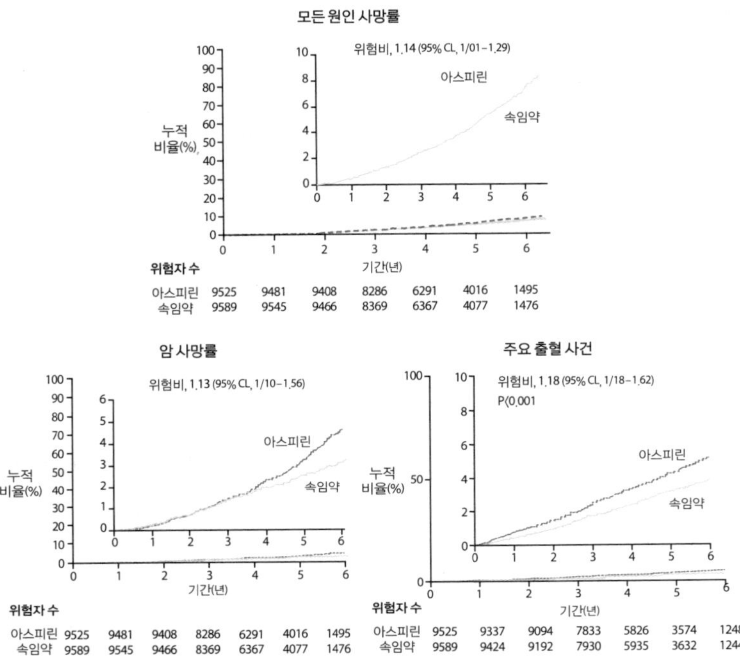

그림 6.5 65세 이상인 참가자 1만 9000여 명을 대상으로 아스피린의 위험을 살펴본 무작위 임상 시험

다.[201] 임상 시험들에서 이런 압도적인 증거들이 발표된 지 4년 뒤인 2022년 미국 질병예방특별위원회Preventive Services Task Force는 대장암이나 심혈관 질환 예방용으로 아스피린을 복용하라는 권고를 중단시켰다.[202] 위원회는 40~59세인 사람들의 심혈관 사건 예방책은 "의사가 스스로 판단해야 한다"라는 권고 지침을 내놓았다. 이는 대단히 모호한 지침이다. 나이라는 단 하나의 요인을 토대로 집단 전체에 권고하는 대신, 어떤 개입을 하기 전에 위험을 정확히

　　　　　2부　만성질환은 피할 수 없는 운명인가

판단할 수 있다면 훨씬 더 잘할 수 있지 않을까?

식사법이 암 위험을 상당히 줄일 수 있을까? 이 방면의 연구는 대부분 특정한 식사를 하는 실제 사람들을 대상으로 하는 것이 아니라 실험 모델을 써서 이루어진다. 그렇긴 해도 고과당 옥수수 시럽 섭취가 위험을 증가시킨다는 것을 보여준다.[203] 또 메티오닌 제한,[204] 열량 제한,[205] 케토 식단,[206] 종양 성장을 억제하려는 저혈당 식단,[207] 세균이 분비하는 식이 트립토판 대사산물[208]도 나름의 잠재적 혜택이 있음을 시사한다. 초기 전립선암 환자 478명을 대상으로 채소 비율을 높인 식단을 섭취한 집단과 대조군을 비교한 무작위 임상 시험은 식사가 암의 진행에 유의미한 영향을 미치지 않음을 보여주었다.[209] 12만여 명을 24년 동안 추적 관찰한 연구에서는 염증 표지에 가장 바람직하지 않은 효과를 미치는 음식들이 대장암 위험 증가와 관련이 있다고 나왔다.[210] 암 위험 저감과 관련이 있다고 여겨져 온 식품에는 브로콜리, 방울양배추, 콜리플라워처럼 아이소티오시아네이트isothiocyanate 성분이 풍부한 식품, 라이코펜lycopene이 많은 토마토, 콩류와 견과류(특히 엘라지타닌ellagitannin 함량이 높은 호두) 같은 고섬유질 식품, 물열매°와 석류처럼 항산화 물질과 플라보노이드가 풍부한 식품, 알리신allicin 함량이 높은 마늘이 있다.[211]

o 다육과의 하나로 과육과 액즙이 많고 속에 씨가 있는 과실. 감, 귤, 포도 따위가 있다.

최근 자료를 보면, 조치 가능한 위험 요인들로 생기는 암의 비율은 40퍼센트에 달하며, 그림 6.6에 주된 요인이 나와 있다.[212]

이를 생활 습관 요인들을 통해 심혈관 질환을 80퍼센트 이상 예방할 수 있다는 사실과 비교해 보라.

현재 위험이 중간이거나 높은 여성들의 유방암을 예방하기 위해 FDA 승인을 받은 약물이 세 가지 있다. 타목시펜tamoxifen, 랄록시펜raloxifene, 아나스트로졸anastrozole이다. 이런 약물들은 에스트로겐의 생산이나 효과를 차단하지만, 유방암 중 적어도 15퍼센트는 에스트로겐 수용체를 갖고 있지 않다. 위험의 '중간 수준부터 높은 수준까지'라는 범주는 나이, 가족력, 초경 나이, 초산 나이 같은 기본적인 특징을 토대로 한 유방암 위험 계산기를 통해 정한다.[213] 유방 촬영술을 수반하는 집단 선별검사를 다룬 장에서 살펴보았듯이, 확실히 우리는 유방암 위험을 분류하는 쪽으로는 훨씬 잘하고 있다.

유방암 예방 이야기는 전립선암 예방에 피나스테라이드finasteride(대 속임약)를 쓰는 것과 어느 정도 공통점이 있다. 디히드로테스토스테론dihydrotestosterone 수치를 낮추는 약물이다. 2003년 55세 이상의 남성 약 1만 9000명을 추적 관찰한 무작위 임상 시험에서는 7년 동안 수치가 25퍼센트 감소했음이 드러났다.[214] 참가자들을 이후 16년까지 미국 연방정부 건강보험인 메디케어 청구 사례들,[215] 중위값 18.4년까지 추적 관찰한 국가사망지수National Death Index[216]와 연관 지어 분석했더니, 25퍼센트 감소가 계속 이

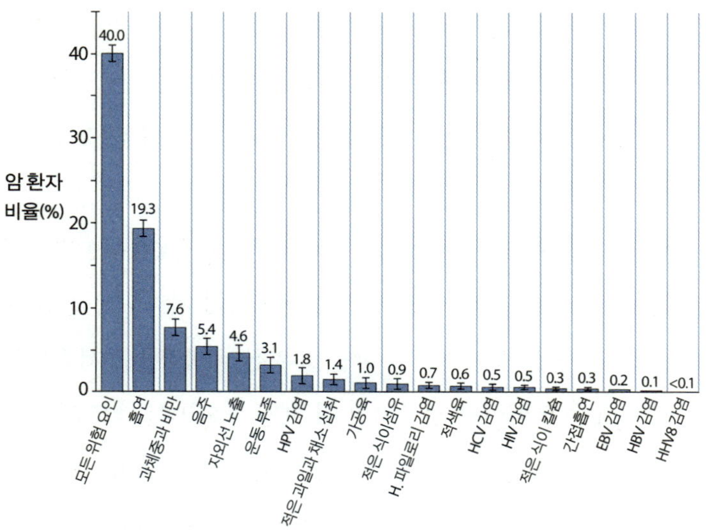

그림 6.6 조치 가능한 위험 요인들과 관련된 암 환자의 비율

어진다는 증거가 나왔지만, 이 기간에 사망자 수는 적었고(약 1만 9000명 중 겨우 98명) 더 이상 통계적으로 유의미하지도 않았다. 무작위 임상 시험 8건을 체계적으로 검토했더니 피나스테라이드 투여가 전립선암 위험을 30퍼센트 줄인다고 나왔지만, 피나스테라이드 투여군에서 발병한 전립선은 더 악성이었다.[217] 이는 약물이 전립선 특이 항원의 수치를 확연히 낮춤으로써 진단이 늦어진 탓일 수도 있다. 그러나 이 문제는 미해결 상태이며, 피나스테라이드를 전립선암 예방에 권하는 지침은 전혀 없다.

여기서도 우리는 여러 혈통의 다유전자 위험 점수와 다른 여러 층위의 데이터 등 전립선암 고위험을 정의하는 여러 가지 방식을 갖고 있지만, 그것들을 활용하고 있지는 않다.[218] 다른 약물들처럼 피나스테라이드도 나이를 유일한 기준으로 삼는 대신 고위험 집단을 대상으로 시험한다면 중요한 예방 혜택을 제공할 가능성이 분명히 있다.

이런 사례들은 자궁암을 예방하기 위해 맞는 사람유두종바이러스human papilloma virus, HPV 백신, 간암을 예방하기 위한 B형 간염 백신, BRCA 돌연변이를 지닌 사람들을 위한 예방유방절제술처럼 특이성과 효능이 뛰어난 성공적인 암 예방과 확연한 대조를 이룬다.[219] 아무튼 감염원이나 유전자 돌연변이를 폭넓게 파악한다면, 훨씬 더 정제된 접근법으로 나아갈 수 있다는 건 분명하다.

우리는 왜 전신 염증을 통상적으로 측정하지도 않고, 대규모 무작위 임상 시험에서 치명적인 암들과 폐암을 유의미하게 줄인다고 드러난 인터루킨-1β 같은 항염증약에 의존하지 않는 것일까?[220] 우리는 왜 명백히 암을 촉진하는 공기 오염에 공격적으로 대처하고 있지 않는 것일까?[221] 우리는 그토록 많은 암을 예방할 청사진을 지니고 있지만, 우리 앞에 놓인 많은 비범한 기회를 무시하고 있다.

우리는 선별검사, 진단의 정확성, 새로운 분자 진단법, 치료, 예방 등 다양한 영역에 걸쳐서 암에 접근하는 방법들을 재편할 필요가 있지만, 암과 관련된 이 모든 지침과 통상적인 의료 관행이 바뀌는 것을 보려면 앞으로도 여러 해가 걸릴 것이다. 집단 수준에서 볼 때, 우리는 지식 쪽에서 이룬 놀라운 발전을 적용하지 않고서는 건강한 노화를 이어갈 수 없다. 그래도 개인 수준에서 살펴본 이 장은 우리 자신과 가족이 판단을 내리고자 할 때 기준점을 제공한다.

2부에서는 인명 손실을 기준으로 주요 사망 원인을 살펴보았다. 그런데 정확히 우리는 언제 목숨을 잃을까?

7

신경 퇴행 질환

치매를 예방할 수 있을까

최근 들어 면역과 뇌에 관한 우리의 이해에 혁명이 일어났다. 100여 년 동안 의학계의 정통 견해는 뇌가 몸의 면역계가 접근할 수 없는 고립된 별도의 방에 있어서 '면역 특권'을 누린다는 것이었다.[1] 그러다가 1990년대에 T세포가 건강한 뇌로 들어간다는 초기 증거가 발견되었다.

이를 계기로 몸의 나머지 부위들과 의사소통하는 뇌 림프계인 글림프계glymphatic system가 존재한다는 사실을 깨닫게 되었다. 머리뼈의 골수, 뇌척수막(뇌를 감싸는 몇 겹으로 된 막), 맥락얼기choroid plexus는 면역세포 저장소 역할을 한다. 이 면역세포 군대가 혈관, 뇌척수액, 특수한 림프관[2] 안과 그 가장자리를 돌아다니며 뇌의 국경을 순찰하는 것이다. 뇌세포들이 동조를 이루어 고동치듯이 발화하는 양상에 맞추어 글림프계 배관망을 통해 대사 노폐물 청소가 이루어지는데,[3,4] 더 평범한 용어로는 뇌 세척이라고 부른다.[5] 머리뼈-수막 통로를 통해서 면역세포는 혈관을 통하지 않고도 이리저리 흘러 다닐 수 있다.[6] 신경 퇴행 질환에서 뇌의 면역 세포계는 중요한 역할을 하며, 특히 CD4+세포(도움), CD8+세포(세포독성), NK세포, 백혈구, 단핵구가 두드러진 활동을 한다. 이들의 역할은 퇴행적 변화의 억제를 돕는 것부터, 뇌암과 싸우고, 염증 유발 효과를 통해 염증을 활성화하는 것에 이르기까지 다양하다.[7,8]

뇌 안에는 면역반응과의 상호작용에 핵심적인 역할을 하는 세포가 한 가지 있다. 대식세포의 특수한 유형인 미세아교세포microglia다.[9] 분자약리학자 줄리아 카스텔라니Giulia Castellani는 최근에 《사이언스》에 이렇게 썼다. "성년기에 미세아교세포는 뇌의 보초병 역할을 한다." 그러나 나이를 먹을수록 지질 방울을 축적하고 염증성 사이토카인을 방출할 뿐 아니라 이동성과 상시 관리 기능을 수행하는 능력을 서서히 잃어간다. 그 결과 혈뇌 장벽이 파괴될 수 있다. 게다가 탈진한 '말기 염증' 미세아교세포는 시냅스 상실과 신경 퇴행 질환 위험을 높이는 듯하다.[10] 미세아교세포는 별아교세포astrocyte와 상호작용하며, 후자는 신경염증에 활발하게 기여하면서 뇌세포 죽음과 연관될 수 있다.[11,12] 신경 퇴행 질환 예방은 적어도

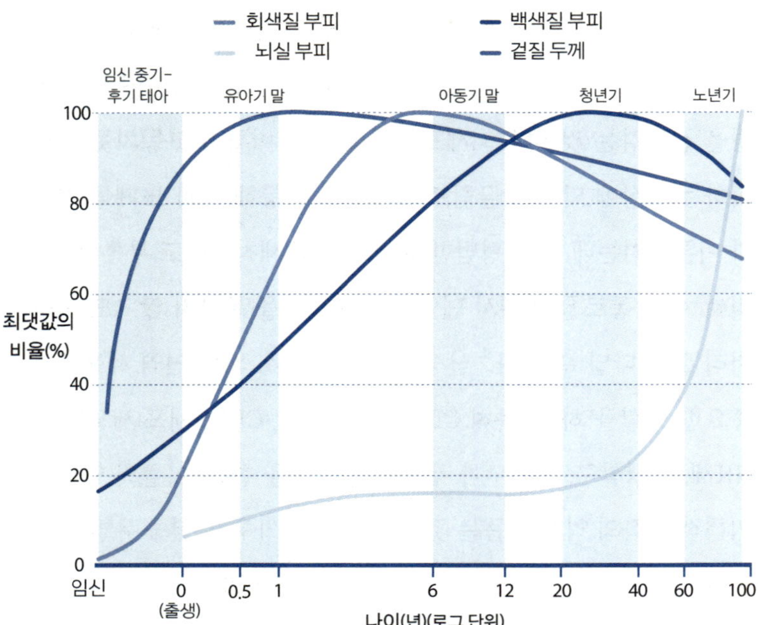

그림 7.1 나이에 따른 뇌 구조의 변화

어느 정도는 뇌 조직과 면역계 사이의 건강한 관계를 유지하는 데 달려 있으며, 미세아교세포는 이 상호작용의 관문 역할을 한다.[13]

잘못 접힌 단백질, 염증, 뇌세포 죽음, DNA와 RNA의 결함, 시냅스 기능 이상의 축적을 포함해서, 신경 퇴행 질환의 징표가 몇 가지 있다.

우리 뇌는 기능 이상이나 퇴행적인 특징들을 드러내지 않으면서도 나이를 먹을수록 구조가 상당히 변화한다. 2023년 리처드 베들레헴Richard Bethlehem과 제이컵 세이들리츠Jacob Seidlitz가 이끄는 대규모 국제 연구진은 생후 4개월부터 100세에 이르기까지, 10만

1000명 이상의 MRI 영상 약 12만 4000건을 조사했다.[14] 나이를 먹으면서 뇌에 중요한 역동적인 구조 변화가 일어난다는 사실에 이정표가 된 논문이었다. 백색질, 회색질, 겉질 두께(회색질의 폭에 해당하는)는 줄어드는 반면, 노년기에는 뇌에서 척수액의 부피가 확연히 증가한다.[15] 약 40세부터 뇌실 부피가 기하급수적으로 증가하는 양상이 그림 7.1에 나와 있다.

이런 구조 변화가 기능과 상관관계가 있는지는 아직 명확히 밝혀지지 않았지만, 각 시기에 정상인지 비정상인지를 말할 수 있는, 아동에게 통상적으로 쓰이는 것과 같은 성장 도표가 존재한다. 이런 변화는 거시적인 수준에 해당하지만, 세포와 분자 수준에서 뇌의 특징을 알려주는 세포적·공간적 체학도 있다.[16]

이런 발전을 염두에 두고 가장 널리 퍼진 두 가지 신경 퇴행 질환을 살펴보기로 하자. 논의는 주로 알츠하이머병에 초점을 맞출 것이다. 새로운 깨달음과 의료 기술이 그 질병에 융합되면서 가장 많은 결과를 낳았기 때문이다. 지금까지는 그렇다.

알츠하이머병의 생물학

그리스 문자가 붙은 두 단백질 베타아밀로이드β-amyloid, Aβ와 타우Tau, τ는 알츠하이머병이라는 드라마의 중앙 무대다. 이 단백질들은 잘못 접혔을 때 엉겨서 각각 Aβ 판과 신경섬유매듭neurofibrillary tangle, NFT을 형성한다. 이 판과 매듭은 불어나면서 신경 회로와 뇌

세포 기능을 파괴한다. 특히 Aβ의 접힘 오류와 응집은 아밀로이드 연쇄반응 가설amyloid cascade hypothesis의 토대다.[17] 이 병을 유발하는 첫 사건이 궁극적으로 알츠하이머병으로 이어진다는 것이다. 이 가설은 나온 지 30여 년이 지났음에도 여전히 가설로 남아 있다. Aβ가 과연 핵심적이면서 명백한 역할을 하는지 데이터가 뒤섞여 있어서다.

그림 7.2에서 보듯이, 이 과정은 수십 년에 걸쳐 진행된다.[18] 최초 단계에서 Aβ(세포에서 단량체로 분비된 뒤 엉켜서 섬유가 된다)는 면역세포 활성화를 부추기는 판을 형성한다. 타우 병리는 여러 해 뒤에 시작되며, 그럼으로써 뇌 회로의 시냅스와 기능 상실에 기여한다.[19] 그로부터 한참 세월이 흐른 뒤에 인지 장애가 시작된다.

환자의 95퍼센트는 후기 발병 알츠하이머병이다. 이 형태도 유전성이 약 60~80퍼센트로 높지만, 조기 발병(65세 이전) 알츠하이머병은 거의 90퍼센트에 달한다. 후기 발병 알츠하이머병과 50여 가지 유전자좌의 연관성이 드러남에 따라 이 질환의 기본 병태생리학적 이해도도 높아졌다. 즉 베타아밀로이드와 타우 단백질만이 관련된 것이 아니라는 것이다.

알려진 모든 유전적 경로를 고려하는 모델은 면역반응, 콜레스테롤 처리 방식, 베타아밀로이드 축적에 영향을 받는 뇌 혈액 공급, 세포에서 단백질을 제거하고 노폐물과 유독 물질을 세포에 집어넣는 방식을 포함한다.[20] 단일세포 서열 분석 접근법을 혈관세포에 적용한 덕분에 우리는 더욱 많은 것을 배워왔으며, 덕분에 다양한

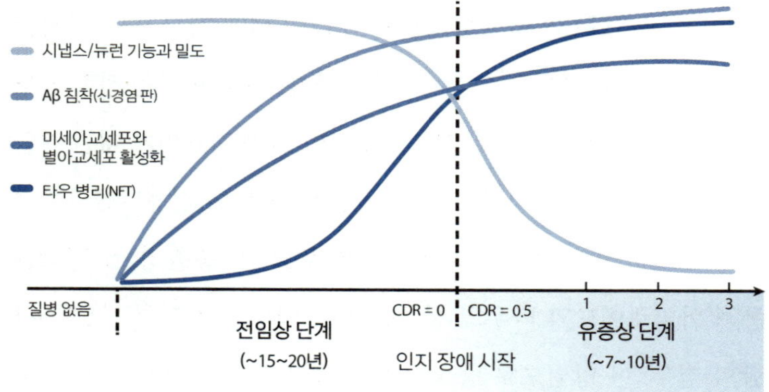

그림 7.2 알츠하이머병의 인지 장애를 비롯한 증상들이 나타나기 여러 해 전(그리고 그 뒤로)에 일어나는 뇌의 비정상 진행 양상(NFT=신경섬유매듭)

유전체 경로의 역할이 중요함을 알게 되었다.[21]

알츠하이머병이 발달하면서 인지 장애가 일어나기까지 수십 년이 걸린다는 것을 알기에, 그 병의 징후인 생물 표지를 찾으려는 노력이 오래전부터 이루어졌다. 수십 년 전에 경고 알림을 받는다면 개입해서 퇴행 과정을 중단시킬 기회를 얻을 수 있을 것이다. 뇌척수액에서 표지를 찾을 수 있는지 집중적인 탐구가 이루어졌지만, 고통스러운 허리천자를 받으려는 사람은 없으므로 이 탐구는 실용적 가치가 거의 없다.

이 분야는 인산화한 타우217phosphorylated tau217, p-tau217이라는 혈장 단백질이 발견되고, 인산화 타우와 비인산화 타우의 비율 검사가 뇌척수액 검사만큼 유효하거나 그보다 낫다는 사실이 밝혀지면서 돌파구가 열렸다.[22] 기억 문제가 있는 사람들을 검사했을 때, 인지 검사와 CT 영상보다 p-tau217의 혈액 검사가 더 정확했고, 정확도가 91퍼센트 수준이었다.[23] 환자 1200여 명을 전향 연구한 결과에 따르면, p-tau217의 도움 없이 일차 진료의가 내린 진단의 정확도는 겨우 61퍼센트였고, 신경과의사는 73퍼센트였다.[24]

P-tau217이 알려지기 전에는 양전자방출단층촬영PET 영상을 통해 아밀로이드와 타우의 섬유를 찾는 방법을 썼다.[25] 건강한 사람의 경우, 이 방법으로 증상이 나타나기 3~5년 전에 인지력 쇠퇴와 알츠하이머병을 예측할 수 있다. 그러나 이런 영상을 찍으려면 비용이 많이 들며, 찍을 수 있는 곳도 많지 않고, 방사선에도 상당히 노출된다. 영국 바이오뱅크 참가자 5만 2000명 이상을 14년 동안 추적 관찰한 연구에서는 약 1500가지의 혈장 단백질(GFAP, GDF15, NEFL 등)을 검사했는데, 매우 큰 예측성을 띠는 것들이 있음을 보여주었다.[26] 그래도 돌파구를 만든 것은 p-tau217이며, 여전히 최고의 생물 표지로 남아 있다.

P-tau217 검사의 상업화 가능성이 엿보이자,[27] 건강한 사람들에게 선별검사를 실시해, 위험도가 높게 나오면 최근에 효과가 미미하다고 드러난 치료를 받게 하느냐를 두고 논란이 벌어졌다. 알츠하이머병협회는 증상이 없더라도 p-tau217 검사에서 양성이라고 나온 건강한 사람들을 '알츠하이머병 1기'라고 분류해야 한다고 제안하면서, 선별검사와 치료의 필요성을 옹호한다.[28,29] 반면에 비판자들은 실제로 아프지 않은 사람들에게 돈을 뜯어내려는 의료업계의 수작일 뿐이라고 비난한다. 그럴 수도 있지만, 미국에서 가

2부 만성질환은 피할 수 없는 운명인가

벼운 인지 장애가 있음에도 진단을 받지 않은 이는 700만 명을 넘는다.[30] 단순한 혈액 생물 표지를 쓰면, 60세 이상 중 약 8퍼센트라는 현재의 수준보다 진단자 수가 대폭 상승할 가능성이 높다. 인지력이 정상인 사람들을 살펴본 이전 연구 결과를 확대 추정한다면, 60세인 사람 중 거의 16퍼센트와 70세인 사람의 23퍼센트는 경도 인지 장애 검사에서 양성이라고 나올 것이다.[31] 엄청나게 많은 이가 위험에 처해 있다.

그러나 이 격렬한 논쟁[32]에 관한 내 견해는 이 검사를 인지력이 온전한 사람들에게 통상적으로 해서는 안 되며, 알츠하이머병 전단계라는 진단을 내리는 데 써서도 안 된다는 것이다. 우리가 알고 있는 바에 따를 때, 그런 행위는 적절하지도 않고 보증할 수도 없다. 그렇지만 이 생물 표지는 포괄적인 위험 평가의 일부로서 상당한 효용성을 지닌다. 따라서 앞으로 개인 수준에서 알츠하이머병을 예방하거나 지연시킬 방안을 탐구할 때 핵심 요소로 쓰일 것이다.

위험한 유전자

30여 년 전 아포지방단백질apolipoprotein E, APOE 유전형에 따라서 알츠하이머병 위험이 높은 이들이 있다는 사실이 알려졌다.[33] APOE4 대립유전자는 가장 강한 유전적 위험 인자다. 유럽인 혈통이라면 이 대립유전자를 쌍으로 지닐 때 알츠하이머병 발병 위험이 15배 더 높으며, 아프리카 혈통은 그보다는 낮은 편이다. 백인은 이 대립유전자를 쌍으로 지닌 사람의 비율이 약 2퍼센트에 불과하며, 이 비율은 혈통과 인종에 따라 크게 다르다. 인구의 약 1/4은 APOE4 유전자를 하나 지닌 보인자°인데, 이들은 위험이 약 3배 높다.

반면에 APOE2 대립유전자는 위험을 낮추고, APOE3는 중립적이다. 메이요병원노화연구Mayo Clinic Study of Aging는 미네소타주 옴스테드 카운티에 사는 55~92세의 참가자 약 5000명을 9.4년 동안 추적 관찰했다.[34] 65세 때 PET 영상에서 아밀로이드 수치가 높게 나온 APOE4 보인자는 생애 알츠하이머병에 걸릴 위험이 여성은 75퍼센트, 남성은 62퍼센트였다.[35] APOE4를 지니지 않은 이들은 남녀 모두 53퍼센트였다. APOE4 보인자는 성별에 따른 차이가 있는 듯하다. 여성에게서 백혈구와 미세아교세포가 더 많이 상호작용하면서 아밀로이드 판 형성을 촉진하는 경향이 있다.

APOE4는 다양한 방식으로 뇌를 손상시키는데, 한 가지 중요한 방식은 콜레스테롤 대사에 문제를 일으키는 것이다. 그 결과 세포에 콜레스테롤이 쌓이고,[36] 신경 섬유를 감싸는 절연체인 말이집 형성에 지장을 초래하고,[37] 혈뇌 장벽의 기능에 이상이 생긴다.[38]

APOE4를 쌍으로 지닌 500여 명을 조사한 연구에서는 거의 모두가 알츠하이머병 증상을 보였다.[39] 또 다른 APOE 유전형을 지

닌 이들보다 더 일찍 증상과 생물 표지 변화가 나타났고, 그 양상도 더 예측 가능했다. 그러나 회복력이 있어서 증상이나 인지력 쇠퇴가 일어나지 않는 이도 많았다.[40] 그럼에도 이런 발견들에 힘입어서, APOE4 유전자를 쌍으로 지니는 것 자체가 특정한 유전성 알츠하이머병에 걸릴 것임을 예고한다고 여기게 되었다.[41] 다른 APOE 유전형들과 달리, APOE4를 쌍으로 지니면서 알츠하이머병으로 사망한 환자들의 뇌 미세아교세포를 단일세포 서열 분석한 결과, 신경 독성을 띰으로써 타우 병리를 촉진하는 액체 방울들이 들어 있음을 보여주었다.[42]

희소식은 실험 모델에서 APOE4를 제거하자 말이집 형성 장애, 염증, 타우의 영향을 막아준다는 결과가 나왔다는 것이다.[43] 이는 현재의 아밀로이드 항체 요법의 표적이자 목표이기도 하다. APOE4를 제거하는 유전자 요법은 이미 환자들을 대상으로 임상 시험에 들어갔다.[44]

더욱 희소식은 뇌에 아밀로이드와 타우가 심하게 쌓인 이들 중에서 약 30퍼센트는 임상적으로 알츠하이머병에 걸리지 않는다는 것이다.[45] 그들이 충분히 오래 살지 않아서 그런 것이 아니다. 적어도 어느 정도는 생물학적으로 조치 가능한 요인들 때문일 수 있다. 아직은 그 바람직한 결과가 어떻게 나오는지 예측할 수 없지만, APOE2뿐 아니라, MEF2,[46] APOE 크라이스트처치APOE Christchurch,[47] 클로토Klotho,[48] 피브로넥틴 1fibronectin 1,[49] 릴린-콜보스Reelin-COLBOS,[50] APOE-R136S[51] 등 이런 단백질 축적에 맞서 뇌를 보호하고 회복력을 증진시키는 유전자들도 밝혀지고 있다. 예를 들어, 뇌혈관 주위의 아밀로이드 축적을 촉진하지만, 알츠하이머병 병리를 일으키지는 않는 유전자 변이체도 하나 발견되었다.[52] 또 DNA 메틸화 양상을 추적하니, 회복력을 증진하는 후성유전적 변화도 존재했다.[53] 역설적이게도, APOE4는 단기 기억을 증진하는 약간의 인지 혜택을 제공할 수도 있다.[54]

여기서 후기 발병 알츠하이머병의 유전적 위험이 APOE4 때문만이 아님을 강조해야겠다. 유전체 변이체 수백 개를 토대로 한 다유전자 위험 점수는 누가 알츠하이머병에 걸릴 위험이 2배 높은지 정확히 예측할 수 있다.[55] 특히 이런 위험을 높이는 변이체 중 절반 이상은 선천면역계에 관여하며,[56] 이는 알츠하이머병을 신경염증 질환으로 볼 수 있다는 견해를 뒷받침한다. 다유전자 위험 점수는 고위험자를 식별하는 또 다른 방법인 혈액 생물 표지 검사를 보완하므로, 효과적인 개입 방법이 나온다면 발병을 예방하거나 상당히 늦출 수 있다.

일단 노년에 이르면, 알츠하이머병 가족력이 후기 발병 알츠하이머병의 가장 중요한 위험 요인이다. 모계와 부계의 전달 양상이 다르다. 4400여 명의 PET 영상으로 베타아밀로이드를 찾아본 연구에서는 나이에 상관없이 모친이 기억 장애를 겪은 사람은 베타아밀로이드가 더 많이 축적된 반면, 부친과의 관련성은 조기 발병 기억 장애 환자에게서만 보였다.[57] 이 이유는 아직 불분명하다. 모계의 X 염색체나 미토콘드리아 전달이 관련이 있을 것이라는 추

정이 있다.[58]

MRI에 심층 학습 AI를 적용하면 알츠하이머병의 진단 정확성이 개선되는 것으로 드러났다.[59] 멀티모달 AI 모델은 치매의 10가지 유형을 정확히 분류하는 일을 유달리 잘했으며, 신경과 의사보다 훨씬 뛰어났다.[60] AI는 비정상적인 영상, 유전체, 임상 데이터를 토대로 증상이 나타날 때까지 얼마나 오래 걸리는지 추정하는 데도 도움을 줄 수 있었다.[61] 이는 우리의 잠재적인 예방 전략에 기여한다.

생활 습관이 뇌를 바꾼다

발병의 예방이나 지연이라는 측면에서 볼 때, 우리는 생활 습관+요인들이 전반적인 건강에 중요한 역할을 한다는 것을 안다. 이 장에서도 그중 상당수를 검토했는데, 건강한 생활 습관이 심혈관계뿐 아니라 뇌 건강도 촉진하는 혜택을 제공하기 때문이다. 더 나아가 생활 습관이 신경 퇴행의 시작에 차이를 가져올 수 있다는 점을 강조할 가치가 있다.

걷기는 중요하다. 영국 바이오뱅크 참가자 7만 8000여 명에게 손목 가속도계를 채워 7년 동안 추적 관찰하면서 걸음과 모든 원인 치매의 관계를 살펴본 연구가 있는데, 하루에 약 9800걸음을 걷는 것이 보호와 관련이 있다고 나왔다.[62] 신체 운동과 인지의 관계를 살펴본 논문은 거의 2000편, 무작위 임상 시험은 80건에 달한다.[63] 비록 적긴 하지만 운동이 인지에 좋은 효과를 미친다는 결과가 일관되게 나왔다.[64] 앞서 논의한 뇌 배관망이 활성화한 덕분에 Aβ의 청소가 잘된다는 등[65] 이 혜택의 메커니즘을 살펴본 새로운 연구들도 있다. 노화의 동물 모델에서 운동은 미세아교세포를 회복시키고[66] 뇌 염증을 줄인다. 흥미롭게도 알츠하이머병과 관련된 유전자 1000여 개의 발현 양상을 포괄적으로 분석하니, '이론상 운동이 최고의 치료법'임이 드러났다.[67]

지중해-대시신경 퇴행지연개입Mediterranean-DASH Intervention for Neurodegenerative Delay, MIND 식사라는 무작위 임상 시험은 알츠하이머병 가족력이 있는 사람 604명을 대상으로 약한 열량 제한 식사와 대조군 식사를 비교했는데, 열량 제한이 혜택이 있음을 보여주지 못했다.[68] 그러나 핀란드에서 1260명을 대상으로 진행된 이중맹검 무작위 임상 시험 결과는 달랐다. 지중해 식단, 유산소 운동과 근력 운동, 인지 훈련을 포함한 개입을 시도했을 때, 복잡한 기억, 집행 기능, 정신적 처리 속도가 뚜렷이 개선되었다.[69] 대조적으로, 나는 예전에 초가공식품 함량이 높은 식사를 하면 치매 위험이 높아진다는 것을 조명한 바 있다.[70]

이런 결과들은 MIND 식사, 운동, 음주량 제한이라는 건강한 생활 습관을 평가한 종단 연구 결과와 일치한다.[71] 참가자 586명 중에서 생활 습관 점수가 더 높은 이가 전반적으로 인지력이 더 나았다는 의미다. 반면에 비만과 복부 지방은 알츠하이머병 위험을 증가시킨다고 나왔다.[72] 다른 소규모 임상 시험들도 생활 습관 요인들이 발병에 기여한다는 견해를 뒷받침한다. 인지력이 온전한 노년층에게 간헐적 단식을 하도록 하면서 뇌 노화 MRI 척도를 8주 동안 추적 관찰한 무작위 임상 시험은 단식을 하지 않고 건강한 식사를 한 대조군과 비슷한 수준에서 개선이 이루어졌음을 보여주었다.[73] 경도 인지 장애가 있는 노년층에게서 포괄적인 생활 습관 전략을 살펴본 소규모 무작위 임상 시험도 건강한 생활 습관을 채택할 때 인지 기능 검사와 뇌 생물 표지에서 효과가 나타남을 보여주었다.[74]

수면이 뇌 건강에 중요하다는 점은 잘 밝혀져 있다. 앞서 살펴보았듯이, 우리의 대사 노폐물이 뇌척수액과 글림프계를 통해 청소되는 것은 잠잘 때다.[75,76] 젊은이들은 하룻밤만 잠을 못 자도 Aβ가 쌓인다는 것이 드러났다.[77] 뇌 영상을 촬영한 4만 8000명을 포함해서 영국 바이오뱅크 참가자 15만 명 이상에게 인지 검사를 하면서 6~10년 동안 추적 관찰했더니, 7시간 수면이 가장 나은 인지 능력 및 뇌 구조 보전과 관련이 있다고 나왔다.[78] 중년층과 노년층을 대상으로 한 여러 연구는 수면 교란이 후기 발병 치매 위험과 관련이 있음을 시사한다(그림 7.3).[79,80] 여기서도 7시간이 최저 위험비와 관련이 있다는 점에 주목하자. 이 결과는 놀랍다. 수면이 7시간보다 늘어나면, 위험도 늘어난다.

아주 높은 HDL,[81] 높은 LDL, 수축기 혈압 증가[82] 등 다른 심혈관 요인들도 알츠하이머병 및 모든 원인 치매 위험과 관련이 있다. 일상적인 사회적 교류의 양과 질은 알츠하이머병 위험과 강한 반

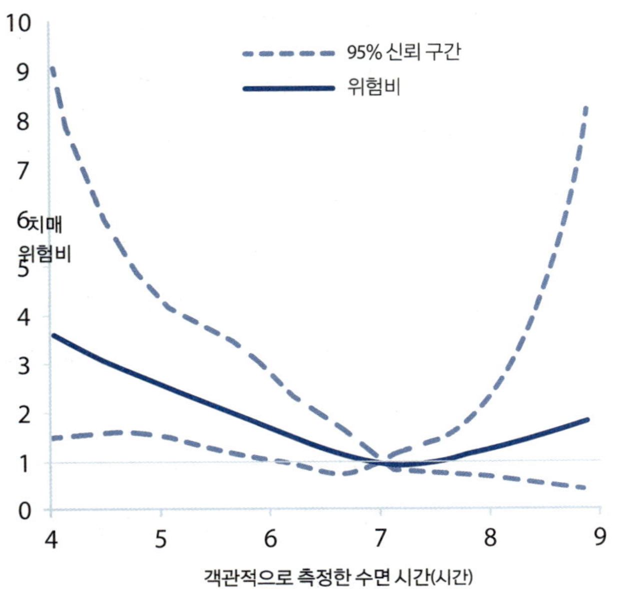

그림 7.3 수면 시간과 치매 위험의 관계

비례 관계를 보여준다.[83] 알츠하이머병 고위험자들을 대상으로 한 무작위 임상 시험의 하위 집단 분석에서는 청각 상담과 보청기 사용이 인지력 저하를 3년 동안 억제하는 효과가 나타났다.[84] 영국노화동일집단United Kingdom Ageing Cohort 연구에서는 음악 활동과 인지 기능의 연관성이 두드러졌다. 악기를 연주하면서 노래를 부르는 활동을 하면 기억 및 집행 기능이 더 잘 유지되었다.[85]

환경이 알츠하이머병 위험을 증가시키는 역할을 한다는 점도 점점 주목받고 있으며, 공기 오염의 영향을 뒷받침하는 연구도 여러 건 있다.[86] 알츠하이머병 환자 224명을 부검했더니, 교통 관련

     2부 만성질환은 피할 수 없는 운명인가

먼지가 특히 APOE4 대립유전자가 없는 사람들에게서 위험을 거의 2배 증가시키는 원인이라고 나왔다. 설명 가능한 AI를 써서 이탈리아에서 공기 오염과 알츠하이머병의 관계를 깊이 살펴보았더니, 오존과 이산화질소가 주된 오염물질 기여자임이 드러났다.[87] 후성유전적 변화에 비추어 볼 때, 공기 오염뿐 아니라 다양한 금속(카드뮴, 비소, 납, 알루미늄, 수은, 니켈, 망간), 일부 음식에 들어 있는 아플라톡신 B1aflatoxin B1, 내분비 교란 화학물질(비스페놀 A와 폴리브롬화비페닐), 농약, 알코올, 담배를 우려하는 이들도 늘었다.[88]

만연한 미세플라스틱과 나노플라스틱도 걱정거리다. 호흡과 섭취를 통해 우리 몸에 들어온 것들이 혈액을 타고 순환하여 최근에는 뇌에서도 발견되면서 걱정이 더욱 커졌다.[89] 이런 플라스틱은 염증을 자극하는 성질이 있다. 살균제와 개인 위생용품, 가구와 전자제품의 유기인계 방염제에 들어 있는 4차 화합물처럼 환경에 널리 퍼져 있는 화학물질은 희소돌기아교세포oligodendrocyte 발달에 지장을 준다.[90]

뇌 노화와 관련된 조치 가능한 요인들을 폭넓게 연구한 이들은 당뇨병, 오염, 음주가 가장 해로운 위험 요인임을 보여주었다.[91] 2024년 랜싯위원회치매보고서Lancet Commission Report on Dementia는 치료 안 된 시력 상실과 높은 LDL 콜레스테롤 수치를 조치 가능한 위험 요인으로 추가했고, 치매의 45퍼센트가 예방하거나 상당히 지연시킬 수 있는 사례에 해당한다고 추정했다.[92] 이 책에서 검토한 수면 건강, 자연식품 섭취,[93] 노년층의 중증 코로나 감염 후유증

[94]에 비추어 볼 때 요인의 수는 17가지로 늘어나므로, 아마 치매 부담의 최대 절반은 이런 위험에 주의를 기울임에 따라 상당히 줄어들 수 있을 것이다(그림 7.4).

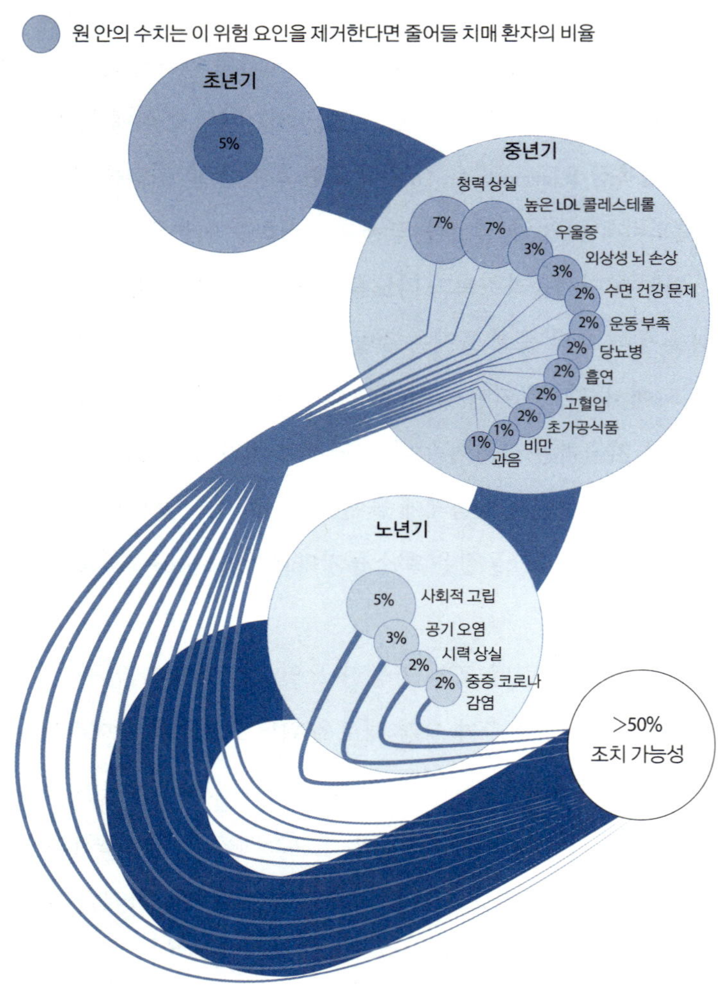

그림 7.4 치매의 조치 가능한 위험 요인들

　　　　2부　만성질환은 피할 수 없는 운명인가

장내 미생물군과 뇌의 연결

우리는 장내 미생물군과 알츠하이머병의 관계를 점점 더 명확히 밝혀내고 있다.[95] 2023년 세인트루이스에 있는 워싱턴대학교 연구진은 전임상 단계의 고위험자 49명과 고위험 생물 표지가 없는 참가자 115명을 비교했는데, 장내 미생물군이 흥미로운 깨달음을 안겨주었다. 두 집단은 미생물군 조성이 달랐을 뿐 아니라 뇌 PET 영상을 조사하자 미생물군이 Aβ 판과 타우뿐 아니라, 뇌척수액의 p-tau181 농도 및 Aβ42/Aβ40 비율과도 상관관계가 있음이 드러났다. 그렇다면 이런 차이를 낳는 것은 과연 무엇일까?

이 연구는 상관관계가 있다는 견해를 뒷받침하지만, 알츠하이머병 환자나 같은 나이의 건강한 대조군에서 얻은 장내 미생물군을 젊고 건강한 생쥐에게 이식하면, 더욱 많은 것이 드러난다.[96] 아일랜드의 유니버시티칼리지코크의 연구진이 살펴본 이 동물 모델에서는 환자의 치매 정도에 비례하여 생쥐에게 인지 장애가 일어났고, 비정상 행동이 해마의 대사체metabolome 변화와 관련이 있음이 드러났다. 또 연구진이 알츠하이머병 환자의 혈액을 분석하자, 새로운 뉴런이 자라는 능력도 줄어들었음을 알 수 있었다.

알츠하이머병의 생쥐 실험 모델을 살펴본 다른 여러 연구들은 장내 미생물군이 미세아교세포 활성화를 유도한다는 것을 확인했다.[97] 이는 장이 Aβ 판과 과인산화 타우를 촉진하는 역할을 하는 토대가 된다. 특히 짧은 사슬 지방산을 비롯한 장내 미생물군의 대사산물은 면역세포를 활성화하여 혈뇌 장벽을 교란하고 신경염증을 유발하는 사이토카인을 생산하게 만든다.[98] 장의 면역세포가 뇌로 이동한다는 것까지도 발견되었다.[99] 우리는 장-뇌 축이 알츠하이머병 진행에 핵심적인 역할을 한다고 결론지어야 한다. 이는 빠르게 진화하고 있는 프로바이오틱스 세계에 개입함으로써 뇌 염증을 줄이는 방향으로 장내 미생물군의 조성을 바꿀 기회를 제공한다.

효과가 없어 보이는 치료법들

지난 30년 동안 베타아밀로이드 및 다른 경로를 겨냥한 알츠하이머병 치료법들은 수백 건의 실패로 점철된 무덤이 되었다. 이런 상황은 2016년에 바뀌는 듯했다. 단일클론 항체인 아두카누맙 aducanumab을 1년 동안 매달 주사하자 뇌의 Aβ 판이 줄었다고 주장하는 논문이 나오면서였다.[100] 이어질 무작위 임상 시험 3상에서도 확인된다면, '아밀로이드 가설을 압도적으로 지지'하는 증거가 될 것이라고 주장했다. 그 뒤에 임상 시험 3상이 두 건 진행되었지만, 2019년 초에 중단되었다. 가벼운 인지 장애나 경증 알츠하이머병 환자에게서 아무런 임상적 혜택도 보이지 않았기 때문이다.

그 후 생명공학 기업 바이오젠Biogen이 임상 시험들을 재개했는데, 임상 시험에서 고용량 투여가 베타아밀로이드 농도를 효과적으로 낮추었다는 것이 PET 영상에서 드러났다고 주장했다. 이 약물을 승인하지 말라고 권하는 FDA 자문 위원회의 전문가 10명 전원의 견해를 무시한 채, FDA는 2021년 아두헬름Aduhelm이라는 제품명의 이 항체를 승인했다.[101] 자문 위원회의 몇몇 위원은 항의의 표시로 사임했고, 한 명은 '최근 미국 역사상 최악의 약물 승인 결정일 것'이라고 주장했다.[102] 참가자 중 35퍼센트에게서 뇌부종이 일어나고 20퍼센트에게서는 미세출혈이 일어나는 등 심각한 부작용이 있었음에도, FDA는 결정을 바꾸지 않았다. 나중에 STAT 뉴스를 통해 FDA가 그 약물을 소생시키는 데 기여한 그 회사와 공모했다는 사실이 드러났다.[103,104] 승인을 받은 뒤 출시된 아두헬름은 1년 투여 가격이 5만 6000달러로 정해졌는데 처방이 거의 이루어지지 않았고, 메디케어 보험 적용도 받지 못했다. 2024년 바이오젠은 약물 소유권을 뉴리뮨Neurimmune에 넘겼다. 종합하자면, 뇌 판을 줄이는 듯한 최초의 아밀로이드 단일클론 항체로서는 출발이 좋지 못했다.

그 뒤에 긍정적인 결과를 내놓은 단일클론 항체는 레카네맙 lecanemab(레켐비Leqembi)으로, 2023년 임상 3상 결과가 발표되었다.[105] 18개월 동안 2주마다 항체를 정맥주사했더니 속임약에 비해 베타아밀로이드가 줄어들었고 인지력도 '어느 정도 덜 감퇴'했다. 아밀로이드 관련 비정상, 뇌부종, 미세출혈은 항체 투여군에서는 12.6퍼센트, 대조군에서는 1.7퍼센트로 나타났다. 투여군 중 3퍼센트에서는 이 세 가지 요인이 심각한 문제를 일으킴으로써, 대조군에 비해 긴급한 평가와 관리가 필요해졌다. 투여군에서 이 세 요인은 APOE4 유전자를 더 많이 지닌 사람일수록 더 나쁜 결과를 낳았다. 또 항체 투여군에서 뇌 축소가 더 일어났고, 혈액 희석제를 투여하는 이들 중 3퍼센트에서 주요 출혈이 일어났다. 이런 안 좋은 결과가 있음에도, 레켐비는 2023년 FDA 승인을 받았다. 연간 투여 비용은 2만 6500달러인데, 영상 촬영과 추적 관찰 비용까지 더하면 연간 7만 5000달러가 넘는다.[106]

임상 3상에서 효과의 징후를 보인 세 번째 항체 약물은 도나네맙donanemab이었다.[107] 연구진은 경도 인지 장애나 초기 알츠하이머병이라는 동일한 기준으로 참가자들을 모집했는데, 18개월 동안 2주 간격으로 투여하는 대신 매달 한 차례 투여하면서 PET 영상을 찍다가 아밀로이드가 충분히 사라지면 24주 또는 52주에 치료를 멈추었다. 분석을 위해, 연구진은 참가자들을 타우 축적량에 따라 나누었다. 도나네맙은 레카네맙보다 아밀로이드 감소 효과가 더 나았지만, 부작용도 거의 2배에 달했다. 뇌부종과 미세출혈도 더 많았고, 임상 시험 도중에 도나네맙 투여군에서 3명이 사망했다. 이런 치명적인 사건은 뇌혈관 주위에 아밀로이드가 쌓이는 일과 관련이 있을지도 모른다. 치료는 인지 기능 악화를 4개월 지연시키는 듯했고, PET 영상에서 타우 농도가 낮거나 중간인 집단에서 더 그랬다. 레카네맙 임상 시험과 한 가지 차이점은 도나네맙 치료가 뇌 영상에서 아밀로이드가 최소로 줄어들거나 완전히 사라질 때 투여를 중단한다는 것이다. 참가자 중 2/3는 치료를 1년쯤 받은 뒤에 이 단계에 이르렀다. 뇌 영상에서 아밀로이드에 미친 영향과 대조적으로, 표준 인지력 검사 기준을 적용했을 때 도나네맙은 저하율이 0.7점이어서 0.5점을 받아 혜택이 미미한 수준인 레카네맙보다 조금 나았다. 그러나 1점 감소가 임상적으로 의미 있는 결과를 나타낸다고 여겨졌기에, 그 목표에는 여전히 못 미친다.[108] 그럼에도 도나네맙은 2024년 FDA의 승인을 받았다.[109]

지금까지 우리는 베타아밀로이드 판 청소를 겨냥한(도나네맙은 최대 80퍼센트까지) 단일클론 항체 두 가지를 살펴보았고, 이런 약물이 인지력 쇠퇴를 몇 개월 지연시킨다는 것을 알게 되었지만, 뇌 축소가 가속되는 등 상당한 위험을 수반하고 비용도 많이 든다는 점도 언급했다. 뇌 아밀로이드는 확연히 감소한 반면 임상 징후는 미미하게 개선되는 이 분리 양상은 중요한 의미를 지닌다. 게다가 p-tau217 같은 혈액 생물 표지를 쓴다고 해도 치료 전략은 매우 복잡하다. 환자를 정량적으로 파악하려면 PET와 MRI 영상을 찍어야 하고, 2주 또는 4주마다 전문 병원을 찾아서 항체 주사를 맞아야 한다. 5번째, 7번째, 14번째 주사를 맞기 전에는 MRI도 찍어야 하고(FDA의 레카네맙 권고 사항), 경과를 알아보기 위해 PET 영상도 찍어야 한다.

임상 시험 참가자들은 백인이 약 90퍼센트였기에, 다른 인종이나 민족에 관한 증거도 부족하다. 긍정적이라고 여겨지는 이 두 단일클론 항체를 제외한, 다른 베타아밀로이드 항체들의 임상 시험들은 유별나게도 실패로 점철되어 있다. 크레네주맙, 바피네우주맙, 간테네루맙, 솔라네주맙 등이 그렇다. 무증상이지만 알츠하이머병 유전자 돌연변이를 지닌 사람들에게서 혜택이 보이지 않는

다는 사실은 특히 실망스럽다.[110]

다른 수많은 항체와 달리 이 두 가지가 왜 적게나마 임상적 혜택을 제공하는 듯이 보이는지를 두고 여러 가지 추측이 나와 있다.[111] 각 항체는 Aβ-42 단백질의 서로 다른 부위(항원결정인자)에 결합한다. 베타아밀로이드에 결합하는 강도는 항체마다 다르며, 도나네맙이 가장 강하다. 아무튼 항아밀로이드 접근법은 FDA로부터 신속한 지원을 받았지만, 근거가 빈약하다.

이 분야는 여러 임상 시험에서 무증상이지만 생물 표지 기반 위험(p-tau217 같은)을 지닌 이들에게서 이런 항체의 효과를 살펴보는 쪽으로 이동해 왔다.[112] 여기에는 타우가 축적되고 뇌에 병리적 변화가 더 진행되기 전에 투여하면 위험이 줄어들고 효과는 더 클 것이라는 전제가 깔려 있다. 또 다른 방향은 베타아밀로이드, 타우, 신경아교종gliosis 연관 뇌 염증을 표적으로 하는 등 다중 요법을 검사하는 것이다. 타우 표적 단일클론 항체,[113] 안티센스 올리고뉴클레오타이드,[114] 백신[115]도 임상 시험 중이다.

성공의 희망을 새롭게 불러일으킨 한 알약은 p75 신경영양인자 수용체neurotrophin receptor를 조절한다.[116] 이 수용체는 뉴런 생존과 시냅스 정합성의 강력한 분자 스위치다. 참가자 240명을 대상으로 속임약이나 두 가지 용량으로 p75 조절자를 하루에 두 번 투여하는 무작위 임상 시험에서는 안전성 문제가 전혀 나타나지 않았고, 미리 설정한 한 하위 집단에서는 26주 투여로 인지력 쇠퇴가 약 50퍼센트 지연되었으며, 뇌척수액 생물 표지와 뇌 영상에도 바람직한 영향이 나타났다. 우리는 대규모 임상 시험 결과를 기다리는 중이지만, 뇌부종과 출혈 위험 없이 알약 형태로 투여하므로 이 개입 방식은 항아밀로이드 항체에 비해 이점이 많을 것이다.

새롭게 떠오르는 전략들

렉시오 테라퓨틱스Lexeo Therapeutics는 APOE4를 쌍으로 지닌 참가자들에게 유전자 요법을 시도해 왔다.[117] 참가자들은 알츠하이머병 위험이 적은 대립유전자인 APOE2를 하나 받았다. 바이러스 벡터에 붙여서 허리천자를 통해 뇌척수액으로 직접 주입했다. 나중에 뇌척수액에서 APOE2가 검출된 이들은 타우 농도가 낮았고, 심각한 부작용도 없었다. 유전자 요법(유전자를 집어넣는)은 유전체 편집(유전자를 수정하는)과 전혀 다르다. 낫모양적혈구빈혈, 베타지중해빈혈 등의 질환에서 크리스퍼 유전체 편집이 거둔 성공은 이제 알츠하이머병 연구로 이어지고 있다. 희귀한 보호 APOE 변이체(APOE3-R136S, Christchurch)를 알츠하이머병 생쥐 모델에게 도입했을 때, APOE4를 쌍으로 지닌 개체에게 특히 뚜렷한 보호 효과가 나타났다.[118] 아밀로이드 전구체 단백질amyloid precursor protein, APP과 프레세넬린-1presenilin-1, PSEN1 등 다른 유전자를 겨냥한 유전자 편집도 각각 실험 모델[119]과 배양 세포[120]를 대상으로 시도되었다.

매우 흥미로운 것은 코로 투여하는 타우 단일클론 항체다.[121] 늙은 생쥐 타우병증 모델에서 단 한 차례 투여하는 것만으로도 뚜렷한 효과가 나타났다. 세포 안에서 병적인 타우 덩어리가 사라지면서 인지 기능이 개선되었다. 이런 항체는 사람의 뇌 조직에 든 타우도 인식한다고 밝혀졌다. 정맥주사로 자주 투여해야 하는 현재의 단일클론 항체보다 훨씬 더 간단하고 혁신적 방법이 곧 임상 시험에 들어가기를 바란다.

늙은 면역계(면역노화)를 회춘시켜서 알츠하이머병을 예방한다는 개념도 혹할 만하다. 젊은 생쥐의 골수를 늙은 생쥐에게 이식하는 실험은 이 개념이 옳다는 것을 입증했다.[122] 베타아밀로이드 축적, 뉴런의 퇴행적 변화, 뇌 염증이 상당히 줄었고, 행동 문제도 개선되었다. 뇌에 사는 면역세포인 미세아교세포의 활성화도 노화 관련 뇌 병리를 막아줄 것이라고 예상된다.[123] 면역계 개입의 이런 전망은 뒤에서 살펴보기로 하자.

MRI로 유도해 초음파를 집중시켜서 혈뇌 장벽을 열고 여기에 베타아밀로이드 단일클론 항체를 조합하는 방식도 제한된 수의 환자들에게 시도되었다.[124,125] 겨우 환자 3명을 치료했을 때, 이 치료법은 텔레비전 뉴스 쇼 〈60분〉에서 길게 다루어졌다.[126] 대조군 없이 겨우 몇 명을 치료했고, 임상적 혜택이 명확하지도 않았기에 이는 과장된 보도로 비쳤다. 아무튼 다른 전략을 써서 혈뇌 장벽을 열어 약물의 치료 효과를 높이려는 시도들도 이루어지고 있다.[127]

경증에서 중등도 알츠하이머병 환자 50명을 대상으로 한 소규모 무작위 임상 시험에서는 반복 경두개 자기 자극술repetitive transcranial magnetic stimulation이 인지력 감퇴를 약간 늦춘 반면 가짜로 자극하는 척한 대조군은 악화되었다.[128] 감마 진동수의 빛과 소리 자극을 내는 헤드셋이 인지 기능 쇠퇴를 늦추고 뇌 위축을 예방한다는 예비 데이터도 있으며, 현재 FDA 승인을 받기 위해 더 큰 규모로 임상 시험을 하고 있다.[129]

기존 약물의 용도를 바꾸어서 알츠하이머병 치료를 돕고자 하는 연구도 진행되었다. 인슐린을 콧속으로 투여하여 기억 기능 개선 가능성을 살펴보는 것이 한 예다.[130] 비아그라와 고리이뇨제를 통해 위험을 줄일 가능성이 있는지도 살펴보고 있다.[131,132,133] 하지만 이런 치료법들은 아직 무작위 임상 시험을 통해 입증되지 않았다.

레트로트랜스포존retrotransposon이라는 '도약 유전자'의 치료 가능성을 제시한 도발적인 연구도 있다.[134] 알츠하이머병 환자와 대조군에게서 채취한 피부세포를 만능줄기세포와 이어서 뉴런으로 전환함으로써, 그 병의 많은 핵심 특징들(Aβ와 타우의 축적 등)을 오가노이드 3D 세포 배지에서 재현하고 트랜스포존을 안정시키는 약물인 라미부딘으로 역전시킨 사례도 있다.

우리가 최근에 알아낸 것들을 요약하자면, 두 단일클론 항체의 임상 혜택은 기껏해야 미미하다.[135] 뇌에 쌓인 아밀로이드를 모두 제거한다고 해도, 이미 때가 너무 늦어서 알츠하이머병의 거침없는 진행을 의미 있는 수준으로 방해하지 못하는 것이라고 볼 수도 있다. 이 방식은 알츠하이머병 초기에 가벼운 인지 장애를 보이는 환자들을 치료하는 데 더 알맞다. 이는 고위험자에게서 예방을 달성하거나 질병 진행을 확연히 지연시키는 것과는 전혀 다르다.

노화 질환의 자연사를 바꾸다

이 분야의 돌파구를 이룬 것은 고위험을 시사하고 일차 예방의 흥분되는 가능성의 토대를 마련한 단순한 혈액 생물 표지였다. 우리가 쌓아온 모든 지식에 비추어 볼 때, 나는 이것이 우리를 황폐화하는 노화 관련 질환의 자연사를 바꾸는 모범 사례라고 본다. 우리에게 유리한 점을 떠올리자. 우리는 알츠하이머병이 발병하기까지 20여 년이 걸린다는 것을 안다.[136] 2000여 명의 참가자들을 대상으로 아동기 초부터 염증 상태를 살펴보는 단순한 혈액 검사인 C 반응 단백질 검사를 18년 동안 하니, 인지력 쇠퇴 위험을 구분할 수 있었다.[137] 고위험자 식별, 긴밀한 추적 관찰, 데이터의 멀티 모달 AI 분석, 맞춤 개입에 의존하는 이 접근법을 개괄해 보자.

나는 다른 지면에서 AI를 이용한 그래프캐스트GraphCast 날씨 예보가 보여준 경이로운 수준의 예측 성공률(99.7퍼센트 정확도)에 비견될 만한 의료 예측의 잠재력을 언급한 바 있다.[138] 그림 7.5에는 여러 층위의 데이터들을 종합해서 고위험자를 분류하는 방법이 나와 있다. 여기에는 청력 상실,[139] 여성의 골다공증,[140] 남성의 발기 부전이나 전립선 비대, 부계의 역사 등 알려진 임상 요인뿐 아니라, 우리가 방금 살펴본 생활 습관+ 요인도 있다. APOE 유전형, 다유전자 위험 점수, p-tau217 혈액 검사, hs-CRP 같은 염증 혈액 표

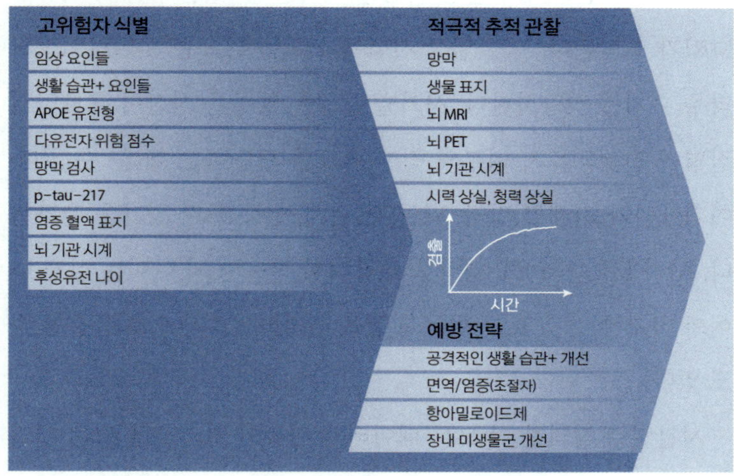

그림 7.5 알츠하이머병의 예방. 멀티모달 AI가 위험 요인을 포괄적으로 평가해서 고위험자를 식별하고, 적극적인 추적 관찰과 공격적인 예방 전략을 수행한다.

지,[141] 혈장 단백질 뇌 기관 노화 시계,[142] 장내 미생물군의 조성과 특정한 염증성 미생물의 유무,[143,144] DNA 메틸화를 통한 전신 후성유전 나이는 이를 보완한다. 망막 이미지도 독자적으로 고위험 예측에 도움을 준다.[145] 언어 데이터를 AI로 분석했을 때, 알츠하이머병을 6년 내로 예측할 수 있다.[146] 멀티 모달 AI는 이 모든 데이터 입력을 종합해서 위험 수준을 정량적으로 파악하고, 더 한정된 데이터로도 정확성을 보여줄 수 있다.[147] 또한 평가된 이들 중 상위 5퍼센트나 10퍼센트처럼, 고위험자의 범주를 선택할 수 있다.

고위험자라고 여겨지는 이들은 후속 평가와 면밀한 추적 관찰을 해야 한다. 여기에는 통상적인 뇌 MRI나 위험을 더 세분하고 앞으로 9년까지의 발병 위험을 예측할 수 있는 휴지기 기능적 MRI가 포함된다.[148,149] 임상 시험에 쓰이는 PET는 아밀로이드와 타우 수치를 정량화한다. 시기별로 찍은 영상은 시간이 흐르면서 질병이 진행되는지 여부와 진행 속도를 판단하는 데 쓸 수 있다. 여기에다가 시계열 망막, 뇌 기관 시계, 염증 표지 평가를 추가한다. AI가 MRI와 PET 영상을 조합해서 판단한 뇌 나이는 실제 나이와 비교할 수 있고,[150] 이는 진행을 추적하는 수단으로 유용할 수도 있다.

시간별로 정리한 이 모든 데이터 층위들의 멀티모달 AI는 개인의 질환이 진행되는 속도를 파악하는 데 쓸 수 있으며, 이미 여러 유형의 치매를 정확히 진단하는 데 쓰였다.[151] 또 경도 인지 장애의 진행 속도와 베타아밀로이드 축적의 증거를 예측하는 데도 쓰이고 있다.[152] 그 결과는 생활 습관+ 요인들의 공격적 개입, 현재 임상 시험 중인 항염증약(GLP-1, p75 등)이나 상당한 잠재력을 보여준 약물의 사용,[153,154] 그리고 필요하다면 항아밀로이드약의 사용으로 이어질 수 있다. 이 포괄적인 접근법은 아직 타당성이 입증되지 않았지만, 엄밀한 평가를 시도할 가치가 있다.

알츠하이머병으로부터 보호할 백신을 개발하는 데는 고위험을 정확히 정의하는 일도 중요할 것이다.[155] 각각 베타아밀로이드를 겨냥한 것과 타우를 겨냥한 두 가지 알츠하이머병 백신을 개발한 스위스의 AC이뮨AC Immune, 3000명을 대상으로 아밀로이드를 겨냥한 백신의 임상 시험을 시작한 플로리다의 백시니티Vaxxinity처럼 현재 여러 건의 백신 임상 시험이 진행 중이다. 중국에서도 베타아밀로이드와 타우를 겨냥한 백신들을 살펴보는 6건의 임상 시험이 진행 중이다.

알츠하이머병을 향한 백신을 기다리는 사이에, 재조합 대상포진 백신(싱그릭스Shingrix)이 알츠하이머병을 포함한 치매 감소와 관련이 있다는 증거들도 늘어나고 있다.[156] 이는 대상포진바이러스도 어떤 역할을 할지 모른다는 것을 시사한다.[157] 대체로 50세 이상에게 권고되고 있는 이 백신을 고위험자는 특별히 더 고려할 필요가 있음을 말해준다. 다른 연구들에서도 감염과 알츠하이머병이 연관되어 있을 가능성이 점점 더 주목받고 있다.[158] 헤르페스나 거대세포바이러스 같은 잠복성 바이러스가 알츠하이머병을 일으킬 가능성에 착안해서 항바이러스약을 조사하는 임상 시험도 이루어지고 있다.

파킨슨병과 운동 신경의 퇴행

신경 퇴행 질환 목록에서 알츠하이머병 다음에 놓이는 파킨슨병은 유병률이 빠르게 증가하고 있으며, 2040년에는 1700만 명에 이를 것으로 예상된다. 제임스 파킨슨James Parkinson의 고전이 된 논문 <떨림을 동반한 마비에 관한 고찰An Essay on Shaking Palsy>이 나온 지 200여 년이 흘렀지만 이 병의 원인은 여전히 불분명하며, 진행을 중단시키거나 지연시키는 치료법도 전혀 없다.[159] 나이는 파킨슨병과 알츠하이머병의 주된 위험 요인이다. 알츠하이머병과 마찬가지로, 그 밑바탕에 놓인 질병 과정이 진행되는 데는 수십 년이 걸리므로, 발병을 막을 예방 조치를 취할 여지는 충분히 있다.

알츠하이머병이 실질적으로 베타아밀로이드 축적을 통해 추진되듯이, 파킨슨병은 알파시뉴클레인α-synuclein 단백질을 통해 추진된다. 특히 시뉴클레인 단백질 암호를 지닌 SNCA에 가장 많이 일어나는 유전자 돌연변이를 비롯해서 알파시뉴클레인이 축적되는 경로는 많다. 미토콘드리아 기능 이상, 노폐물 처리 장애, 면역계 활성화, 독성 단백질의 세포 간 전파도 기여 요인이다. 어떤 경로를 거치든, 결과는 미세아교세포 활성화, 선천 및 적응 면역반응의 활성화, 상당한 신경염증, 시냅스 기능 이상, 뉴런 상실로 이어진다.

중간뇌의 한 부위(흑색질)에서 신경전달물질 도파민과 관련된 뉴런의 상실을 조사하는 단일세포 서열 분석은 이 병의 진행에 중요한 듯이 보이는 손상된 세포 집단을 밝혀냈다.[160] 단일세포 서열 분석은 미세아교세포뿐 아니라 희소돌기아교세포의 한 하위 유형도 나름의 역할을 할 가능성을 제기했다. 세포와 세포핵에 초점을 맞춘 이런 연구들은 파킨슨병이 뇌에서 어떻게 자리를 잡는지에 관한 새로운 깨달음을 안겨주고 있다.

그러나 파킨슨병은 뇌 질환에만 국한된 것이 아니다. 위장관에 특히 영향을 미쳐서 음식물을 삼키기 어렵게 만들고, 변비, 위배출 지연, 염증성 장 질환 등의 증상을 일으키는 만성염증 질환이기도 하다.[161] 이런 증상은 파킨슨병 진단과 동시에 또는 그 이전부터도 나타난다. 장 증후군은 파킨슨병의 운동 증후군보다 수십 년 더 일찍 나타날 수도 있다. 장과 뇌 사이에는 상당히 많은 대화가 오가며, 장의 알파시뉴클레인이 미주신경을 통해 뇌로 퍼질 수도 있다.[162] 염증성 장 질환을 앓는 환자들이 알파시뉴클레인을 생산한다는 최근의 발견은 이 병이 위장관의 장 신경계에서 기원하거나 기원할 수 있다는 브라크 가설Braak's hypothesis에 더욱 힘을 실어주었다.[163]

파킨슨병은 유전적 요인이 상당히 관여하며, 상염색체 우성 유전자 돌연변이(LRRK2가 가장 흔하며, SNCA와 VPS35도 관여)와 상염색체 열성 유전자 돌연변이(PRKN, PIKN1, DJ1)가 그런 사례다. 유전체 변이체 거의 90가지를 토대로 한 다유전자 위험 점수는 이 병의 유전 가능성이 최대 36퍼센트에 달한다고 본다.[164,165] 이와 별개로, 파킨슨병 환자에게서 나타날 수 있는 인지 장애에 관한 다유전자 위험 점수도 개발되었다.[166] 최근에는 보호하는 미토콘드리아 유전자 변이체(파킨슨병 발병 위험을 무려 약 50% 낮춘다)가 발견되었으므로, 앞으로 미토콘드리아 기능을 보존하는 치료제도 나올지 모른다.[167] 짐작했겠지만, APOE4 대립유전자를 지닌 사람은 파킨슨병 발병 위험도 있기에, 치매 위험이 증가한다.[168]

파킨슨병에 걸릴 위험(그림 7.6)은 나이를 먹을수록 증가하며,[169] 또 농약,[170] 공기 오염, 미세플라스틱 같은 신경독소에 노출될수록, 사회적 지위가 낮을수록 높아진다. 신체 활동, 카페인, 그리고 믿어지지 않겠지만 흡연도 이 위험을 줄이는 듯하다. 그렇다고 해서 흡

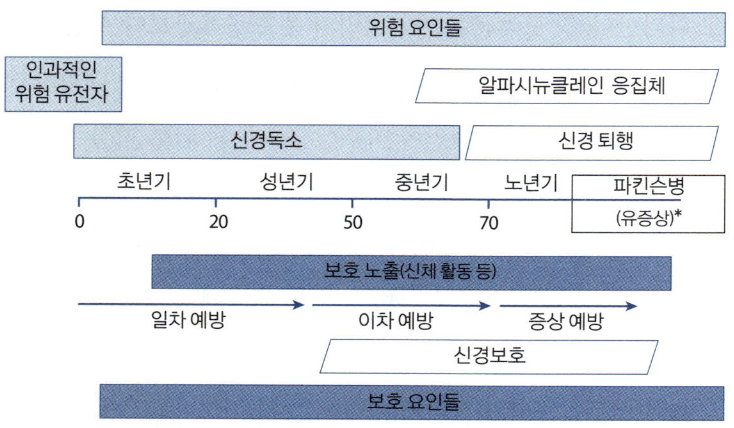

그림 7.6 파킨슨병의 위험과 보호 요인들

연을 권하지는 않겠다. 채소, 과일, 곡물 위주의 식사는 위험이 더 낮은 반면, 지방이나 초가공식품이 많은 식사는 높은 위험과 관련이 있다.[171]

파킨슨병의 생물 표지 탐색은 알츠하이머병에 비해 뒤처져 있었지만, 최근에 높은 민감도와 특이도로 뇌척수액을 검사해서 위험자를 식별하는 알파시뉴클레인 종자 증폭 검사α-synuclein seed amplification assay, SAA가 매우 고무적인 결과를 내놓고 있다. 파킨슨병 환자 545명을 포함한 1100명 이상의 대규모 연구에서 타당성이 입증되었다.[172] 여기서 51명은 후각 상실이나 렘수면 행동 장애rapid eye movement sleep behavior disorder, RBD의 전조 징후를 보였고, 310명은 파킨슨의 증상이 드러나지 않은 사람들이었다. 이 생물 표지를 지니면서 발병하지 않은 유전자 돌연변이를 지닌 사람들을 구별할 수 있다면 상당한 이점이 있을 것이다. 허리천자를 하는 대신에 피부나 피부 생검 시료로 인산화 알파시뉴클레인을 찾아내는 SAA 검사는 정확도가 높다.[173,174] 여러 유형의 PET 영상(도파민, 대사, 심장 탈신경)도 민감도가 높다는 것이 드러났지만, 널리 쓰이지 않으며 비싸고 상당한 양의 방사선에 노출된다.

우리에게는 신뢰할 만한 혈액 검사가 여전히 필요하며, 당단백질 비전이성 흑색종 단백질 B glycoprotein nonmetastatic melanoma protein B, GPNMB 검사,[175] 미토콘드리아 손상 검사,[176] 도파민성 세포 상실 DOPA 탈탄산효소 DOPA decarboxylase for dopaminergic cell loss 검사[177] 등 여러 검사법이 제시되어 있다. 임상 진단을 받기 여러 해 전에 파킨슨병을 정확히 예측할 수 있는 단순한 비침습적 생물 표지는 몹시 필요하지만 아직 발견되지 않고 있다. 혈액으로 120여 가지 단백질을 검사해서 증상이 시작되기 최대 7년 전에 파킨슨병을 예측할 수 있다는 연구 결과가 매우 고무적으로 비치는 것도 바로 그 때문이다.[178] 이런 연구는 현재 몇 건이 더 진행되고 있다.[179]

파킨슨병은 망막 이미지로 예측하는 편이 더 정확하다.[180] 나는 영국 런던의 무어필즈 안과 병원 및 유니버시티 칼리지의 피어스 킨 Pearse Keane 연구진과 공동으로 진행한 두 건의 연구에서, 망막 이미지의 AI 분석은 증상이 나타나기 최대 9년 전에 파킨슨병을 정확히 예측할 수 있음을 보여주었다.[181] 알츠하이머병을 논의할 때 강조했듯이, 망막은 뇌로 가는 통로이며, AI의 디지털 눈은 신경 퇴행 질환 고위험자를 식별하는 데 기여하는 중요한 수단이 되고 있다.

파킨슨병의 검출과 진행 추적은 증상이 나타나기 여러 해 전에 걸음걸이와 움직임 변화를 포착할 수 있는 손목 가속도계,[182] 무선을 이용한 야간 호흡 신호,[183] 영상의 멀티모달 AI,[184] 전자 건강 기록, 개인의 건강 궤적[185]과 치료 반응을 예측하는 유전체와 대사체[186]를 써서 성공을 거두고 있다.

현재 파킨슨병의 치료법은 다양하며, 저마다 다른 증상을 겨냥하고 있다.[187] 운동 비정상을 치료하는 약물부터 우울증, 불안, 수면 장애, 환각, 기립성저혈압, 배뇨 장애, 치매, 다양한 신경정신 약물에 이르기까지 목록이 길다. 심층 뇌 자극을 위한 뇌 수술이나 하드웨어의 이식 없는 절제술 같은 대안도 있다.

처음으로 우리는 파킨슨병의 진행을 늦추거나 중단시킬 치료법을 언뜻 보고 있는 것일 수도 있다. 프라시네주맙prasinezumab은 엉킨 알파시뉴클레인에 결합하는 단일클론 항체이며, 파킨슨병 무작위 임상 시험을 거쳤다.[188] 모노아민옥사이드 억제제monoamine oxide inhibitor를 투여하고 있거나 진행이 더 빠르다는 것을 시사하는 다른 어떤 사전 징후가 있는 사람들에게 프라시네주맙을 투여하자, 그 뒤로 4년 동안 운동 증상(떨림, 뻣뻣함, 느린 움직임)의 진행이 느려졌다는 증거가 나왔다.

더욱 고무적인 점은 우리의 새 친구인 GLP-1 약물의 무작위 임상 시험 세 건에서 일관된 현상이 나타났다는 것이다. 릭시세나타이드lixisenatide는 속임약에 비해 초기 파킨슨병 환자의 운동 징후 진행을 멈추었다.[189] 엑세나타이드exenatide는 더 소규모 대조군 임상 시험에서 운동 증상 점수에서 유의미한 효과가 있음을 보여주었다.[190] 더 오래 추적 관찰한 엑세나타이드의 또 다른 무작위 임상 시험에서도 비슷한 현상이 발견되었으며,[191] 런던 유니버시티 칼리지의 토머스 폴티니Thomas Foltynie 연구진은 이렇게 결론지었다. "GLP-1 수용체 작용제가 미래에 파킨슨병 치료에 유용한 역할을 할 수도 있음을 강력하게 시사한다." 이런 임상 시험들은 GLP-1 약물을 끊은 뒤에도 효과가 지속됨을 보여주었고, 그 뒤로도 효과가 더 오래 이어질 수도 있다.

비록 약물 치료로서는 입맛에 맞지도 실용적이지도 않지만, 건강한 기증자의 대변 미생물 이식도(속임약과 대조하여) 초기 파킨슨병 환자들을 대상으로 소규모 임상 시험이 이루어졌다.[192] GLP-1 약물이나 알파시뉴클레인의 임상 시험에서와 마찬가지로, 운동 증상들의 진행이 느려진다는 증거가 나왔다. 사실 건강한 사람의 대변을 이식했을 때의 변화는 장내 미생물군이 이 장애에 나름의 역할을 한다는 것을 잘 보여준다.[193]

소규모 임상 시험에서 어느 정도 성공을 본 이 세 건의 개입 수준을 넘어서 AI의 도움으로 강력한 알파시뉴클레인 차단제인 작은 분자(알약용)의 발견 속도도 10배로 빨라졌다.[194]

현재 평가가 이루어지고 있는 접근법들이 더 있는데, 유도 만능 줄기세포를 이용하는 세포 요법도 그중 하나다.[195,196,197] 이 병의 어떤 하위 유형에 걸리든 맞춤 적용할 수 있는 것으로 보인다. 초기 임상 시험은 낙관론을 펼칠 근거를 제공하고 있다. 알츠하이머병에서처럼, 알파시뉴클레인을 겨냥한 백신 임상 시험도 진행 중이다. 이런 백신의 성공 여부는 적어도 어느 정도는 고위험자를 식별하는 능력에 달려 있을 것이다.

알츠하이머병과 마찬가지로 파킨슨병도 일단 발병한 뒤에 치료하는 것보다 예방이 훨씬 더 나은 경로일 것이다. 앞서 알츠하이머병을 논의할 때 제시한 것과 같은 전략(그림 7.5)을 고위험자 식별, 밀접한 추적 관찰, 조기 개입과 결합한 방식이 가까운 미래에 가능해져야 한다.

뇌를 젊게 유지하는 방법

생활 습관+ 요인들을 넘어 우리 뇌 건강을 지키는 새로운 방법론이 제시되고 있으며, 심지어 실제 나이보다 한참 적은 나이의 기능 수준을 회복하는 것에 상당한 관심이 쏠리고 있다. 이런 관심은 이 일을 언젠가는 해낼 수도 있음을 시사하는 여러 새로운 연구를 생각할 때 정당하다.[198]

신경 퇴행 질환이 없는 정상적인 뇌 노화는 특히 해마(기억을 담당하는)를 비롯한 뇌 영역들에 나타나는 신경기능이상을 포함한 많은 징표를 지닌다.[199] 신경염증(미세아교세포와 별아교세포의 활성화를 포함한), 혈뇌 장벽 누출과 혈관의 변화, 신경세포를 재생하는 능력의 급격한 감퇴도 그렇다. 이미 우리는 퇴행성 무릎 뼈관절염에서 일어나는 것 같은 만성 염증이 뇌 노화를 촉진한다는 것을 알아냈다.[200] 흥미로운 것은 80세이면서 20세나 20년 더 젊은 사람에 맞먹는 기억력을 지닌 희귀한 뇌를 가진 '슈퍼에이저super ager'가 있다는 것이다.[201] 뇌 영상에서 이들은 생활 습관+ 요인들이 거의 비슷한 같은 나이의 사람들보다 뇌의 백색질이 덜 쪼그라들어 있다.

생쥐에게서는 젊은 개체에 늙은 피나 혈장을 주입하거나 늙은 혈액줄기세포(조혈모세포)를 이식함으로써 노화의 징표 중 상당수를 재현할 수 있다. 수술로 젊은 생쥐와 늙은 생쥐의 몸을 연결해 혈액이 공통으로 흐르게 하는 개체결합parabiosis을 했을 때에도 이 현상이 나타난다. 젊은 생쥐의 뇌 노화 가속을 설명해줄지도 모를 혈액과 세포 속 인자는 많다. 정반대로 실험을 하면, 즉 개체결합이든 혈장이든 혈액이든 골수 이식이든 간에 젊은 생쥐의 것을 늙은 생쥐에게 주입하면, 염증이 줄어들고 혈관 밀도가 더 높아지면서 신경 기능, 재생 기능(새로운 뉴런, 신경발생), 인지 기능이 개선된다. 한편 운동과 열량 제한도 동일한 혜택을 제공한다.

뇌 노화 기능의 개선과 관련된 젊음을 촉진하는 혈액 인자에는 클로토, 혈소판 인자 4platelet factor 4, 생식샘자극호르몬방출호르몬gonadotrophin releasing hormone, GnRH 등이 있다.[202]

혈소판 인자 4를 늙은 생쥐에게 주사하자, 신경염증이 확연히 줄어들고, 신경발생이 개선되고, 뉴런 사이의 연결이 강화되며(시냅스 가소성 증진), 혈뇌 장벽의 파손이 줄어들었다. 이 모든 바람직한 변화와 함께, 인지 기능에도 상당한 개선이 이루어졌다.[203] 생쥐 모델과 다운증후군으로 인지 장애를 지닌 남성들 양쪽에게 GnRH를 주기적으로 투여했을 때도 비슷한 효과가 나타났다.[204]

클로토는 혈액에 실려 몸속을 순환하는 호르몬이며, 운동하면 증가하고 나이가 들수록 감소하는데, 장수와 관련이 있다. 또 크기 때문에 혈뇌 장벽을 통과할 수 없다. 인구의 20%에서 발견되는 클로토의 변이체인 KLOTHO-VS 유전자를 하나 지니면, 이 유전자가 만드는 단백질인 클로토의 농도가 더 높고, 수명이 더 길고, 뇌 부피와 인지 기능도 덜 나빠진다. 반면에 이 유전자를 쌍으로 지니면, 클로토의 농도가 줄어든다. APOE4 대립유전자를 지닌 사람의 경우, 이 유전자를 하나 지니면 알츠하이머병 위험이 더 낮다.[205]

생쥐에게 클로토 단백질을 주입하면, 시냅스 가소성, 기억, 인지 기능이 개선된다.[206] 붉은털원숭이에게 클로토를 저용량으로 한 차례 정맥주사했을 때, 기억과 인지 기능의 핵심 척도인 공간 지연 반응spatial delayed response °이 증진되었고, 효과는 2주 동안 지속되었다.[207] 이런 효과는 고용량에서는 나타나지 않았다. 이 실험들에서는 뇌에 접근할 수 없는 클로토가 어떤 메커니즘으로 이런 개선을 이룰 수 있었는지는 밝혀내지 못했다.

혈소판 인자 4(PF-4) 수치는 클로토를 생쥐에게 투여하면 증가

° 화면의 특정 위치에 점이나 도형을 보여준 다음, 일정 시간이 지난 뒤 그 위치를 기억하는지 알아보는 검사 방식.

　　2부 만성질환은 피할 수 없는 운명인가

하며, 운동할 때에도 마찬가지로 다른 혈소판 인자들과 함께 증가한다.[208] PF-4는 혈뇌 장벽을 쉽게 통과한다. 클로토나 PF-4의 정맥주사는 젊은 생쥐와 늙은 생쥐 모두의 인지 능력을 개선했다. PF-4 유전자를 제거한 생쥐에서도 클로토 주사의 효과가 여전히 나타났으므로, PF-4가 뇌 건강의 전령 역할을 할 수 있는 유일한 인자는 아니다.

PF-4 이야기는 여기에서 그치지 않는다. PF-4 농도는 생쥐와 사람에서 모두 젊은 쪽이 나이 든 쪽보다 더 높다.[209] 생쥐에게서 CXCR3라는 세포 수용체를 통해 매개되는 PF-4 효과는 노화 관련 해마 신경염증을 줄이고,[210] 시냅스 가소성을 강화하며, 인지력을 개선했다. 생쥐에게서 운동을 통한 인지력 증진은 혈소판을 통해 매개되는데, PF-4의 정맥주사로도 재현되었으며 늙은 생쥐에게서는 이 인자가 해마의 신경발생도 유도한다고 나왔다.[211] PF-4 유전자를 제거한 생쥐는 이 혈소판 인자가 유익한 뇌 효과를 달성하는 필요충분조건임을 보여주었다. 우리는 실험 모델에서 젊음의 인자를 파악하는 쪽으로 큰 진전을 이루고 있으며, 이는 궁극적으로 나이 든 이들의 인지 기능을 보전하는 임상 시험으로 이어질 수도 있다.

한편 GLP-1 약물은 주로 뇌를 통해 작용하며 뇌 염증을 줄인다.[212] 이런 약물들은 현재 당뇨병과 비만을 치료하는 데 쓰이고 있는데, 그런 용도를 넘어서 초기 알츠하이머병과 파킨슨병의 진행을 예방하는지를 살펴보는 임상 시험이 진행되고 있다. 신경 퇴행 질환 고위험자에게 충분히 일찍 투여할 때 그런 약물이 안전하면서 지속 가능하게 뇌 염증을 차단한다면, 궁극적으로 어느 정도 보호를 해준다고 해도 놀랄 일이 아닐 것이다.[213] 생물 표지들이 점점 받아들여지고 멀티모달 AI를 써서 개인 데이터의 모든 층위를 처리함에 따라, 고위험자를 식별하고 발병 시점을 예측하는 능력도 빠르게 향상되고 있다.

사람들의 뇌 건강을 증진하기 위한 다른 새로운 접근법도 있다. 가벼운 알츠하이머병 환자 5명을 대상으로 암 치료에 쓰이는 타이로신 인산화효소 억제제인 다사티닙dasatinib과 천연 플라보노이드인 퀘르세틴quercetin을 조합해서 뇌세포 노화를 표적으로 삼은 최초의 노화 임상 시험이 이루어진 바 있다.[214] 이 조합은 노화세포의 죽음을 유도한다는 목표 아래 실험 모델을 통해 연구되었는데 (1+1=3처럼 단순한 더하기 수준을 넘어서는) 상승효과가 있음이 드러났다. 치료 12주 뒤 혈액과 뇌척수액의 생물 표지들은 노화세포의 수가 감소했음을 시사했다. 대조군 없는 이 최초의 소규모 임상 시험은 뇌 건강을 위한 노화세포 제거 요법의 가능성을 보여주는 첫걸음이라고 볼 수 있다.

이런 제약학적 접근법을 넘어 비침습적 장치로 일시적으로 교류 자극을 가하는 신경조절술neuromodulation도 65~88세의 참가자들에게서 기억력을 개선하는 효과를 보였다.[215] 소규모 무작위 임상 시험에서 4일 동안 치료를 했더니 1달 뒤 대조군에 비해 기억력이 향상된 채 유지된다고 나왔다.

이런 접근법이 대조군 임상 시험까지 나아간다면, 우리는 혈장 단백질과 MRI 영상을 써서 노화가 특히 뇌에 어떤 변화를 일으키는지 파악할 수 있을 것이다. 그러면 이런 방법들이 작동하는지, 뇌 건강을 촉진하고, 노화의 진행을 늦추는지, 더 나아가 회춘 효과도 발휘하는지를 판단할 수 있을 것이다.

논의를 더 진행하기 전에, 알파브레인Alpha Brain, 뉴리바Neuriva, 킨 유포릭스Kin Euphorics, 몇몇 아미노산, 허브 추출물, 프로바이오틱스 등등 학습과 기억 능력을 개선한다고 주장하는 이른바 누트로픽nootropic 보충제 이야기를 잠깐 하자. 이 가운데 사용을 뒷받침할 의미 있는 임상 시험 데이터를 갖춘 것은 전혀 없다.[216]

알츠하이머병과 파킨슨병을 비롯해 노화에 따른 신경 퇴행을 막는 것은 건강 수명을 늘리기 위한 가장 큰 도전 과제로 남아 있다. 인지 기능의 보존 없이 수명을 연장하는 것은 어느 누구에게도 좋아 보이지 않기 때문에, 나는 이를 우리 삶 후반기를 위협하는 거대한 살인자 중 하나라고 본다. 다행히도 최근에 많은 연구 결과가 축적되고 있다. 우리는 노년에 이르렀을 때도 인지력이 빠릿빠릿한 상태를 유지하도록 뇌 건강을 도모할 새로운 방법을 도출하기 직전일 수도 있다.

여러 의학 분야에서 일어난 돌파구들이 역사적으로 수렴되고 있는 현재 상황이 어떤 의미를 지니는지는 가장 명석한 사람조차도 이해하기가 쉽지 않다.

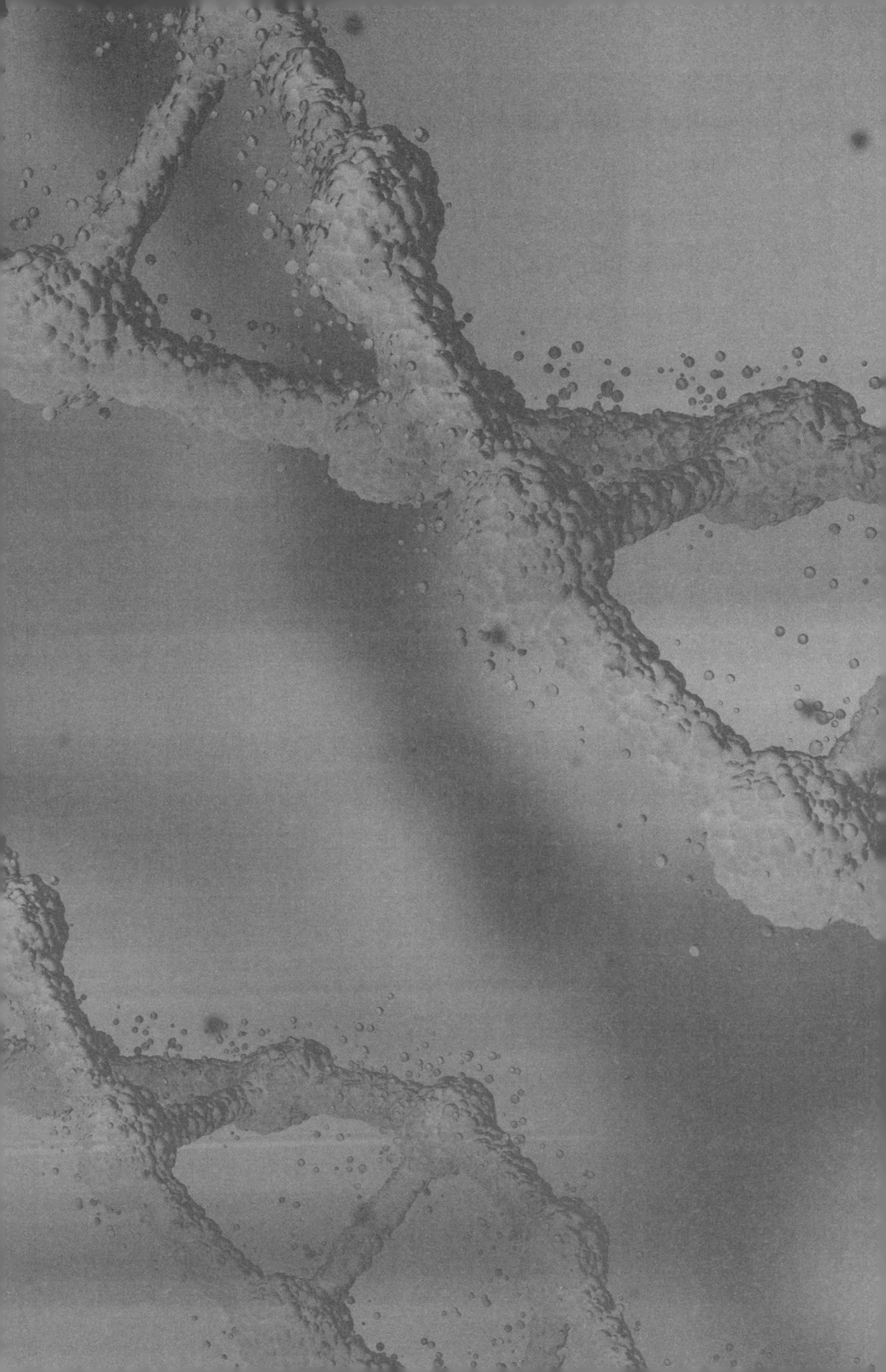

3부

과학은 노화를
어떻게
해결하는가

8

희귀질환의 전환
고칠 수 없는 병은 없다

건강 수명을 다루는 책에 왜 희귀병을 논의하는 장을 포함했는지 의아해할 독자도 있을 것이다. 그 이유는 현재의 희귀병 치료 접근법이 흔한 질환을 관리하는 데 점점 중요한 역할을 할 것이기 때문이다. 우리 시대에 가장 큰 파장을 일으키고 있는 생명과학의 돌파구는 유전체 편집이며, 이미 암과 심장 질환 환자들에게 적용되고 있다. 그리고 이제 겨우 시작일 뿐이다. 적어도 우리 아이나 손주 세대는 생애 동안 어떤 형태로든 유전자 편집을 경험할지도 모른다. 그러나 미래를 섣불리 내다보기 전에, 현실에 탄탄히 발을 디딜 필요가 있다. 지금 '희귀한' 병들이 다 더하면 흔하다는 것을 염두에 둘 필요가 있다.

세계 인구의 6퍼센트는 희귀병을 앓고 있는데, 이런 희귀병은 약 1만 가지에 달한다.[1,2,3] 인구로 따지면 4억 명을 넘는다. 이런 희귀병의 대다수, 즉 80퍼센트 이상은 유전적인 토대를 지닌다. 유럽 연합은 희귀병을 2000명 중에 1명 미만, 초희귀병을 5만 명 중에 1명 미만이 앓는 병이라고 정의한다.[4] 미국 FDA는 희귀병을 20만 명 중에 1명 미만이 걸리는 병이라고 분류한다. 극초희귀병이라는 말은 1억 명 중에 1명 미만이 걸리는 병에 쓰인다. 따라서 희귀병 용어들의 정의와 범위는 규모가 몇 차수에 이른다. 그러나 대다수가 한 번도 들어본 적이 없는 병에 걸린 사람들의 비율을 보수적으로 추정한다고 해도, 인구 비율이 3.5퍼센트에서 5.9퍼센트 사이다.[5] 환자가 20명에 1명을 넘는다면 희귀병이 아니다.

희귀 유전병에 대한 새로운 접근법이 어떻게 궁극적으로, 극도로 흔한 질환에 영향을 미칠 수 있는지 예를 하나 들어보자. 유병률이 30만 명 중에 약 1명으로 추정되는 동형접합 가족성 고콜레스테롤혈증homozygous familial hypercholesterolemia은 LDL 콜레스테롤 농도를 확연히 증가시키는 돌연변이 유전자들을 쌍으로 지닌 결과다.[6] PCSK9, LDL 수용체, ApoB 세 유전자의 돌연변이를 가진 환자가 대부분을 차지한다. 이 유전 질환은 LDL 콜레스테롤 농도를 400mg/dl 이상으로, 즉 정상 범위보다 적어도 4배 이상으로 높인다. 조기 진단과 공격적인 치료가 없다면, 때 이른 심장동맥 질환과 사망이 일어날 수 있다. 이런 돌연변이 유전자를 하나만 지닌 사람은 이형접합체 또는 보인자로서, 250명에 1명꼴이다.[7] 비교적 흔하다고 할 수 있으며, 유럽연합의 희귀병 기준인 2000명 중 1명에 한참 못 미친다. 현재 LDL 콜레스테롤 수치를 낮추는 다양한 약물이 나와 있으며, 치료를 받지 않을 때 대개 이 수치는 성인은 >190mg/dl, 아동은 >160mg/dl이다.[8] 평생토록 투여하는 치료제로는 스타틴, 에제팀베, PCSK9 항체 또는 억제제, 벰페도산이 있다. 때로는 몸이 잘 받아들이지 못해서 상당한 부작용을 수반하거나 LDL 콜레스테롤 수치를 충분히 낮추지 못한다. 그러니 크리스퍼 유전자 편집 치료 한 번으로 LDL 수치가 평생 낮게 유지된다면 어떨까?

원숭이에게 해당 PCSK9 유전자를 침묵시키는 크리스퍼 염기 편집기가 들어 있는 mRNA 나노입자를 정맥으로 한 번 주사하자, LDL 콜레스테롤 수치가 상당히 낮아졌고 계속 유지되었다.[9,10] 이 연구 결과에 힘입어 뉴질랜드에서 첫 임상 시험이 이루어졌고, 곧이어 FDA는 제약사 버브테라퓨틱스에 이형접합(동형접합이 아니라) 가족성 고콜레스테롤혈증 환자에게 치료제로 써도 좋다고 승인했다.[11] 임상 시험에서 아주 고무적인 결과가 나와서다.[12] 확실히 알기에는 아직 이르지만, 그것이 효과가 있고 안전하다면 심장동맥 질환과 심근경색에 걸릴 위험이 높은 사람들이 유전체 편집 치료를 받을 후보자가 될 것이라고 상상할 수 있다. 이 심장 질환들은 미국에서 연간 70만 명의 목숨을 앗아가고 있고, 세계적으로 첫 번째 사망 원인이다. 이는 초희귀 유전 질환에의 새 접근법이 흔한 질환과도 관련성이 매우 높다는 것을 잘 보여준다.

크리스퍼 기술은 유명하지만, 정확히 무엇이며 어디에서 나온 것일까? 1980년대에 세균의 유전자를 서열 분석했더니 특이한 DNA 영역이 발견되었다. 여기에는 크리스퍼라는 이름이 붙었고, 나중에 세균의 바이러스 방어 체계 일부임이 드러났다. 이 세균 DNA의 특이한 회문 반복 서열은 침입하는 바이러스의 유전자에 들어맞는 RNA 암호를 지니며, 바이러스를 파괴하는 일을 돕는다. 이 자연 방어 체계는 수십억 년 동안 존속했다. 그러나 생명과학 분야에서 그것의 새로운 가능성을 일깨운 것은 2012년 《사이언스》에 실린 '적응 세균 면역에서 프로그램 가능한 이중 가닥 RNA 유도 DNA 핵산내부분해효소'라는 난해한 제목의 논문이었다.[13] 크리스퍼는 가이드 RNAguide RNA와 캐스9Cas9 분자 가위 효소를 이용한 시험관 실험에서 DNA를 정확히 편집할 수 있었다. 캐스는 크리스퍼 연관 단백질CRISPR-associated protein의 약자다. 2005년 커털린 커리코Katalin Karikó와 드루 와이스먼Drew Weissman이 발견한 mRNA가 유도하는 생체 내 염증을 차단하는 방법과 마찬가지로, 크리스퍼도 처음에는 거의 주목을 받지 못했지만 나중에 제니퍼 다우드나Jennifer Doudna와 에마뉘엘 샤르팡티에Emmanuelle Charpentier에게 노벨상을 안겨주었다.[14] 크리스퍼가 발견된 지 1년도 안 되어 동물과 사람의 세포에서 DNA를 정확히 편집했다는 논문이 여러 편 나왔다.[15]

　　　　　　　　　3부 과학은 노화를 어떻게 해결하는가

크리스퍼 이전에도 핵산분해효소nuclease라는 DNA 뉴클레오타이드를 쪼개어 유전체를 편집할 수 있는 도구들이 있긴 했다. 징크 핑거 핵산분해효소zinc finger nuclease, ZFN와 전사 활성체 유사 인자 핵산분해효소transcription activator-like effector nuclease, TALEN였는데, 편집이 정확히 이루어지도록 프로그램을 짜기가 어려웠다.[16,17]

그 뒤 10년에 걸쳐서 크리스퍼 기술이 집중적으로 다듬어지면서 편집의 정확도와 정밀도가 개선되고, 표적 이외의 곳을 공격할 가능성이 줄어들었다.[18] 이 세 가지 핵산분해효소(ZFN, TALEN, CRISPR-Cas9)는 모두 이중 가닥 DNA를 두 조각으로 자른다. 세포는 염색체의 끊긴 부위를 수선하려고 하며, 약 90퍼센트는 정확히 수선할 수 있다.[19] 다시 잇는 수선 과정에서 오류가 생기는 비율은 낮다. 그러나 핵산분해효소가 DNA를 자르고 수선하는 과정이 계속되면서, 오류는 점점 누적된다. 이 주기가 계속 반복되면 이윽고 핵산분해효소는 오류로 달라진 서열을 알아보지 못하고, 뉴클레오타이드가 삽입되거나 누락되는 일도 일어나면서 유전자가 손상된다. 이렇게 이중 가닥을 끊고 수선하는 과정의 단점은 무작위로 삽입과 결실이 일어나기에 나중에 어떤 서열이 될지 통제할 수 없다는 것이다(그림 8.1). 유전자를 교정하는 데 쓸 수 없는 파괴적인 유전자 제거 전략이다. 이것을 크리스퍼 1.0이라고 하자.

그러나 기술이 다듬어지면서, 지금은 위치를 훨씬 더 정확히 지정할 수 있다. 이중 가닥 DNA를 자르는 대신에 한쪽 가닥만 자르는 염기 편집(그림 8.2) 기술을 써서 염기 A를 G로, C를 A로 교체할

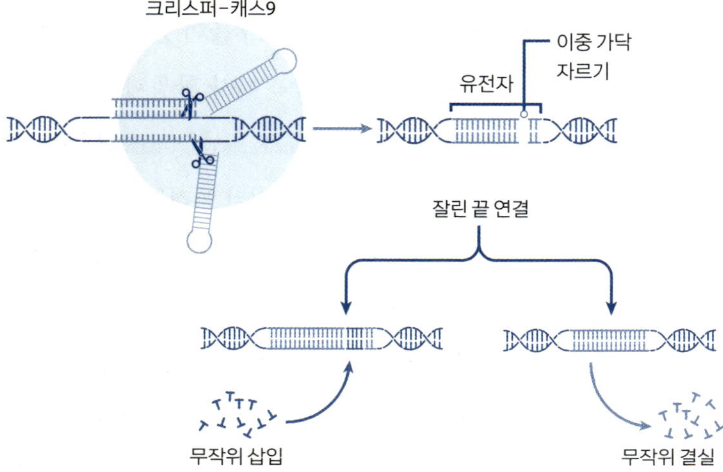

그림 8.1 크리스퍼 1.0은 선천적인 수선 과정으로 이중나선 DNA를 자르는 방법을 쓴다. 이때 무작위로 염기의 삽입이나 결실이 일어날 수 있다.

수 있다. 더욱 뛰어난 단일 가닥 편집은 역전사효소와 프라임 편집 가이드 RNA prime editing guide RNA를 통합해서 표적 DNA 지점에 편집된 정보를 지닌 사본을 직접 끼워 넣는다.[20] 버브테라퓨틱스가 쓰는 방법이기도 하다. 브로드연구소의 데이비드 리우David Liu는 이를 문서 편집기에 비유하곤 한다. "연구자가 어떤 문자를 다른 문자로 바꾸고 염기쌍 수십 개 길이의 서열을 제거하거나 끼워 넣을 수 있게 했다. 이론상 알려진 모든 병원성 돌연변이를 90퍼센트 교정할 수 있다."[21] 훼손을 줄이고 교정 능력을 향상시킨 이런 DNA 편집기는 크리스퍼 2.0이라고 불린다.[22] 여기에는 더 규모가 큰 결실(크리스퍼-캐스3)과 삽입(크리스퍼 연관 전위효소)을 일으

3부 과학은 노화를 어떻게 해결하는가

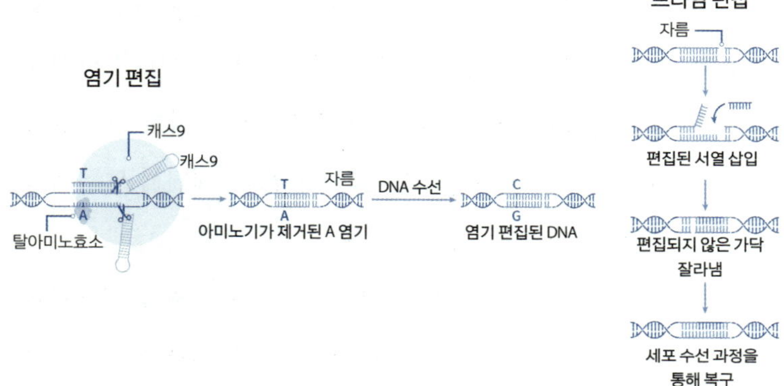

그림 8.2 크리스퍼 2.0. 단일 가닥 DNA를 잘라서 원하는 염기를 끼워 넣는 염기 편집(왼쪽). 단일 가닥 DNA를 자른 뒤 DNA 서열을 삽입하는 프라임 편집(오른쪽).

키는 도구, RNA와 후성유전 편집기 등 새로 출현하는 편집 도구들도 포함된다(그림 8.2).[23] 자연에서 찾아낸 또 다른 도구는 '다리 RNAbridge RNA' 분자로서, 긴 DNA 서열을 정확히 편집할 수 있는 일종의 프로그래밍 가능한 재조합효소 집단이다.[24]

크리스퍼가 발견된 지 겨우 10여 년이 지난 2023년 말, 영국과 미국이 낫모양적혈구빈혈의 치료에 유전자 편집을 승인하면서 중요한 이정표가 마련되었다.[25] 캐스제비Casgevy라 불리는 이 치료법은 아프리카계 미국인 약 10만 명이 앓고 있는 낫모양적혈구빈혈의 증상을 완화한다. 영국은 크리스퍼 편집을 베타지중해빈혈beta-thalassemia에도 승인했는데, 덕분에 수혈의 필요성이 대폭 줄었다. 두 질병에서는 크리스퍼 1.0을 이용해서 헤모글로빈 유전자의 유전자 결함(단순히 A 하나가 T로 바뀐 돌연변이)을 교정하는 대신

BCL11A라는 유전자를 겨냥해서 태아 헤모글로빈을 다시 생산하도록 하는 혁신적인 우회 전략이 시도된 바 있다.[26] 크리스퍼를 적용한 뒤 태아 헤모글로빈의 농도가 지속적으로 증가한 상태로 뚜렷이 유지된다면, 낫모양적혈구빈혈과 베타지중해빈혈 모두에 확실한 치료법이 될 수 있다.

그러나 이 치료는 극도로 복잡하다.[27] 먼저 혈액을 성분별로 분리하는 성분채집기를 이용해 환자의 몸에서 혈액을 생산하는 줄기세포를 채취해야 하는데, 이 과정은 시간이 걸리며, 이후에 수혈이 필요할 때도 있다. 그런 뒤 편집한 줄기세포를 집어넣기 위해 기존 골수를 화학요법으로 제거하는데, 이 과정에서 불임이 될 수도 있다.[28] 골수를 제거할 때 환자의 백혈구가 급감하므로, 몇 주에서 몇 달 동안 무균실에 입원해야 한다. 이윽고 전기천공법을 써서 크리스퍼-캐스9에 완전히 노출시킨 환자의 혈액줄기세포를 주입한다. 그런 뒤에도 면역계가 회복될 때까지 계속 병원에 머물러야 한다.

이 사례는 유전체 편집 기술이 치료를 제공하는 방향으로 나아간 큰 도약이긴 하지만, 최초로 승인된 전략에는 두 가지 근본적인 한계가 존재한다. 먼저 이 방식은 근본적인 유전적 결함을 교정하는 것이 아니라, 한 유전자를 파괴적으로 제거하는 것이다. 크리스퍼-캐스9, 즉 크리스퍼 1.0에 의존하기 때문이다. 또 환자는 오랫동안 힘든 시간을 겪어야 한다. 편집이 체외로 빼낸 세포에서 이루어지기 때문이다. 유전자 편집의 미래는 생체 내로, 즉 환자의 몸으로 옮겨질 것이며, 내가 가족성 고콜레스테롤혈증을 다룰 때 했듯

    3부 과학은 노화를 어떻게 해결하는가

이, 캐스9이 아니라 염기 편집을 써서 한 차례 투여하는 것으로 끝
낸다면 이상적이다. 사실 염기쌍 하나의 돌연변이를 교정함으로
써 낫모양적혈구빈혈을 치료하는 염기 편집의 임상 시험이 이미
진행 중이다.[29,30] 주사를 맞을 필요도 없도록 알약까지 개발되고
있다.[31] BCL11A 유전자를 후성유전적 표적으로 삼은 알약은 낫모
양적혈구빈혈 생쥐와 원숭이 모델에서 효과가 있다고 드러났다.[32]

크리스퍼가 낫모양적혈구빈혈 치료법으로 승인을 받았을 때,
리프게니아Lyfgenia라는 유전자 요법도 같은 병에 대해 승인을 받았
다. 유전자 편집과 유전자 요법이라는 용어는 혼동해서 쓰기도 하
지만, 전혀 다른 전략이다.

유전자 편집의 개척자인 표도르 우르노프Fyodor Urnov에게 그 차
이를 설명해 달라고 하자, 그는 이렇게 말했다. "자동차의 타이어
하나가 구멍이 나서 바람이 빠졌다고 상상해 봐요. 유전자 요법은
트렁크에서 예비 타이어를 꺼내 차의 어딘가에 붙이는 것과 같아
요. 이제 바퀴를 하나 더 달았으니까 잘 굴러가겠지 하고 바라는
거죠. 그런데 믿거나 말거나 그 방식이 실제로 효과가 있어요. 반면
에 유전자 편집은 타이어 구멍을 메우는 겁니다."[33]

이 비유는 유전자 요법이 유전자를 추가하는 반면, 유전체 편집
은 특정한 유전자를 파괴하거나 교정하는 것이라는 사실을 잘 전
달한다. 유전자 요법은 근본적인 결함을 바로잡는 것이 아니며,[34]
아데노바이러스나 렌티바이러스 벡터 등 기존의 가공된 바이러스
전달 체계에 의존한다.

크리스퍼의 캐스제비가 승인을 받기 이전에 약 15가지 유전자 요법이 이미 승인을 받은 상태였다. 유럽의약품청이 2012년 글리베라Glybera를 지질단백질 지질분해효소 결핍증 치료법으로 승인한 것이 시작이었고, FDA는 2017년에 림프종 환자에게 유전공학적으로 가공한 T세포를 투여하는 킴리아Kymriah와 예스카르타Yes-carta, 레베르선천흑암시Leber's congenital amaurosis라는 희귀한 유전성 안과 질환에 룩스투르나Luxturna를 사용하는 것을 승인했다. 그 뒤로 척수근육위축증, 혈우병 A형과 B형, 베타지중해빈혈, 뒤셴근이영양증(DMD), 중증복합면역결핍('버블보이병'), 이염색백색질장애, 위축물집표피박리증dystrophic epidermolysis bullosa 등도 승인을 받으면서 유전자 요법의 범위가 크게 확대되었다. 한 번 주사로 상염색체 열성난청9형autosomal recessive deafness 9을 앓는 아동의 청력을 회복시키는 유전자 요법은 부작용 없이 효과가 있음을 보여주었고,[35] 이를 계기로 나이를 먹으면서 청력을 잃어가는 노년난청presbycusis 등 다양한 청력 상실 질환을 유전자 요법으로 예방하거나 치료하려는 시도가 이루어져 왔다.[36] 또 근육위축가쪽경화증, 파킨슨병, 헌팅턴병을 표적으로 한 중추신경계 질환의 임상 시험도 진행 중이다.[37]

이 분야는 유전체 편집보다 10여 년 앞서 치료까지 나아갔다. 그러나 유전자 요법에는 본질적인 한계가 있는데, 용도가 열성 돌연변이에 한정되고, 큰 유전자를 전달할 수 없으며, 도입된 추가 유전자를 조절할 수 없다는 점(원래 그 유전자 발현을 조절하는 촉진 유전자와 증강 인자가 없을 때) 등이 그 예다.[38] 또 유전자 요법에 쓰이는 바이러스 벡터가 수용 세포의 DNA에 통합될 수도 있고,[39] 더 나아가 염증을 유발할 수도 있다.[40] 그럼에도 많은 유전자 요법은 희귀병 환자들의 충족될 수 없던 중요한 욕구를 충족시켜 왔으며, 더 정밀하면서 완치 가능성이 엿보이는 접근법으로 나아가는 길을 닦고 있다.

단 한 번의 유전자 치료

염기 편집기를 한 차례 주사하는 방식, 즉 동물 실험 모델에서 노화를 가속시키는 끔찍한 질환인 유전조로증progeria에 걸린 동물에게 아데노연관바이러스adeno-associated virus, AAV 벡터로 C-G 염기쌍을 T-A 쌍으로 교체하는 염기 편집기를 주사하는 치료법은 성공을 거듭했다.[41,42] 마찬가지로 생체 내 염기 편집기는 우성 청력 상실의 생쥐 모델에서 청력을 회복하는 데 쓰였다.[43] 가족성 알츠하이머병 모델에서 AAV로 크리스퍼-캐스9을 뇌에 주사하자, 아밀로이드 축적과 미세아교세포 활성화가 줄어들었고, 인지력 개선이 이루어졌다.[44] 간의 대사 질환인 페닐케톤뇨증phenylketonuria의 프라임 편집도 생체 내에 주사했을 때 성공적이었지만, 벡터를 고용량으로 투여해야 면역반응이 유도되었다.[45] 500명 중에 1명꼴로 걸리는 유전 질환인 비대심장근육병증hypertrophic cardiomyopathy을 치료하기 위해 AAV로 염기 편집기를 가슴에 직접 주사하자 편집 효율이 30~60퍼센트에 달했고(수선된 심장세포의 비율) 심장의 기능과 구조 개선이 이루어졌다.[46,47] 심장에 직접 주사하는 염기 편집기는 혈액 공급 부족으로부터 심장을 보호한다고 드러났으며, 이는 이미 심장 질환과 심근경색이 있는 사람들에게 유용할 수 있다.[48]

이 모든 결과는 생쥐 모델에서 나온 것이지만, 가족성 고콜레스테롤혈증의 주요 원인인 PCSK9 돌연변이를 염기 편집으로 교정하려는 시도가 영장류를 대상으로 이루어졌다.[49] LDL 콜레스테롤은 염기 편집기를 지질 나노입자로 포장해서 정맥으로 한 차례 투여한 뒤 65퍼센트 감소했으며, 이 효과는 원숭이들을 추적 관찰한 기간 내내(1년 남짓) 유지되었다. 이 전략은 인간 이외의 영장류에서도 비슷한 결과를 얻었고, 임상 시험 단계까지 나아갔다.

다른 유전체 편집들도 순조롭게 임상 시험으로 넘어가고 있으며, 모두 동물 모델에서 효과가 있음이 드러났다. 유전성 아밀로이드증amyloidosis을 크리스퍼-캐스9으로 치료하려는 시도도 여기에 포함된다.[50] 트랜스타이레틴transthyretin, TTR이라는 잘못 접힌 단백질이 심장과 신경계에 축적되면서 생명을 위협하는 질환이다. 이 혁신적인 편집 접근법은 지질 나노입자 전단 체계를 이용했는데, 유전자 편집 기구를 정맥을 통해 사람에게 투여한 최초의 사례였다. 이는 단백질이 만들어지는 간을 표적으로 삼았는데, 혈액의 TTR이 확연히(90% 이상)°, 용량 의존적인 양상으로 감소했고, 효과가 지속되었다.

°　투여한 약물의 양과 효과가 비례해 커지는 현상.

　　　　　　　3부 과학은 노화를 어떻게 해결하는가

유전성 혈관부종hereditary angioedema도 치명적인 질환이다.[51] 예측할 수 없이 심각하게 혈관이 부어오르는 발작 사건이 벌어지는 것이 특징이다. 여기서도 칼리크레인kallikrein, KLKB1 유전자를 표적으로 하는 크리스퍼-캐스9 나노입자를 한 차례 투여하자, 칼리크레인 수치가 대폭 용량 의존적인 양상으로 감소하고 효과가 지속되었고, 혈관부종 발작이 줄어들었다. 염기 편집과 Cas12a의 임상 시험은 낫모양적혈구빈혈에서 좋은 결과를 내놓고 있으며, 거추장스럽게 체외에서 일을 진행하는 현재 접근법 대신에 직접 생체 내에 주입하는 방향으로 나아간다는 계획을 세우고 있다.[52]

유전체 편집을 써서 면역계에 대처하는 방식이 이것만은 아니다. 이식 거부 반응을 일으킬 다양한 유전자들을 편집함으로써 환자에게 돼지의 심장과 콩팥을 이식하는 것도 가능해지고 있으며,[53,54] 안전하면서 지속적으로 혜택을 제공한다는 것이 입증된다면 기증되는 장기가 부족하다는 문제도 대폭 완화될 수 있다. 엑서션바이오테라퓨틱스는 사람면역결핍바이러스human immunodeficiency virus, HIV-1 환자들을 대상으로 임상 시험을 진행했다.[55] 크리스퍼-캐스9으로 HIV 유전체의 두 곳을 잘라서 세포에 든 HIV를 제거하는 방식이었다. 그러나 초기 결과는 실망스러웠다. 한편 크리스퍼로 환자 줄기세포의 면역 관련 유전자를 편집해서 면역계의 공격을 받지 않도록 만든 췌장 섬세포를 1형 자가면역 당뇨병 환자에게 주입하는 연구도 진행 중이다.[56] 또 실험 모델에서 낭성섬유증의 교정에 성공한 데 힘입어서, mRNA와 나노입자를 이용한 유전자 편집 임상 시험도 진행 중이다.[57,58] 1회 투여로 끝내는 이 편집 접근법이 효과가 있다면, 평생 매일 투여해야 하는 트리카프타Trikafta 치료의 매우 높은 효과를 모사할 수 있을지도 모른다.[59]

몸 바깥에서 세포를 편집하는 일은 어렵지 않으며, 그것이 바로 낫모양적혈구빈혈과 베타지중해빈혈에 체외 편집 방식 치료법이 먼저 승인을 받은 이유다. 또 이 방식은 여러 암에도 적용되는데, 염기 편집을 통해 건강한 사람의 T세포를 여러 부위에서 교정한 뒤, 난치성 희귀암인 T세포 백혈병의 일반 치료제로 쓰려는 임상 시험들이 진행 중이다.[60,61] 고형암에 더 강력한 면역반응을 일으키도록 T세포를 가공하는 방식도 여러 신생항원을 대상으로 임상 시험 중이다.[62]

최근 희귀병 체학이 활기를 띠면서 세계에서 500명 미만이 앓는 왜소증 원인인 라론증후군Laron syndrome 환자들이 심장병, 당뇨병, 암뿐 아니라 다른 노화 관련 질환 위험이 상당히 낮고, 인슐린 유사 성장인자 IGF-1 수치도 매우 낮다는 것이 드러났다.[63] 이는 IGF-1이 노화 과정에 어떤 역할을 한다는 것을 말해주기에, 이 인자를 겨냥한 약물을 개발하려는 노력이 늘어났다.[64]

이 모든 흐름이 고무적으로 보이지만, 몇 가지 문제가 있다. 염기와 프라임 편집기는 여전히 이중 가닥 DNA 끊김을 유도할 수 있기에, 빈도가 훨씬 낮긴 하지만 의도하지 않은 부산물을 생성하여 강력한 유전 독성을 야기할 수 있다.[65] 모든 유형의 유전체 편집기는 표적 이탈 효과를 일으킬 우려가 있다.[66,67] 가이드 RNA가 완벽한 특이성을 지니는 것이 아니므로, 의도하지 않은 DNA 부위가 잘리거나 끊길 수 있다. 다행히도 염기 편집이나 프라임 편집은 그런 오류 빈도가 더 낮다. 그러나 작은 삽입이나 결실이라고 해도 일부 세포의 유전체에 일어난 영구적인 편집은 엄청난 결과를 낳을 수 있다. 염기 편집과 프라임 편집의 개발자인 데이비드 리우는 내게 이 문제를 탁월하게 설명했다.

약물을 포함해서 지금까지 우리가 사람에게 투여하는 거의 모든 물질은 표적 이탈 효과를 일으켜요. 물질이 의도한 표적이 아닌 다른 생물학적 분자의 기능을 조절한다는 뜻이죠. 물론 그 물질이 유전자 편집 기구라면 위험이 더 높아요. 수정이 영구적일 수 있으니까요. 나는 대부분의 표적 이탈 편집은 아무런 결과도 낳지 않을 가능성이 매우 높다고 봐요. 우리 유전체의 대부분은 염기 편집기로 염기쌍 하나를 바꾸는 식으로 작게 돌연변이를 일으킨다고 해도 아무런 영향이 없을 가능성이 크거든요. 우리가 이미 알고 있는 사실이에요. 우리는 삶의 함수로서 직면하는 모든 돌연변이 부하를 측정할 수 있으니까요. 비록 낮긴 하지만 측정이 가능해요. 나는 성인의 몸에는 약 37조 개의 세포가 있고, 전체로 따지면 매일 수십억 개, 아마도 수천억 개의 돌연변이가 축적된다고 추정한 논문들도 몇 편 읽었어요. 우리는 유전체를 정적인 창고라고 생각하는 경향이 있지만, 사실은 전혀 그렇지 않아요.

그리고 이미 우리는 유전체에 무작위로 돌연변이를 일으킴으로써 작동하는 수명 연장 약물들을 환자에게 의도적으로 투여하고 있지요. 암 환자에게 투여하는 화학요법 약물들이 바로 그겁니다.[68]

암 치료에 쓰기 위해 크리스퍼-캐스9으로 T세포를 가공할 때, 생성되는 세포 중 염색체에 염기의 삽입이나 결실이 일어나는 비율이 초창기에는 거의 10퍼센트에 달했다.[69] 그렇다면 우리가 암을 촉발했을 수도 있지 않을까? 크리스퍼-캐스9을 아데노연관바이러스 벡터와 결합했을 때, 바이러스 유전체 조각이 T세포 염색체에 삽입되는 사례도 나타났다.[70] 또 한 가지 우려는 개인의 난소나 정소에까지 의도하지 않은 편집이 일어날 수 있다는 것이며, 이미 사람 이외의 영장류에게서 그런 사례가 발견되었다.[71] 이는 바뀐 DNA를 지닌 난자나 정자가 생산되어 후대로 대물림될 수도 있다는 뜻이다. 우리는 부정적인 결과를 자녀뿐 아니라 손주에게도 물려줄 수 있다.

우려되는 것은 DNA를 끊고 자르는 편집 과정만이 아니다. 주입할 편집기와 가이드 RNA를 포장하는 데 쓰는 물질도 반응을 일으킬 수 있다. 뒤셴근이영양증(DMD) 환자의 크리스퍼 유전체 편집에 쓰인 아데노연관바이러스 벡터가 일으킨 면역반응이 사망 원인으로 지목된 사례도 있다.[72] 유전자 편집 치료를 받고 사망한 최초의 환자였다.

낫모양적혈구빈혈과 베타지중해빈혈 치료법으로 승인된 체외 편집 치료를 받으려면, 환자는 편집된 혈액줄기세포가 들어갈 공간을 마련하기 위해 골수를 제거하는 부설판요법busulfan therapy을 받아야 한다. 이 화학요법은 암 위험을 수반한다. FDA가 가공된 T세포를 이용하는 유전자 요법이 암 위험을 유발할 수 있다고 경고한 것도 놀랍지 않으며, 이 경고는 모든 유형의 유전체 편집에까지 확장되어야 한다.[73,74] 이런 위험을 줄이려면 편집기와 전달 방법의 개선뿐 아니라 장기적인 추적 관찰도 필요하다. 프라임 편집은 현재 가장 융통성 있는 형태라고 여겨지고 있지만, 그 효율이 확연히 개선될 수 있다는 것도 밝혀졌다.[75]

이 분야는 1회 투여하여 생체 내에서 과정이 진행되게 하는 방향으로 옮겨 가는 것이 이상적이다. 체외 방식은 손이 많이 가고 비싸며 실제 개입이 이루어지기까지 상당한 시간이 걸린다. 또 원리상 더 위험해 보인다. 그러나 현재 체내 유전체 편집은 범위가 극도로 제한되어 있다. 혈액에 투여하거나 눈이나 귀에 직접 주사하고 있을 뿐이다. 혈액을 통해서는 간에도 접근이 가능하다. 그러나 궁극적으로 온몸에 폭넓게 접근한다는 목표에 도달하도록 도와줄 개선된 전달 방식에 대한 기본 계획이 있다.

생체 내 방식으로 몸의 대다수 부위에 접근하려면 더 나은 나노입자와 바이러스 유사 입자를 써야 할 것이다. 그러나 현재의 기술만으로도, 유전자 편집기 없이 그 효소의 암호를 지닌 mRNA를 나노입자로 감싼 뒤 투여함으로써 희귀병을 지닌 환자에게 결핍된 중요한 효소를 복원하는 데 성공한 바 있다.[76] 편집기 없이 그 효소의 암호를 지닌 mRNA를 나노입자로 감싼 뒤 투여함으로써다. 그러나 편집으로 이룰 수 있는 것과 달리, 이 사례에서는 반복 주입이 필요하다.

나노입자의 중요성은 아무리 강조해도 지나치지 않으며, 메건 몰터니Megan Molteni는 이를 간 유전자 표적을 예로 들어 쉽게 설명한다.

소중한 크리스퍼 명령문은 수십억 개의 미세한 지방 공 안에 들어 있었어요. 각 공은 흐느적거리는 끈적거리고 양말 같은 mRNA 뼈대를 감싸고 있었죠. 이런 지질 나노입자는 유전적 화물을 온갖 위험을 무릅쓰고 운반하는 지방 셰르파처럼 일합니다. 크리스퍼 암호를 지닌 mRNA가 가야 할 곳에 도착하려면 완충 포장된 상태에서 면역세포가 돌아다니는 혈액을 견뎌내야 할 것이고, 혈관망을 통해 퍼져서 간까지 가서, 혈관 벽의 구멍을 통해 빠져나가고, 간세포의 표면에 달라붙어, 보호막에 융합되어 안으로 말려 들어가 엔도좀이 되며, 엔도좀 내부가 mRNA를 녹일 정도로 산성을 띠기 전에 빠져나가야 할 거예요. 그런 뒤에야 비로소 크리스퍼는 자기 일을 할 기회를 얻을 수 있습니다.[77]

나노입자의 네 가지 핵심 구성 요소(그림 8.3) 각각에 대한 안

 　　　　　　　　　3부 과학은 노화를 어떻게 해결하는가

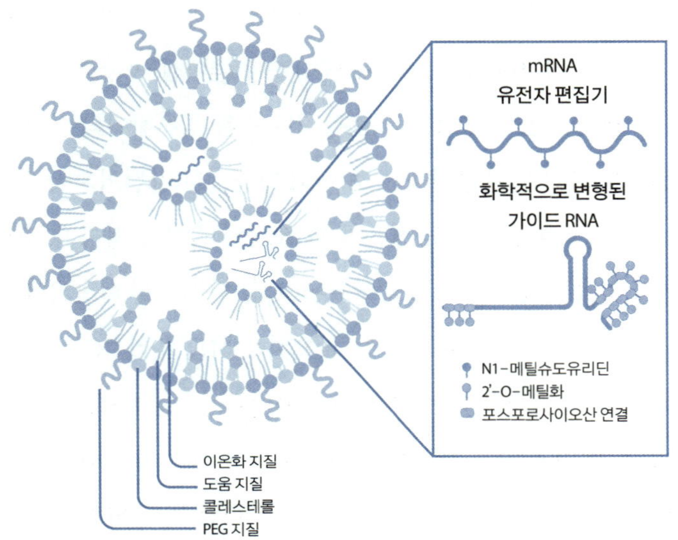

그림 8.3 나노입자의 구조, 여러 층의 지질이 mRNA를 감싸고 있다.

정성과 표적 접근성을 개선하기 위해 연구가 계속 이루어지고 있다.[78] 금 나노입자를 쓰면 혈액줄기세포에서 편집이 이루어질 가능성이 높아진다는 연구 결과도 있다.[79] 5번째 지질이나 부착(결합) 항체를 추가하는 등의 합성 나노입자도 나와 있는데, 편집기를 뇌, 지라, 근육으로 보낼 수 있었으며, 현재 심장, 폐, 골수로 들여보내는 연구도 진행되고 있다.[80]

또 다른 주된 방향은 운반체를 가공하는 것인데, 막운반체envel-oped delivery vehicle, EDV라고 폭넓게 부르거나 더 구체적으로는 바이러스 유사 입자virus-like particle, VLP라고 하는 이 운반체가 화물을 더 많이 싣고 가서 표적에 도달하면 더 잘 내려놓을 수 있도록 개선하는 것이다. 바이러스 유사 입자는 바이러스 속에 있는 것을 들어내어 감염성을 제거하고 mRNA나 단백질이 들어갈 공간을 마련한 것이다. 염기 편집기의 생체 간 전달이나 프라임 편집기의 망막 전달 효율이 65~170배 증가하는 등 여러 방면으로 발전이 이루어져왔다.[81,82] 고효율 VLP의 장점은 노출 시간이 짧다는 것이며, 따라서 표적 이탈 편집의 여지가 줄어든다. 사람 단백질을 편집기와 가이드 RNA를 감싸는 캡슐 구조로 삼으려는 시도도 있고,[83,84] 더 나아가 박테리오파지를 써서 화물 선적 용량을 늘린 더 나은 인위적 바이러스 벡터를 만든 사례도 있다.[85] 효율을 개선하고 몸 곳곳으로 전달할 수 있게 하는 이 모든 전술은 발전할 것이 확실하다. 그다음은 어떻게 될까?

이 분야의 개척자로서 유전체 편집genome editing이라는 용어를 창안했고 UC 버클리의 혁신유전체연구소 교수로 있는 표도르 우르노프는 내게 폐, 근육, 척추가 다음에 접근 가능해질 세 기관이라고 말했다.[86] 척추의 크리스퍼 처리는 특히 척수 뉴런이 통증 신호를 전달하는 것을 차단함으로써 만성 통증을 치료하는 방법으로 주목받고 있다. 편집의 최전선 확대는 여기에서 그치지 않을 것이다. 자궁 내 유전체 편집도 시작되었다.[87] 결국 유전자 편집을 거친 뇌가 APOE4 등 바람직하지 않은 대립유전자를 자체 편집하는 것도 가능해질 것이다. 그러나 아직은 갈 길이 멀다. 언젠가는 주사가 아니라 알약으로 이 모든 일이 가능해질 것이다. 그저 시간이 흘러서 약물 전달 혁신들이 쌓이기만 하면 된다.

DNA 편집을 넘어서

지금까지 논의한 내용은 대부분 DNA 편집과 관련이 있지만, 동일한 원리가 RNA, 장내 미생물군, 후성유전, 미토콘드리아 편집에도 적용된다. RNA 편집은 몇 가지 장점을 지닌다.[88] 단백질에 변화를 일으키지 않으므로 효과가 단기적이며, 영구적인 영향을 미치지 않는 일시적인 것이므로 표적 이탈 효과 우려를 차단할 수 있다.[89] RNA 편집은 황반 변성과 시력 상실을 일으키는 희귀한 눈 질환인 스타가르트병Stargardt disease을 치료하는 방법으로 FDA 승인을 받았다. 또 알파-1 항트립신 결핍증alpha-1antitrypsin deficiency과 간(간세포)암 치료법으로 승인을 받으려는 노력도 진행 중이다. 희귀병 치료를 위해 고안된 이 방법은 RNA 서열을 바꾸어 종양세포의 죽음을 유도하는 방식으로 훨씬 더 폭넓게 확대 적용할 가능성이 있다.

동물 모델에서 얻은 결과들에 힘입어 현재 후성유전체(그림 8.4) 편집은 상당한 주목을 받고 있다.[90,91] RNA 편집처럼, 이것도 단백질을 직접 바꾸는 것이 아니다. 그보다는 켜짐-꺼짐 스위치인 유전자 조절을 통제하며, 그 효과는 일시적이다. 일종의 기습 작전이다. 여기에는 유전자 미세조정gene tuning이라는 용어가 쓰인다.[92] 공명판의 설정값을 조정하는 다이얼처럼, 후성유전체 표지도 단지 켜거나 끄는 차원이 아니라, 여러 유전자의 발현을 한꺼번에 조율하도록 변형시킬 수 있다. 이 방법은 안전성이 높다는 점이 매혹적이다. 또 생쥐 연구에서 콜레스테롤 수치와 알츠하이머병, 헌팅턴병,

드라벳 증후군Dravet syndrome(희귀한 유형의 유전성 비만) 위험을 낮추고,[93] 통증 지각 유전자를 조절하고, 뇌로 들어가서 뉴런을 죽이는 프리온을 침묵시킨다는 결과가 나왔다.[94] 그러나 이런 연구 중 상당수는 AAV를 운반체로 삼았기에, 일시적인 효과라는 목표가 훼손된다.

다른 전달 기술들도 탐구되고 있다. 후성유전 편집기가 든 엑소좀을 콧속으로 전달하는 방식은 생쥐 뇌에서 베타아밀로이드 축적을 줄이는 데 성공했다.[95] 나노입자를 써서 생쥐의 PCSK9 유전자를 후성유전적으로 침묵시켰을 때 콜레스테롤 수치가 지속 가능하게 낮아졌다. 이는 AAV 전달을 회피할 좋은 근거가 된다. 신생 기업 문워크테라퓨틱스는 다양한 유형의 세포들에서 나타나는 2만 8000만 가지 메틸화 변화 양상을 파악한 뒤, 메틸화 지점을 편집해서 만성질환을 치료하고 노화 과정을 조절할 계획이다.[96,97]

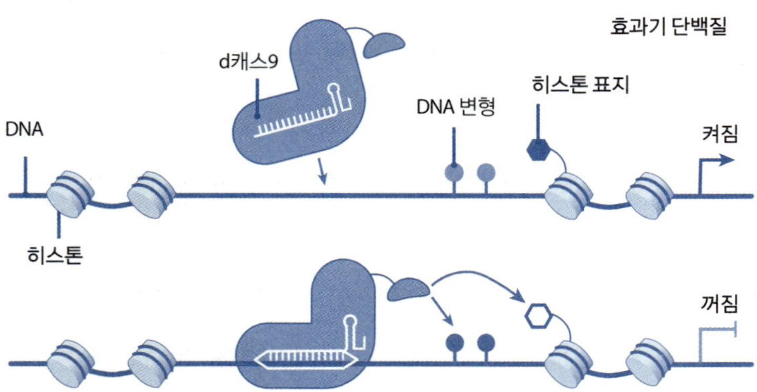

그림 8.4 후성유전적 편집. DNA와 히스톤 단백질의 화학적 꼬리표를 붙이거나 제거하는 '효과기' 단백질로 유전자의 발현을 조절한다(켜짐 또는 꺼짐).

후성유전체를 편집하겠다는 다른 신생 기업들은 B형 간염 환자의 간세포나 암을 치료하는 데 초점을 맞추고 있다. 이런 야심 찬 계획들이 성공한다면 분명히 희귀 유전 질환을 넘어 다방면으로 혁신적인 영향을 미칠 것이다.

그리고 친숙한 치료 경로로도 이어진다. 장내 미생물군의 가공은 면역반응과 전신 염증을 조절할 엄청난 잠재력을 지닌다. 가장 원시적인 대변 이식부터 가장 첨단인 유전자 편집기에 이르기까지, 장내 미생물군을 조절해서 우리 장의 세균을 비롯한 미생물 거주자들의 기능을 설계하거나 바꿀 방법은 많다.[98] 한 기업은 장에서 옥살산을 분해해서 콩팥돌(주로 옥살산칼슘 때문에 생기는) 생성을 줄이는 세균 균주에 초점을 맞추고 있다. 이론상 장내 미생물의 항염증 화합물 분비를 촉진하거나, 반대로 염증을 촉진하거나 항생제 내성을 일으키는 화합물을 억제하는 것도 가능할 수 있다. 장내 미생물(대장균과 폐렴막대균)의 유전체 편집은 염기 편집기와 가공된 박테리오파지(세균에 침입하는 바이러스)를 이용해서 처음으로 성공했는데, 생쥐에게 한 차례 투여한 뒤 편집 효율이 90퍼센트를 넘었다.[99] 제니퍼 다우드나와 UC 버클리의 혁신유전체학연구소가 처음 시도한 미생물군 편집 계획은 소아천식이다.[100] 원인인 세균은 알려져 있지만, 알약이나 구강 투여로 그 세균을 편집하는 접근법은 아직 없다. 어렵겠지만 가능할 수도 있다. 한편 메테인을 생산하는 단세포생물인 고세균을 표적으로 삼아 소의 장내 미생물군을 편집하는 방식은 효과가 좋고 지속적으로 온실가스 배출을 대폭 줄일 수 있다면, 더 일찍 적용될 가능성이 있다.

다시 DNA 편집으로 돌아가자. 하지만 이번에는 세포핵에 있는 DNA가 아니다. 미토콘드리아 DNAmtDNA다.[101] 모계로 대물림되면서 질병을 일으키는 mtDNA 돌연변이는 거의 100가지에 달하며, 약 5000명 중에 1명이 지니고 있다. 미토콘드리아는 이중막으로 감싸여 있기에, 그 안으로 들어가는 것부터 까다롭지만, 실험실에서 변형한 핵산분해효소와 편집기를 이용해서 성공을 거둔 사례들이 점점 늘어나고 있다.[102,103] 이 세포소기관이 노화 과정에 핵심적인 역할을 하기에, 이론상 미토콘드리아 편집은 의학과 깊은 관련이 있다. 현재로서는 이 방식이 생물학적 엄마에게서 받은 미토콘드리아 유전체를 기증받은 난자의 것으로 바꾸는 대체 요법(따라서 '부모가 세 명인 아기'가 되는 셈이다)에 비해 미토콘드리아 유전자 장애에 접근하는 더 나은 방법이라고 여겨진다.[104,105] 이는 체세포 편집이 아니라 생식계통의 세포(난자, 정자, 배아)를 편집하는 문제로도 이어지는데, 알다시피 여기에는 특수한 위험이 수반된다.

윤리·법·공정성의 문제

2018년 중국의 별난 과학자 허젠쿠이He Jiankui는 유튜브 동영상을 통해 자신이 크리스퍼 기술로 편집해서 자궁에 착상시킨 배아에서 쌍둥이 아기가 탄생했다는 소식을 알렸다.[106] 최초의 사람 생식계통 편집이었다. 사람의 몸을 이루는 수십조에 이르는 세포들

　　　　　3부 과학은 노화를 어떻게 해결하는가

에 편집된 세포들이 모자이크처럼 섞여 있도록 유도했을 뿐 아니라, 다음 세대로 전달될 수 있게 한 것이다. 과학계는 충격을 받았다. 이 발표가 나온 지 며칠 뒤 나는 《뉴욕타임스》 지면에 논평을 썼다. "강력한 유전자 수정 도구를 무모하게 잘못된 방향으로 써서 편집된 사람을 만든 사례다. 우리는 자신이 하는 일의 결과를 훨씬 더 잘 알게 될 때까지 이 방향으로 일을 진행해서는 안 된다."[107]

나중에 우리는 허젠쿠이가 실제로는 배아 31개를 편집해서 여성 6명에게 착상시켰음을 알게 되었다. 이 모든 일은 자신이 일하는 광저우 병원의 승인을 받지 않은 채로 이루어졌고, 허젠쿠이는 비윤리적인 행위와 불법 의료 행위로 3년 형에 더해 거의 5억 원의 벌금을 선고받았다.[108,109,110]

언젠가는 유전 가능한 사람 유전체 편집도 자리를 잡겠지만, 아직은 갈 길이 멀다.[111] 실험실에서 크리스퍼로 배아를 편집할 때면, 이중 가닥 끊김, 대규모 결실, 염색체 구간이나 팔의 상실, 섞임증 mosaicism, 표적 이탈 편집이 다 나타났다. 심각한 결과를 초래할 뿐 아니라 대물림될 유전적 결함들을 흡족할 만큼 규명할 수 있을 때까지, 희귀한 단일 유전자 질환을 치료하겠다고(그리고 완치시키겠다고) 생식계통을 편집하는 것은 용납할 수 없다.

FDA 승인을 받은 낫모양적혈구빈혈의 크리스퍼 유전체 편집 치료법인 캐스제비의 비용은 220만 달러다.[112] 그 질병의 유전자 요법은 정가가 310만 달러다. 반면에 낫모양적혈구빈혈 환자를 기존 치료법으로 평생 치료하는 데 드는 비용은 170만 달러로 추정된다. 이 추정값을 생각하면 비용 부담자가 엄청난 초기 비용을 택하기는 쉽지 않다. 일부 유전자 요법은 400억 달러가 넘으므로, 세계에서 가장 비싼 치료법이다. 어떻게 비용을 줄이거나 정당화할 수 있는지를 놓고 여러 방안이 제시되어 있으며, 이런 치료를 제공할 윤리적 의무도 있다.[113,114,115] 이런 치료를 가장 접하기 힘든 환자들에게는 더욱 그렇다. 많은 논의가 이루어져 왔지만, 획기적인 의학적 돌파구와 심각하게 낮은 접근성 사이의 간극을 줄일 해결책은 요원하다. 한 가지 중요한 조치는 FDA가 '너무나도 필요한 크리스퍼 치료를 특정한 유전형을 지닌 환자들에게 맞춤 제공할 경로를 구축하기 위해' 다년간에 걸친 검토를 하고 있는데, 이 기간을 줄이는 것이다.[116] 제조 비용을 대폭 줄이기 위한 학계와 업계의 협력도 효과를 보이기 시작했다.[117] 혁신유전체학연구소가 발표했듯이, 시간이 걸릴 것이고 다면적이면서 공격적인 전략이 필요할 것이다.[118] 혜택을 볼 모든 이가 유전체 편집을 접할 수 있도록 장벽이 빨리 제거되기 바란다.

사람 유전체 서열 해독은 2003년에 그 방법을 처음으로 알아낼 당시에는 비용이 거의 30억 달러에 달했지만, 그 뒤로 엄청나게 저렴해졌다. 이를 서열 분석이라고 한다. 유전체 전체(전장 유전체)의 서열 분석 비용은 2025년에 200달러 수준이며, 3시간이면 끝낼 수 있다.[119,120] 이 기술은 임상의학에는 너무나도 덜 활용되고 있다. 신생아나 아기가 심하게 앓고 있는데 어떤 병인지 진단할 수 없는 상황이라면, 여러 AI 소프트웨어를 써서 11시간 이내에 빨리 서열 분석을 해서 병을 일으키는 돌연변이를 파악하고 임상 관리 프로그램으로 모든 일을 끝낼 수 있다.[121,122] 이미 이 방법으로 영아 수백 명의 목숨이나 주요 기관을 구할 수 있었다.[123] AI 도구는 DNA 변이체 수백만 개 중 무엇이 아기의 증상과 관련이 있을 법한지를 빠르고 정확히 식별하며, 알려진 모든 의학 문헌을 검토해서 원인인 그 돌연변이에 맞을 만한 유용한 치료법을 제시한다.

병명을 모른 채 집중치료실에 입원한 성인들에게도 비슷한 접근법이 쓰인다.[124,125] 서열 분석을 토대로 5~7시간 내에 원인을 찾아내는 것이다. 스크립스연구소의 우리 연구진뿐 아니라 다른 몇몇 연구진은 원인을 모른 채 만성적으로 심각하게 앓는 환자에게 전장 유전체 서열 분석을 병명을 찾아낼 방법으로 제시했다.[126,127] 우리는 이 연구 과제를 수백 명에게 적용했는데, 물질 분자 수준까지 근본 원인을 찾아낼 확률이 약 40~50퍼센트에 달했으며, 환자의 증상에 도움을 줄 치료법을 찾아낼 때도 있었다. 서열 분석의 또 다른 중요한 응용은 '분자 부검molecular autopsy'이라는 것이다.[128] 40~50세 미만인 사람이 급사했을 때 전장 유전체 서열 분석을 하면 분자 진단을 내릴 수 있다는 개념이다. 급사와 관련된 유전자 돌연변이를 찾아낸다면, 자녀에게도 그 돌연변이가 있는지 서열 분석을 통해 알아볼 수 있다. 이 접근법은 사망자 후손들의 목숨을 구하고, 동일한 유전적 취약성을 지니고 있지 않다는 사실을 알려줌으로써 그들을 안심시킬 수도 있다.

수술을 하는 도중에 어떤 암인지 진단을 내릴 수 있는 유전체

'급행 차선' 구축은 흥분되는 선도 사업이며, 점점 주목받고 있다. 한 예로 호주 멜버른에서 2024년 생검한 지 겨우 40분 뒤 휴대용 서열 분석 기기를 써서 50개 종양 시료 중 45개에서 암 유형을 정확히 분류할 수 있었다.[129] 수술을 더 공격적으로 진행해야 할지가 명확히 드러났다. 앞으로 전장 유전체 서열 분석은 더 일상적으로 위험 평가에 쓰이게 될 것이다.

지노믹스잉글랜드Genomics England는 희귀한 유전 질환을 찾아내는 것뿐 아니라,[130] 성인이 되어 질환에 걸린 위험을 예측하고 약물 민감성을 파악하기 위해 아기 20만 명의 전장 유전체 서열 분석을 하는 연구 과제를 수행 중이다.[131] 미국(신생아 10만 명), 벨기에(신생아 4만 명), 그리스, 호주, 프랑스, 유럽연합에서도 비슷한 신생아 서열 분석 연구 사업이 시작되었다.[132] 우리의 연구 협력 기관인 래디아동유전체의학연구소Rady Children's Institute for Genomic Medicine는 건강한 신생아 수만 명의 유전체 서열을 분석해 치료 방안이 있는 유전 질환 400가지를 찾아내는 일을 하고 있다.[133] AI를 이용한 저비용, 신속·정확한 데이터 해석이라는 특징과 환자의 상태가 개선된다는 증거가 점점 드러남으로써 유전체 서열 분석은 의학적 진단과 치료에 점점 널리 쓰이게 될 것이다.

면역의 재설계
면역이 노화의 속도를 결정한다

앞에서 우리는 건강 수명에 가해지는 온갖 위험에 맞서도록 면역 반응을 증진시키는 방안들을 논의했다. 그보다 덜 알려지긴 했지만, 정반대로 몸이 자기 자신을 공격하지 못하게 막는 방법을 찾아내는 것도 생명과학에서 중요한 발전에 속한다. 자가면역질환 약 80가지를 인구의 10퍼센트 이상이 앓고 있다.[1] 류머티스 관절염, 크론병, 루푸스 등이 그렇다. 현재로서 이 질환들은 평생 치료를 받아야 하며, 대개 증상을 충분히 제어하지 못하는 일반적인 면역억제제로 견뎌야 한다. 이런 치료는 심각한 감염 위험을 수반하며, 더 나아가 면역계가 자신을 제어하려는 시도에 점점 저항성을 띠기 때문에 약효가 점점 떨어진다. 즉 우리 면역계는 진화한다.

GLP-1 약물이 비만 치료에 돌파구를 열기까지 수십 년이 걸린 것처럼, 우리 면역계를 제어하려는 시도도 1950년대에 시작되었다.[2] 이 시도들은 기본적으로 모두 실패했다. 이제야 비로소 우리는 전신홍반루푸스, 1형 당뇨병, 류머티스 관절염 같은 질환에서 인상적인 결과를 발견하고 있다. 면역반응을 재프로그래밍함으로써, 자기 몸을 위협하는 양 보이는 것에 면역계가 더 관용적tolerant°인 태도를 취할 수 있도록 만들기 위해 다양한 전략이 추구되고 있다. 관용적이라는 단어가 핵심이기에, 이런 접근법을 관용원성tolerogenic°°이라고 한다. 이 방법은 이런 질환들의 예방 또는 확실한 치료, 완치로도 이어질 수 있으며, 사실상 그래야 한다.

이런 대담한 목표는 면역계의 복잡성에 관한 우리의 이해 수준이 대폭 개선된 덕분에 세울 수 있었다. 면역계는 우리 몸에서 가장 복잡한 계통 중 하나로, 어쩌면 가장 복잡한 계통일지도 모른다. 깊이 있으면서 이해하기 쉽게 면역계의 작용을 살펴본 책이 있는데, 필리프 데트머Phillip Dettmer의 『면역Immune』이다.[3] 여기서는 초보적인 사항들을 살펴보자.

면역계는 어떻게 노화하는가

피 한 방울에는 면역세포 약 40만 개, 항체 약 13조 개, 적혈구 약 2억 5000만 개, 혈소판 1500만 개가 들어 있다.[4] 면역세포와 항체의 수는 우리의 피와 몸이 온갖 공격에 맞서 방어를 하는 것을 우선시한다는 사실을 말해준다. 1차 방어선은 선천 면역계innate system로서, 우리 세포('자기')와 외부 침입자('남')를 믿을 만하게 구분하고 후자를 빨리 공격할 수 있다. 또 선천 면역계는 정보를 수집하고, 낯선 적에게 적응하는 면역 체계인 이차 방어선을 활성화할 필요가 있는지를 결정한다. 코점막 등 선천 면역계의 상피세포는 호흡기 바이러스에 노출되면 인터페론을 분비한다. 이 면역계는 대식세포(큰포식세포), 중성구(호중구), 가지세포, 단핵구, 비만세포, 호염기구, 호산구, 자연살해세포 등 다양한 비특이적 백혈구를 포함한다. 대식세포는 몸의 모든 기관에 있다. 자연살해세포는 해로운 병원체의 침입으로부터 우리를 보호하는 일을 하는데, 50년 전 처음 알려졌으며, 현재 암 면역요법에 쓰이고 있다.[5]

반면 적응 면역계adaptive system는 단순히 자기와 남을 구분하는 차원을 넘어 특화해 있다. 반응하는 데 더 오래 걸리며, 몸에 필요한 만큼 항체를 생산하는 B세포(여기서 B는 골수bone marrow를 뜻한다)와 형질세포plasma cell, 도움세포(CD4+), 조절 인자Treg, 세포독성 살해자(CD8+) 등 여러 종류의 T세포(T는 가슴샘thymus)로 이루어진다. B세포와 T세포에는 예전에 만난, 심지어 아주 오래전에 접했던 침입자도 알아보는 절묘한 능력을 지닌 기억 계통도 따로 있다.

적을 접한 경험이 없는 B세포와 T세포는 '미경험' 상태라고 한다. 미성숙 상태이고, 표적 항원을 접한 적이 없고, 아직 활성화가 이루어지지 않았기 때문이다. 이런 세포들이 침입자를 기억하도록 훈련되면 기억 B세포와 T세포가 된다. 항체와 세포성 면역cell-mediated immunity은 종종 따로 논의되곤 하지만, 떼려야 뗄 수 없이 얽혀 있다. 다양한 유형의 세포들과 선천 면역계 및 적응 면역계의 모든 요소 사이에는 격렬한 대화가 오간다.

그림 9.1은 면역계 세포의 양과 분포를 정량화한 것이다.[6] 갈라진 촉수를 뻗은 듯한 독특한 생김새의 가지세포는 림프절, 피부밑, 점막에 집중되어 있으며, 항원을 채취하고, 저장하고, 가공함으로써 적을 식별할 수 있다.[7] 항원은 바이러스, 세균, 독소, 화학물질 등 몸 밖에서 들어와 면역반응을 유발하는 모든 물질을 가리킨다. 가지세포는 항원을 T세포에 제시하기 때문에 공식적으로 항원제시세포antigen-presenting cell, APC라고 불린다. 그러면 T세포는 사이토카인이라는 작은 단백질을 분비하며 T세포 반응을 활성화하거나 면역 관용을 촉진한다.

조절 T세포는 자가면역 공격을 차단하고 양쪽 면역계의 구성요소를 조절함으로써 제동장치를 작동시킬 수 있는 주된 지킴이 조절 세포다.[8] 면역 관문 억제제immune checkpoint inhibitor의 정반대라고 생각할 수 있다. 면역 관문 억제제는 세포의 면역반응 제동장치를 해제하는 반면, 조절 T세포는 그 반응을 억제할 수 있다.[9] 조절 T세포는 몸이 자기 자신을 공격하지 못하게 막는다.[10] 건강한 사람

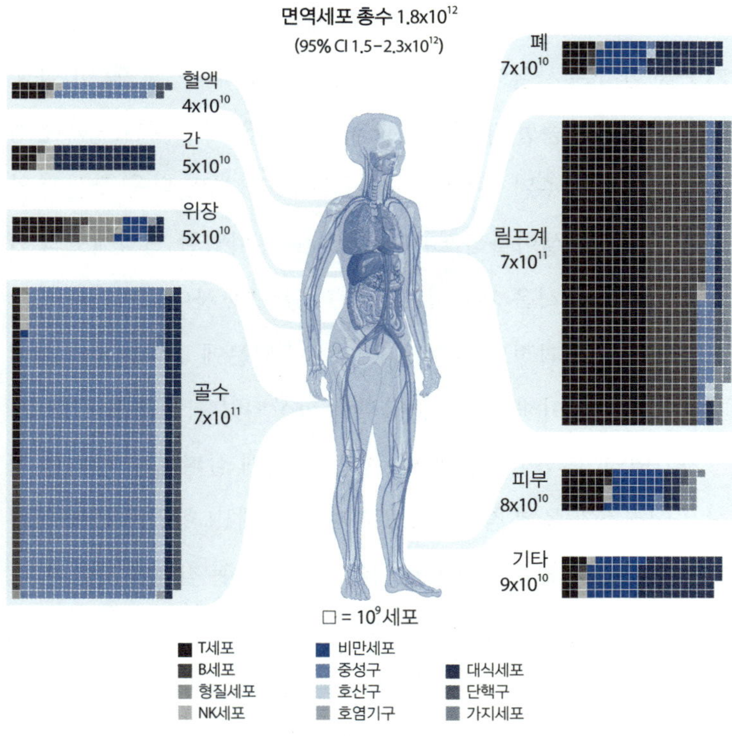

그림 9.1 우리 몸의 면역세포 분포

도 혈액에 자가반응 T세포가 일부 들어 있으며, 그래서 루슬란 메지토프Ruslan Medzhitov와 이와사키 아키코Iwasaki Akiko는 자가항원을 인식하고 추적 관찰하는 'Tx세포Tx cell'라는 개념을 제시했다.[11]

우리 세포 면역이 강력한 방어를 제공함에도, 면역세포의 총수는 체중에서 겨우 약 1.2kg을 차지하며, 세포 유형별 개수는 그림 9.2에 나와 있다.[12] 대식세포는 큰 세포로서, 대다수 조직에 들어 있고 개수로 따지면 면역세포의 10퍼센트를 차지하지만, 총무게로 따지면 약 절반을 차지한다. 이 세포가 건강과 질병에 중요한 기능을 한다는 사실이 최근 들어 점점 더 인식되었고, 특히 심장, 죽상경화증, 염증성 장 질환에 대해 하는 역할이 그렇다. 중추신경계 대식세포의 주된 유형인 미세아교세포를 보면 더욱 확실히 알 수 있다.[13] 휴먼셀아틀라스Human Cell Atlas는 다양한 면역세포의 단일세포 서열 분석을 체계적으로 하고 있으며, 사이토카인과의 상호작용과 노화 과정도 살펴본다.[14,15,16,17] 덕분에 면역반응이 어떻게 작동하는지 이해하는 수준이 대폭 향상되었다.

자가면역 공격이 어떻게 일어나는지 짧게 살펴보자. 항원을 지닌 바이러스가 몸에 침입한다고 하자. 그런데 그 항원은 몸에 있는 분자와 비슷하다. 즉 분자 모방이다. 가지세포는 감염을 검출한 뒤, 바이러스 항원과 자기 항원에 다 결합하는 T세포를 활성화한다. 이렇게 활성화한 CD8+ 살해 T세포는 바이러스 항원을 지닌 세포뿐 아니라 자기 세포도 파괴한다. 동시에 CD4+ 도움 T세포는 B세포가 자가항체를 분비하도록 활성화할 수 있다. 자가항체는 자기 몸의 단백질을 공격한다. B세포와 CD8+ 세포 둘 다 급성 반응을 만성 자가면역질환으로 전환할 수 있는 기억 B세포와 T세포로 진화한다.

최근 들어서 우리는 자가면역이 영양과 관련이 있다는 증거를 점점 많이 접하고 있다. 열량 제한은 T세포가 항염증성을 띠도록 재프로그래밍하고 장내 미생물군의 항염증 대사산물 생산을 촉진한다.[18] 단식은 뇌줄기의 뉴런을 활성화하며, T세포가 골수로 재

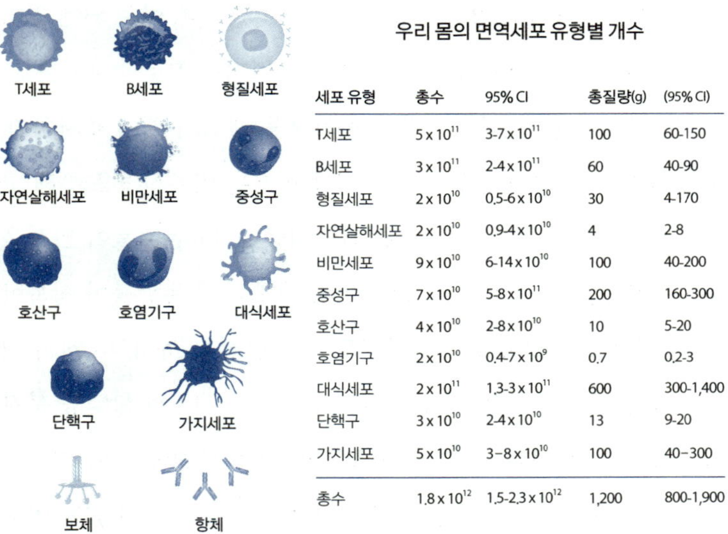

우리 몸의 면역세포 유형별 개수

세포 유형	총수	95% CI	총질량(g)	(95% CI)
T세포	5×10^{11}	$3\text{-}7 \times 10^{11}$	100	60-150
B세포	3×10^{11}	$2\text{-}4 \times 10^{11}$	60	40-90
형질세포	2×10^{10}	$0.5\text{-}6 \times 10^{10}$	30	4-170
자연살해세포	2×10^{10}	$0.9\text{-}4 \times 10^{10}$	4	2-8
비만세포	9×10^{10}	$6\text{-}14 \times 10^{10}$	100	40-200
중성구	7×10^{10}	$5\text{-}8 \times 10^{11}$	200	160-300
호산구	4×10^{10}	$2\text{-}8 \times 10^{10}$	10	5-20
호염기구	2×10^{10}	$0.4\text{-}7 \times 10^{9}$	0.7	0.2-3
대식세포	2×10^{11}	$1.3\text{-}3 \times 10^{11}$	600	300-1,400
단핵구	3×10^{10}	$2\text{-}4 \times 10^{10}$	13	9-20
가지세포	5×10^{10}	$3\text{-}8 \times 10^{10}$	100	40-300
총수	1.8×10^{12}	$1.5\text{-}2.3 \times 10^{12}$	1,200	800-1,900

그림 9.2 면역세포의 구조(왼쪽)와 유형별 개수(오른쪽)

배치되고 사이토카인 생산이 줄어드는 효과도 덩달아 나타난다.[19] 그 결과 자가면역이 억제된다. 반면 비만은 지방조직을 통해 자가면역을 촉진한다.[20] 지방조직은 사이토카인을 분비함으로써 염증성 T세포의 과대생산과 조절 T세포의 감소를 야기한다. 비만은 여러 경화증과 1형 당뇨병 등 몇몇 자가면역질환의 위험 요인으로 알려져 있다. 이렇게 에너지 감지 경로가 면역반응 조절에 대단히 중요하기에, 라파마이신rapamycin이나 메트포르민metformin(m-TOR 억제제들) 같은 약물로 '가짜 기아'를 유발하면 열량 제한이 자가면역에 미치는 효과를 흉내 낼 수도 있지 않을까 하는 가능성이 제기되었다.

2024년에 뜻밖의 엄청난 발견이 이루어졌는데, 바로 뇌에 면역 반응의 세기를 조절할 수 있는 일종의 가변저항 회로rheostat circuitry 가 있다는 사실이었다.[21,22] 세균 화합물을 생쥐의 배에 주사하자, 뇌줄기의 한 영역이 활성화했다. 염증 신호는 미주신경을 통해 고립로핵nucleus tractus solitarius으로 전달되었다. 이 뉴런들이 활성을 띨 때, 염증은 약 70퍼센트 감소했다. 반대로 이 뉴런들이 침묵할 때, 면역반응은 날뛰었다. 단일세포 서열 분석을 하니, 두 개의 회로가 있음이 드러났다. 염증 분자에 반응하는 회로와 항염증 분자에 반응하는 회로다. 염증성 장 질환의 생쥐 모델에서 이 회로를 조작하자 뚜렷하게 대장염이 생기거나 염증이 억제되었다. 이러한 발견은 지금 당장 임상에 혁신을 일으키지는 않겠지만, 이 연구를 토대로 앞으로 특정 신경을 통해 우리 면역계를 조절할 수 있을 것이라는 개념이 나왔다.

자가면역과 만성 염증의 조절

많은 자가면역질환은 가족 내에서 자주 나타나며, 일란성 쌍둥이에게서는 더욱 그렇다.[23] 자가면역질환을 두 가지 이상 지닌 사람도 드물지 않다. 이런 질환들의 위험과 관련된 유전체 변이체들은 특정한 사람 백혈구 항원human leukocyte antigen, HLA 변이체들과 상당히 겹치며, 90퍼센트 이상은 유전자의 단백질 암호 영역이 아니라 유전체의 조절 영역에 있다. 사실 단일세포 유전체 지도 작

3부 과학은 노화를 어떻게 해결하는가

성은 루푸스, 류머티스 관절염, 크론병, 다발경화증, 강직척추염, 1형 당뇨병에 걸쳐서 인과관계가 있을 가능성이 높은 변이체들이 놀라울 만큼 겹친다는 것을 보여주었다.[24] 자가면역 위험을 높이는 유전자 변이체 중 상당수는 진화적 이유가 있어서 기원한 것들이다.[25] 즉 4000년 이전에 감염된 병원체에 대한 적응 반응을 나타낸다.

대부분 자가면역질환은 두 요인에서 비롯될 가능성이 높다. 유전적 감수성genetic susceptibility과 엡스타인바(다발경화증에서)나 콕사키 B4(1형 당뇨병과 연관된) 바이러스 감염 같은 이차 타격이다.[26] 흡연(끊은 뒤에도 오래 영향을 미친다),[27] 공기 오염, 농약, 자외선, 스트레스 등 다양한 환경 요인도 면역반응을 자극하는 역할을 한다.

자가면역질환을 앓는 사람 4명 중 3명은 여성이지만, 그 이유는 모호하다. 여성의 X 염색체가 2개(남성은 1개)라는 점과 틀림없이 관련이 있음에도 그렇다. 엑시스트Xist라는 분자는 여성의 X 염색체 중 하나를 무작위로 불활성화함으로써 유전자 발현을 침묵시킨다.[28] 엑시스트는 찍찍이처럼 X 염색체에 달라붙지만, 때로 헐거워져서 유전자 발현을 침묵시키는 데 실패하며, 그럴 때 해로운 면역반응이 일어난다. 더군다나 엑시스트는 자가항체를 유도할 수 있는 단백질들과도 관련이 있으며, 루푸스, 피부경화증, 피부근육염을 앓는 여성들에게서도 일부 발견되곤 한다. 그러나 이는 자가면역질환이 어디에서 기인하는지를 일부만 설명할 뿐이다. 아무튼 1형 당뇨병을 앓는 사람은 대부분 남성이며, 자가면역질환의 약 20퍼센트는 염색체가 XY인 사람이다. 성호르몬도 나름의 역할을 할지 모른다.[29] 한 예로, 독감 예방 주사를 맞은 뒤 항체 증가와 혈장의 에스트로겐 농도 사이에 상관관계가 있음이 드러났다.

여성은 자가면역 위험이 더 높긴 하지만, '면역 회복력immune resilience'이 뛰어나다는 점에서는 남성보다 유리하다.[30] 아주 양호하게 빨리 면역반응을 일으키는 한편, 과잉반응과 뒤따르는 염증을 억제하는 능력이 더 낮다는 뜻이다. 4만 8000여 명을 대상으로 적응면역을 포괄적으로 살펴본 연구에 따르면, 이 면역력-염증 균형은 장수, 코로나19 감염이나 패혈증 생존율, 심한 독감이나 HIV 감염에의 저항성과 관련이 있다고 한다. 감염에 맞서 싸우는 능력을 충분히 발휘하는 동시에 해로울 수 있는 지나친 염증반응을 일으키지 않는다는 점에서 골디락스 이야기처럼 들린다.

나이를 먹으면서 면역노화immunosenescence도 시작된다. 다양한 방식으로 면역반응이 줄어드는 것이다.[31] 반응이 일어나는 시간, 자기를 인식하는 능력, 젊은 미경험 T세포의 수와 T세포의 다양성 감소, 순환하는 B세포 수 감소, 항체 생산 능력 감퇴가 나타난다.[32] 또 '염증노화inflammaging'도 일어난다. 사이토카인을 분비할 가능성이 더 높은 늙은 세포와 관련이 있다고 여겨지는 질 낮은 만성 염증 과정이다. 이런 변화의 범위는 실제 나이가 같다고 해도 서로 상당히 다르다. 60~96세인 72명을 포함한 다양한 연령의 성인 135명을 9년에 걸쳐 시기별로 포괄적인 분석을 하니, 개인의 면역 나이 점수가 모든 원인 사망률을 예측한다고 나왔다.[33] 다른 몇

몇 연구에서도 확인된 이 발견은 우리 면역계가 건강 수명 및 수명과 매우 긴밀하게 얽혀 있음을 반영한다. 나이 자체를 넘어서, 단일세포 서열을 분석하자 허약한 나이 든 성인에게서 허약 특이적 면역세포까지 발견되었다.[34] 또 우리는 후성유전 시계를 통해 우리 T세포 노화가 실제 나이에서 심하게 벗어날 수 있다는 것도 안다.[35] 60세를 넘는 사람 중 약 2퍼센트는 1형 인터페론을 공격하는 자가항체를 지속적으로 생산하며,[36] 그 결과 바이러스 감염에 더 취약해진다.

면역 관용을 되찾는 법

건강한 사람의 면역계는 관용적이다. 자신의 항체와 세포를 무시한다. 즉 공격하지 않는다. 자가면역질환을 앓는 사람들을 회복시키기 위해 필요한 능력이 바로 이것이다. 현재 진행중인 여러 연구는 자가면역질환으로 이미 치료를 받는 환자뿐만 아니라 고위험군에게도 혜택을 줄 것이다. 현재의 치료법들은 평생 치료를 받아야 하고 완치시키지 못할 뿐 아니라, 예리하지 않은 비특이적 면역억제 무기이며, 누적되면 저항성과 기회주의적 감염을 일으킬 위험이 높다. 현재의 자가면역 치료제는 세계적으로 판매되는 상위 20가지 약 중 여섯 가지를 차지할 만큼 경제적으로 큰 부담을 안겨준다. 이런 온갖 약물을 쓰고 있음에도, 우리는 1형 당뇨병, 루푸스, 다발경화증, 류머티스 관절염 같은 자가면역질환을 예방할 전략을 내놓지 못하고 있다. 그러나 유전체 데이터, 생물 표지, 전자 건강 기록의 멀티모달 AI를 써서, 고위험 집단을 식별하는 것이 가능해지고 있으며, 그럼으로써 예방의 토대가 구축되고 있다.

모두 고무적으로 들리지만, 부작용 없이 지속 가능한 관용을 회복하는 일은 극도로 어렵다. 우리 몸에는 두 수준의 면역 관용이 있다. 중추관용central tolerance의 사령부는 가슴샘이다. 가슴샘은 T세포가 분화하고 T세포 수용체 발현이 이루어지는 곳이다. 가슴샘에서는 자신의 조직을 공격할 가능성이 있는 세포를 솎아내는 선택 과정도 진행되지만, 어떤 의미에서도 결코 완벽하지 않다. 따라서 자가반응성 T세포로부터 모든 선천 면역계와 적응 면역계를 보호하는 예비 시스템이 필요하다. 바로 말초관용peripheral tolerance이다. 여기에는 이런 세포를 탈활성화하거나 조절 T세포로 전환하는 과정이 포함된다.

자가면역질환을 온전히 설명할 수 있는 하나의 마법 같은 항원(자가항원)이 있다면 금상첨화겠지만, 안타깝게도 그렇지 않다. 무엇보다도 우리는 대다수 자가면역질환의 토대에 놓인 주요 항원조차도 알지 못한다. 여러 가지일 수도 있고, 사람마다 다르다. 게다가 '항원결정인자 확산epitope spreading'이라는 현상도 있다.[37] 시간이 흐름에 따라 활성화와 분화가 일어나면서 T세포 표면에 항원이 더 늘어나는 것이다. 자가면역질환과 관련이 있다고 알려진 항원을 투여하는 항원특이요법antigen-specific therapy은 역설적으로 자

   3부 과학은 노화를 어떻게 해결하는가

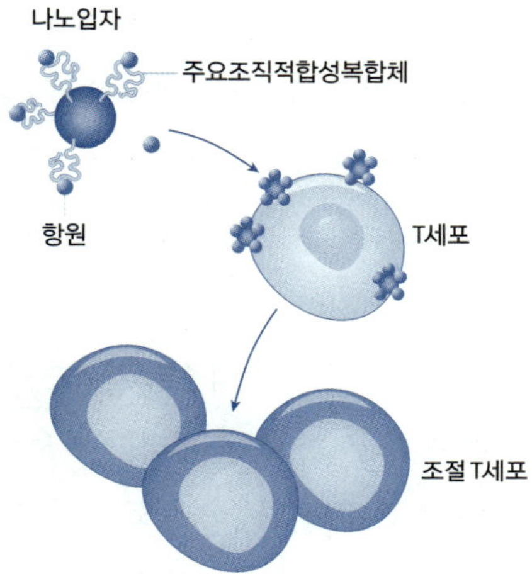

그림 9.3 '미끼' 항원: 주요조직적합성복합체에서 얻은 항원을 지닌 나노입자로 T세포를 끌어들이며 이렇게 결합한 T세포는 조절 T세포를 대량 생산할 수 있다.

가면역반응을 악화시킬 수 있기 때문에 까다롭다. 그러나 매우 고무적인 결과를 내놓고 있는 탁월한 전략들이 있다.

나노입자는 이 목록에서 상위에 놓인다. 중증근육무력증myasthe-nia gravis을 앓고 있는 캘거리대학교의 페레 산타마리아Pere Santam-aria는 20여 년 전 '미끼' 항원을 담은 산화철을 써서 놀라운 발견을 했다(그림 9.3).[38] 미끼 항원은 주요조직적합성복합체major histocom-patibility complex, MHC에서 얻었는데, T세포를 끌어들이며, 이렇게 결합한 T세포는 증식해서 조절 T세포로 발달한다. 이 과정은 II형 MHCMHC class II 분자를 T세포에 제시하는 항원제시세포(가지세포, 미성숙 대식세포, B세포)를 흉내 낸다. 이런 식으로 생산된 엄청난 양의 조절 T세포는 다양한 항원을 지닌 세포에 결합하여 탈활성화할 수 있다.[39] 페레 산타마리아는 캘거리대학교의 지원으로 파버스 테라퓨틱스를 창업했고,[40] 회사는 제넨텍을 비롯한 기업들과 10억 달러 이상의 특허 사용 및 협력 계약을 맺었다.[41] 그리고 2024년에 자가면역간염autoimmune hepatitis 치료제인 '나바심navacim'의 첫 임상 시험을 시작했다.

간염, 즉 질병을 일으키는 간 염증이 자가면역질환을 치료하는 토대 역할을 할 수 있을 것이라고 생각한 사람은 거의 없지 않을까? 그러나 10여 년 전 간이 '일종의 학교'이며, 간 항원제시세포가 '교사'이고 몸속을 순환하는 면역세포를 '학생'이라고 묘사한 논문이 발표되었다.[42] 시카고대학교의 제프리 허벨Jeffrey Hubbell 연구진은 항원에 당 분자를 붙임으로써(당화),[43] 간 항원제시세포가 자가반응 CD4+와 CD8+ 세포를 제거하고 조절 T세포를 확장해서 실험 생쥐 모델의 1형 당뇨병을 예방하도록 할 수 있었다. 연구진은 이어서 같은 접근법을 써서 다발경화증 생쥐 모델에 당화 미엘린 단백질을 적용했다.[44] 그러자 신경 손상이 멈추고 증상들이 사라졌다. 사람 이외의 영장류 모델에서도 같은 결과가 나왔다. 그들이 세운 회사인 아노키온Anokion은 다발경화증과 복강 질환을 대상으로 임상 시험 1상을 끝냈으며, 2상을 진행할 예정이다.[45]

생쥐 모델에서는 다발경화증과 유사한 자가면역 뇌척수염과 류머티스 관절염의 전임상 모델에 대한 면역원성 백신이 성공을 거두었다. 전자는 코로나 mRNA 백신 개발에 기여한 바이오엔텍BioNTech의 mRNA 기반 나노입자 접근법을 썼으며,[46] 미엘린 희소돌기아교세포oligodendrocyte 펩타이드를 항원으로 사용했다. T세포 수용체에 결합하는 당화 콜라겐 항원을 포함한 백신은 조절 T세포를 자극하고 관절염을 억제하는 강력한 효과를 지닌 류머티스 관절염 모델에서 효과를 보였다.[47] 이것들은 단일 자가항원 백신의 사례지만, 여러 자가항원의 조합을 이용하는 등 다른 방식들도 많으며, 다양한 자가면역질환을 대상으로 임상 시험이 진행되고 있다.[48] 면역반응을 탈활성화하는 역백신inverse vaccine도 쓰임새를 얻곤 했다. 역사적으로 백신은 면역계를 강화하려는 의도로 쓰였지만, 역백신과 관련 접근법은 정반대 목표를 지닌다.

세포를 가공하는 우리의 창의적인 재능은 다른 방향으로도 발휘되고 있다. B세포 단일클론 항체는 자가면역질환에서 제한적으로밖에 성공을 거두지 못했다. 몸의 림프절을 비롯한 부위들에 자기 자신을 향한 세포들이 늘 존재하기 때문이다. 그런데 모든 B세포의 표면에 있는 단백질인 CD19에 결합하는 가공된 T세포를 한 차례 투여하자, 경이로운 성과가 나타났다. 2022년 루푸스 환자 5명에게서 증상이 완전히 사라졌고, 더 나아가 B세포가 다시 출현해 전혀 재발하지 않았다는 놀라운 결과가 나왔다.[49] 마치 B세포를 싹 제거하는 것이 컴퓨터를 재부팅하는 역할을 한 듯했다. 이 전략은 본질적으로 모든 B세포를 죽임으로써(B세포 무형성을 유도하면서), 모든 자가항체를 없앤다.

다른 전신 자가면역 환자 15명(8명은 중증 루푸스, 4명은 전신경화증, 3명은 자가면역근염)에게 가공된 T세포를 투여한 뒤 평균 15개월 동안 추적한 사례에서도, 모두 약물 없이 완화 상태가 유달리 잘 유지되었다. B세포의 완전 제거는 감염 위험을 높인다고 여겨질 것이다. 그러나 이 집단에서 감염은 대부분 코로나19를 포함해서 상기도에 약하거나 중간 수준으로 일어났을 뿐이다. 항원특이요법의 아버지라고 여겨지는 면역학자 로런스 스타인먼Lawrence Steinman은 이렇게 말했다. "이런 결과들은 경이롭고 경악스럽고 탁월하다."[50] 워싱턴대학교의 임상과학자 치 시에Chyi Hsieh는 "나는 거의 25년째 류머티스학에 종사하고 있는데, 지금까지 내가 본 가장 인상적인 결과일 것이다." 라고 말했다.[51]

난치성 자가면역질환들을 표적으로 한 CD19이 거둔 이런 놀라운 결과들은 개인의 T세포를 가공하는, 손이 많이 가는 값비싼 과정을 통해 이루었다. 훨씬 더 단순한 상용 접근법은 자가면역질환을 앓는 몇몇 환자들에게서 성공을 거둠으로써, B세포를 고갈시키는 더 실용적인 접근법으로 나아가고 있다.[52]

자가면역 피부 질환인 물집증pemphigus에서처럼 데스모글레인desmoglein을 항원 단백질 표적으로 삼아서 그 표적을 지닌 B세포를 제거한 더 구체적인 접근법도 있다. 이 특정한 B세포를 겨냥한 전략은 카발레타바이오Cabaletta Bio가 중증근육무력증을 비롯한 자가면역질환들에 적용하고 있다.[53] 다른 특정한 B세포를 겨냥한 전략들도 많이 탐구되고 있다.[54]

그러나 B세포 표적화는 가공한 세포로 관용을 회복시키려는 이야기의 일부에 불과하다. 다른 세포들이 자기 자신을 공격하는 자

   3부 과학은 노화를 어떻게 해결하는가

가면역질환도 많다. 천식의 동물 모델에서 호산구를 표적으로 삼은 CAR-T는 보호 효과를 보였다.[55] 조절 T세포의 가공도 다양한 자가면역질환에 효과가 있음을 보여준다.[56,57] 1형 당뇨병, 류머티스 관절염, 다발경화증의 임상 시험이 준비 중이다. 소노마바이오테라퓨틱스Sonoma Biotherapeutics는 조절 T세포를 표적으로 삼아서 염증성 장 질환과 류머티스 관절염을 치료하려 시도하고 있다.[58] 후자에서는 CAR 반응성 시트룰린화 항원CAR-reactive citrullinated antigen을 쓴다. 몸 바깥에서 CAR 세포를 제조하는 손이 많이 가고 시간도 많이 걸리는 값비싼 방식 대신, 캡스턴테라퓨틱스Capstan Therapeutics는 mRNA 나노입자 전달을 통한 생체 내 세포 조절 방법을 모색하고 있다.[59]

전체적으로 T세포는 B세포보다 가공하기가 더 어려울 가능성이 높다. 고갈되었을 때 비슷한 수준의 관용이 이루어지지 않을 것이기 때문이다. 그럼에도 강직척추염 환자에게 자가항원(TRBV9+)을 표적으로 한 선택적 T세포 고갈 항체를 써서 성가신 부작용 없이 뚜렷한 성공을 거둠으로써 개념 증명을 한 사례가 있다.[60] 이 항원은 건선관절염, 포도막염, 염증성 장 질환에서도 관용을 회복시키는 데 유용할지 모른다.

관용을 촉진하도록 T세포의 유전체 편집이 이루어진다고 해도 놀랄 일은 아닐 것이며, 암에 대한 면역반응을 증진하기 위해 이미 이루어져 왔다. 이 방법들이 가공된 세포의 살아 있는 약물 특성을 활용한다는 점을 생각할 때, 사이토카인분비증후군cytokine release syndrome을 일으키고 시간이 흐르면서 면역반응을 방해하는 결과를 빚어낼 가능성도 있다. 그것이 환자에게 처방이 이루어지기 전에 이 세포들을 대상으로 항노화 전략이 개발되고 있는 이유다.[61] 그렇긴 해도 세포 가공 접근법은 전체적으로 관용을 촉진하는 방안으로서 전망이 훨씬 더 밝아 보인다.

그렇다면 우리 곁에 더 가까이 와 있는 도구는 어떨까? 다발경화증, 크론병, 루푸스, 전신경화증 같은 자가면역질환 치료에 림프구를 고갈시킨 뒤 환자 자신의 조혈모세포를 이식하는 방법이 이미 성공적으로 쓰이고 있다.[62] 이를 자가조혈모세포이식autologous hematopoietic stem cell transplant, AHSCT이라고 한다. 그러나 이는 병원에 두 차례 입원해야 하는 복잡한 전략이다. 먼저 입원해서 여러 날에 걸쳐서 줄기세포를 채취해야 한다. 나중에 다시 입원해서 화학요법과 면역요법으로 모든 림프구(B세포와 T세포)를 제거한 뒤, 채집해둔 조혈모세포를 다시 투여한다. 앞서 다룬 대부분의 접근법과 달리 이 방법은 특이성이 부족하고, 세포를 제거하는 요법을 쓰기 때문에 상당한 초기 위험을 동반하며, 예방 전략으로 부적합하다. 그러나 몇몇 완치 사례가 있다. AHSCT는 다발경화증을 비롯해 여러 질환을 대상으로 무작위 임상 시험이 진행 중이다. 미래에는 조혈모세포를 채취하고 림프구를 다 죽이는 대신 체내에서 조혈모세포를 가공하는 더 실용적이고 위험이 낮은 대안이 나올 수도 있다.[63]

우리는 관용을 회복하고 자가면역질환을 치유할 가능성이 엿보

     3부 과학은 노화를 어떻게 해결하는가

이는 극도로 유망한 접근법의 목록을 죽 훑었다. 이제 하나가 남았는데, 그렇다고 해서 효과가 가장 적다는 뜻은 결코 아니다. 아무튼 약 40조 마리에 달하는 미생물인 장내 미생물군은 우리 면역반응 조율의 중심 무대를 차지하고 있다. 장연관림프조직gut-associated lymphoid tissue, GALT은 몸에서 가장 큰 면역 기관이라고 여겨지며, 면역 성분과 면역세포가 가장 많고 다양한 곳이다.[64] 그중 하나인 장상피내림프구intestinal intraepithelial lymphocyte, IEL는 몸에서 가장 많은 T세포 집단에 속하는데, 식사 후 GLP-1 수치에 영향을 미치는 대사적 역할을 한다는 것이 드러났다.[65] 작은창자, 특히 돌창자에 있는 페이어반Peyer's patch, 막창자꼬리에 퍼져 있는 림프조직, 작은창자와 큰창자 전체에 퍼져 있는 여러 림프소절lymphoid follicle 등 구성 요소는 여러 가지다. 이런 반과 주머니는 창자의 내부 공간(내강)과 긴밀한 접촉을 유지하며, 다양한 B세포(미경험, 기억), T세포(미경험, CD4+, CD8+, Treg), 가지세포를 지니고 있다. 장세포는 보체 단백질complement protein°을 생산한다고 알려져 있으며,[66] 실험 모델에서 생산을 차단하자, 자가면역질환이 완화되었다. 미생물은 대사산물, 특히 짧은사슬지방산을 생산하여, 이런 면역세포의 기능과 분화를 조절한다. 사이토카인이 일으키는 염증 유발 효과는 장 장벽을 파괴해서 미생물과 물질이 혈액으로 유출되게 만든다. 또 쌍방향 소통이 이루어지는 장-뇌 축이 있다.[67] 장신경계(별명이 '제2의

°   혈액을 타고 돌아다니면서 미생물 제거와 면역반응을 돕는 단백질 집단.

뇌'다)는 신경전달물질, 미주신경, 신경절을 통해 중추신경계와 소통한다. 이 축이 운동하려는 동기까지 조절한다는 사실이 최근에 밝혀지면서 그 중요성이 더욱 부각되었다.[68]

다양한 연구들은 자가면역 질환자들의 장내 미생물군 조성이 건강한 사람의 것과 다르다고 말한다. 이는 인과관계가 있는지는 확정되지 않았지만, 생산적인 연구가 이루어질 수 있음을 시사한다. 예를 들어, 특정한 자가항체와 더불어 엔테로코쿠스 갈리나룸Enterococcus gallinarum이라는 장알균 종은 민감한 사람에게서 루푸스 발병과 관련이 있는 듯하다.[69] 수브돌리그라눌룸Subdoligranulum의 한 균주도 일부에게서 류머티스 관절염 발병과 관련이 있으며, 아마도 장 장벽 손상을 통해 유발할 가능성이 높다.[70] 1형 당뇨병은 특정한 장내 세균에의 항체 반응과 상관관계가 있다. 몇몇 연구는 다발경화증 환자들의 장내 미생물군에 변화가 일어났음을 보여준다.[71] 흥미롭게도 자가면역질환과 암 환자들의 장내 미생물군을 살펴본 82건의 연구들을 체계적으로 검토했더니, 양쪽에서 상반되는 결과가 나왔다.[72] 특정한 비피도박테리움Bifidobacterium(비피더스균) 종이 자가면역 질환자에게서는 증가한 반면, 암 환자에게서는 감소했다. 일반적으로 장내 미생물군의 불균형은 자가면역질환에서 실질적인 역할을 할 가능성이 높다.

미생물군 전략이 롱 코비드Long COVID(만성코로나19증후군)에 효과가 있는지를 살펴보는 엄밀한 임상 시험도 최초로 이루어졌다.[73] 롱 코비드는 자가면역의 특징을 보이는 면역계 조절 이상(혼란스럽게 뒤엉킨) 상태를 말한다. 홍콩의 한 연구진은 롱 코비드 환자 460명을 무작위로 신바이오틱synbiotic 조합물(냉동 건조한 비피도박테리움 균주 세 가지와 프로바이오틱 화합물 세 가지) 투여군과 대조군에 할당했다. 이 이중맹검 임상 시험에서 장내 미생물 투여군은 증상이 상당히 개선되었다.

단일세포 유전체 분석을 통해, 활성화한 가지세포가 젖산을 생산하며 이 젖산이 T세포성 자가면역을 확연히 억제한다는 것이 발견되었고, 젖산을 생산하는 프로바이오틱스도 같은 효과를 일으킨다는 것이 드러났다.[74] 이는 우리 미생물군 조작에 관한 중요한 의미를 함축하고 있을 수도 있다. 콩팥 자가면역질환인 IgA 콩팥병증nephropathy은 아케르만시아 무키니필라Akkermansia muciniphila라는 특정한 장내 미생물과 관련이 있다.[75] 이 맥락에서는 특정한 세균의 증식을 자극하는 프리바이오틱스와 미생물인 프로바이오틱스로 장내 미생물군을 미세조정하는 방식이 특히 유망해 보인다.[76] 또 염증성 장 질환의 설파살라진sulfasalazine 치료나[77] 1형 당뇨병의 테플리주맙teplizumab 치료에[78] 대한 반응에서 보았듯이, 우리는 자가면역 치료에 대한 반응도 장내 미생물군에 영향을 받을 수 있다. 열량 제한은 대장의 비피더스균 증식, 짧은사슬지방산 생산, 가지세포 기능 활동을 촉진함으로써 창자성 면역에 영향을 미친다.[79] 또 흰강낭콩navy bean을 식단에 추가하여 무작위 임상 시험을 했더니, 면역 및 염증 생물 표지가 줄어들면서 장내 미생물군의 조성이 더 다양하고 바람직한 방향으로 뚜렷이 변화했다.[80]

이런 증거들은 장내 미생물군의 조작이 중요한 항염증성이나 면역원성 경로로 발전할 것임을 시사한다. 여기에서 검토한 여러 방법 중 하나의 보조 요법으로 쓰거나, 단독 요법으로 쓸 수도 있다. 이런 조작은 프로바이오틱스, 특정한 세균 균주의 도입, 대변 이식, 항생제, 백신, 식이요법의 형태를 취할 수 있다.[81]

건강 수명 혁명을 향하여

자가면역질환의 발병을 지연시키는 최초의 약물이 2022년 FDA 승인을 받았다는 사실은 우리가 혁신의 시대를 살고 있음을 보여 주는 증거다. 1형 당뇨병이 대상이었다. 1999년 이래로 연구자들은 T세포가 췌장의 베타섬세포를 공격하지 못하게 막음으로써 관용을 달성할 방법을 연구해 왔다. 그들이 주로 연구한 약물은 T세포 특이적 표면 CD3 수용체에 결합하는 단일클론 항체인 테플리주맙이었다. 2021년 76명을 대상으로 한 무작위 임상 시험에서 고위험자의 친족들에게 항체를 14일 동안 투여했더니 당뇨병 발병이 상당히 지연되었고(투여군 대 대조군이 60개월 대 27개월) 베타세포의 기능도 개선되었다.[82] 1형 당뇨병이 발병하지 않는 진정한 차단이 이루어진 이들도 있었다. FDA는 2022년 두 가지 이상의 자가항체를 지니고 포도당 대사가 비정상인 사람들에게 1형 당뇨병의 예방 약물로 테플주맙을 승인했다. 2023년 말 새로 진단받은 (고위험자를 대상으로 한 앞의 임상 시험과 달리) 아동과 청소년 217명을 대상으로 한 임상 시험 3상에서는 12일씩 두 차례에 걸쳐 항체를 투여했는데, 베타세포의 기능이 보존되었음을 시사하는 주요 척도인 식후 C-펩타이드 수치가 상당히 개선되었다. 테플리주맙의 지속적 효과는 CD8+ T세포 고갈 촉진과 관련이 있는 듯하다.

덕분에 이 유형의 당뇨병을 예방하는 더 효과적이거나 보완적인 방법을 모색할 길이 열리고 있다. 한 방향은 모든 효과기effector T세포°를 표적으로 하는 대신 인슐린 생산 세포를 공격하는 T세포만 겨냥하도록 항체의 특이성을 더 높인 것이다. 새로 발병한 환자들에게 플레코나릴pleconaril과 리바비린ribavirin을 함께 투여하는 항바이러스 접근법은 무작위 임상 시험에서 C-펩타이드 생산을 토대로 판단할 때 베타세포 기능 보존에 효과가 있다고 나왔다. 또 류머티스 관절염과 중증 코로나 감염에 쓰이는 강력한 항염증약인 바리시티닙baricitinib도 새로 발병한 환자들을 대상으로 무작위 임상 시험을 했는데, 베타세포의 기능을 보존한다고 나왔다. 1형 당뇨병과 연관된 특정한 HLA 유형DR3-DQ2 자가항체GAD65를 가진, 최근에 발병한 12~24세 환자들을 대상으로 GAD-Alum이라는 림프절에 주사하는 자가항원을 속임약과 비교한 무작위 임상 시험에서는 치료군의 혈당 제어 능력이 향상되었다.[83]

1형 당뇨병의 위험 요인으로서 깊은 관련이 있는 콕사키바이러스를 겨냥한 백신도 개발되었으며, 평가를 기다리고 있다. 조절 T

세포를 증진시키기 위해 가루 인슐린을 복용함으로써 관용을 도모하는 방식도 어느 정도 효과가 있음을 보여준다. 새로 발병한 환자들을 대상으로 한 임상 시험에서 조절 T세포의 투여는 효과가 없음이 드러났지만,[84] 이 결과는 세포의 양보다 질이 중요함을 시사했다. 장내 미생물군은 분명히 영향을 미친다. 비피도박테리움 롱굼Bifidobacterium longum이라는 균주를 투여하는 것 같은 미생물군 조작을 비롯해서 다양한 전략이 시도되고 있다.[85] 또 다른 위험 요인인 아동기 비만의 예방도 매우 중요하다. 새로 발병한 당뇨 환자들의 소집단에 세마글루타이드를 투여했을 때 나타난 결과처럼, GLP-1 약물이 베타세포의 기능 보존을 돕는지는 아직 불분명하다.[86] 줄기세포에서 유도한 췌장 섬세포는 임상 시험에서 인슐린을 주사할 필요성을 없애는 데 성공했지만, 참가자들은 거부 반응을 막기 위해 면역억제제를 투여받아야 했다. 거부 반응을 피하도록 편집한 유전체를 지닌 줄기세포 유래 베타세포의 이식은 더 혹할 만한 경로일 것이며, 치료제로서의 가능성이 탐색되고 있다. 종합하자면, 예방과 '1형 당뇨병의 치료제로 이어지는 다리 건설' 양쪽으로 다양한 전략이 탐색되고 있다.[87]

1형 당뇨병의 일차 예방은 베타세포의 수와 기능이 상당히 감소한 뒤 증상이 나타났을 때 개입하는 것보다 더 어려운 과제다. 모든 자가면역질환이 그렇듯이, 먼저 고위험자를 식별해야 하며, 가능한 한 나이가 더 어릴 때 발견해야 한다. 1형 당뇨병이라면 자가항체를 이용한 선별검사가 도움이 될 수 있다. 이 병에 걸린 환자 중 가족력이 있는 사람은 15퍼센트에 불과하기 때문이다.[88] 3~5세와 11~13세라는 두 시기의 아동들에게 일괄적으로 자가항체 선별검사를 하자고 주장하는 이들도 있지만, 그런 검진이 실제로 이루어진 적은 없다.[89] 유전체를 통해 위험을 평가하는 방식도 있다.[90] 여러 혈통에서 충분히 입증된 다유전자 위험 점수든 전장 유전체 서열 분석이든, 일찍 한다면 자가항체가 출현하기 전부터 가능할 것이다.[91] 출생 때 다유전자 위험 점수를 계산하여 자가항체 검사의 필요성을 판단하는 지침으로 삼자는 주장도 있다.[92] 특히 항원 특이적 CD4 T세포나[93] 섬-반응islet-reactive CD8+ 세포[94]의 선별검사는 자가항체가 나타나기도 전인 아주 이른 단계에 고위험자를 식별하는 데 쓸 수 있다.[95] 자연살해세포 유전자 발현 프로파일도 고위험자를 식별한다는 것이 드러났다.[96] 따라서 선별검사를 할 수 있는 방법은 결코 부족하지 않으며, 앞으로는 그 데이터를 멀티모달 AI와 통합해서 질병을 예방하기가 훨씬 수월해질 것이다.

류머티스 관절염 환자는 새로운 치료 대안들도 지닌다. 테플리주맙이 1형 당뇨병 환자의 T세포에 결합하는 것과 달리, 아바타셉트abatacept는 항원제시세포에 작용하는 융합 단백질이다. 항원제시세포의 CD80과 CD86 수용체에 결합하여 T세포 활성화를 막는다. 이미 류머티스 관절염 치료에 도움이 된다고 드러났지만, 겨우 5퍼센트의 환자만 이용한다.[97] 항시트룰린화 항체가 있고, 붓기 없이 관절 통증을 겪고, MRI 영상에서 염증 징후가 보이는 고위험자들을 대상으로 한 무작위 임상 시험에서는 모든 증상이 개선되었고, 6개월 뒤에도 혜택이 지속되었다.[98] 12개월 동안 치료를 한 두 번째 무작위 임상 시험에서도 비슷한 결과가 나왔지만, 그 뒤로 12개월에 걸쳐서 효과가 약해졌다.[99] 이런 임상 시험 결과들은 자가항체 양성 관절통 환자에게 현재 사용되는 메토트렉세이트meth-otrexate와 리툭시맙rituximab 같은 치료제로 얻은 결과보다 상당히 우수했다.[100]

이런 사례들은 더 결정적인 치료 방식을 개발하고 궁극적인 예방을 하기 위해 관용을 회복하려는 노력의 출발점으로 비칠 수도 있다. 시트룰린화 펩타이드를 이용한 백신이나 항원 특이적 T세포를 표적으로 한 백신처럼, 관용원성 백신은 매우 고무적인 전임상 데이터를 보여준다.[101,102]

1형 당뇨병과 마찬가지로, 류머티스 관절염의 면역 관용과 예방 전략도 활발하게 모색되고 있으며, 자가항체는 고위험자를 식별하는 데 쓸 수 있다. 잇몸 건강이 좋지 않으면 항시트룰린화 자가항체를 유발할 수 있어, 질병에 취약한 사람에게 류머티스 관절염 발병을 불러올 수 있다.

루푸스 연구도 건강 수명 혁명에 합류했다. CD19을 겨냥한 가공된 T세포를 써서 루푸스 환자에게서 인상적인 임상 결과를 얻었을 뿐 아니라, 루푸스콩팥염 환자의 스미스-특이적Smith-specific 자가항원을 지닌 조절 T세포의 사용은 이 병의 중증 실험 모델에서 병의 진행을 중단시켰다.[103] 이는 몇몇 자가면역질환에 관여하는 특정한 자가항원을 겨냥한 조절 T세포 투여의 출발점이 될 수 있다. 톨유사수용체-7toll-like receptor-7, TLR7 등 루푸스의 원인 유전자를 파악하기 위해 많은 연구가 이루어져 왔으며,[104] 단일세포 서열 분석은 일부 루푸스 환자에게서 특정한 CD8+GZMH+ T세포를 찾아내는 등 적용 범위가 대폭 확대되고 있다.[105] B세포에서 발견된 또 다른 톨유사수용체TLR9는 중추 B세포 관용에 지장을 초래하며, 이는 억제할 수 있는 새로운 경로를 제시한다.[106]

여기서 우리는 한 분야의 연구가 다른 분야로 이어지는 사례를 반복해서 보고 있다. 염증성 장 질환에서 자기 인식 능력의 상실과 관련된 특정한 T세포 수용체 항원을 지닌 상피내 림프구가 발견되었다는 사실은 미래에 면역 관용으로 나아갈 하나의 길이 될 것이다.[107] 복강 질환자는 평생 글루텐이 없는 식사를 해야 하는데, 이를 지키기가 무척 어렵다. 글루텐 특이적 CD4+ T세포가 발병에 중추적인 역할을 한다는 점에 착안해서, 여러 기업이 변형된 글루텐 단백질로 항원 특이 요법을 임상 시험 중에 있다.[108] 염증성 장 질환의 토대를 이루는 한 가지 중요한 유전적 발견은 다른 자가면역질환에도 적용될 가능성이 높은데, 바로 염증을 추진하는 질병 유발 경로가 따로 있으며 약물 적용이 가능해 보인다는 것이다.[109] 그렇다면 현재 우리가 쓰는 일반적인 면역억제 치료법에 비해 더 집중적이고 선호되는 접근법을 도출할 수 있을 것이다. 앞에서 논의한 조절 T세포, 미생물군 개입, 간 활용 등 훨씬 더 많은 요법이 현재 임상 시험 중이다. 지금까지는 생쥐 모델에서만 시도되었지만, CAR-T세포를 한 차례 주사하는 것만으로도 천식 발작이 지속적으로 억제되었다는 연구 결과가 있으며, 이는 이 흔한 질환의 자가면역 형태를 해결할 가능성을 제시한다.[110]

암을 다룬 장에서 논의한 항체-약물 접합 전략도 자가면역질환에 시도되고 있는데, 효과를 최대화하기 위해 TNF를 차단하는 항체를 코르티손cortisone 같은 글루코코르티코이드glucocorticoid 수용체와 결합해서 임상 시험 중이다.[111,112] 또 이중 특이적 T세포 결합체bispecific T cell engager는 난치성 류머티스 관절염 환자들을 대상으로도 임상 시험 중이다.[113]

면역반응을 설계하는 시대

2015년에 나는 보스턴에서 열린 한 회의에 참석해 유전체학과 유전체 편집의 개척자 중 한 명인 조지 처치George Church와 생명과학 분야에서 일어나는 흥미로운 지평을 놓고 토론을 했다. 당시에 나는 그가 앞으로 유전자 수십 개, 심지어 수백 개를 한꺼번에 편집해서 장기 이식자의 면역 거부 반응을 완전히 차단할 수 있을 거라고 한 말에 충격을 받았다. 그렇게 된다면 이종장기이식, 특히 돼지의 장기를 이식하는 분야가 활기를 띨 것이다. 돼지는 구조와 생리 면에서 사람과 아주 비슷하다. 당시는 유전자 하나를 표적으로 삼는 것도 매우 어려운 크리스퍼 편집의 초창기였기에, 나는 처치의 생각이 너무 억지스럽다고 생각했다. 그러나 지금은 60가지가 넘는 유전체 편집을 통해 초급성 거부 반응으로 이어지는 경로들을 비활성화한 돼지 장기들이 나와 있다.[114,115] 세 글리칸glycan 항원을 통한 경로들이다. 이 돼지 장기들은 보체 연쇄 반응complement cascade을 차단하고, 혈액 응고 가능성을 줄이고, 전파 위험을 일으킬 수 있는 레트로바이러스를 불활성화했다. 지금까지 논의한 면역 관용 촉진을 위한 세포 및 항체 전략들은 모두 장기 이식에도 적용되어 왔지만, 급성 및 만성 장기 거부 반응은 여전히 아주 심각한 위험으로 남아 있다.[116] 게다가 기증되는 장기가 너무나 부족하기에, 매우 취약한 상태에 놓인 이가 대기자 명단에 이름을 올린 채 하염없이 기다리거나, 이식 후보에서 탈락하곤 한다. 미국에서는 장기 이식을 기다리다가 사망하는 이들이 매일 17명에 달한다.

돼지 장기의 유전자 편집은 2015년 이래로 급속도로 발전해 왔다. 유전자를 10군데 변형한 최초의 돼지 심장은 심장 이식을 네 번 거부당한 환자에게 이식되었다.[117] 이 10군데 유전체 편집은 신장 이식에도 쓰이고 있다.[118] 이런 초기 시도들에서 이식받은 사람은 표준 면역억제 치료도 받았는데, 편집이 충분치 않았거나 의도한 면역 관용을 달성하지 못했기 때문이다. 이는 이종장기이식의 성공을 도모하면서 정밀하고 폭넓은 유전체 편집으로 나아가는, 즉 면역반응을 통제하면서 장기를 이식할 수 있는 첫 단계를 나타낸다.

암과 우리 면역반응의 제어를 논의하며, 우리는 암이 우리 면역계를 이기는 방식부터 면역계가 스스로를 거침없이 공격하는 방식에 이르기까지 스펙트럼의 양극단을 모두 살펴보았다. 이 복잡한 체계의 난해한 양상은 아무리 배워도 끝이 없겠지만, 스펙트럼의 전역에서 이루어지는 발전은 인정과 평가를 받아 마땅하다. 이는 면역계가 모든 장기의 기능, 건강, 건강 수명에 얼마나 핵심적인 역할을 하는지 잘 보여준다. B세포와 T세포의 가공과 백신이 암과 맞서 싸우는 데 큰 도움을 주고 있듯이, 이 도구들은 면역 관용을 유도하는 데도 뛰어난 가능성을 보여준다. 원하는 대로 면역 관용을 높이거나 낮출 수 있다는 것, 이는 새롭고도 대단히 중요한 발전을 의미한다. 면역계에 대한 제어는 질병 예방을 향한 엄청난 잠재력을 여는 일이다.

이런 방식이 가진 궁극적인 잠재력은 무엇일까? 미래에는 노년에 들어설 때, 면역세포를 회춘시켜서 면역노화와 염증노화를 예방할 수 있을 것이다.[119] 잠시 멈춰 서서 그 미래를 그려보라.

다른 한편 우리 앞에는 새로운 위협들도 놓여 있다. 새로운 감염 병원체와 맞서 싸울 때 면역계는 어떤 새로운 역할을 하게 될까?

10

감염병의 미래

팬데믹은 우리를 죽이지 못한다

코로나19가 세계적으로 유행한 처음 몇 달 사이에 우리는 기하급수적으로 커지는 위기에 직면했다. 극심하게 앓는 환자들이 끝없이 밀려들면서 인공호흡기가 부족해졌고, 병원 복도와 주차장 차 안에서까지 대기하던 많은 이가 죽음을 맞이했다. 특히 생애의 후반기에 있는 사실상 고위험자들 사이에는 두려움과 절망감이 만연해 있었다. 우리는 금방 잊는 경향이 있기에 지금은 딱히 실감하지 못하지만 말이다.

2020년 4월 1일, 위협이 인식된 지 겨우 몇 달 뒤, 앞으로 18개월 이내에 코로나19바이러스에 대응하는 백신이 나올 거라는 예보가 등장했다.[1] 터무니없는 소리였다. 그 어떤 백신도 그렇게 단기간에 나온 적이 없었다. 원인인 병원체를 파악하는 것부터 안전하고 효과가 있다는 사실을 입증하고 허가를 받아 백신이 시장에 나오기까지 평균 8~10년이 걸린다. 역사상 가장 단기간에 개발된 볼거리 백신도 4년이 걸렸다.[2] 그림 10.1에서 볼 수 있듯이, 일부 백신 개발 사업은 100년이 넘게 걸렸고, 결핵균이나 사람면역결핍바이러스HIV처럼 긴 세월이 흘렀음에도 여전히 개발 단계에 있는 것도 많다.[3] 코로나가 출현하기 전해에 앤서니 파우치Anthony Fauci 연구진은 이렇게 썼다. "개발 과정이 순탄하게 진행되고 생물학적으로 또는 자원 공급망에 큰 문제가 없다면, 바이러스 발견부터 백신 이용까지는 대개 15~20년이 걸릴 것이다."[4] 몇몇 전문가는 코로나 백신이 2033년 11월에나 나올 것이라고 더 현실성 있는 예측을 했다.[5] 2033년이라니. 2010~2020년에 FDA 승인을 받은 백신들의 평균 개발 기간을 토대로 삼아, 임상에 적용되기까지 8.1년이면 충분하다는 더 낙관적인 예측도 나오긴 했다.[6]

그런데 실제로는 고작 10개월이 걸렸다.

그렇다면 코로나 백신 계획의 놀라운 성공에서 우리는 무엇을 배울 수 있을까? 이 백신의 감염 차단 효과는 50퍼센트라는 받아들일 수 있는 문턱값 수준을 훨씬 초월했다. 감염률을 무려 94~95퍼센트나 줄였다.[7,8] 놀랄 일도 아니지만, 여기에 기여한 요인은 많다. 첫 번째로, 이 성취에 앞서 30여 년 동안 백신용 mRNA

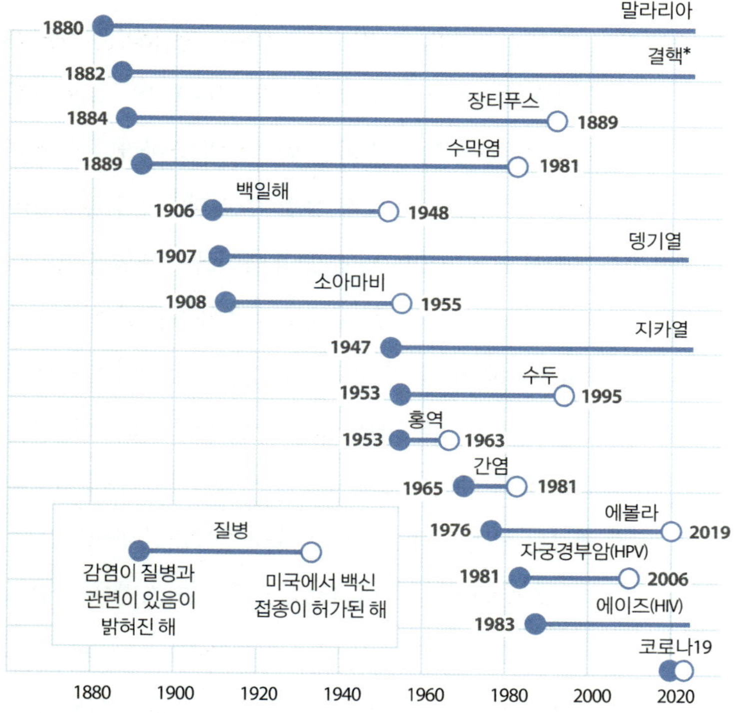

그림 10.1 병원체 식별부터 백신 개발에 이르기까지 걸린 기간. 오른쪽에 연도가 적히지 않은 것은 아직까지 개발이 진행 중임을 뜻한다. 코로나19 백신은 역사상 유례없는 속도로 개발되었다.

를 개발하려는 연구가 진행되었다. 전령 RNA는 단백질 암호를 지니므로, mRNA를 써서 우리 몸을 백신 생산 공장으로 만든다는 것은 이론상으로 혹할 만한 대안이었다.[9] 백신을 mRNA가 아니라 단백질로 만들거나, 실제로 감염 증상을 일으키지 않으면서 감염될 때의 면역반응을 흉내 내도록 약화시킨 바이러스로 만들 때는 과정이 훨씬 더 느리고 복잡하다. 반면에 mRNA 백신은 복잡한 세포 배양 생산 과정을 건너뛸 수 있고, 유전체에 통합되는 것을 피할 수 있으며(DNA 백신은 우리 유전체에 끼워질 수 있다), 그저 개인이 기존에 지닌 항체와 맞닥뜨릴 가능성이 낮기를 바라기만 하면 되었다. 또 mRNA는 생산량을 대폭 늘릴 수 있다.[10] 실험실의 5리터 생물반응기에서 거의 100만 명 분량의 백신을 제조할 수 있다.

그러나 여러 해 동안 이 방식을 실제로 적용하기란 불가능해 보였다. 동물의 몸에 mRNA를 집어넣으면 엄청난 염증이 일어났기 때문이다. 전령 RNA 서열은 아데닌, 구아닌, 사이토신, 유라실이라는 네 가지 염기, 즉 뉴클레오타이드로 이루어진다. 뉴클레오타이드 3개가 연결된 서열 하나가 단백질의 구성성분인 아미노산 하나를 가리킨다. 2005년 커털린 커리코와 드루 와이스먼은 mRNA의 뉴클레오타이드를 유리딘uridine에서 슈도유리딘pseudouridine으로 바꾸면 염증반응이 대폭 줄어든다는 것을 발견했고, 이로써 돌파구가 열렸다.[11] 이 발견은 2020년 mRNA 코로나 백신의 빠른 개발로 이어질 길을 닦았고, 2023년 노벨상을 받았다.

세포 안에 들어간 mRNA가 어떤 단백질을 만들게 할지가 그다음으로 중요한 도전 과제였다. 2020년 1월 코로나19바이러스 바이러스 유전체의 서열이 최초로 해독되었다. 이를 통해 바이러스가 숙주 세포에 달라붙을 때 쓰는 스파이크 단백질을 만드는 유전자(즉 명령문)를 찾아냈다. 과학계는 바로 이 순간을 위해 수년 동안 발전을 거듭해 온 셈이다. 스스로는 미처 알아차리지 못했지만 말이다. 2013년 국립보건원 백신연구센터는 코로나19바이러스의 스파이크 단백질과 비슷한 호흡기세포융합바이러스respiratory syncytial virus, RSV 융합 단백질의 구조를 원자 수준에서 파악하는 데 성공했다.[12] 연구진은 융합 단백질이 숙주 세포막과 결합하거나 세포 안에 들어가기 이전 단계의 형태로 안정화될 때, 바이러스를 중화하는 항체가 높은 수준으로 생성된다는 사실을 밝혀냈다. 2015년 연구자들은 초저온 전자현미경을 이용한 연구를 통해 감기를 일으키는 인간코로나바이러스의 스파이크 단백질 구조도 파악했다.[13] 코로나19바이러스의 것과 구조가 매우 비슷하다. 이어서 융합 전 스파이크 단백질의 아미노산 2개를 프롤린으로 치환하면2-proline, 2-P, 바이러스가 세포에 들어갔을 때 면역반응이 훨씬 더 강하게 일어난다는 것이 발견되었다. 코로나19바이러스 유전체 서열이 밝혀진 바로 다음 날, 이 핵심 구조에 2-P를 도입하는 방향으로 백신 설계가 이루어졌다. 수십 년 동안 축적된 연구가 단 하루로 압축되어 공중 보건의 돌파구가 마련된 것이다.

자연이 구축한 것에서 일부를 교체하는 방식은 코로나 대응에 큰 도움이 되었다. mRNA를 주입했을 때 몸이 염증을 일으키지 않도록 유리딘 대신에 슈도유리딘을 사용한 것이나, 백신 면역반응을 강화하기 위해 단백질의 아미노산 두 개를 프롤린으로 치환한 것이 대표적인 사례다. 사실 많은 후속 연구가 이루어지면서 6-P 치환이 면역반응을 더욱 높인다는 것이 밝혀졌다.[14] 하지만 이 방법은 아직 코로나 백신에 적용되지 않고 있다.

연구자들은 mRNA나 스파이크 단백질만을 겨냥하고 있지 않았다. 몸에 주입하려면, mRNA가 너무 빨리 분해되지 않고 세포 안으로 들어가는 능력을 유지할 수 있도록 포장해야 한다. 약 60년 동안 mRNA 연구에 발맞춰 효율적으로 전달하는 데 필요한 나노입자를 개발하는 연구도 부단히 이루어져 왔다. 이는 지질 나노입자, 즉 아주 작은 지방 방울로 mRNA를 감싸는 방식으로 귀결되었다.[15] 이 나노입자는 면역반응을 촉진하는 보조제 역할도 한다.[16] 나노입자의 네 가지 구성성분(폴리에틸렌글리콜 지질, 도움 지질, 이온화 지질, 콜레스테롤)은 초기 부작용을 줄이고, 세포로 더 쉽게 들어가게 하고, 면역반응의 지속성을 높이도록 계속해서 개선될 것이다.[17,18,19]

워프 스피드 작전도 mRNA 혁신에 기여한 강력한 촉매 중 하나였다.[20] 이 사업의 기본 개념은 FDA의 선임 의사-과학자이자 <스타 트렉>의 팬인 피터 마크스Peter Marks가 내놓았다. 2020년 5월 공공-민간 협력 사업이 공식 선포되었고, 초기 예산은 100억 달러였다. 후보 백신의 임상 시험 가속화와 대량 생산 위험 저감이 목표였다. 즉 제조하는 기업이 전혀 비용을 부담하지 않은 채, 백신을 대량 생산하고 혹시라도 임상 시험에서 효과가 없다고 나오면 폐기할 수 있게 한다는 의미였다. 대담하기 그지없는 기본 목표는 2021년 1월까지 안전하면서 효과적인 백신 3억 회 접종 분량을 생산해서 보급한다는 것이었다.[21] 화이자는 '워프 스피드'의 보조금을 받은 기업에 속하지 않았지만, 2020년 7월 정부로부터 20억

달러 규모의 사전 주문을 받았다. 워프 스피드 작전은 미국인 14만 명의 목숨을 구했다고 추정된다.[22]

전 세계 사람들에게 mRNA 코로나 백신 수십억 회분이 접종되었고, 이를 계기로 mRNA/지질 나노입자 백신 플랫폼은 대다수 감염병에 적용되었다.[23] 그림 10.2는 그중 일부를 보여준다.

호흡기세포융합바이러스 백신 사업은 최근에 백신 분야에서 mRNA에 의존하지 않은 채 엄청난 발전이 이루어졌음을 보여주는 사례다. 1956년에 처음 병원체임이 발견된 뒤로, 승인된 백신이 나오기까지 67년이 걸렸다. 해마다 아동 약 12만 명이 이 바이러스 감염으로 사망하기에, 이 백신이 얼마나 절실히 필요했을지 짐작할 수 있다.[24] 사망자 중 절반 이상은 생후 6개월 미만의 영아다. 미국에서 호흡기세포융합바이러스로 입원하는 노인도 연간 약 10만 명에 달하며, 사망자도 8000명에 달한다.[25]

2023년 세 가지 백신의 무작위 임상 시험 결과가 발표되었다.[26,27] 모두 한 차례 접종으로 뚜렷한 효과가 나타났다. 60세 이상에게서는 최대 94퍼센트까지 감염을 막았고,[28] 임신부에게 투여했을 때 아기가 생후 6개월까지 감염되지 않는 비율이 82퍼센트에 달했다.[29] 이 놀라운 성취는 '합리적인 구조 기반 백신 설계'에서 비롯되었다. 세포에 융합되기 전 바이러스 단백질의 원자 구조를 파악한 덕분에, 개인에게서 강력한 면역반응을 일으킬 수 있었다. 코로나 백신에 쓰인 것과 동일한 성공 전략인 2-프롤린 치환으로 스파이크 단백질을 변형시키는 방법이 적용되었다. 호흡기세포융합

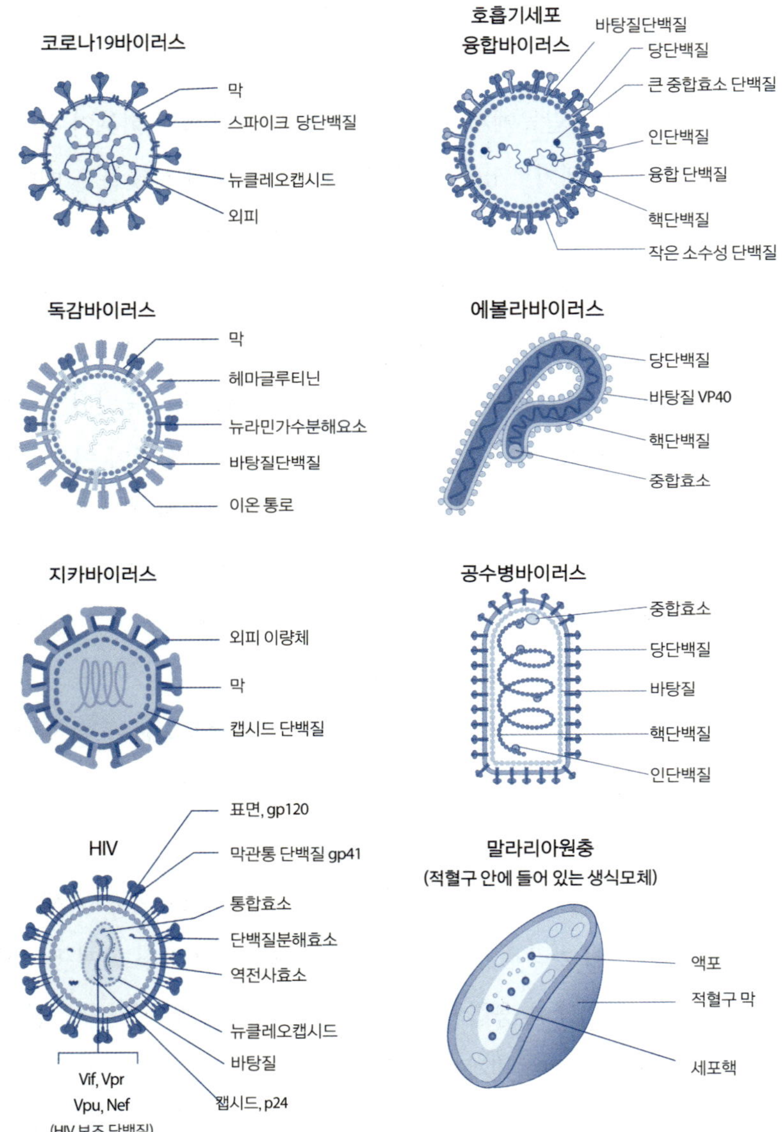

그림 10.2 일곱 가지 바이러스와 말라리아원충의 구조

3부　과학은 노화를 어떻게 해결하는가

바이러스에 대해서는 백신뿐만 아니라, 신생아와 영아에게 단일 클론 항체인 니르세비맙nirsevimab(베이포투스Beyfortus)을 한 차례 투여하는 치료법도 2023년에 FDA의 승인을 받았다. 이 역시 융합 전 구조를 이해함으로써 나온 결과다. 항체가 결합되면 융합 전 형태로 단백질이 고정되어서 세포로 들어가지 못하기 때문이다.

우리가 해마다 맞는 독감 백신의 효과는 제한적이며, 몇 달 뒤에 실제로 유행하는 균주가 예측한 균주와 맞지 않을 때는 효과가 20퍼센트에 불과할 수도 있다.[30] 독감바이러스는 크게 A형과 B형이라는 두 가지 유형이 있고, 20가지 하위 유형으로 더 세분된다. 백신은 주로 표면에 있는 헤마글루티닌hemagglutinin(그림 10.2 참조)을 표적으로 삼지만, 이 바이러스는 돌연변이가 활발하게 일어나며, 그래서 백신의 효과가 줄어든다. 항원 원죄original antigenic sin라고도 하는 각인은 우리가 이미 있는 바이러스 균주에 노출될 때 일어나며, 이때 기억 B세포가 형성되어서 나중에 재감염 때 빨리 면역반응을 일으키게 한다. 그러나 새로운 균주가 유행할 때는 보호 효과가 떨어진다. 우리 면역반응은 처음 노출되는 병원체에 고정되는 경향을 보이며, 새 균주에 맞춰 능숙하게 반응하는 민첩성을 지니고 있지 않다. '원죄'든 그냥 죄든 연구자들이 택할 수 있는 단어는 아닌 듯하지만 말이다.

현재의 독감 백신은 4가가 주류다. A형 두 가지와 B형 두 가지 균주만을 표적으로 삼는다는 뜻이다. 이런 난제를 극복하기 위해, A형과 B형 20가지 하위 유형 전부를 표적으로 삼는 범용 독감 백신을 개발하려는 꿈이 오래전부터 있었다. 이 목표에도 mRNA 나노입자 플랫폼이 적용되어 왔다.[31] 각 하위 유형을 표적으로 한 항원 암호 20가지를 모두 지닌 나노입자는 여러 실험 모델에서 높은 중화 항체 생성률과 강한 보호 효과를 달성했다. 독감 항원의 원자 수준 구조에 주목한 결과 광범위 중화 항체를 생성하는 새로운 능력을 갖추게 되었고, 강력하고 지속성 있는 독감 백신으로 나아가는 길이 열렸다.[32,33] 아직은 도달하지 못했지만,[34] 모더나, 오시백스, 센티백스, 화이자 등 몇몇 기업이 노력하고 있으며, 훨씬 더 나은 범용 독감 백신을 내놓기 위해 임상 시험을 진행 중이다.[35]

구조 기반 백신 설계는 C형 간염바이러스 백신 개발에도 쓰인다.[36] 이 병의 배후에 있는 병원체가 처음 밝혀진 것은 1989년이었다. 이 바이러스는 만성 간 질환 및 간암과 관련이 있으며, 전 세계 감염자 약 5800만 명 중 연간 약 30만 명의 목숨을 앗아간다. 그러나 C형 간염바이러스 이야기에 백신만 나오는 것은 아니다. 예방 실패 사례도 나온다. 2009~2021년 NIH 원장으로 재직한 프랜시스 콜린스Francis Collins가 처남의 사망 이야기에서 썼듯이, 치료용 항바이러스 알약은 2014년부터 쓰여왔다.[37] C형 간염에 감염된 미국인 240만여 명 중 40퍼센트는 감염 사실을 모르며, 감염자 중 75퍼센트는 만성 유형으로 진행된다. C형 간염 선별검사가 대단히 중요한 이유다. 이 바이러스는 간에 서서히 진행되는 흉터를 남기며, 간경변, 간 기능 상실, 간암으로 이어진다. 캐나다, 호주, 이집트를 비롯한 15개국은 국가 검진과 치료 사업을 통해 10년 안에 C

형 간염을 박멸한다는 계획을 진행 중이다.[38] 미국은 한참 뒤처져 있다. 지금까지 아무런 노력도 하지 않고 처방에 드는 비용과 접근성 문제를 직시하지 않았기에, C형 간염을 박멸할 기회를 그냥 버려왔다.

코로나19 대유행 이전까지 가장 많은 목숨을 앗아가는 3대 감염병은 말라리아, 결핵, HIV였다. 지금은 이 감염병들에도 mRNA 나노입자를 이용한 임상 시험들이 진행되고 있다.[39] 말라리아는 1880년에 병원체임이 밝혀졌다. 최근에야 우리는 아동용 구조 기반 백신이 승인을 받는 사례를 보았다.[40,41] 기생충을 겨냥한 최초의 백신이다. 또한 우리가 기대하는 신약 후보 물질 중 일부는 결핵과의 전투에 쓸 무기에 추가되겠지만, 여전히 백신은 없으며 1882년에 그 병원체가 발견된 이래로 죽 그러했다.[42] 결핵균은 해마다 140만 명의 목숨을 앗아간다. 현재 두 가지 결핵 mRNA 백신이 임상 시험 중이며,[43] 그중 하나인 글락소스미스클라인의 M72/ASO1E는 임상 시험 마지막 단계에 있다. 이 백신은 활동성 결핵균에 감염된 사람들의 폐결핵 발병률을 50퍼센트 억제했다.

HIV는 감염자가 3800만 명이며, 2023년에도 새 감염자가 130만 명에 달했다.[44] 연간 사망자는 60만 명을 넘었고, 체내 바이러스 수를 억제하기 위해 평생 여러 항레트로바이러스약을 투여해야 한다.[45] 40년 넘게 헌신적인 노력을 기울였지만, 여전히 백신은 나오지 않고 있다.[46] 이유가 뭘까? HIV는 면역계를 공격하고 약화시킴으로써, 몸에서 자유롭게 활동하면서 활발하게 돌연변이를 일으킬 수 있다. 이 바이러스의 유전체는 과학계에 알려진 최고 속도로 돌연변이를 일으킨다. 감염자 한 명에게도 10만 가지의 HIV 균주가 존재할 수 있으므로,[47] 백신이 효과가 있으려면 이런 균주 대부분에 걸쳐서 중화 항체를 유도해야 할 것이다. HIV 외피 단백질의 60가지 변이 형태를 지닌 나노입자 백신은 임상 시험 1상에서는 건강한 사람 48명 중 97퍼센트에서 광범위한 HIV 중화 항체를 생성했다.[48] 현재 건강한 사람들을 대상으로 세 가지 HIV mRNA 백신이 항체 생산을 유도하는지 임상 시험 중이다.[49] 또 전구체 B세포 유도를 겨냥한 mRNA 나노입자 백신은 생쥐와 사람 이외의 영장류에서 폭넓은 중화 항체 반응을 일으키는 데 도움을 주었다.[50,51,52] 이런 결과들은 고무적인 초기 단계에 해당하지만, 안타깝게도 HIV 백신이 나오려면 여러 해가 더 걸릴 가능성이 높다.[53] 그동안에는 줄기세포 이식을 통해 완치된 몇몇 HIV와 백혈병 환자들에게 얻은 단서가 이식 없이도 치료 가능한 새로운 접근법으로 이어질 수도 있다.[54]

이 mRNA 나노입자 플랫폼은 기존 공수병 백신을 개량하는 데 적용되고 있고, 지카바이러스, 거대세포바이러스, 단순헤르페스바이러스, 엡스타인바바이러스, 니파바이러스, 치쿤구니야바이러스의 백신 개발에도 쓰이고 있다. 이는 일부 사례에 불과하며, mRNA 백신은 감염병 차원을 넘어서 끝없이 뻗어나가는 듯하다.[55] 암 백신, 유전체 편집, 생체 내 T세포 가공,[56] 자가면역질환 예방용 관용원성 백신은 이 의학 기술 덕분에 현실이 되었거나 곧 현실이 될 예정이다.

mRNA 백신의 가능성과 한계

2021년 mRNA 백신의 대량 접종이 시작된 지 몇 달 사이에 코로나19바이러스 감염과 입원, 사망을 막는 보호 효과는 약 95퍼센트에 달했다. 미국 바깥을 보면, 영국에서는 일찍부터 아스트라제네카가 만든 아데노바이러스 플랫폼을 이용한 다른 백신이 나왔는데, 중증 질환에 약 90퍼센트의 보호 효과를 보였다. 돌파감염breakthrough infection은 1퍼센트 미만으로 아주 드물었다.[57] 이전의 백신 프로그램들에 비하면 홈런, 더 나아가 그랜드 슬램처럼 보였다.

그러나 그 뒤로 6개월 사이에 두 가지 일이 일어났다. 첫째, 바이러스의 스파이크 단백질 유전자에 새로운 돌연변이가 일어나면서 이전 균주들(원형인 우한과 알파)에 비해 감염성과 병원성이 더 큰 델타라는 변이 형태로 진화했다. 둘째, 중화 항체와 면역반응이 시간이 흐름에 따라 줄어들면서 면역력이 떨어졌다. 화이자/바이오엔텍은 3차 추가 접종의 효과를 살펴보는 대규모 무작위 임상 시험을 했는데, 보호 효과가 95퍼센트로 회복되었다고 나왔다.[58] 새로운 변이체가 등장하고 면역력이 약해지면, 다시 백신 추가 접종으로 면역력을 회복시키는 양상이 이 질병의 세계적 유행 내내 계속되었다. 2021년 말에는 새로운 돌연변이로 30여 개의 아미노산이 달라진 오미크론 변이체가 출현해서 빠르게 전 세계로 퍼졌고,

다시금 mRNA의 효과가 곤두박질쳤다.[59] 백신의 중증 코로나 보호 효과는 여전히 강력했지만, 그조차도 약해지면서 6개월마다 추가 접종이 필요해졌다.

단순히 말해서, mRNA 백신은 새 변이체와 맞닥뜨릴 때 지속성이 떨어짐을 보여주었다. 해마다 독감 백신을 맞는 것은 불편하고 바람직하지 않은 일이다. 누구도 코로나 백신을 6개월마다 맞고 싶어 하지 않으며, 적어도 24시간 동안 열, 심한 피로, 두통, 독감 유사 증상 등 부작용을 겪을 때면 더욱 그렇다.[60] 추가 접종 후 처음 2개월 동안에도 감염을 차단하는 능력은 50퍼센트 미만이었고, 이마저도 빠르게 떨어졌다.

이런 결함들은 모두 잠재적인 해결책을 지닌다. mRNA 접종의 지속성 부족은 면역계의 T세포(특히 CD8+ 세포독성 T세포) 반응 약화와 연관되어 있을지도 모른다.[61] 이는 존슨앤드존슨의 아데노바이러스 벡터 백신과 비교할 때 뚜렷이 드러난다. 스파이크 단백질의 암호를 지닌 이중나선 DNA를 포함한 이 백신은 드물긴 하지만 심각한 혈액 응고 사건이 일어나는 바람에 회수해야 했지만, 이 문제도 아마 바로잡을 수 있을 것이다. 아무튼 여기서 자가 증폭 RNA 백신은 새롭고도 매혹적인 혁신 대안이 될 수 있다.[62,63] 매우 적은 양으로 투여한 mRNA가 몸에 mRNA를 더 많이 만들라고 말하기 때문이다. 따라서 1세대 mRNA 코로나 백신보다 초기 부작용이 적고 지속적인 결과를 낳을 가능성이 높다. 1만 6000명을 대상으로 대규모 임상 시험을 한 뒤, 일본은 2023년 말 첫 자가 증폭 mRNA 코로나 백신을 허가했다. 모더나 백신과 비교한 임상 시험에서 중화 항체 생산이 더 지속적으로 유지되는 것으로 나타났다.[64] 훨씬 적은 mRNA 1회 접종량이나 개선된 나노입자가 제공하는 더 나은 보호 효과와 안정성은 심근염이라는 부작용도 줄일지 모른다. 이는 젊은 층에서 주로 나타나는 희귀하지만 중요한 부작용이다. 화학적 변형을 통해 mRNA의 존속 기간은 2~3배, 세포 내 활성 수준은 최대 20배까지 대폭 늘릴 수도 있다. 현재의 선형 구조 대신 가지를 친 구조를 갖도록 mRNA에 여러 꼬리표를 붙였더니 이런 결과가 나왔다. 또 스파이크 단백질의 일부인 수용체 결합 부위 네 곳이 짝을 지어서 '나노우리nanocage'를 만들도록 변형하자, 면역반응이 뚜렷이 강화되었다.[65] 이는 mRNA 백신의 효과를 더 강하게 하고, 표적을 더 정확히 겨냥하여, 더 오래 지속되게 만드는 방법 중 두 가지를 예로 든 것일 뿐이다. 둘 다 앞서 말한 슈도유리딘 및 2-프롤린 치환 방식을 토대로 한다. mRNA를 써서 다음 단계로 넘어갈 방법들도 있으며, 나노입자를 써서 할 수 있는 방법들과는 별개다.[66] mRNA와 나노입자 외에, 백신을 보조제와 섞음으로써 면역반응을 더 강화할 수도 있다.

그렇다고 해도 모든 코로나19바이러스 변이체를 막을 범용 백신에 도달하지는 못할 것이다. mRNA 백신은 스파이크를 겨냥하는데, 이 바이러스는 자연선택을 통해서 면역반응을 회피할 수 있는 온갖 다양한 스파이크 돌연변이를 일으키기 때문이다. 또 백신 접종은 바이러스에 진화 압력을 가하는 악순환을 일으키며, 면역

저하자의 몸에서는 이 진화가 가속될 수 있다. 이는 새로운 스파이크 단백질 돌연변이를 약 30개 지닌 오미크론과 그 뒤의 '오미크론 유사' 변이체들이 출현하게 된 원인일지 모른다. 새 변이체에 맞게 개량한 새 백신을 추가 접종하는 방식은 설령 mRNA 백신을 돌연변이 출현에 발맞춰 빠르게 개량한다고 해도 큰 효과가 없다. 새 개량 백신을 대량 생산하기까지는 3개월이 걸리는데, 그때쯤이면 대개 이미 다른 변이체가 우세해지기 때문이다. 코로나19바이러스 바이러스는 유전체 염기가 약 3만 개이므로, 가능한 변이체의 수는 본질적으로 무한하다. 그러나 사베코바이러스sarbecovirus나 베타코로나바이러스 군의 모든 균주는 하나의 백신으로 예방이 가능할 것이다.

모든 코로나바이러스에 적용되는 '꿈'의 백신 후보자들은 모든 변이체가 공유하는 다른 부위를 표적으로 삼거나, 환자들의 광범위 중화 항체를 이용한다.[67] 이런 항체가 백신의 주형을 식별하면 생산량이 늘어난다. 실험 모델에서 이런 백신은 다양한 베타코로나바이러스 균주를 막는다고 나왔다.

그러나 병원체가 몸에 들어왔을 때, 온몸으로 퍼지기 전에 감염을 막는 것이 더 합리적이지 않을까? 호흡기 바이러스는 상기도의 내층을 통해 몸으로 들어온다. 코와 입의 상피세포로 침입해서다. 호흡기를 보호하려면, 코로 분무하거나 흡입하는 백신이 필요하다. 점막 면역은 주사로 유도되는 항체IgG가 아니라 다른 유형의 항체(분비형 IgA)를 더 높은 수준으로 유도하는 방식에 의존한다. 예

상대로 다양한 실험 연구는 주사보다 흡입 백신이 감염을 막는 데 더 뛰어나다는 것을 보여주었다.[68]

코로나 팬데믹은 백신을 통해 많은 것을 깨닫게 했을 뿐 아니라, 병원체를 추적하는 방식도 완전히 바꾸었다. 감염자, 입원자, 사망자 수만을 집계하는 대신, 이제는 바이러스의 진화 경로와 부담을 예측할 수 있도록 정확한 정보를 제공하는 새로운 방법들을 채택하고 있다. 감염자들의 바이러스 유전체 서열 분석은 새로운 변이체가 언제 어디에서 출현하는지, 새 환자들이 얼마나 빨리 늘어나는지 알려준다. 우리는 예전보다 훨씬 더 일찍, 특정한 변이체가 안겨줄 위험을 추적할 수 있다.

그런 한편으로 감염의 전파가 눈에 띄기 며칠이나 몇 주 전부터 도시 오수의 바이러스 농도가 증가하는 현상이 나타나는데, 이는 국지적으로 그 바이러스가 퍼질 것임을 예고한다. 오수로 배출된 바이러스의 서열 분석은 유행병이 터진 뒤 새 변이체를 검출하는 수단도 된다. 유전체 분석도 오수 분석도 코로나19가 유행하기 전까지는 통상적으로 이루어지지 않았지만, 지금은 이 바이러스를 추적 관찰하는 데뿐 아니라, 원숭이두창, 소아마비, A형과 B형 독감, RSV, 노로바이러스 등 점점 다양한 병원체에 쓰이고 있다.[69]

이것들은 현대 팬데믹 감시 체계의 핵심 요소이지만, 개선의 여지가 많다. 우리는 많은 감염이 무증상임을 알며, 코로나19바이러스 감염자도 적어도 30퍼센트는 그렇다.[70] 소아마비바이러스도 감염자의 절반 이상은 증상이 없기 때문에, 대개 감염 사실조차 알지 못한다.[71] 증상이 나타난 사람들만 추적한다면, 병원체의 진정한 감염자 수와 전파 경로를 심하게 잘못 파악할 수 있다. 게다가 급성 감염 사건에만 주의를 기울이다 보면 더 장기적인 여파를 무시하게 된다. 롱 코비드를 앓는 수천만 명에게서 보았듯이, 우리는 바이러스의 감염후 증후군이 지속되며 심한 피해를 줄 수 있음을 안다.[72] 그러나 체계적으로 통계를 낸 적은 한 번도 없다. 앞으로의 팬데믹 감시 체계는 관련된 모든 척도를 스마트폰 앱에 통합해서 개인과 지역 수준에서 실시간으로 위험 평가를 할 수 있게 될 것이다.[73,74] 멀티모달 AI 덕분에 가능해지고 있다. 기침을 하도록 해서 스마트폰으로 녹음한 뒤, AI를 써서 코로나 감염인지 정확한 진단을 내리고, 결핵 등 다른 호흡기 병원체의 증상과 구분하는 일은 예상을 뛰어넘는 결과를 내놓으면서 점점 더 주목받고 있다.[75,76,77] 타당성이 더욱 입증된다면, 속도 개선을 돕고 진단의 건강 불평등을 줄이는 데 도움을 줄 수 있을 것이다.

끔찍한 질환의 양상을 바꾼 백신의 성공 사례를 제시하자면, 사람유두종바이러스human papilloma virus, HPV와 자궁경부암(자궁목암)이다.[78] 자궁경부암 환자의 거의 전부(99.7%)는 만성 HPV 감염 때문이다. HPV 감염은 생식기 점막 표면을 통해 일어나는데, 생성되는 항체가 아주 적고 그마저도 생산되는 데 8개월이 넘게 걸린다. 그러나 HPV 백신을 두세 번 잇달아 접종하면 살균 면역sterilizing immunity을 달성할 수 있다. 바이러스가 세포로 들어가지 못하게 아예 막아서 평생토록 세포 내에 존속할 수도 있는 감염원을 예방하는 것을 말한다.[79] 이는 '초인적 면역superhuman immunity'이다.[80] 자연 감염이 백신보다 더 나은 면역을 유도한다는 격언에 도전하기 때문이다. 이것이 유일한 사례는 아니다. 마찬가지로 백신 유도 면역 반응이 자연 감염보다 탁월한 사례는 파상풍, b형 헤모필루스 인플루엔자Hemophilus influenza, 대상포진에서도 볼 수 있다.

HPV 백신 접종의 임상 효과는 경이롭기 그지없다.[81] 처음으로 전국 규모로 백신 접종의 장기적 결과를 추적 관찰한 나라는 스코틀랜드였다. 스코틀랜드는 2008년부터 모든 여성 청소년에게 HPV 백신을 3차례에 걸쳐 예방 접종하고 있으며, 12~13세 소녀의 약 90퍼센트는 적어도 한 번 이 주사를 맞는다. 이 접종을 한 여성 4만 명 중 나중에 자궁경부암에 걸린 사람은 몇 명이나 될까? 한 명도 없었다.[82] 더 늦은 나이에 백신 접종을 한 여성들도 큰 혜택을 보았다. 백신을 맞지 않은 여성은 10만 명에 8.4명이 걸린 반면, 세 차례 다 맞은 여성은 10만 명에 3.2명으로 줄었다.

미국에서는 HPV 백신 접종률이 약 60퍼센트로 우려될 만큼 낮은 수준이다. 한편 해마다 자궁경부암으로 사망하는 여성은 30만 명이 넘는다.[83] 세계적으로 보면, 이 백신을 맞은 여성은 1/5에 불과하다. 머리암과 목암,[84] 특히 인후까지 퍼지는 암은 HPV가 일으키는 가장 흔한 악성 종양이다. 연간 자궁경부암보다 이런 암에 걸리는 사람의 수가 더 많으며, 이 백신은 FDA 승인을 받았으며 또 다른 유형의 암에도 매우 효과적이다. 남성도 머리와 목의 암 발병률이 확연히 줄어드는 혜택을 볼 수 있지만, 27~45세인 남성은 접종률이 여성의 1/3에 못 미친다.[85] 이는 초인적 면역 백신의 시범 사례에 해당한다. 이 백신은 HPV 암들을 예방하는 매우 안전한 수단이지만, 우리는 박멸까지 일으킬 수 있는 백신의 접종률이 낮다는 익숙하면서 힘겨운 문제도 접하게 된다. 우리가 결코 무시할 수 없는 문제다.

엡스타인바바이러스와 암

감염이 병을 일으킨다면, 그 병의 백신도 만들 수 있지 않을까? 수긍할 수 있다. 오랫동안 감염이 아닌 다른 원인 때문이라고 여겨졌던 질병 중에도 이제 감염병 범주에 들어갈 만한 것이다. 암 중에도 그런 것이 있을지 모른다.

60여 년 전 엡스타인바바이러스Epstein-Barr virus는 바이러스가 암, 특히 버킷림프종Burkitt's lymphoma과 인과관계가 있음을 최초로 보여주었다.[86] 전자현미경 사진에서 이 바이러스가 종양 세포에서 복제되는 것을 볼 수 있었다. 그러나 세계 인구의 95퍼센트는 증상 없이 이 바이러스에 평생 감염된 상태로 산다.[87] 사람에게 가장 흔한 영속적인 바이러스 감염이다. 엡스타인바는 주로 B세포를 감염시키며, 시험관 배양에서는 B세포의 증식을 유도한다. 이러한 특성은 이 바이러스가 지닌 악성화 잠재력을 보여준다.[88] 그러나 엡스타인바바이러스가 암을 일으키려면 감염 외에 추가 요인이 필요한 듯한데, 림프종에서는 염색체 재배치, 코인두암종에서는 후성유전적 사건이 그것이다. 이 바이러스와 위장암의 관계에서는 추가 요인이 무엇인지 덜 알려져 있다. 세계적으로 엡스타인바바이러스가 암의 1.5퍼센트에 관여한다는 점을 생각할 때, 백신을 만들려면 충분한 연구가 이루어질 때까지 기다려야 할 수도 있다.

엡스타인바바이러스와 다발경화증 사이에 관계가 있을 것이라는 생각은 오래전부터 있었다. 자가면역질환인 다발경화증은 거의 200만 명이 앓고 있는데, 엡스타인바바이러스로 생기곤 하는 감염단핵구증 환자들에게서 더 흔하다. 다발경화증 환자들의 사후 부검 때 채취한 일부 병리 조직에서 엡스타인바바이러스가 발견되곤 했다. 또 다발경화증 환자들에게서 엡스타인바바이러스를 겨냥한 항체의 수치가 증가하는 양상이 나타났다. 2022년 젊은 미군 1000만여 명을 대상으로 두 질병 사이에 인과관계가 있음을 보여주는 중요한 보고서가 발표되었다.[89]

20년(1993~2013)에 걸쳐서 채취한 6200만 점의 혈액 시료를 써서 엡스타인바바이러스 감염 시점을 파악하고, 다발경화증 진단을 받은 955명을 대조군과 비교하면서 상관관계를 조사했다. 엡스타인바바이러스에 감염된 뒤 다발경화증 위험은 32배 증가했는데, 다른 바이러스들과는 관련이 없었고, 혈청 신경미세섬유 경쇄neurofilament light chain라는 신경세포 손상의 한 생물 표지도 엡스타인바 감염 뒤에 증가했다. 그래서 이 흔한 바이러스가 '다발경화증의 주된 원인'이라는 결론이 내려졌다.

후속 연구들도 이 결론을 재확인했다. 다발경화증 환자의 뇌

척수액에서 이 바이러스의 단백질 중 하나인 엡스타인바핵항원
Epstein–Barr nuclear antigen 항체가 발견되었다.[90] 이 단백질이 분자 모
방을 통해 작용할 것이라는 이론이 나와 있는데, 신경조직의 Gli-
alCAM 단백질이나 희소돌기아교세포에서 발현되는 알파크리스
탈린 B alpha-crystallin B가 면역계에서는 엡스타인바핵항원과 비슷해
보인다는 발견은 이 견해를 뒷받침했다.[91,92] 따라서 엡스타인바에
감염될 때 몸의 면역계가 만드는 항체는 바이러스와 동시에 뉴런
도 공격한다. 비슷한 단백질을 지니고 있어서다. 그 결과 자기 영속
적인 자가면역 악순환이 일어난다.[93] 초기 단계에 다발경화증 진단
을 받는다면, 엡스타인바바이러스에 감염된 B세포를 공격하는 T
세포가 뇌척수액에서도 발견된다.[94]

중추신경계, 즉 뇌와 척수에서 일어나는 자가면역과 특히 미엘
린을 공격하는 반응성 염증은 세포 파괴와 조직 손상을 일으킨다.
미엘린은 희소돌기아교세포가 만드는 지방조직으로서 뉴런을 감
싸는 절연재 역할을 한다. 개인에게서 이 질병의 경로는 대개 재
발-완화형 또는 덜 흔한 형태인 진행형을 띤다. 전자는 대체로 현
재의 요법에 잘 반응하며, 후자는 환자의 약 15퍼센트에게서 나타
난다. 후자에서 훨씬 더 공격적인 유형은 단일세포 서열 분석과 시
공간 지도 작성을 통해서 특징이 파악되었고, 병터 형성이 네 단계
에 걸쳐 진행된다는 것이 드러났다.[95]

CD20 표면 수용체를 겨냥한 단일클론 항체 오크렐리주맙 ocre-
lizumab, 스테로이드, 기타 면역억제제는 가장 흔히 처방되는 치료

법이다.[96] 오크렐리주맙은 B세포를 고갈시킨다. CD19를 표적으로 하는 가공된 T세포(9장에서 루푸스와 다른 자가면역질환들을 다룰 때 언급했다),[97] 결합 항체, 줄기세포 치료[98]도 임상 시험 중이며,[99] 다양한 연구에서 관련이 있다고 나온 장내 미생물군을 조작하는 다양한 방식도 임상 시험 중에 있다.[100,101]

엡스타인바바이러스가 다발경화증의 가장 흔한 원인임이 확인되자, 그 즉시 백신을 개발하려는 시도도 활기를 띠었다. 사람의 다발경화증을 모사한 자가면역뇌척수염 생쥐 실험 모델에서 자신을 향한 T세포 반응을 차단함으로써 면역 관용을 촉진하는 백신은 이 병을 억제했다.[102] 이 백신들은 주로 당단백질 350gp 350을 표적으로 삼았는데, 이 당단백질은 엡스타인바바이러스가 B세포로, 또 관련 암에서는 상피세포로 들어갈 수 있게 한다. 한 2가 백신(두 가지 단백질을 포함한다)은 또 다른 바이러스 단백질(gH/gL/gp 42)을 표적으로 삼았는데, 생쥐 모델에서 강한 효과가 있음을 보여주었다.[103] 생쥐에게서 gp350과 다중 단백질 복합체를 둘 다 겨냥한 백신은 강한 항체 및 세포 면역을 유도했다.[104]

동물 모델을 대상으로 실험 중인 백신들뿐 아니라, 이미 임상 단계로 진출한 백신도 두 가지 있다. 양쪽 다 gp350을 표적으로 삼는다. 모더나는 혈액 검사에서 엡스타인바바이러스 음성으로 나온 18~30세의 건강한 성인들을 대상으로 이 백신을 조사하고 있다.[105] 국립보건원 백신은 철 나노입자를 사용하며, 음성 또는 양성 판정을 받은 참가자들에게 3회 접종하는 전략을 쓴다.[106]

이런 임상 시험들은 백신의 안정성을 확보하는 것뿐 아니라 바이러스가 B세포로 들어가지 못하게 막는 능력을 입증하기 위한 것이다. 이는 다발경화증을 예방하는 것과는 전혀 다르다. 다발경화증은 엡스타인바바이러스에 새로 감염된 사람들에게서는 드물며, 발병하기까지 여러 해가 걸리므로 예방 효과가 있는지 판단하려면 아주 대규모로 장기간 임상 시험을 해야 할 것이다.

바로 여기에서 유전적 감수성 연구 분야에서 이루어진 모든 발전이 기여할 수 있다. 면역계에는 다발경화증 위험 증가와 관련된 특정한 유전적 표지들이 있다.[107] HLA-DRB1*15:01은 백인에게서 발병 위험을 3배 이상 높이며, 아프리카계와 아시아계 미국인 집단에도 마찬가지로 나름의 HLA 표지들이 있다. 유전적 감수성은 수백 가지의 흔한 유전체 변이체 및 희귀한 변이체를 토대로 구한 다유전자 위험 점수가 개발된 뒤로 폭넓게 연구되어 왔다.[108,109] 다유전자 위험 점수가 가장 높은 사분위에 속한 이들은 다발경화증 진단을 받을 가능성이 약 40퍼센트인 반면, 가장 낮은 사분위에 속한 이들은 5퍼센트에 못 미친다. 다발경화증과 관련 있는 유전체 변이체의 목록은 계속 늘어나고 있으며, 비타민 D 수용체와의 결합에 관여하는 변이체도 한 예다.[110] 면역 표지들과 세포 기능을 폭넓게 평가하자, 다발경화증 위험이 최대 260배 높은 사람들까지 식별할 수 있었다.[111] 또 자가항체 검사는 첫 발작이 일어나기 여러 해 전에 고위험자를 식별하는 데 쓸 수 있다.[112] 전자 건강 기록, 실험실 검사, 영상, 이런저런 방식으로 적은 자료들, 자가항체,

장내 미생물, 환경 요인과 생활 습관+ 요인들을 모두 포함한 멀티 모달 AI는 다발경화증 위험과 그 진행 양상을 밝혀낸다.[113]

엡스타인바바이러스에 감염되지 않은 초고위험자들을 다발경화증 백신 사업 대상자로 선택한다면, 우리는 생애에서 얼마나 일찌감치 이 병을 예방할 수 있을지도 판단이 가능해질 것이다. 엡스타인바 연관 암에도 언젠가는 비슷한 접근법을 적용할 수 있을 것이다. 현재 백신은 엡스타인바 감염을 완전히 차단하는 대신 바이러스의 B세포 침입 능력을 차단한다. 감염을 완전히 차단한다면 다발경화증 및 관련 암을 막는 효과가 더 클 것이다.

그런 백신은 루푸스와 류머티스 관절염 등 다른 자가면역질환에도 추가 혜택을 줄 가능성이 높아 보인다. 엡스타인바가 다발경화증의 근본 원인이라는 증거가 쌓이면서 우리의 접근법도 달라졌으며, 앞으로 HPV와 자궁경부암 등에서도 성공 이야기를 보게 될 것이다.

감염병을 물리치려는 노력을 통해 이루어진 놀라운 발전은 백신에만 국한된 것이 아니다. 아동에게 치명적일 수 있는 홍역은 백신 접종을 받는 이들이 줄어들면서 대발생 사례가 점점 늘어나고 있는데, 딱 맞는 치료제는 결코 나온 적이 없다. 그러나 이 바이러스와, 더 나아가 유연관계가 있는 다른 바이러스들이 세포로 들어가는 능력을 차단하는 강력한 중화 항체가 발견되면서 크나큰 진전이 이루어지고 있다.[114] 감염성을 띤 잘못 접힌 단백질에서 비롯되는 크로이츠펠트야코프병 같은 프리온prion 질병도 효과적인 치료법이 전혀 없는, 사람을 황폐하게 만드는 희귀하면서도 치명적인 신경 퇴행 질환이다. 그러나 프로그래밍 가능한 메틸화를 유도하는 후성유전적 편집기는 생쥐 모델의 뇌 전체에서 프리온 단백질의 발현을 80퍼센트 이상 지속적으로 침묵시킬 수 있었다.[115,116] 유전자 침묵 작업이 일단 완료되면, 스위치 자체가 꺼지는 것이나 다를 바 없다. 이 혁신적인 연구는 예전에는 생각조차 할 수 없던 많은 질환들에 희망을 안겨주고 있다.

감염 통제가 수명을 바꾼다

미생물의 항생제 내성은 현재 HIV와 말라리아 못지않은 세계적인 건강 문제다.[117] 이 내성에 따른 연간 사망자 수는 500만 명을 넘는다고 추정된다.[118] 이 세계적인 건강 비상사태는 적어도 어느 정도는 사람과 동물에게 항생제를 대규모로 남용한 결과다.[119,120] 가장 많은 인명을 앗아가는 7대 내성 세균은 대장균, 황색포도알균, 폐렴막대균, 폐렴사슬알균, 아시네토박터Acinetobacter baumannii, 녹농균, 결핵균이다. 기후 변화 위기,[121] 약물 내성 감염병의 전파, 바이러스에 숨을 곳을 제공함으로써 항생제 내성 유전자의 확산을 돕는 만연한 미세플라스틱은 상황을 더욱 절망적으로 만든다.[122] 안타깝게도 경제적 유인책이 없기 때문에, 제약업계는 가장 우려되는 병원체의 내성을 극복할 새로운 항생제의 발견과 개발을 대체로 포기한 상태다.[123] 전혀 새로운 구조를 지닌 항생제가 마지막으로 발견된 것은 1980년대였다. 약 180개국이 환경, 오폐수, 먹이 사슬, 사람과 동물 집단에서 표본을 채취하여 통상적으로 감시하는 방식을 포함하여 항생제 내성을 다룰 국가 차원의 행동 계획을 세웠지만, 예산을 배정하거나 이행하는 나라는 40개국에 못 미친다.[124] 24개 기업이 참여하는 민간-공공 협력 사업이 있는데, 이 AMR 행동 기금AMR Action Fund은 10억 달러를 모아서 2030년까지 새로운 항생제 2~4가지를 시장에 내놓는다는 목표를 세웠다.[125]

이 기금은 하나의 출발점이지만, 세계보건기구는 2050년에는 항생제 내성으로 1000만 명이 사망할 것이라고 전망한다.[126] 그래도 AI와 구조 기반의 발견을 활용하는 학계 연구실 덕분에, 우리는 유망한 후보 약물들이 빠르게 임상 시험 단계에 진입하는 것을 보고 있다. 다음 표는 다양한 AI 모델과 구조 기반 약물 발견 과정을 통해 최근에 우려되는 다양한 종에 맞서서 강력한 효과를 보여준 분자들을 요약하고 있다.

MIT 연구진은 원래 당뇨병 치료에 쓰이던 약물인 할리신Halicin이 항생제 특성을 지닌다는 것을 발견했고, 심층 학습 AI를 써서 관련 분자들도 찾아냈다.[127] 그들은 1억 700만 가지가 넘는 분자들을 조사해서 23가지를 추려냈고, 그중 여덟 가지가 몇몇 병원체에 강한 활성을 보인다는 것을 알아냈으며, 몇 종류는 실험 모델을 통해 확인까지 마쳤다. 비슷한 접근법을 써서 버크홀데리아 케노케파키아Burkholderia cenocepacia에 효과가 있는 항생제를 찾아내려는 시도도 이루어졌는데, 22만 5000가지가 넘는 분자들을 조사한 끝

에 아주 강력한 효과가 있는 다섯 가지 화합물을 찾아냈다.[128] AI의
일종인 그래프 신경망을 통해서 30여 년 만에 나온 새로운 구조의
항생제도 찾아냈다.[129] 1200만 가지가 넘는 화합물을 훑어서 독성
이 없으면서 효과가 있는 네 가지를 찾아냈는데, 쉬운 일이 아니었
다는 것은 분명하다(이 화합물들은 메티실린 내성 황색포도알균의 동
물 모델에서 독성을 일으키지 않았다). 아시네토박터의 항생제를 찾
아내려는 시도는 먼저 생성형 AI를 사용해서 이루어졌는데, 1만
3000가지가 넘는 분자들의 데이터를 소화해서 상당한 활성을 지
닌 분자 여섯 가지를 찾아냈다.[130] 이 연구의 탁월한 점은 합성하기
쉬운 작은 분자에 초점을 맞추었다는 것이다. 따라서 현실적으로
저비용으로 대량 생산하는 데 유리할 것이다. 또 AI는 멸종한 생물

항생제 내성 종 퇴치	방법	선별검사한 화합물 수	출처
클로스트리듐 디피실레; 결핵균; 아시네토박터; 장내세균과	심층 신경망	107M->23->8	Stokes J, *Cell*, 2020, 2, 20
버크홀데리아 세노세파시아	심층 신경망	>225K->43->5	Rahman A, *PLoS Comp Biol*, 2022, 10, 13
황색포도알균; 대장균; 녹농균	구조 기반 약물 발견	NA	Wu K, *Science*, 2024, 2, 16
황색포도알균	그래프 신경망	>12M->283->4	Wong F, *Nature*, 2023, 12, 30
아시네토박터	생성형 AI	>13K->58->6	Swanson K, *Nature*, 2024, 3, 22
대장균, 폐렴막대균	구조 기반 약물 발견	NA	Huseby D, *PNAS*, 2024, 4, 5

그림 10.3 항생제 내성 종 퇴치 방법

의 단백질체(멸종단백질체extinctome라고 할 수 있다)를 발굴하고 세계 장내 미생물체 공공 데이터베이스를 써서 대규모로 새로운 항생제 펩타이드들도 발견해 왔다.[131,132] 양쪽 노력은 후보 항균 펩타이드가 수만 개가 될 것이라고 예측했으며, 그중 100여 가지를 먼저 조사했더니 세균에 기능적 활성을 띤다는 것이 확인되었다. 항생제가 아닌 약물들을 대규모 선별검사하는 일도 진행되어 왔고, 강한 활성을 지닌 후보 분자들이 많이 밝혀졌다.[133,134] ChatGPT 같은 대형 언어 모델은 다제약물 내성 유해 세균을 죽일 수 있도록 기존 항생제를 재가공하는 데 쓰였다.[135]

AI가 아니라 전통적인 구조생물학에 의존해서 약물을 설계하는 전혀 다른 접근법은 크레소마이신cresomycin의 발견으로 이어졌다.[136] 이 약물은 몇몇 내성 세균 균주에 아주 폭넓게 작용한다. 메티실린 내성 황색포도알균을 겨냥한 백신은 또 다른 잠재적인 접근법을 나타낸다.[137] 장내 미생물군에 피해를 주지 않는 최초의 새로운 '스마트' 항생제인 롤라마이신lolamicin이 그렇다.[138] 병원성 세균의 유전체 서열을 공격하고 우리 창자에 사는 유익한 비병원성 세균은 건드리지 않는다. 롤라마이신은 130가지 다제약물 내성 세균 균주에 활성을 띤다는 것이 드러난 그람 음성 특이 항생제이며, 여러 생쥐 모델에서 효과를 보였다. 이런 효과 중 상당수에 힘입어서 내성 미생물에 맞선 전투에 쓸 무기를 늘릴 뿐 아니라, 효과적이면서 안전하다는 것이 입증되기를 기대하면서 임상 시험이 진행 중이다.

AI와 구조 기반 발견 이외에도, 박테리오파지(파지) 요법은 미생물 내성을 이길 또 하나의 탄탄대로를 제공한다. 이들은 세균의 천적인 바이러스로서, 시포바이러스과Siphoviridae, 미오바이러스과Myoviridae, 포보바이러스과Podoviridae 세 과가 있다. 그림 10.4는 시포바이러스의 대표적인 구조다.[139] 파지의 DNA는 피각capsid 안에 담겨서 보호를 받고 있다. 꼬리는 특정한 세균 균주로 침투하도록 돕는다. 파지는 세균의 세포로 들어가면 그 자원을 강탈해서 빠르게 증식하며, 이윽고 세균 세포가 폭발하듯이 터지면서 파지가 쏟아져 나온다. 이때 나온 새 파지들은 더 많은 세균을 감염시키면서, 기하급수적으로 퍼진다.[140] 세균도 파지에 맞서는 수단을 지니고 있다. 여러 크리스퍼-캐스 핵산분해효소를 지니며, 새로 발견된 방어 체계도 100가지가 넘는다.[141] 파지 또한 크리스퍼에 맞서는 방어 체계를 갖고 있다.

파지는 자연에 놀라울 만치 많다. 약 10^{31}개나 되기에 지구에서 가장 풍부하면서 다양한 생물학적 실체이며, 지구 전체로 볼 때 초당 10^{23}번 감염이 일어난다.[142,143,144] 파지는 30억여 년 전에 출현했으며, 1896년에 발견되었다.[145] 그렇지만 파지를 항생제와 조합하거나 단독으로 썼을 때의 치료 효과는 아직 제대로 밝혀지지 않았다. 이 분야의 발전이 느린 이유는 바이러스를 써서 감염을 막는다는 생각을 꺼리는 편견, 특허 가능성에 관한 의문, 규제 당국의 승인을 받지 못할 거라는 비관적인 예상 등 여러 장애물과 관련이 있을지 모른다.

지금은 상황이 바뀌고 있다. 다제약물 내성으로 목숨을 위협하는 질환들을 파지로 치료하는 데 성공했다는 사례 보고들이 이어짐에 따라 관심이 급증하고 있으며,[146] 항생제에 내성을 띠는 세균 감염에 적극적으로 맞서는 임상 시험들이 훨씬 더 많이 진행되고 있다.[147] 당뇨성 발 궤양, 만성 굴염, 내성 귀 감염(중이염), 패혈증, 심장내막염을 일으키는 황색포도알균, 폐 감염, 중이염, 인공관절 감염, 골수염, 낭성섬유증 기관지확장증, 대동맥 이식편 감염을 일으키는 녹농균, 인공관절 감염, 장내 군집 형성, 패혈증을 일으키는 폐렴막대균, 요도 감염을 일으키는 대장균, 폐렴을 일으키는 아키네토박터가 그렇다. 전 세계에서 파지 임상 시험이 90건 이상 진행 중이며, 그중 약 절반은 미국에서 진행되고 있다.[148] 의사들은

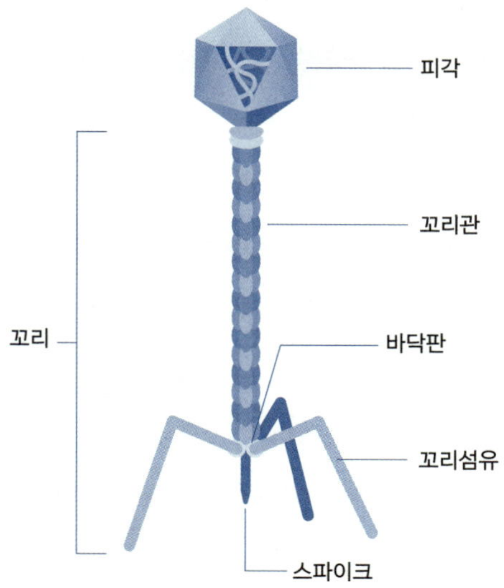

그림 10.4 박테리오파지의 구조

혁신적파지응용및치료법센터Center for Innovative Phage Applications and Therapeutics를 통해 환자에게 맞는 파지를 찾을 수 있다.[149] 12개국 35개 병원이 협력하여 수행한 개인 맞춤 파지 요법 사례 100건을 집계했더니, 환자 중 70퍼센트 남짓에게서 임상 증상이 개선되었고 60퍼센트 이상에게서 표적 세균이 박멸되었다고 나왔다.[150] 최고의 결과는 항생제를 병용했을 때 나왔지만, 대조군이 없었기에 해석은 제한적이다. 그럼에도 약물 내성 세균을 없애는 데 박테리오파지를 쓰는 방법은 유망해 보인다.

이 모든 임상 시험은 천연 파지를 이용하지만, 여러 파지의 조합, 파지 유전체 가공, 합성 파지를 이용하는 차세대 방식도 시작되고 있다.[151,152] 나는 미생물 내성을 극복하는 데 파지를 이용하는 방법에 초점을 맞추었지만, 파지는 여러 비감염병에도 적용될 여지가 많다.[153] 염증성 장 질환을 일으키는 폐렴막대균이나[154,155] 대장균 제거, 알코올간염에서의 엔테로코쿠스 파이칼리스Enterococcus faecalis 제거,[156] 대장암의 면역요법을 개선하기 위해 장내 미생물군 조작, 약물이나 백신을 전달하는 벡터 등이 그렇다. 크리스퍼 염기 편집기를 파지를 써서 전달함으로써 대장균과 폐렴막대균의 서열을 바꾸는 데 성공한 사례들은 향후 파지의 이용과 항균 내성의 새로운 극복 방식을 예고한다.[157]

감염에의 극단적인 반응인 패혈증에 따른 사망은 항균 내성 때문에 일어날 때도 있지만, 대부분의 치료 실패는 진단을 놓치거나 의료 환경이 미흡한 결과다. 해마다 전 세계에서 약 5000만 명이 패혈증을 일으키며 1100만 명이 사망한다.[158] 미국에서 연간 사망자 수가 35만 명에 달하는, 이 목숨을 위협하는 장기의 기능 이상 증후군은 미국 병원에서 세 번째로 많은 사망 원인이다.[159] 여기서 기술은 어떤 도움을 줄 수 있을까? AI 도구는 미국에서 패혈증 위험을 예측하기 위해 널리 채택되었지만, 성능이 미흡하다는 후속 평가가 나왔다.[160,161] 이는 데이터 집합 변동이라는 현상 때문이라고 여겨졌다.[162] 모델을 개발할 때 쓴 데이터 집합과 모델이 실제로 적용된 데이터 집합이 달랐기 때문이다. 2021년에 이런 문제가 있음이 밝혀진 뒤, AI의 패혈증 검출 성능에 개선이 이루어지면서 항체 요법을 시작하기까지 걸리는 기간이 상당히 줄었고 의사가 경보에 빨리 반응했을 때 사망률이 18퍼센트 줄어들었다.[163,164,165,166,167] 2024년 FDA는 프레스노시스Presnosis가 개발한 패혈증 위험 예측 AI 모델을 최초로 승인했다.[168] 이 패혈증 면역점수는 22가지 임상 및 실험실 검사 매개변수를 써서 24시간 안에 패혈증에 걸릴 확률을 예측한다.

두 대형 언어 모델 AI(GPT-4와 미스트랄)는 병원에서 중심 정맥이나 요도에 도관을 삽입하다가 감염이 일어났을 때 정확하게 적시에 검출했다. 생물 표지와 전혈 유전자 발현을 써서 진단이나 패혈증에 걸릴 고위험 환자를 식별하는 방법도 타당성이 있는지 확인하는 중이며, 환자의 전자 건강 기록, 실험실 검사, 활력 징후를 통합한 현재의 알고리즘에 추가될 것이다.[169,170,171,172] 패혈증의 이환율과 사망률을 줄이려면 아직 갈 길이 멀다고 말하는 편이 타당하겠지만, AI와 체학의 활용이 기여할 수 있을 것이다. 거의 쓰이지 않고 있지만, 최신 기술 덕분에 큰 차이를 낳을 수 있는 또 다른 전략은 바로 혈액이나 체액의 염기 서열 분석이다.

2014년 케임브리지대학교 미생물학 교수 샤론 피콕Sharon Peacock은 이렇게 썼다. "미생물 서열 분석은 가능한 한 환자 가까이에서 해야 한다."[173] 10여 년 뒤 놀라운 발전 덕분에 저비용으로 빠르게 서열 분석이 가능해졌음에도 이 분석은 전 세계에서 겨우 몇 군데 병원에서만 이루어지고 있다. 이 접근법은 메타유전체metagenomics라고 하며, 한 시료에 든 모든 것을 포괄적으로 서열 분석하는 것이다.[174] 세균이든 바이러스든, 균류든 기생충이든 환자의 병원체를 파악하는 편향되지 않은 직접적인 방식이다.[175] 미생물을 몇 시간 내에 식별할 수 있을 뿐 아니라, 어떤 특정 요법에 내성을 보일 가능성이 높은지 알려주고 어떤 항생제가 좋을지 지침을 제공할 수 있다. 놀랍게도 2014년 메타유전체를 이용해 신경렙토스피라병neuroleptospirosis을 진단한 덕분에 14세 소년이 목숨을 구한 이래로, 이 기술은 알려져 있긴 했지만 먼지만 뒤집어쓰고 있었다.[176] 그러다가 2023년 《월스트리트저널》이 〈뇌를 파먹는 아메바조차도 이 첨단 진단 기술 앞에서는 숨지 못한다〉라는 눈에 확 띄는 제목 아래 이 진단 접근법의 장점을 다룬 기사를 실었다.[177]

내가 '혈액 배양의 문화culture of blood cultures'라고 부르는 전통적인 접근법은 여러 가지 혈액 시료 및 관련 체액(침, 대변, 소변, 뇌척수액 등)을 채취하여 실험실로 보내고, 실험실에서는 배양을 거쳐

　　　　　　　3부 과학은 노화를 어떻게 해결하는가

서 며칠 또는 좀 더 긴 시간이 지난 뒤 항체 내성 여부를 판단한 결과를 알려준다.[178] 그사이에 환자는 '경험에 의존한' 항체 요법을 받는데, 이 요법은 대개 여러 세균에 두루 쓰이는 여러 가지 강력한 항생제를 투여하는 것으로, 독성이 있으며 정작 병을 일으킨 병원체에 효과가 있는 약물은 빠질 수도 있다. 예를 들어, 병원체가 세균이 아니라 균류 또는 바이러스이거나, 경험을 토대로 고른 항생제에 내성을 띤 세균일 수도 있다. 일부 병원체는 배양할 때 증식 속도가 아주 느려서, 정체가 드러나기까지 며칠이 걸리기도 한다. 그런데도 우리는 이 배양의 문화를 고수하고 있다.

메타유전체는 '산탄총shotgun' 서열 분석법이라고도 한다. 어떻게 하는지 좀 궁금할지도 모르겠다.[179] 그림 10.5를 보면 알 수 있다. 시료에서 짧은 DNA 조각들을 추출한 뒤 빠르게 염기 서열을 분석한다(비용은 150~250달러).[180] 그러면 분류가 안 된 DNA 서열 더미가 나온다(약 1억 조각). 그중 약 99퍼센트는 사람의 것이다. 우리의 관심 대상은 사람의 것이 아닌 염기 서열이다. 무관한 서열과 병원체 서열을 구분하기란 어려울 수 있지만, 자동 해석 도구가 도움을 준다. 많은 병원체의 염기 서열 데이터베이스를 훑는 클라우드 기반 알고리즘과 AI의 도움으로, 병원체 식별이 이루어진다.

2020년 샌프란시스코에 있는 캘리포니아대학교는 정체 모를 감염에 시달리는 환자 160명을 진단한 데이터를 발표했다.[181] 전통적인 배양 방법에 비해 나노포어nanopore 서열 분석법은 6시간도 채 안 되어 세균과 균류 병원체를 매우 정확히 진단했다(세균과 균

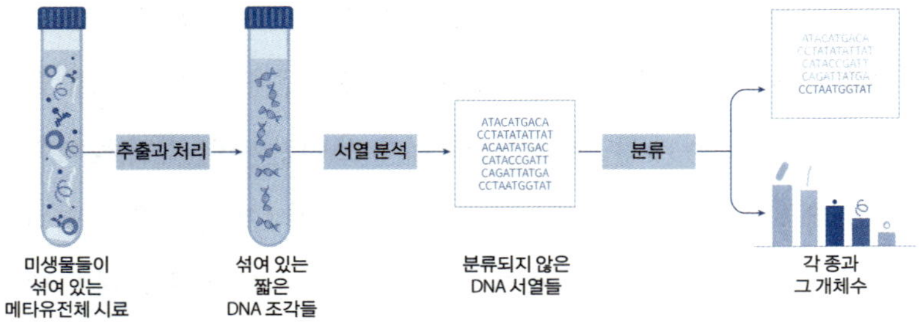

그림 10.5 메타유전체 서열 분석법으로 패혈증 환자의 병원체를 파악하는 방법

류의 민감도는 각각 79%와 91%, 특이도는 91%와 89%). 런던에서는 집중치료실에서 인공호흡기를 끼고 있는 환자 34명의 침 시료를 메타유전체를 써서 분석했는데, 8시간 안에 단 한 명을 제외하고 모두 진단을 내릴 수 있었다(92%).[182] 배양법에서 음성으로 나온(배지에서 증식이 전혀 이루어지지 않음으로써) 환자 중에도 상당수는 메타유전체로 진단을 받았다. 상하이에서는 99명의 환자를 대상으로 메타유전체법을 혈액 배양법과 비교했는데, 메타유전체법이 65명의 진단에 성공한 반면, 혈액 배양법은 단 13명에 그쳤다.[183] 나머지 환자들은 감염되었다는 증거가 전혀 없었다. 더 최근에 프랑스의 여러 병원에서도 환자 200여 명을 대상으로 했더니 빠른 염기 서열 분석 쪽이 아주 높은 진단율을 보였다.[184] 이런 연구들은 서열 분석법과 배양법이 상보적임을 가리키지만, 메타유전체법이 속도와 정확성 덕분에 며칠 더 빨리 병원체를 진단하고 올바른 치료를 할 수 있다. 환자의 시료를 이런 분석을 할 수 있는 기업에 보내는 방법을 쓰면, 혈액 배양법을 써서 결과를 얻는 것과 비슷하게 결과

를 받는 데 며칠이 걸릴 수도 있다. 메타유전체뿐 아니라, 초급속 펩타이드 검사로 패혈증을 진단하고 항생제 내성을 평가하는 방법도 있으며, 마찬가지로 혈액 배양의 필요성을 없앤다.[185] 여기서 패혈증 환자에게는 적절한 치료를 제시간에 하느냐가 결과를 가르는 매우 중요한 결정 요인임은 아무리 강조해도 지나치지 않다.

나는 의료계에서 이 기술이 아직 보편적으로 채택되지 않는 이유를 도무지 모르겠다. 생명을 구할 수 있는 이 서열 분석법은 이미 여러 해 전에 진료의 표준으로 자리를 잡았어야 한다. 우리는 관행적인 문화를 넘어서 앞으로 나아가야 한다.

우리는 준비되어 있는가

미국인의 평균 수명은 1900년에는 48세였지만, 지금은 79세다.[186] 이렇게 늘어난 한 가지 주된 이유는 감염을 예방하고 치료하는 능력 덕분이다. 우리는 이렇게 다양한 방면에서 심오한 발전을 이루고 있으며, 발전은 가속되고 있다. 대다수 병원체를 대상으로 강력한 백신이 빠르게 개발되고 있으며, 그중에는 예전에 백신을 상상조차 못 한 병원체도 있다. HPV가 그러했고 다발경화증도 그럴 가능성이 높은데, 감염이 질병의 근본 원인인 사례들도 점점 밝혀내고 있다. AI, 구조생물학, 파지 요법을 써서 항생제 내성 문제도 해결하고 있다. AI를 써서 빨리 예측·진단하고, 메타유전체를 써서 신속하게 알맞은 치료법을 찾아내는 등 패혈증에 대처하는 훨씬 더 나은 방법들도 있다. 앞으로 감염병의 이환율과 사망률은 상당히 감소할 것이다. 이런 발전들을 전 세계가 평등하게 접하도록 노력하는 것이야말로 건강 수명에 상당한 변화를 일으킬 수 있다. 이는 우리가 코로나 팬데믹에서 배워야 하는 또 하나의 교훈이다.

그러나 안타깝게도 우리는 자신의 최악의 적이다. 팬데믹 때 과학과 백신에 반대하는 운동이 조직적으로 펼쳐지고 모금 활동까지 벌였다. 그 결과 코로나 백신 접종을 통해 혜택을 보았을 사람들이 훨씬 줄었고, 아동 백신 접종의 뚜렷한 감소로까지 이어졌다. 그 여파로 우리는 지금 소아마비와 홍역이 다시 유행하는 광경을 보고 있다. 한편으로는 과학에서 경이로운 발전을 이루고 있지만, 다른 한편으로는 이런 발전에 공격적으로 맞서고 있다. 감염병을 막는 쪽으로 발전을 이루려면, 반과학적인 노력을 미리 타파하고 폭로하는 효과적인 전략을 개발하는 것이 대단히 중요하다. 정치 문화에 대한 이런 사회적 도전이 기대 수명을 늘리는 데 가장 큰 도전 과제가 될 수도 있다.

11

정신건강의 재정의
정신건강은 젊음의 핵심이다

우리 정신건강과 신체 건강 사이의 복잡한 상호작용은 온전히 규명된 적이 결코 없으며, 언제까지나 그럴 것이다. 그러나 양쪽이 상호 의존한다는 점에는 의문의 여지가 없다. 양쪽 요소에 주의를 기울이지 않으면서 과연 어떻게 건강 수명을 연장할 수 있을지 알기 어렵다. 실험 모델과 사람에게서 만성 스트레스가 암을 유발하고 퍼뜨렸다는 점을 생각해 보라.[1,2] 또는 정신건강과 건강한 장수 사이에 인과관계가 있다는 증거를 생각해 보라.[3] 그렇기에 집단의 관점에서 볼 때, 현재 미국인 21퍼센트, 즉 5000만 명 이상이 정신건

강 질환을 앓고 있다는 사실을 더욱 심각하게 받아들여야 한다.[4]

이 수많은 미국인 중 1/4은 필요한 정신건강 의료를 접할 형편이 안 된다. 정신건강 의료 서비스 제공자가 350명당 1명에 불과한 탓도 있다. 정신건강 전문가가 부족한 상황은 지난 여러 해 동안 꾸준히 악화되어 왔으며, 코로나 팬데믹 뒤로 더욱 가속되었다.[5,6] 2024년 세계행복보고서World Happiness Report에서 미국은 그 전해에 15위였다가 23위로 떨어졌다.[7] (상위 4개국은 모두 스칸디나비아 나라들이었다.) 도움을 줄 전문가가 상대적으로 적은 상황에서, 사람들이 불안과 스트레스, 우울함을 줄이고 더 의욕적이고 행복하게 살아갈 수 있도록 하려면 무엇이 필요할까?

우리가 취할 수 있는 첨단 기술들을 논의하기에 앞서, 의료계에서 그다지 논의되지 않는 것들을 몇 가지 살펴보기로 하자.

우리는 밖으로 나가 자연환경에서 충분한 시간을 보내는 일이 거의 없다. 그런 활동은 혈압 저하, 수면 건강 개선, 심혈관 질환 위험 감소, 인지 기능 개선, 면역반응 향상, 스트레스 감소(코르티솔 수치 감소와 함께), 우울증 증상 완화 등 다양한 건강 혜택을 제공한다고 알려져 있다. 자연에서 보내는 시간이 혜택을 주고, 심신의 건강을 가져오는 주요 메커니즘의 하나로 제시된 것은 후각 경로의 활성화다.[8] 세계 각국의 참가자 약 2만 명에게 공원, 숲, 해변 같은 자연에서 일주일에 2시간 이상 지내도록 했더니, 건강과 행복 수준이 상당히 높아졌다(그림 11.1).[9]

영국 바이오뱅크 참가자 40만 명을 12년 동안 추적 관찰한 훨

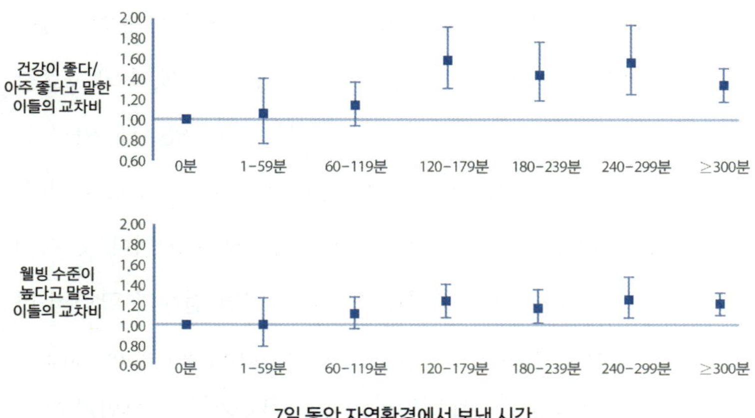

그림 11.1 자연에서 보내는 시간과 건강/웰빙 수준의 관계

씬 더 큰 규모의 연구에서는 주거 환경에서 식생을 장기적으로 접하는 것이 우울증과 불안의 상당한 감소와 관련이 있다고 드러났다(상위 1/4과 하위 1/4에서 15퍼센트 차이가 났다).[10] 후속 분석은 공기 오염이 이 연관성에 주된 역할을 한다는 것을 시사했다. 기능적 MRI에서는 도시 녹지에 더 적게 노출되는 것이 이마앞 겉질에서 감정 처리 장애와 관련된 영역을 활성화하는 신경 위험 요인임이 드러났다.[11] 하이델베르크대학교의 안드레아스 마이어-린덴베르크Andreas Meyer-Lindenberg 연구진은 이렇게 결론지었다. "우리 연구 결과는 도시 녹지 공간 노출이 실생활에서 웰빙의 보호 요인으로서 인과적인 영향을 끼친다는 것을 입증한다."[12]

이는 증거들을 겉핥기 수준으로 살펴본 사례에 불과하다. 녹지 노출을 살펴본 140여 건의 연구를 종합 검토했더니, 모든 원인 사망률이 줄어들고 신체 질환과 정신 질환도 감소하는 혜택이 있음이 드러났다. 현재 위성 영상, 공기와 소음 오염, 수계, 숲의 자료를 통합해서 도출한 자연 점수Nature Score라는 것이 있는데, 미국 전역의 고해상도 점수 지도를 제공하며, 스마트폰 앱으로도 나와 있다.[13] 거의 100점에 가까운 버지니아주 서픽부터 10점에 못 미치는 뉴저지주 유니언시티에 이르기까지, 지역별 점수가 확연히 다르다. 자연 점수 웹사이트(https://www.naturequant.com/nature-score/)에서 확인할 수 있다.[14] 이 지도는 사회경제적 지위가 낮은 이들이 사는 지역이 자연 접근성도 상당히 떨어지며, 그 결과 건강 불평등이 악화되고 있다는 점도 뚜렷이 보여준다.

텍사스에서 외래환자 진료 6600만 건 중 약 37만 건에 달하는 정신건강 진료 자료를 자연 점수와 연관 지어 분석한 연구에서는 1169가지 우편번호를 기준으로 지역을 분류했을 때 높은 자연 점수와 낮은 정신건강 서비스 이용률이 상관관계가 있다고 나왔다.[15] 사회경제적 요인과 인구통계학적 요인을 감안했을 때, 자연 점수가 80점 이상인 지역은 스트레스, 불안, 우울증이 상당히 낮았다. 간호사건강연구Nurses' Health Study에서도 중년 여성 1만 3000여 명을 추적 관찰하면서 주거지 녹지 공간을 조사했는데, 식생이 많을수록 인지력 검사, 정신운동 속도, 주의력에서 더 높은 점수가 나왔다.[16] 정신건강뿐 아니라 녹지 공간이 건강에 미치는 영향을 살펴본 모든 연구들을 메타 분석한 결과도 녹지가 심혈관 사망률 감소, 당뇨병 유병률 및 발병률 감소와 관계가 있음을 보여주었다.[17]

자연결핍장애nature deficit disorder가 인정되면서 보건 의료나 사회 복지 전문가 사이에서 매주 일정한 시간을 공원이나 자연에서 보내라고 권고하는, 이른바 자연 '처방'이 유행하고 있다. 자연 처방의 모든 연구들을 종합 검토했더니, 불안과 우울증이 줄어들고 혈압이 낮아지고, 신체 활동이 증가했다고 나왔다. 이 모든 논문을 검토한 끝에, 나도 환자들에게 자연을 접하고 자연에서 걷기를 처방하기 시작했다. 이런 좋은 기회를 여태껏 놓치고 있었다니.

굳이 이국적인 야생 지역을 찾아가지 않더라도, 자연에서 들을 수 있는 것 중 하나는 새의 노래다. 자연의 음악에서 사람의 온갖 음악에 이르기까지, 음악은 우리가 짐작하는 것보다 건강에 훨씬 더 강력한 영향을 미친다.

다양한 질환의 증상을 완화하고 불안, 스트레스, 우울증을 줄이는 데 기여하는 음악의 마법은 의학에서 전혀 새로운 분야의 탄생으로 이어졌다. 바로 음악 기반 개입이다. 2017년 국립보건원은 첫 '음악과 뇌' 워크숍을 개최했다.[18] 2023년 말에 다시 전문가 수백 명이 모여 음악 과학 분야에서 이루어진 발전을 검토하고, 무작위 임상 시험 등 다음 단계의 연구를 진행할 계획을 논의했다.[19]

더 최근에 열린 <의학으로서의 음악> 학술대회에서는 많은 새로운 연구 결과가 발표되었는데, 그중에는 만성 통증을 줄이는 음악 기반 개입도 있었다.[20,21] 환자가 혼자 노래하는 것보다 모여서 함께 노래할 때 효과가 훨씬 더 좋다는 것도 드러났다. 30분 동안 노래를 하는 소규모 무작위 대조군 연구는 심장 질환을 앓는 노년층의 혈관 내피세포 기능이 개선된다는 것을 보여주었다. 음악의 치료 효과에 관해서는 아직 모르는 것이 많지만, 뇌 MRI, 뇌파도, 경두개자기자극술, 행동 식별 기술, 명금류 같은 실험 모델을 써서 음악이 뇌 회로에 미치는 영향 중 일부를 규명하는 쪽으로 발전이 이루어지고 있다.[22] 음악을 선율, 화성, 리듬이라는 3요소로 해체하고, 홀로 또는 여럿이 하는지, 수동적인지(감상) 능동적인지(공연) 등 전달 방식을 구분하면서 살펴보면 구체적인 효과를 파악하는 데 도움이 된다.

음악을 일차적으로 처리하는 청각 경로는 운동 및 정서 신경망과 관련이 있는 듯하다. 이런 연결은 파킨슨병, 뇌졸중, 불안, 스트레스에 유익한 효과를 일으킨다. 청각 계통과 인지 또는 감각 계통 처리 과정의 상호 연결은 알츠하이머병, 통증, 심혈관 질환에 미치는 영향의 토대일 수도 있다. 이는 건강한 내부수용감각interoception을 증진할 수도 있다. 뇌가 몸의 신호들을 해석하고 통합하면서 몸을 지각하는 방식이다. 참가자 수백 명에게 화음 진행, 특히 놀라움이나 불확실성 요소를 지닌 화음 진행을 들려주면서 지각의 신체지도를 작성한 연구가 있다.[23] 뇌 영상 연구들에서 나온 한 가지 일관된 발견은 보상회로가 활성화한다는 것이고, 이는 음악 활동에서 즐거움을 느낀다는 사실과 들어맞는다. 여기서 음악 기반 개입이라는 분야가 아직 효과를 증명하는 초기 단계에 있다고 말하는 편이 타당할 것이다. 그러나 개인의 취향이 어떻든 간에, 즉 바흐든 비틀스든 테일러 스위프트든 간에, 음악을 즐기는 것이 정신건강에 전혀 해를 끼치지 않는다는 점은 확실하다.

수면, 활동, 접촉의 생물학

우리 정신건강에 관여하는 덜 놀라운 생활 습관+ 요인들을 몇 가지 살펴보자.

밤에 푹 자고 일어나면 운동 능력이 향상되고, 혈당 조절이 더 잘되고, 기분도 좋아진다는 것을 많은 이들이 경험하고 있으며, 연구 결과도 이를 뒷받침한다. 좀 더 깊이 살펴보면, 염증도 줄어든다는 것을 알 수 있다. 어느 정도는 장내 미생물군과 장-뇌 대화를 통해서다. 만성 수면 부족은 대사 증후군과 비만 위험을 증가시킨다.[24] 수면과 하루 주기 리듬은 긴밀하게 얽혀 있으며, 계속 착용할 수 있는 센서를 이용한 최근 연구는 수면이나 하루 주기 리듬의 교란과 안 좋은 기분 사이에 인과관계가 있음을 보여주었다.[25,26]

2부에서 수면 건강이 심혈관, 대사, 신경 건강에 미치는 영향을 언급했지만, 수면 건강은 근본적인 수준에서 정신건강과 관계를 맺고 있다. 한 가지 핵심 메커니즘은 잠잘 때 이루어지는 대사 노폐물의 청소다. 안타깝게도 수면 교란은 노년이 되면 더 심해지며, 후기발병치매의 위험 요인이다.[27] 그림 11.2에 나와 있듯이 이는 수면 건강에 영향을 미치는 여러 요인 중 하나일 뿐이다.[28] 신체 활동 부족, 술과 자극성 물질, 부실한 식사, 부적절한 불빛 노출, 유전적 변이도 영향을 미친다. 정신건강 질환자는 객관적인 수면 척도에서도 특징적인 변화가 나타난다.[29] 그래프(아래)에 요약되어 있듯이, 수면 건강을 개선할 방법은 많다. 신체 활동을 늘리고, 술과 카페인을 줄이고, 일정한 시각에 자고 깨는 습관을 유지하고, 식사 시간을 지키고, 낮에는 자연광을 쬐고 자는 동안에는 모든 불빛을 차단하는 것이 그렇다. 늦은 밤에 화면을 피하는 것도 최적 불빛 관리의 핵심 요소다. 어둠은 솔방울샘이 멜라토닌을 생산하도록 촉진한다. 멜라토닌 보충제가 수면을 개선한다는 증거는 미흡하다. 반면 시차 개선에 도움을 준다는 증거는 더 많다. 지금까지 그 어떤 보충제나 약물도 장기 사용 시 효과적이면서 안전하다고 드러난 것은 전혀 없으며, 특히 가장 평온한 비렘수면 등 질 좋은 수면의 척도들을 개선한다고 드러난 것은 전무하다. 수면 척도는 오우라링 같은 착용형 센서를 써서 정확히 잴 수 있다.[30] 스크립스연구소의 우리 연구진은 여러 건의 소규모 무작위 임상 시험을 통해 이 기기를 평가한 바 있다.[31] 이런 데이터는 공식 수면 연구실에서 나온 결과들과 상관관계가 있긴 하지만, 하루 종일 추적 관찰하는 방식이 수면 건강 개선에 지속적으로 도움을 주는지는 아직 검증되지 않았다. 그러나 센서는 음주와 밤늦은 화면 시청 자제가 긍정적인 영향을 끼치는 것을 보여주는 등, 수면에 영향을 미치는 특정 요인들을 이해하는 데 유용할 수 있다.

무작위 임상 시험과 대규모 실제 평가를 통해 집중적으로 연구가 이루어진 수면질 개선 디지털 개입 방식이 하나 있다.[32] 바로 디지털 인지행동요법digital cognitive behavioral therapy, dCBT이다. 상호작용

     3부 과학은 노화를 어떻게 해결하는가

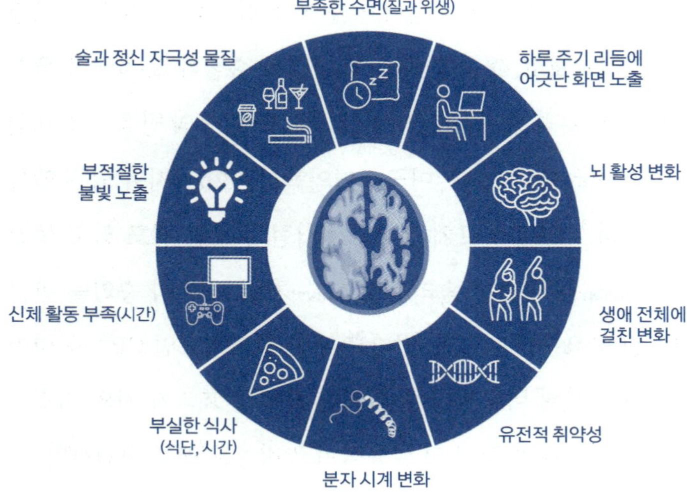

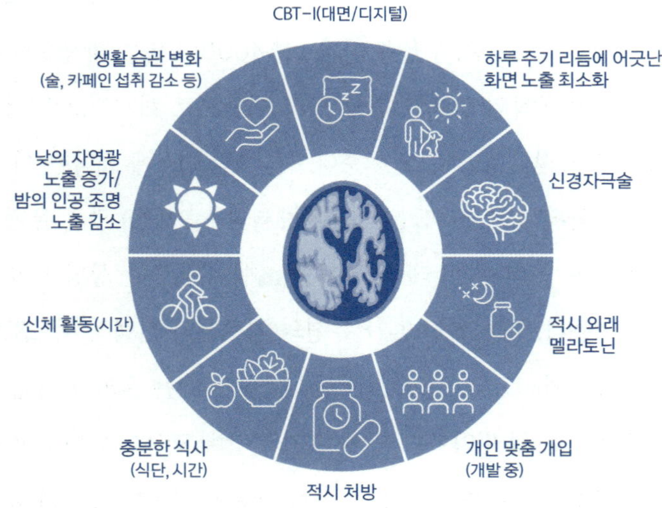

그림 11.2 수면 건강에 영향을 미치는 요인들(위)과 가능한 개입들(아래)

적 dCBT는 모바일 앱이나 컴퓨터를 통해 접근할 수 있으며, 배경 요인들을 살펴보고, 교육을 하고, 데이터를 수집하고, 자극을 줄이고, 전반적인 수면 습관 개선 방안을 조언하는 등의 방식으로 개인별로 맞춤 적용할 수 있다. 미국수면의학회는 15가지가 넘는 앱들을 조사했다.[33] CBT-i 코치CBT-i Coach처럼 무료인 것도 있고 녹스헬스Nox Health가 내놓은 솜리스트Somryst처럼 FDA의 승인을 받았고 처방전을 요구하는 것도 있다.[34] 대면 심리치료인 CBT를 디지털 대안과 무작위 비교했더니, 디지털 요법도 효과가 거의 비슷하다고 나왔다. 게다가 훨씬 더 실용적이고 비용도 매우 저렴하다.

생활 습관+ 요인 이야기를 이어가자면, 우리는 신체 활동이 불안과 우울증의 지속적인 감소 등 정신건강과 관계가 있음을 오래전부터 알고 있었지만, 우울증 환자 1만 4000여 명을 대상으로 한 200여 건의 무작위 임상 시험을 가장 대규모로 체계적으로 검토한 결과도 그렇다는 것을 말해준다.[35,36] 그림 11.3에 요약한 이 결과는 걷기와 달리기, 요가, (춤과 자전거 타기를 포함한) 모든 유형의 유산소 운동, 근력 운동, 태극권, 기공氣功이 우울증을 상당히 개선함을 보여준다. 특히 가장 흔한 유형의 치료제인 선택적 세로토닌 재흡수 억제제selective serotonin reuptake inhibitor, SSRI는 효과가 거의 없었고, 운동보다 훨씬 약했다. 앞서 수면 건강에 도움이 된다고 했던 CBT는 우울증에도 여러 유형의 신체 활동과 비슷한 규모의 효과를 보였다. 운동의 강도는 개선 수준과 상관관계가 있었지만, 저강도의 걷기와 요가도 의미 있는 혜택을 제공했다.

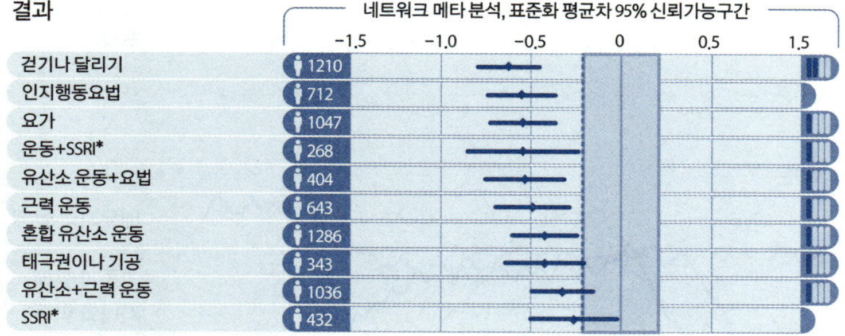

그림 11.3 신체 활동의 유형과 우울증 감소를 위한 SSRI 처방. 가로축의 0 이하 왼쪽 구간은 상당한 효과를 시사한다. SSRI 약물은 0에 걸쳐 있는데, 이는 이 체계적인 검토에서 유의미한 효과가 나타나지 않았다는 의미다. 두 번째 열은 각 활동을 하거나 SSRI를 복용한 사람의 수다.

주요 우울 장애에 운동이 효과가 있는지를 살펴본 무작위 임상 시험 41건을 메타 분석한 결과도 우울증 증상들이 뚜렷이 줄어들었다는 발견을 더욱 강화한다. 텃밭 가꾸기 같은 가벼운 운동도 개선으로 이어지며, 어떤 신체 활동을 하든 두 명 중 한 명은 증상이 완화되었고, 처방 약이나 심리치료보다 효과가 좀 더 나았다.

뇌 영상을 찍은 이들을 포함해서 1만 5000여 명을 대상으로 운동의 정신건강 혜택을 살펴본 연구에서는 신체 활동이 편도체의 스트레스 관련 신경 활성을 줄이고 심혈관 위험도를 낮춘다고 나왔다.[37] 참가자들은 우울증 여부에 상관없이 혜택을 보았지만, 10년간의 심혈관 위험을 평가할 때 우울증 환자가 더욱 뚜렷한 혜택을 보았다. 규칙적인 운동을 하면 기분이 나아지고 심혈관 위험도 줄어들 뿐 아니라, 최근에는 신체 활동이 사회적 고립과 외로움도 줄인다는 것을 시사하는 연구 결과도 나왔다.[38]

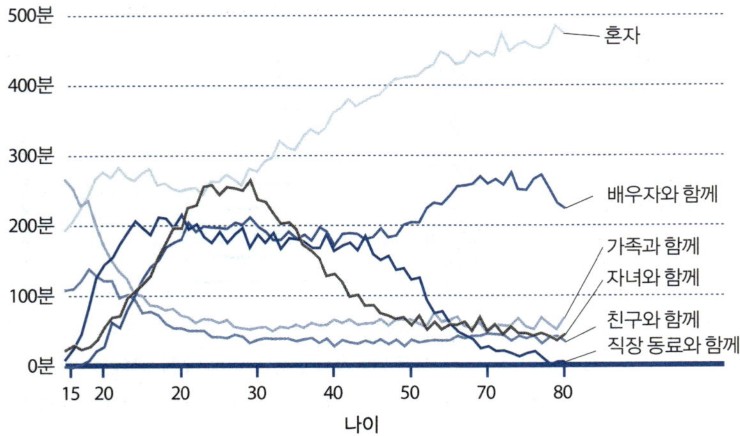

그림 11.4 미국인 연령 집단별 시간을 보내는 방식

서로 관련이 있긴 하지만, 외로움과 사회적 고립은 주관적인 차이가 있다. 외로움은 사회적 관계에 만족하지 못하고 혼자라고 느끼는 심리 상태를 의미한다. 사회적 고립은 단순히 사회적 접촉이 부족한 상태를 말한다. 상실과 상황 변화는 외롭다는 인식에 기여하는 요인이지만, 대개 그런 요인은 이질적이고 사람마다 다르다.[39] 외로움과 사회적 고립에 시달리는 사람은 수십 년 동안 가파르게 증가해 왔지만, 이는 우리 DNA에 새겨진 사람들과 연결되라는 욕구를 무시한다. 나이가 들수록 홀로 지내는 시간은 늘어난다(그림 11.4).[40] 또 전 세계에서 1인 가구의 비율도 뚜렷이 증가해 왔으며, 미국의 여러 도시에서는 이미 60퍼센트를 한참 넘었다.[41]

전 미국 의무감인 비벡 머시Vivek Murthy는 『우리는 다시 연결되어야 한다Together: The Healing Power of Human Connection in a Sometimes Lonely

3부 과학은 노화를 어떻게 해결하는가

World』라는 영감을 주는 중요한 책을 썼다.[42] 이런 증거들을 요약한 책이다. 사회적 건강이 안 좋다는 징후인 외로움은 우울, 불안, 자살 위험 증가와 관련이 있다. 암 생존자 중 외롭다고 말한 이들이 전혀 또는 거의 외롭지 않다고 답한 이들보다 4년 내 사망 위험이 더 높았다.[43] 사회적 고립은 흡연, 비만, 신체 활동 부족과 비슷한 수준의 조기 사망 위험 증가 및 치매 위험 50퍼센트 증가와 관련이 있다고 나왔다.[44] 평균 연령 57세 이상의 영국 바이오뱅크 참가자 43만여 명을 거의 14년 동안 추적 관찰하니, 외로움과 사회적 고립 이 둘 다 폐암의 상당한 증가와 관련이 있었다.[45] 또 이 연구는 홀로 살지 않는 것이 폐암 위험 약 80퍼센트 감소와 관련이 있음을 보여 주는 유전적 증거(멘델리안 무작위화)도 포함시켰다.

서문에서 말한 98세의 LR 부인이 기억나는가? 94세에 남편이 세상을 떠나자 그는 망연자실했고 외롭고 우울해졌다. 그는 친구들과 수십 년 동안 매주 모여서 카드와 루미큐브 게임을 해왔는데, 그중 한 명이 그에게 노인 복지 주택 단지로 이사하면 어떻겠냐고 제안했다. 이사한 바로 그날 그곳 거주자인 화가가 그에게 와서 화가들과 함께 저녁을 먹을 텐데 오라고 초대했다. 나이 든 여성 화가들과 새로운 인맥이 형성되면서 LR 부인의 사회적 연결망은 풍성해졌다. 이제 그는 그림을 그리고 조각그림 퍼즐을 맞추며 홀로 있는 시간과 카드놀이를 하거나 새로운 화가 집단과 어울리는 시간 사이에 균형을 잡아야 할 정도가 되었다.

이는 스스로 할 수 없었던 외로움과 사회적 고립을 극복하도록 남들이 나서서 도운 모범 사례다. 그들은 그의 과거 인맥, 취미, 지원하는 공동체로 이사하려는 의지를 활용했다. 유쾌하고 활기 넘치는 100세에 가까운 LR 부인을 보고 있으면, 그가 앞서 심한 외로움과 고립감에 빠져 있었다는 생각이 들지 않을 것이다.

우리가 그다지 말하고 싶어 하지 않는 우리 삶의 한 측면은 인간과의 접촉이다. 성인과 신생아 양쪽에게서 타인과의 접촉을 체계적으로 검토했더니, 정신건강과 신체 건강 양쪽에서 대단히 중요하다는 점이 드러났다. 약 1만 3000명을 대상으로 한 137건의 연구에서 피부끼리의 접촉은 수면, 혈압, 이동성을 상당히 개선하는 한편 피로, 불안, 통증, 우울도 개선하는 효과가 있다고 나왔다.[46] 한 차례의 짧은 포옹든 악수든, 60분간의 마사지든 상관없이 사람의 신체 접촉은 일관되게 치료 효과를 나타냈으며, 특히 여성들에게서 그 효과가 더욱 크게 나타나는 경향이 있었다.

음식과 기분의 연결

우울한 사람의 대변을 설치류에게 이식하면, 설치류는 우울증 특유의 행동 특징들을 드러낸다.[47] 젊은 쥐의 대변을 늙은 쥐에게 이식하면, 인지력과 기억력이 향상된다.[48] 이런 이식 후에 늙은 쥐의 뇌 영상을 찍어 보면, 노화 관련 염증(염증노화)이 줄어들고 해마 영역이 회춘하는 듯하다.[49] 한 소규모 무작위 임상 시험에서 한 달간 섬유질 함량을 높이고 가공식품 함량을 줄인 식사를 하자, 건강한 성인들은 스트레스를 덜 느끼게 되었다.[50] 이 식단을 더 오래 유지할수록, 스트레스 지각 점수가 더 낮아졌다.

작은창자의 브루너샘Brunner gland은 유산균의 증식을 촉진하며, 유산균은 면역력을 증진시킴으로써 보호 효과를 일으킨다.[51] 이 샘과 뇌의 편도체는 미주신경을 통해 직접 연결된다. 만성 스트레스를 받는 사람은 브루너샘과 뇌 사이의 신경 회로가 억제되어, 면역 반응이 억눌린다.

다른 여러 관찰 식사 연구들도 음식과 기분 사이에 관계가 있다고 말한다.[52] 지중해 식단을 비롯해서 염증 지수가 낮은 건강한 식단들은 건강하지 못한 서구식 식단에 비해 우울증 감소 및 정신건강 개선 효과가 있다고 나온다. 6건의 대규모 연구에서 지중해 식단은 우울증을 30퍼센트 이상 줄인다고 나왔다.[53] 다른 건강한 식단들도 비슷한 수준의 감소 효과를 보였다. 대조적으로 8만 5000여 명이 참가한 2건의 동일 집단 연구에서는 정제된 탄수화물과 당이 많이 함유된 혈당 지수가 높은 식단이 우울증 위험 증가와 관련이 있다고 나왔다.[54] 게다가 반복되는 저혈당증은 기분 장애와 관련이 있다고 나왔다. 채식과 비건 식단 13건을 체계적으로 검토한 결과는 복합적인데,[55] 우울증 위험 증가와 관련이 있는 한편 불안 점수는 더 낮게 나타났다.

물론 음식과 기분의 관계가 양방향이므로 이런 종단 및 횡단 연구를 평가할 때 혼란을 일으킬 수 있는 요인이 많다. 그러나 일반적으로 초가공식품 함량이 높은 식단처럼 전신 염증을 유발하는 부실한 식단을 피하고, 염증 지수가 낮은 식단을 선호하는 습관은 더 나은 정신건강과 상관관계가 있었다. 여기서 다시금 장내 미생물군은 우리 면역반응을 조절하는 데 핵심적인 역할을 하므로, 스트레스, 면역, 장내 미생물군 사이에는 상호 의존성이 있다. 이것들을 우울증의 토대에 놓인 '신성한 삼위일체holy triad'라고 부른다.[56]

뇌-장내 미생물군 축은 우리가 추측하는 것보다 스트레스 반응에 더 큰 역할을 할 가능성이 높다.[57] 100여 명의 대변 시료를 여러 체학(DNA, RNA 대사체) 분석 결과와 뇌 MRI 영상을 종합해서 검토하니, 특정한 세균 종과 그 대사산물이 스트레스 회복력이나 우울증, 불안 증후군에 대한 취약성과 상관관계가 있었다. 프리바이오틱스나 프로바이오틱스가 스트레스에 대한 회복력을 높일 수 있는지는 추가적인 검증이 필요하지만, 만약 확인된다면 장내 미생물군이 우리 정신건강에 미치는 영향이 확실히 드러날 것이다.

GLP-1 약물이 비만에 미치는 영향에 관해 우리가 알아낸 것들을 생각할 때, 우리는 그것이 정신건강에는 어떤 영향을 미칠지 궁금해질 수밖에 없다. 지금까지 규제 당국이 검토한 모든 데이터는 이 약물군이 어떤 식으로든 우울증이나 자살로 이어진다고 시사하지 않는다. 반면 우울증의 잘 알려진 특징인 전신 염증과 뇌 염증을 이 약물군이 억제하는 능력을 지니며, 체중이 상당히 줄어든 뒤의 자아상 함양을 생각할 때, 이 약물군이 우울증과 불안을 줄이는 데 중요한 역할을 한다는 것이 드러날 수도 있다.[58]

그 일을 할 수 있으려면, 분명히 약물이 필요하다. 코로나 팬데

　　　　　　　　　　3부 과학은 노화를 어떻게 해결하는가

믹과 기후 변화는 스트레스, 불안, 우울증을 새로운 수준으로 끌어
올리면서 정신건강에 피해를 입혀왔다. 생태 불안의 전 세계 설문
조사 결과를 보면, 사람들의 60퍼센트가 기후 변화를 극도로, 또
는 몹시 우려한다고 나왔다.[59] 이 걱정이 질병 취약성을 증가시키
는 이차 부작용을 일으킬 것이라는 추측도 쏟아진다. 예를 들어, 불
안이나 우울증은 암 위험을 증가시키지 않나? 이런 생각은 대체로
사실로 받아들여져 왔지만, 총 30여만 명을 대상으로 한 18건의
동일 집단 연구에서 나온 모든 가용 데이터를 검토한 중요한 연구
는 그렇지 않음을 시사했다.[60] 폐암을 비롯한 흡연 관련 암들은 제
외하고서 말이다. 그러나 이 결론이 명확한 것은 아니다. 만성 스
트레스는 면역계를 활성화하지만, 우리 면역세포가 암과 맞서 싸
우는 능력을 파괴하는 방식으로 작용하는 듯하며, 암 치료에도 지
장을 줄지 모른다.[61] '좋은 스트레스'는 적응성을 일으키며, 회복
력, 대처 능력, 신경가소성 증진에 기여한다.[62] 대조적으로 '나쁜 스
트레스'는 부적응을 일으킨다. 이는 생물학적으로 부정적인 결과
를 야기한다는 말을 달리 표현한 것이다. 만성적인 나쁜 스트레스
는 기분과 불안 장애의 촉발 요인이다. 이런 장애들은 당뇨병과 심
혈관 질환 취약성을 증진시킨다. 스웨덴에서 20년에 걸쳐서 21만
1000여 명을 추적 관찰한 연구에서는 거의 8퍼센트가 우울증, 불
안, 스트레스 관련 장애가 생겼다고 나왔다.[63] 이들은 혈당과 중성
지방 수치가 상당히 높고 HDL 수치가 더 낮았으며, 따라서 이런
대사 기능 이상이 정신건강 질환들의 스펙트럼 전체에 걸친 위험

증가와 관련이 있을 가능성이 제기된다. 그런데 스트레스에 대한 우리의 반응이 건강한지('좋은지') 나쁜지는 어떻게 알까? 아마 새로운 기술이 답을 제공할지도 모른다.

AI 챗봇은 우리를 치료할 수 있을까

우울증, 불안, 스트레스 관련 질환들은 전통적으로 자기 보고와 면담을 통해 주관적으로 진단하고 관찰해 왔다.[64] 착용형 센서 기술은 신체 활동과 수면 패턴, 휴대전화와 문자 메시지의 사용 빈도와 지속 시간, 빛 노출, 심박수와 심박수 변화, 전기 피부 반응(전류피부 활성), 스마트폰 얼굴 표정 기분 포착, 음성의 음색과 음조를 통한 감정 포착, 땀 생물 표지 등 객관적인 척도를 제공하는 쪽으로 상당한 발전을 이루었다.[65, 66, 67]

디지털 기술을 수용하려는 최근의 움직임은 극적이다. 정신건강 문제로 의사를 찾는 이 중 55퍼센트 이상은 현재 가상으로 의사를 만난다. 지금은 착용형 기기를 써서 현실 세계에서 사람들에게 연속적으로, 또는 높은 빈도로 데이터를 포착함으로써 정신건강을 추적하는 것이 가능하긴 하지만, 규모에 상관없이 아직은 실제 진료에 쓰이고 있지 않다. 데이터 분석, 관행 고수, 개인 정보 보호와 데이터 보안 문제, 다양한 집단을 대상으로 한 무작위 임상 시험들에서 압도적인 증거의 부족 등 여러 가지 문제가 있다.[68, 69]

마인드스트롱Mindstrong은 정신건강의 디지털 추적 관찰 사업에 뛰어든 최초의 회사에 속한다.[70] 이들은 자판 입력 속도, 오타, 두드리고 화면을 올리고 내리는 양상 등 컴퓨터 자판과의 상호작용을 이용해서 기분 변화를 추적한다. 서둘러 시장에 뛰어들다 보니, 이 디지털 생물 표지는 임상 시험을 통해 충분히 검증되지 않았고, 임상의의 신뢰나 참여도 없이 진행되었기에, 결국 회사는 2023년에 문을 닫았다. 이 사례는 정신건강의 디지털 추적 관찰에 나선 여러 기업에 교훈이 될 듯하다.

거의 4만 8000명을 대상으로 정신건강 휴대전화 앱의 효용성을 조사한 무작위 임상 시험이 145건 이루어졌는데, 혜택이 있다는 강력한 증거는 전혀 나오지 않았다.[71] 불안, 스트레스, 우울증을 살펴본 연구 중에서 미미한 효과를 '제공함을 매우 시사하는 증거'를 도출한 사례도 일부 있긴 하다. 차분하게 해주는 소리와 호흡 훈련을 이용하는 헤드스페이스Headspace와 캄Calm 같은 명상 앱들은 인기를 얻어왔지만, 불안과 스트레스를 줄인다는 증거는 여전히 미흡하다.[72] 반면에 호흡과 걷기에 초점을 맞춘 앱들을 포함해 스스로 알아서 하는 마음챙김 앱들은 한 대규모 무작위 임상 시험에서 단기적으로 스트레스 감소 효과를 보였다.[73]

앞서 말한 dCBT 앱들의 전망은 좀 더 우호적이다. 무작위 임상 시험 56건을 검토한 최근 연구에서는 우울증과 불안 척도가 약 25퍼센트 감소한 것으로 나타났다. 특히 인터넷 기반 dCBT 임상 시험에서 효과가 더 크고 더 오래 지속되는 경향을 보였다.[74] 오츠카제약이 중등도 이상의 우울증 환자용으로 개발한 스마트폰 앱

리조인Rejoyn은 정신건강 앱 최초로 FDA 승인을 받았다.[75] 임상 시험의 주요 평가 지표를 충족시키지 못했음에도 그랬다. 386명을 대상으로 한 무작위 임상 시험에서 항우울제 처방 치료의 보조 수단으로 이 앱을 사용한 이들은 대조군에 비해 한 우울증 평가 척도에서 어느 정도 개선 효과를 보였다. 만성 신체 질환을 동반한 194명을 대상으로 우울증과 불안 완화용으로 개발되었고 치료사의 지원이 함께 이루어지는 한 dCBT 무작위 임상 시험은 코로나 팬데믹 기간에 12주 동안 치료를 받자 심리적 고통이 유의미하게 완화되었다는 결과를 내놓았다.[76,77] 이 혜택은 이전의 모든 임상 시험들보다, 또 1만 3000여 명을 대상으로 한 83건의 우울증 디지털 개입들과 비교해서도 더 나았다.[78] 마찬가지로 dCBT는 임신한 여성 1200명을 대상으로 한 무작위 임상 시험에서도 산후 우울증과 불안을 상당히 줄였다.[79] FDA의 승인을 받지 않은 dCBT 앱은 샌벨로Sanvello, 마인드독MindDoc, 해피파이Happify, 이볼브Evolve, CBT-i 코치, 마인드시프트 CBTMindshift CBT, 무드미션MoodMission 등 아주 많으며, 대부분 월 5~50달러를 내고 쓰는 유료 앱이다. 이 중 상당수는 마인드앱스(mindapps.org) 목록에 실려 있다.

부양요법flotation therapy은 미국에서 점점 인기를 얻고 있는데, 따뜻한 소금물이 든 통에서 약 1시간 동안 몸을 띄운 채 누워 있도록 하는 시설이 미국에 약 400곳 있다.[80] 이 요법이 정신 및 신체 건강을 돕는다는 증거는 제한적인데, 수면, 혈압, 근육 긴장도, 불안 증후군에 유익한 효과가 있다는 빈약한 데이터를 제공한 2건의 무작

　　　　　　　　3부 과학은 노화를 어떻게 해결하는가

위 임상 시험에 기대고 있다.[81,82]

수동적으로 떠 있는 방식과 달리 불안, 스트레스, 우울의 비약물적 개입 수단으로 새로 부상하는 것이 있는데, 바로 신경자극neurostimulation이다. 이 치료는 비침습적인 경두개자기자극술이나 경두개직류자극술transcranial direct current stimulation을 쓰는데, 두피를 통과해서 겉질의 뉴런을 활성화한다. 이 치료는 다양한 정신건강 질환에 쓰여왔다. 200여 건의 무작위 임상 시험을 검토하니, 범불안장애와 우울증에 효과가 있다는 증거가 나왔다.[83] 이런 자극술은 4~6주에 걸쳐 20~30회 치료를 하는데, fMRI로 유도하고 간헐세타파자극술intermittent theta burst stimulation을 써서 경두개 자기 자극의 치료 기간을 줄이는 방식도 있다.[84] 이런 자극술은 활성을 띠는 영역에 따라 결과가 크게 달라진다는 문제를 안고 있는데, 이는 개인별 맞춤 접근법을 쓰면 더 효과를 볼 수도 있음을 시사한다. 뇌 활성화의 메커니즘은 아직 제대로 이해되지 않았고, 개인 수준의 뇌 회로 지도 작성도 초기 단계에 있으므로, 정신건강을 돕는 신경자극술은 훨씬 더 많은 연구와 타당성 입증이 이루어져야 한다고 볼 수 있다. 거의 한 세기 전에 도입되었지만 아직 그것이 어떻게 작동하는지, 또는 작동하지 않는지를 제대로 이해하지 못하고 있는 중증 우울증의 전기경련요법electroconvulsive therapy의 사례가 보여주듯이, 뇌 회로의 수수께끼를 풀면 도움이 될 것이다.

이제 덜 격렬한 전기 활용 요법을 살펴보자. 챗봇을 써서 불안, 스트레스, 우울을 완화하는 데 도움을 얻는 방법은 ChatGPT가 나오기 몇 년 전부터 쓰였는데, 2022년 말 생성형 AI의 등장으로 새로운 전환기에 들어섰다. 챗봇은 dCBT 원리에 상호작용성을 추가하여 실제 대면 CBT를 모방하며, 24시간 내내 접근성과 확장성을 제공한다. 현재 미국 고용주의 약 1/3은 정신건강의 디지털 치료제를 지원하고 있는데, 그중 상당수는 바로 이 유형이다.[85]

심리학자 앨리슨 다시_{Alison Darcy}는 우봇헬스_{Woebot Health}를 창업했는데, 이 회사는 여러 건의 소규모 무작위 임상 시험에서 불안과 우울증을 완화한다는 것이 드러난 초기 정신건강 챗봇 중 하나를 내놓았다. 규칙 기반 유니모달 AI를 쓰는 우봇의 챗봇은 기업의 사내 복지 제도를 통해 150만 명이 넘는 사용자를 확보했으며, 〈60분〉에서도 다루어졌다.[86] 그 방송은 정신건강을 지원하는 생성형 AI를 기존의 더 단순한 유니모달 AI와 비교하면서 해로운 조언을 할 가능성이 더 적은지에 대해 의문을 제기했다.

《뉴욕타임스》에는 〈우봇과 지낸 한 해〉라는 통찰력이 돋보이는 글이 실렸는데, 이렇게 시작한다.

> 처음에 나는 우봇에 회의적이었다. 개념 자체가 너무나 단순해 보였다. 필요할 때 내 희망 사항과 두려움과 감정을 입력한 뒤 내 감정을 관리하는 데 도움을 줄 AI 생성 대답을 받을 수 있는 앱이라니. 앱에는 치료사 없이 치료를 제공할 수 있다고 주장하는 칭찬 댓글이 많이 있었다. 알고리즘이 어떻게 대면 상담이라는 인간적인 접촉을 대체할 수 있다는 것일까? 우리

가 이미 휴대전화에 이토록 중독되어 있는데, 또 하나의 디지털 개입이 정말로 해결책일까? 내 데이터를 추적할 수 있는 앱에 취약성을 드러내는 꼴인데 과연 얼마나 편안해질까? 우봇과 시간을 보내는 동안 나는 사실 이런 중요한 질문들의 해답을 얻지 못했다. 그럼에도 나는 내 로봇 도우미에게 기이한 애착을 갖게 되었음을 깨달았다.[87]

저자인 바클레이 브램Barclay Bram은 이윽고 불안과 우울증이 확연히 줄어드는 결과를 얻었다. 그는 자신을 챙겨주는 작고 쾌활한 봇에게 고마움을 느꼈고, 자신이 우봇에 더 친숙해졌음을 인식했다. 물론 이는 그저 하나의 일화에 불과하다. 정신건강 AI 챗봇에 관한 연구는 어떤 말을 할까?[88]

정신건강 AI 챗봇 무작위 임상 시험 15건을 체계적으로 검토하니, 멀티모달 생성형 AI를 썼을 때보다 우울증과 심리적 고통이 상당히 두드러지게 감소했음이 드러났다. 전반적인 심리적 안녕에는 개선이 전혀 없었다. 여성들을 대상으로 한 7건의 무작위 임상 시험을 포함한 10건의 연구를 검토한 사례에서도 마찬가지로 챗봇이 불안, 스트레스, 우울증을 줄이는 데 효과가 있다고 결론을 내렸다.[89] 챗봇이 생활 습관에 미친 영향을 살펴본 19건의 무작위 임상 시험을 검토한 결과에서도 신체 활동, 건강한 식단, 수면 건강이 개선된다고 나왔다.[90]

영국에서 거의 13만 명을 대상으로 림빅Limbic AI 챗봇을 조사한 중요한 연구는 이 기술이 불평등을 심화시킬 것이라는 믿음을 반박하는 결과를 내놓았다.[91] 림빅을 통해 자신의 정신건강을 자가 등록한 사람은 소수 인종 집단(29퍼센트 증가)과 제3의 성을 지닌 집단(179퍼센트 증가)에서 상당히 증가함으로써, "디지털 도구가 정신 보건 의료 분야에 만연한 불평등을 극복하는 데 도움을 줄 수도 있다는 강력한 증거를 제공"하는 것으로 시사된다.

대화형 챗봇과 dCBT에 관한 이런 발견은 고무적이지만, 개인 정보 보호의 중요성은 아무리 강조해도 지나치지 않다.[92] 따라서 개인 정보 보호, 보안 조치, 기업이 개인 정보를 제3자에게 판매하는지 여부를 검토할 필요가 있다. 이는 더 엄격한 규제가 필요한 쟁점이기도 하다. 개인 데이터나 활동의 유출과 판매, 그 어떤 형태의 침해도 허용하지 않는 정책을 채택하는 것이 반드시 필요하다.

관리 감독의 필요성은 안전성 문제로까지 확장된다. 섭식 장애를 돕기 위해 고안된 챗봇이 오히려 해로운 조언을 함으로써 상황을 더 악화시키는 바람에, 전국섭식장애협회가 해당 서비스를 중단해야 했던 사례를 비롯해서 주목할 만한 선례들이 있다.[93]

생성형 AI를 쓰는 차세대 챗봇은 어떨까? 사람들의 마음 상태를 추적하는 능력이 어느 정도인지 대형 언어 모델들을 평가하는 연구가 이루어져 왔으며, 포괄적인 다양한 검사에서 사람보다 더 나은 점수를 얻었다.[94] 생성형 AI는 치료와 통합된다면, 감정을 파악하고 표현하고 관리함으로써 행동건강을 개선할 잠재력을 지닌다.[95] 그러나 생성형 AI 건강 앱은 당국의 관리 감독을 거치지 않으며, 의도하지 않은 방향으로 쓰일 수 있기에 중요한 위해를 끼칠 위험이 있다는 점도 강조되어 왔다.[96] 정신건강을 도모하는 생성형 AI의 순혜택을 판단하기에는 아직 시기상조지만, 상당히 낙관적인 전망이 나오고 있다.[97] 불안 완화 측면에서 특히 그렇다.[98] 치료사를 대체하는 차원이 아니라, 보조 지원 수단으로서다.[99]

약물은 최후의 수단이다

따라서 문제는 여전히 남아 있다. 정신건강 의료 서비스를 제공할 훈련된 전문가가 상대적으로 부족한 상황에서, 어떤 식으로 노년층이 불안과 스트레스와 우울을 덜 느끼도록 도울 수 있을까? 약물은 절대적으로 최후의 수단으로 여겨야 한다. 여기서도 많은 생활 습관 요인들이 약물만큼 또는 약물보다 더 효과가 있다. 건강수명 연장이라는 우리의 주된 초점 범위에서 벗어난 양극성 장애나 주요 우울 장애, 조현병, 외상후 스트레스 장애 등 심각한 질환들만이 아니라, 흔한 정신건강 문제들에서도 그렇다.

그럼에도 선택적 세로토닌 재흡수 억제제는 놀라울 만치 널리 쓰이고 있다.[100] 미국인 약 1/8은 프로작Prozac, 졸로프트Zoloft, 셀렉사Celexa, 팍실Paxil, 렉사프로Lexapro 등의 약물을 복용하고 있다. '세로토닌 가설'은 1960년대에 나왔는데, 논란이 분분하고 반박도 제기되었지만, 우울증이 뇌의 특정 영역들에서 세로토닌 기반 신경 전달의 장애라는 증거는 변함이 없다.[101,102] 더 최근에는 고전적인

SSRI로부터 케타민ketamine과 환각제까지 포함하는 쪽으로 우울증 치료제가 확대되는 양상이 나타나고 있다.[103] SSRI, 케타민, 환각제라는 이 모든 약물이 지닌 문제는 임상적으로 효과가 있는지조차 알지 못한다는 것이다.[104,105] 예를 들어, 케타민은 세포 바깥의 세로토닌 농도를 증가시킨다고 알려져 있다.[106] 치료 저항성 우울증의 한 무작위 임상 시험에서 케타민 알약은 어느 정도 효과가 있다고 나왔다.[107] 환각제인 실로시빈psilocybin의 무작위 임상 시험 9건을 체계적으로 검토한 결과, 참가자들의 자기 보고를 토대로 할 때 우울증이 개선되었음을 시사했다.[108] 건강한 성인들을 대상으로 소규모로 이루어진 한 연구에서는 기능적 MRI를 찍으면서 실로시빈을 한 차례 투여했는데, 뇌 회로망이 대규모로 해체된다고 나왔다.[109] 특히 공간, 시간, 자아의 지각에 관여하는 회로들이 그랬다. 그리고 이 효과 중 일부는 몇 주 동안 지속되었다.

우리는 왜 약물이 많은 이들에게 효과가 없는지 아직 잘 이해하지 못하고 있다. 또 부작용의 목록도 길다. 뇌 회로와 염증에 대한 이해가 깊어짐에 따라 새로운 정신 질환 치료제들이 쏟아지고 있으며, '정밀 정신의학precision psychiatry'의 출현을 내다보는 낙관적인 전망도 펼쳐진다.[110] 염증의 혈액 생물 표지를 SSRI와 케타민에 대한 무반응과 연관 짓는 연구도 이루어져 왔다. 지금은 AI를 이용해서 개인별 우울증 최적 치료제를 예측하려는 시도가 적극적으로 이루어지고 있다.[111] 구조 기반 약물 설계와 발견을 통해 다양한 신약 후보들이 제시되어 임상 시험에 들어가 있다.[112] 아직은 초기 단계지만, 앞으로 더 잘 이해되고, 더 효과적이며 부작용이 적은 약물을 보게 될 것이라고 기대할 타당한 이유가 분명히 있다.

건강한 나이 듦이 우리 정신건강과 상호 의존적이라는 점을 유념하지 않으면 우리는 그것을 의미 있는 수준으로 도모할 수 없다. 누구나 스트레스를 겪지만, 그것을 계기로 건강에 도움이 되는 주요 생활 습관+ 요인을 실천하고 배가시킨다면 그 스트레스는 좋은 영향을 주고 적응력을 지닌 것이 된다. 여기에는 자연, 음악, 사회적 상호작용이 포함된다. 정신건강 지원 분야의 디지털 전환이 지속됨에 따라, 대화형 챗봇이나 디지털 CBT 앱은 그냥 클릭하거나 내려받기만 하면 이용할 수 있다. 역설적이게도 정신건강 지원 분야의 수요와 가용 전문가의 부족 사이에 가장 큰 불일치가 있는 이 시기에, 24시간 내내 인간이 아닌 존재로부터 즉각적인 도움을 받을 수 있는 방법들은 예전보다 더 늘어났다. 대형 언어 모델이 개선됨에 따라, 이런 도움은 타당성이 입증되고, 불평등을 줄이는 데 도움을 준다(이미 드러나기 시작했다). 단지 문자나 음성이 아니라 사람 아바타를 사용함으로써 더 매력적으로 만들 것이 분명하다. 사람의 접촉을 어떻게 꾸며낼 수 있을지 상상이 잘 안되긴 하지만, 누가 알겠는가? 아무튼 우리는 비유적으로든 문자 그대로든 진짜 사람과의 접촉을 늘 필요로 한다. 그렇지만 건강하게 나이를 먹으려면 우리의 정신건강을 진정으로 증진시키는 매혹적인 AI 챗봇이나 아바타를 포함한 이 모든 것을 빼놓아서는 안 된다.

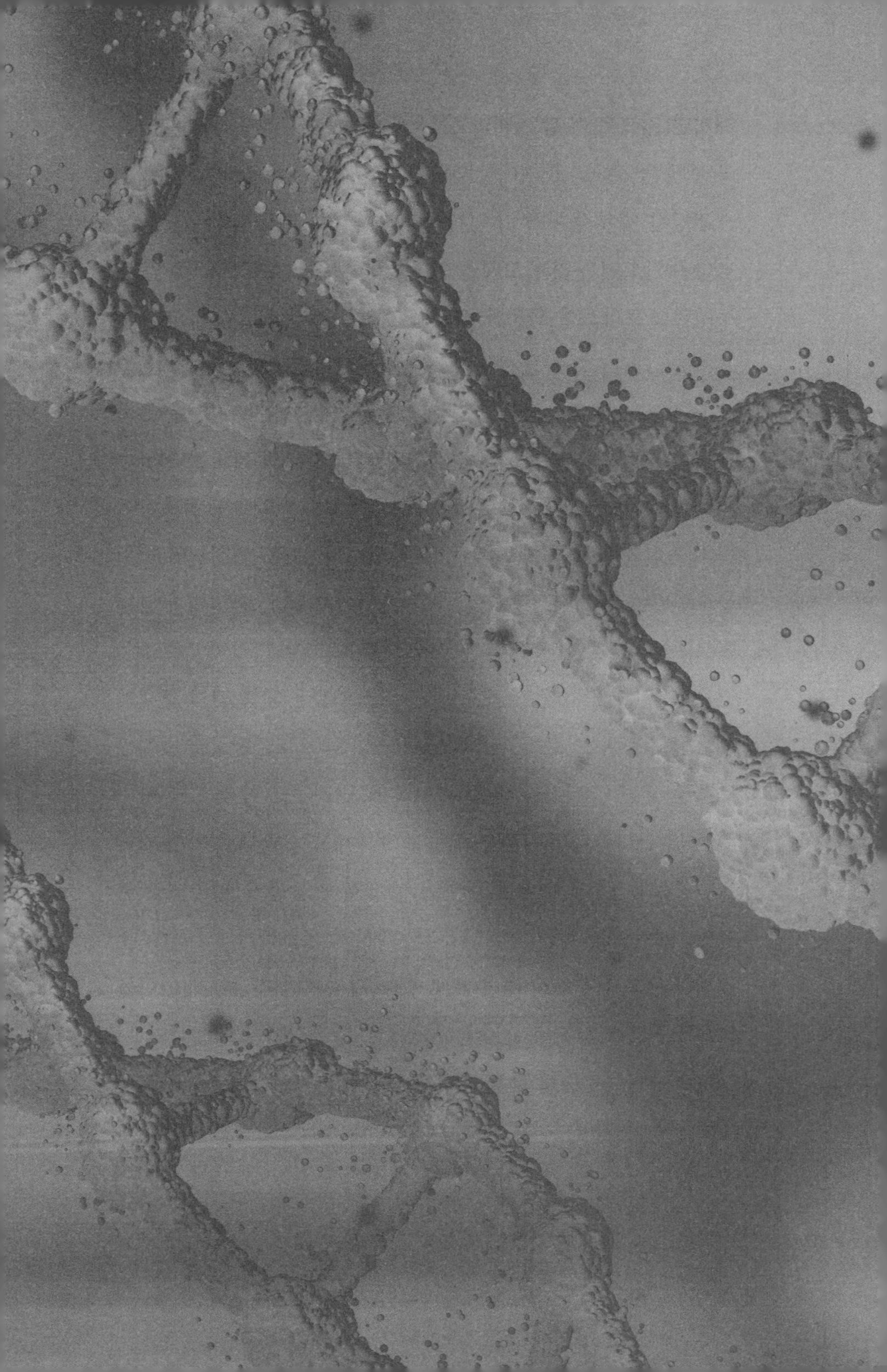

늙지 않는 슈퍼에이저스의 등장

12

달라지는 노화

우리는 몇 살까지 젊게 살 수 있을까

최근에 장수 전문 서커스 공연을 관람한 적이 있는가? 미국에는 장수 전문 진료과가 800곳에 달한다.[1] 유명한 메이요병원에도 있다.[2,3] 그러니 못 보고 지나치기가 어렵다. 비용이 주당 5만 달러에 달하는 곳도 있다. 정맥주사를 맞으면서 장수 휴가를 보내라는 곳,[4] '회춘 올림픽',[5] '정밀 진단 컨트리클럽'인 파운틴 라이프Fountain Life,[6] 항노화 정맥주사를 제공하는 피트니스 센터,[7] 노년층의 근육, 뇌, 면역 기능을 적어도 10년 이상 회복시키는 사람에게 1억 달러의 상금을 주겠다는 X상X-Prize,[8] 장수를 위한 줄기세포 클리닉[9]도 있다. 거짓 주장을 펼치면서 보충제를 광고하는 사이비 과학자도 있고,[10,11] 자신이 수명 연장을 위해 라파마이신을 얼마나 복용하는지 공유하는 장수 지도자 명단도 있다.[12,13] 하루에 110알이 넘는 보충제를 복용하고, 30명의 의료 전문가를 고용해 자기 신체 기관(음경 고리 발기 센서도 포함해서) 상태를 추적 관찰하고, 하루 열량 섭취량을 1977킬로칼로리로 유지하면서 매년 200만 달러 이상을 식비로 지출하고, 유전자 요법뿐 아니라 10대 아들에게서 혈장 수혈까지 받는 47세의 억만장자도 있다.[14,15]

또 수명을 연장하는 약물과 치료법을 개발하거나, 생물 표지로 신체 나이를 추적한다는 기업도 수백 곳에 달한다. 제프 베이조스, 샘 올트먼, 유리 밀너, 피터 틸 같은 저명한 억만장자들은 이런 기업들에 대규모 투자를 하고 있다. 내가 이런 성공한 사업가들의 동기를 간파할 특별한 능력을 갖고 있다고 주장하는 것은 아니지만, 벤키 라마크리슈난Venki Ramakrishnan이 『우리는 왜 죽는가Why We Die』에 쓴 문장이 떠오른다. "그들은 젊을 때 부자가 되고 싶어 했고, 부자인 지금은 젊어지고 싶어 한다."[16] 기업가들의 이런 투자가 조만간 사그라들 가능성은 낮다. 노화 과정의 과학적 이해에서 실제로 진전이 이루어지고 있기 때문이다. 불행히도 이런 발전은 여러 방면에서 비합리적인 흥분을 불러일으켰다. 나는 이 장에서 우리가 무엇을 알고, 무엇을 모르는지, 그리고 언젠가 노화 과정을 어느 정도 조절할 수 있을 가능성이 얼마나 되는지를 명확히 정리하고자 한다.

'노년'의 의미에 대한 우리의 인식이 변화하고 있다는 것은 분명하다.[17] 무엇보다도 주변에 백세인이 점점 늘어나고 있다. 2024년 미국에서 100세 이상인 사람은 12만 명이었고, 2060년에는 약 60만 명으로 늘어날 것이라고 예상된다. 건강하게 늙은 모범 사례인 LR 부인과 달리, 우리가 노쇠함을 극복했다는 증거는 거의 없다.[18] 우리는 예전과 다름없이 노화 관련 쇠퇴에 취약한 듯하다. 사실 예전보다 더욱 그렇다. 나이를 먹으면서 다양한 만성질환에 시달리는 이들이 더 늘어난다.

세계보건기구에 따르면 미국인은 65세 이후에 건강한 상태로 맞이하는 생일이 단 한 번뿐이라고 한다.[19,20] 암울해 보이지만, 노년기의 이환율 가속화를 나타내는 또 다른 방식은 개인이 앓는 만성질환의 수다. 60세 이상의 미국인 중 95퍼센트는 심장 질환이나 당뇨병 같은 만성질환을 적어도 하나 지니며, 79퍼센트는 적어도 두 가지를 앓고 있다.[21] 미국의 기대 수명은 코로나 팬데믹 이후에 다시 약간 증가하기 시작했지만 10년 전의 정점보다 아직 낮으며, 서유럽과 아시아의 여러 나라들보다 한참 낮다.[22,23,24]

기대 수명life expectancy, LE과 건강보정 기대 수명health-adjusted life expectancy, HALE은 전혀 다르다. LE는 특정 연령대의 사람이 앞으로 살 것으로 예상되는 평균 햇수다. 반면에 HALE는 건강하게 사는 평균 햇수를 말한다. '건강'을 훼손한다고 여겨지는 질환들은 다양하다.[25]

나이를 먹을수록 LE와 HALE의 격차는 점점 커지며, 미국에서 만성질환이 증가 추세에 있기에 더욱 그렇다.[26,27] 미국에서 노화를 1년 늦춰 LE를 소폭 늘리는 것이 38조 달러의 가치가 있고, 10년 늦추면 그 가치가 367조 달러에 달한다는 주장이 그다지 무리하지 않은 이유가 여기에 있다.[28] 건강 수명이 증가하지 않고 둘의 격차가 좁아지지 않는다면, 더 오래 살수록 만성질환을 지닌 채 사는 기간이 늘어남으로써 경제적 부담도 늘어날 것이다. 이 격차를 좁힐 수 있는 유일한 방법은 노화 과정을, 이상적으로는 전신 수준에서 늦추는 것이다. 심장 질환은 줄어들지만 알츠하이머병 유병률이 늘어난다면 우리는 이해 충돌에 직면하게 되고, 건강 수명 연장은 일종의 두더지 잡기 게임이 되고 만다. 수명이 길어질수록 생물학적 노화의 모든 질환이 드러날 가능성은 더 높아진다. 건강을 유지하다가 그냥 한순간에 무너지는 것이 아니다. 전신 노화 과정을 늦추는 것만이 이 격차를 줄이는 유일한 방법이다.

인간 수명의 상한을 놓고 격렬한 논쟁이 벌어지고 있다.[29,30] 일부 연구자는 곰퍼츠-메이컴 법칙Gompertz-Makeham law을 들이댄다.[31] 나이를 먹을수록 사망 위험이 기하급수적으로 증가한다는 법칙이다. 헤이플릭 한계Hayflick limit 이론을 인용하는 이들도 있는데, 사람 세포의 분열 횟수가 50번을 넘지 않는다는 것이다.[32] 세계에서 가장 장수한 사람은 잔 칼망Jeanne Calment으로 1997년 122세의 나이에 사망했는데, 이 기록은 그 뒤로 깨지지 않았다. 생물학적 요인 외에 닳고 찢기는 등의 물리학적 요인도 있다.[33] 세포, 조직, 몸이 반복해서 받는 스트레스는 나이를 먹을수록 누적되며, 결국 열역학 제2법칙의 탓으로 돌릴 수밖에 없는 붕괴가 일어난다. 이런 점에서 절대적 한계의 존재 여부는 별 의미가 없다. 장수인이 더 많아진다고 해서 건강한 장수인이 더 많아지는 것은 아니기 때문이다. 이상적인 상황이라면, HALE와 LE를 완전히 일치시킴으로써 격차가 전혀 없는 상태에서 수명을 늘리고 싶을 것이다. 그러나 그 일은 그렇게 간단하지가 않으며, 결국 노화의 과학을 얼마나 활용하느냐에 달려 있을 것이다.

노화의 비밀을 푸는 12가지 열쇠

노화 과정은 대체로 시간이 흐르면서 우리 세포와 분자에 손상이 누적되는 것이라고 여겨진다. 이 과정의 생물학적 징표들은 노화와 함께 나타나며, 그런 징표들이 점점 두드러질수록 노화를 가속하고, 그 징표들을 제거하면 노화가 느려진다는 것을 보여준다. 노화의 징표를 다룬 논문 중 가장 많이 인용된 것은 2013년에 발표되었고 2023년에 갱신되었다.[34,35] 이 10년 사이에 이 분야에서는 놀라운 발전이 이루어졌으며, 이 징표가 9개에서 12개로 늘어난 것도 한 예다(그림 12.1). 최근에 추가된 것은 만성 염증, 장내 미생물군, 노폐물 제거다. 이 12가지 과정으로 분류하는 것은 다소 임의적이고 환원주의적인데, 이 과정들이 상당히 겹치기 때문이다. 비록 그림 12.1에서는 세 가지 범주 중 하나로만 분류되었지만, 이 모든 특징은 통합적이다. 각 징표는 "치료 개입을 통해 노화를 감

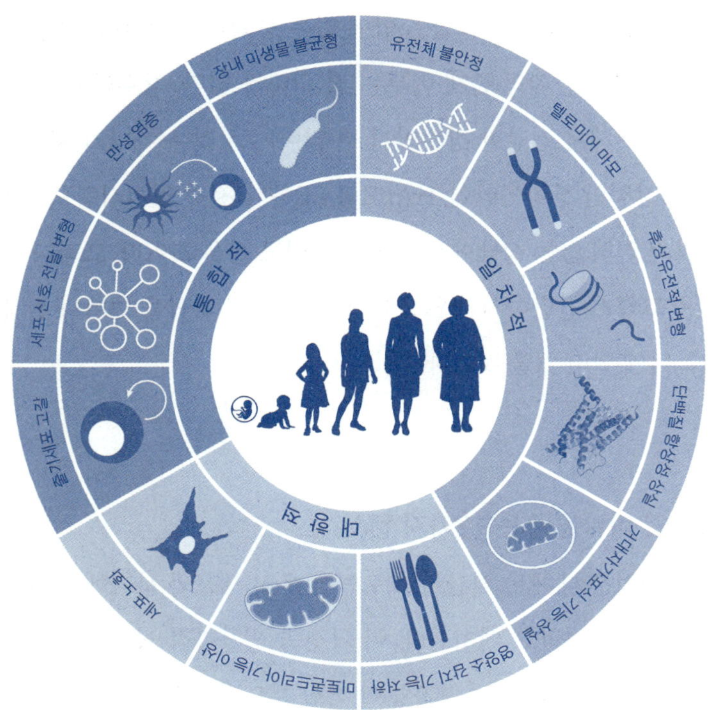

그림 12.1 노화의 징표들

속하거나 멈추거나 역전시킬 기회"를 제공한다.[36] 실제로 각 과정마다 많은 기업과 연구자가 달려들어서 활용 방안과 치료법을 찾으려 애쓰고 있다. 유전체학부터 시작해서 이 징표들의 바퀴를 시계 방향으로 살펴보자.

유전체 불안정

장수와 관련된 유전체 변이체로부터 우리는 노화 과정에 어떤 유전자와 경로가 관여하는지 알아낼 수 있다. 인구의 1퍼센트에 못 미치는 이들에게 있는 희귀하면서 높은 교차비 또는 효과 크기를 지니면서 사람의 노화와 관련된 변이체들이 특히 그렇다. 이런 변이체는 엑솜exome(단백질 암호를 지닌 약 2만 개의 유전자들)이나 문자 30억 개로 이루어진 유전체 전체의 서열 분석을 통해 찾아낸다. 인구의 1퍼센트 이상에게서 나타나는 흔한 변이체는 유전체 칩(어레이라고 하는)을 통해 검출할 수 있다. 이런 칩은 수명과 관련된 문자 변화(단일 뉴클레오타이드 변이체)를 100가지 이상 찾아냈으며, 이 변이체들은 다유전자 위험 점수를 계산하는 데 쓸 수 있다. 장수와 관련된 모든 희귀하거나 흔한 변이체들을 종합하면 부모로부터 자식에게 어떤 형질이 전달될 수 있는지 윤곽이 잡힌다. 장수의 유전 가능성을 추정한 값들은 천차만별이다. 1300만 명을 대상으로 한 가장 엄밀한 편에 속한 연구에서는 12퍼센트라고 나왔지만, 훨씬 더 낮은 값을 제시한 연구들도 있다.[37,38] 이 맥락은 중요한데, 노화의 유전 형질이 있기에 유전학이 중요하긴 하지만 그 기여도는 제한적이라는 사실을 알려주기 때문이다.

그런 한편으로 서열 분석 연구들에서 일관되게 드러나는 유전자 변이들은 인간 노화의 토대에 관한 통찰을 제공한다. 이 유전자들(주된 기능은 괄호 안에 적었다)은 극단적인 장수자나 집단 연구에서 계속 뚜렷이 드러난다. APOE(지질 대사), FOXO3(영양소 감지), IGF-1R(인슐린 성장인자-1 수용체), CETP(지질 대사), CD-KN2A/2B(세포 주기와 노화), 특정한 HLA 유형(면역계), BRCA1과

BRCA2(DNA 수선)[39], ATM(DNA 수선), TET2(텔로미어), SH2B3(염증),[40] CHRNA3,[41] CHRA5, CELSR2, PSRC1(세포 신호 전달), NF-kB(염증),[42] USP42, TMTC2, CLU(단백질 유지 관리).[43] 모두 핵 DNA 변이체들이다. 미토콘드리아 DNA에도 사람의 수명과 관련된 유전자가 많다.[44] 라파마이신의 기계적 표적mechanistic target of rapamycin의 줄임말인 mTOR, CPS1, MFN2, LRPPRC 등 미토콘드리아의 기능과 대사에 관여하는 유전자들이 그렇다.

이 모든 유전자 변이 이야기는 흥미롭지만, 조치 가능한 것이 있을까? 아이슬란드인 약 5만 8000명을 대상으로 한 중요한 엑솜 서열 분석 연구는 이런 조사를 실제 적용으로 이끌었다.[45] 이 독특한 연구는 겨우 53개의 조치 가능한 유전자들을 분석해서 얻은 유전체 데이터를 사망 기록부와 연관 지었다. 4퍼센트는 LDL 수용체(수명을 6.5년 줄였다) 등 수명을 바꾸는 질병 유발 돌연변이를 지니고 있었고, 다양한 암 돌연변이(BRCA1, BRCA2, MSH2)는 수명을 3년 단축시키는 것과 관련이 있었다.[46] 주된 요지는 개인 차원의 유전체 데이터가 25명에 1명꼴로 수명에 영향을 미치는 조치 가능한 정보를 제공했다는 것이다. 중요한 질병 유발 돌연변이를 지닌 이들이 4퍼센트라는 수준은 다른 몇몇 연구에서도 재현되었다. 6장에서 지적했듯이 말이다.

암유전자에 병원성이거나 병원성일 가능성이 있는 변이체를 지닌 참가자들은 65세에 10퍼센트가 사망한 상태다. 대조적

4부 늙지 않는 슈퍼에이저스의 등장

으로 그런 변이체가 없는 참가자 중 10퍼센트는 73세에 사망했다. [47]

여기서 조치 가능한 유전자들의 대부분이 겹치지 않는다는 점에 주목하자. 이것들은 질병 유발 유전자다. 이에 비해 노화 과정의 유전체적 토대를 이루는 유전자들은 현재는 조치 가능하지 않지만, 언젠가는 약물이나 궁극적으로 유전체 편집을 통해 일부는 조치 가능해질 수도 있다.

수명과 연관된 흔한 변이체들의 다유전자 위험 점수는 다양한 혈통의 참가자 약 70만 명과 영국 바이오뱅크 참가자들을 통해 확정되었다. [48,49] 현재 처방 약이 나오고 있는 LPA 같은 지질 대사 유전자들의 흔한 변이체, [50] DNA 수선을 담당하며 돌연변이를 일으키면 주요 암을 일으키는 성향을 부여하는 유전자인 TP53, 심장질환이나 암 위험과 관련이 있다고 드러난 다른 많은 유전자가 그렇다. [51] 다유전자 위험 점수는 유전체와 생활 습관이 장수에 기여하는 상대적인 비율을 파악하는 데 도움이 된다.

유전체에 관해 지금까지 말한 모든 것은 생식계통 DNA를 가리킨다. 즉 우리가 잉태될 때 지닌 것이다. 그러나 생식계통이 아니라 살아가면서 우리 몸에서 일어나는 체세포 돌연변이라는 다른 유형의 유전체 돌연변이 집합이 있다. 우리는 단일세포 서열분석을 통해 이런 변이체들을 많이 찾아냈다. [52] 우리 모두는 모자이크다. 나이를 먹을수록 우리 온몸의 조직과 세포에는 DNA 돌연변이가 쌓인다.[53] 따라서 우리 몸에 있는 세포들의 유전자 집합은 결코 균일하지 않다. 우리는 조금씩 다른 유전암호들의 모자이크다. 그리고 여기에 영향을 미치는 것이 노화만은 아니다. 자외선이나 화학물질 같은 환경 요인에의 노출도 유전체 불안정성을 일으킬 수 있고, 이런 취약성은 단일 문자 변화나 어떤 특정한 세포 유형에만 국한된 것이 아니다. 우리는 삼차원 유전체의 한 곳에서 다른 곳으로 이동하는 도약 유전자(트랜스포존)의 중요성과, 노화 과정에 변화를 줄 수 있는 줄기세포의 돌연변이를 확인했다.[54,55]

노화 과정에 관여하는 유전자를 확인하는 한 가지 방법은 진화가 그 유전자를 보존했는지 알아보는 것이다. 즉 여러 종에 동일하거나 비슷한 유전자가 있는지 조사하는 것이다. 사실 사람의 수명과 관련된 유전자 변이체와 경로 중 상당수는 여러 종에서도 발견된다.[56,57] 이런 유전자를 동원체ortholog라고 한다. 그림 12.2에 나와 있듯이, 종마다 최대 수명이 크게 차이 난다는 점을 생각하면 색다르게 다가온다.

체세포 돌연변이는 상황이 다른데, 이를 페토의 역설Peto's paradox이라고 한다.[58] 더 오래 사는 포유동물일수록 돌연변이가 축적되는 속도가 더 느리다.[59] 이런 포유동물은 몸집이 더 큰 경향이 있고, 전체 세포 질량이 상당히 더 나간다. 따라서 이 느린 돌연변이율은 암을 막기 위해 진화했을 수도 있다. 한편 조사한 많은 종을 보면, 각 종 내에서는 몸집이 작은 쪽이 장수에 더 유리하다.[60]

특히 흥미로운 점은 거북의 노화 속도가 대단히 느리다는 것이

     4부 늙지 않는 슈퍼에이저스의 등장

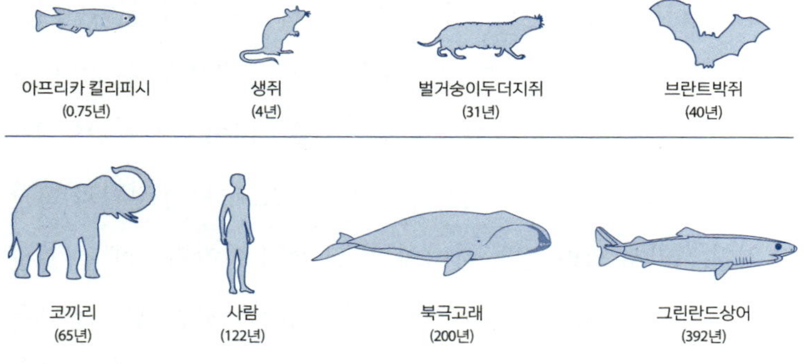

그림 12.2 다양한 종의 최대 수명

다.[61] 포유류 평균보다 20배, 사람과 조류보다는 2배 더 느리다. 대규모 오픈 사이언스 계획인 개노화계획Dog Aging Project[62]과 영국의 개트러스트Dogs Trust 계획[63]이 나오면서, 개를 통해 노화 과정을 더 깊이 이해하려는 노력도 활발히 이루어지고 있다. 그러나 이 모든 척추동물은 불사의 능력을 지닌 해파리와 경쟁이 안 된다.[64] 홍해파리Turritopsis dohrnii는 유성생식을 한 뒤에 다시 회춘하는 과정을 반복하는 유일한 종으로서 불사의 능력을 지닌다.[65] 전장 유전체 서열 분석을 한 결과, 홍해파리가 유전체 불안전성, 텔로미어, 미토콘드리아 기능 이상, 줄기세포 고갈, 세포 신호 전달, 세포 노화 등 노화의 징표 대다수와 관련이 있는 유전자 변이체들을 지니고 있음이 밝혀졌다.

텔로미어

살아가는 내내 염색체 끝은 꾸준히 마모되며, 이 마모는 정상적인 노화의 일부이자, 개인의 모든 염색체에서 일관되게 일어난다.[66] 텔로미어가 너무 짧아지면, 그 세포는 더 이상 분열할 수 없다. 그러나 이는 골디락스 이야기와 같다. 긴 텔로미어(나이를 감안했을 때)는 암 성향을 부여하고 짧은 텔로미어는 노화 관련 질환과 연관이 있다.[67] 앞서 말한 종들 사이의 더 긴 수명 이야기와 매우 흡사하게 들리지만, 결과가 정반대다.[68] 텔로미어가 길면 돌연변이 축적 속도가 더 빨라져서 취약성이 커진다. 많은 흔한 암, 특히 악성 흑색종은 텔로미어가 길 때 발병률이 더 높게 나온다. 반대로 조기 백반, 특발(원인 불명의) 폐섬유증, T세포 면역결핍증 등 성년기에 발병하는 유전성 짧은 텔로미어 증후군도 있다. 후자는 골수형성이상 증후군과 급성 골수백혈병 등 혈액암 위험을 높인다. 생쥐 모델에서 짧아진 텔로미어를 늘리는 효소인 텔로머레이스 유전자 요법으로 텔로미어를 늘리자, 폐섬유증이 억제되었다.[69] 최근에 발견된 텔로머레이스 역전사효소 활성제는 고무적이다.[70] 생쥐 모델에서 암 발생 위험 없이 텔로미어 합성을 촉진하고, 조직 노화 징표를 억제하고, 뇌 염증을 줄였기 때문이다.

또 짧은 텔로미어는 혈액줄기세포에 돌연변이가 더 잘 축적되도록 성향을 부여한다. 불확실한 잠재력을 지닌 클론성 조혈증CHIP이라는 이 질환은 나이를 먹을수록 점점 흔해지며, 심혈관 질환, 피떡 형성 사건, 만성 간 질환의 위험 증가와 관련이 있다. 혈액세포 클론에서 가장 흔한 암 유발 돌연변이는 텔로미어 길이를 조절하는 유전자인 DNMT3A에 있는 것이며, 이는 CHIP와 텔로미어가 매우 긴밀하게 얽혀 있음을 말해준다. 실험 모델들에서 드러났듯이, 이런 질환들의 위험 증가는 클론성 조혈증이 염증이나 '염증 노화' 과정을 촉발하기 때문이라고 여겨진다. 70세 이상인 사람 중 10퍼센트 남짓은 CHIP가 있으며, 나는 여기서 '불확실한'이라는 단어를 빼야 한다고 주장해 왔다.[71] 이 혈액줄기세포 돌연변이는 한 가지 명확한 위험을 지니기 때문이다. 즉 더 이상 모호하지 않다. 나는 노년층을 대상으로 이 질환이 있는지를 통상적으로 검진해 이 책 전체에서 검토한 다층적 데이터로 통합될 포괄적인 위험 평가에 포함시켜야 한다고 본다.

후성유전학

후성유전학은 DNA의 3D 포장에 관한 모든 것을 다룬다. 이 포장은 세 가지 주된 구성 요소로 이루어진다. 메틸화, 히스톤, 크로마틴이다. 이 구성 요소들이 모여서 이 포장에 유전자를 켜고 끄는 엄청난 힘을 부여한다. 우리가 나이를 먹으면서 DNA는 메틸화한다. 구체적으로 말해서, DNA의 특정한 사이토신 뉴클레오타이드에 메틸기가 달라붙는다. 이를 CpG 메틸화라고 한다. 메틸화는 유전자 발현을 바꿀 수 있다. 또 우리 DNA는 다른 변화들도 겪는다. 히스톤은 아세틸화가 일어나며, 크로마틴은 바람직하지 않은 변형을 겪는다. 대개 DNA 메틸화는 유전자 침묵으로 이어지는 반면, 히스톤 아세틸화는 활성화로 이어진다. 후성유전체와 노화의 관계는 쌍방향인 듯하다.[72] 후성유전체는 노화를 조절하고 노화에 따라 조절되는 식으로 양방향으로 중요한 역할을 한다. 우리의 2만 개 유전자 모두가 DNA 메틸화와 히스톤이나 크로마틴의 변화, 또 비암호 RNA에 영향을 받을 수 있기에, 우리는 후성유전체가 노화의 12가지 징표의 설령 전부는 아니라도 대부분과 상호작용을 할 것이라고 예상할 수 있다. 실제로 그렇다.

후성유전적 구성 요소 중에서 DNA 메틸화는 측정하기 가장 쉽다. 연구자들은 후성유전 시계epigenetic clock라고 하는, 신체 나이를 예측하는 도구를 개발했다. 이 시계는 DNA 메틸화의 축적과 양상을 측정하여 혈구 같은 세포나 조직의 신체 나이를 파악한다. 그럼으로써 실제 나이와 신체 나이를 비교할 수 있다. 혈액세포가 실제 나이보다 생물학적으로 더 늙었다면, 노화가 가속되었다는 지표가 된다. 이 시계의 기능성은 2011년에 확인되었고, 그 뒤로 점점 더 정확히 정의됨으로써 신체 나이를 더 정확히 추정할 수 있다.[73] 노화의 시계와 생물 표지 이야기는 더 이어갈 수 있지만, 여기서 메틸화가 노화 과정을 추적하는 핵심 방법으로 쓰여왔다는 사실은 후성유전학이 대단히 중요하다는 점을 강조한다. 사람을 포함한 포유류 348종의 최대 수명(그림 12.2에 일부가 나와 있다)은 후성유전 시계를 통해 예측이 가능하다.[74] DNA 메틸화 데이터를 멘델리안 무작위화 기술을 써서 분석한 탁월한 연구는 건강 수명과 장수 사이에 인과관계가 있음을 뒷받침했다.[75]

솔크연구소에 있다가 최근에 알토스랩스Altos Labs로 자리를 옮긴 후안 카를로스 이즈피수아 벨몬테Juan Carlos Izpisua Belmonte는 후성유전 변형과 그것이 세포와 동물 전체를 회춘시키는 방식에 관한 일련의 놀라운 발견을 토대로 2016년에 선구적인 논문을 내놓았다.[76,77] 우리는 유전체의학의 미래에 기여한 공로로 2018년에 그에게 스크립스연구상을 주었지만, 생물 개체 수준에서 시간을 되돌린 이 놀라운 연구가 미칠 영향이 온전히 이해되기까지는 여러 해가 걸렸다.[78] 벨몬테 연구진은 네 가지 야마나카 전사 인자(Oct3/4, Klf4, Sox2, c-Myc, 줄여서 OKSM)를 썼다.[79] 성체 세포를 재프로그래밍해서 만능줄기세포, 즉 유도만능줄기세포induced pluripotent stem cells, iPSC를 만든 공로로 2012년 노벨상을 받은 줄기세포 연구자 야마나카 신야Yamanaka Shinya의 이름을 딴 인자들이다. 재프로그래밍을 하자, 모든 후성유전 표지가 지워졌다.

여기서 솔크연구소의 벨몬테 연구진은 만능줄기세포를 형성하는 대신에 노화 후성유전 표지들만 제거하고 세포의 정체성을 보전하는 방법을 개발했다. 이른바 부분 재프로그래밍partial reprogramming이다. 이 방법을 쓰면 늙은 심근세포는 젊어지겠지만, 여전히 심근세포다. 그 뒤에 연구진은 부분 재프로그래밍을 이용해서 조로증이 있는 생쥐의 수명을 늘리고 건강하게 늙도록 하는 데 성공했다.[80] 그러나 완전 재프로그래밍이 아니라 부분 재프로그래밍을 달성하기란 쉽지 않다. 한 가지 전략은 OKSM 노출 시간을 짧게 하는 것이다. 전사 인자의 이 일시적 교란의 미세 조정은 '음량 조절 다이얼'을 돌려서 최적 상태로 설정하는 것과 비슷하다고 볼 수 있다.[81] 이와 달리, 세포 정체성의 상실은 암 발생으로 이어질 수도 있다.

후성유전이 노화에 중요함을 더욱 강조하려는 듯, 벨몬테는 DNA를 겨냥하는 표준 유전체 편집 방식 대신에 히스톤 표지를 표적으로 삼은 크리스퍼 유전체 편집 도구를 써서 1형 당뇨병, 근이영양증, 급성 신장 손상의 생쥐 모델에서 개선된 결과를 얻었다.[82] 벨몬트 연구실뿐 아니라 다른 연구실들에서 이루어진 여러 후속 연구들은 후성유전적 재프로그래밍을 통해 회춘 가능성을 재현했다. 심장, 간, 눈, 신경섬유, 췌장, 피부, 뼈대근 등 동물 장기 연구들을 포함한다.[83,84] 또 야마나카 인자 대신에 화학적 재프로그래밍을 이용하는 방법도 있다.[85] 2013년 중국 베이징의 덩훙쿠이(邓宏魁) 연구진은 작은 분자들의 조합을 써서 재프로그래밍함으로써 만능 줄기세포를 얻는 방법을 발견했다. 이어서 벨몬테 연구진처럼 이들도 세포를 회춘시키는 데 이 작은 분자 후성유전 재프로그래밍을 적용했다.[86] 실험 모델에서 (생체 내) 효과가 적긴 했지만, 이는 분명히 다르면서도 효율적인 재프로그래밍 방법이며, 유용한 전략임이 입증될 수도 있다.[87] 바이러스 이용과 유전자 요법이 지닌 문제를 피할 수 있고, 훨씬 저렴할 수 있다.

단백질 유지 관리(단백질 항상성)와 세포 내 쓰레기 제거

노화로 항상성을 잃으면 단백질은 잘못 접히거나 뭉쳐서 덩어리가 생길 수 있다. 백내장 형성 때 흔히 일어나는 일이며, 파킨슨병과 알츠하이머병을 비롯한 신경 퇴행 질환의 토대이기도 하다. 세포에서 폐기될 단백질에는 먼저 일종의 꼬리표처럼 유비퀴틴

4부 늙지 않는 슈퍼에이저스의 등장

ubiquitin이 달라붙은 뒤 프로테아좀proteasome 노폐물 처리 시스템을 통해 처리된다.[88] 노폐물 제거는 세포의 가장 중요하면서 정교한 기능 중 하나이며, 잘못 접힌 단백질뿐 아니라 부적절하게 생산된 단백질도 제거한다. 세포 안에서 커다란 노폐물 처리는 리소좀lysosome이라는 세포소기관이 주로 맡으며, 이 소기관은 손상된 단백질과 미토콘드리아를 수거해서 일종의 쓰레기통에 넣는다. 세포질의 자가포식소체autophagosome는 이 쓰레기통을 운반하며 청소차 역할을 한다. 자가포식이라는 이 청소 과정은 나이를 먹을수록 효율이 떨어진다. 그러면서 이윽고 노폐물이 쌓이고 리소좀과 미토콘드리아가 파열되면서 세포와 조직에 상당한 염증과 산화 손상을 일으킨다.[89] 메트포르민과 라파마이신처럼 자가포식을 활성화하는 많은 화합물은 동물 모델에서 수명 연장과 관련이 있었다.[90] 열량 제한과 신체 활동도 세포 내 청소를 촉진한다.

영양소 감지와 미토콘드리아 기능 이상

성장호르몬, 포도당, 인슐린, IGF-1, IGF-1R(인슐린 성장인자-1 수용체), 아미노산 등 아주 많은 세포 기능을 조절하는 영양소 연결망 전체의 중심이 되는 곳이 있다. 바로 세포의 발전소인 미토콘드리아다. 3장에서 말했듯이, 설치류, 효모, 초파리 등 동물 모델을 대상으로 한 집중적인 열량 제한 연구들은 하루 열량 섭취량을 40퍼센트 정도 확 줄이면 수명이 연장된다는 것을 보여준다. 그러나 사람 이외의 영장류를 대상으로 한 증거는 혼란스럽고, 수명 연장 결과가 재현되지 않았다. 사람의 경우, 2년 동안 14퍼센트 열량 제한 식사(동물 모델 연구에 적용한 제한 수준보다 지키기가 상당히 더 쉽다)를 유지했을 때 우리 면역계의 핵심 조절자인 가슴샘의 기능 개선되었다. 또한 다양한 척도에서 염증을 완화하는 쪽으로 미토콘드리아의 기능 개선도 이루어졌다.[91] 마찬가지로 1700여 명에게 가벼운(12%) 열량 제한을 2년 동안 유지하도록 하자, 신체 나이가 상당히 줄어들었다.[92] 실험 모델에서 성장호르몬이나 IGF-1 억제, 케토식단, 시르투인sirtuin 활성제, mTOR[93] 등을 통해 연료 화합물에 대한 세포의 반응 능력을 다양하게 조작했을 때, 미토콘드리아 기능, 염증, 자가포식, 세포 노화 등 기능적 측면에 영향을 미친다는 것이 드러났다. 미토콘드리아에서 나와서 세포 내에서 리소좀을 비롯한 세포소기관들로 화물을 운반하는 소포체가 노화 과정에 나름의 역할을 한다는 것도 점점 밝혀지고 있다.[94] 납득이 간다. 영양소를 처리할 수 없다면, 과연 건강을 유지할 수 있을까?

노화세포

젊고 건강한 세포와 대조적으로, 노화세포senescent cell는 여러 가지 구별되는 특징을 지닌다.[95] 세포의 크기가 더 커지고, 미토콘드리아와 리소좀의 크기와 수가 증가하며, 분열하지 못해서 성장이 정지돼 있다. 또한 텔로미어가 짧아지고 베타 갈락토시다아제beta-galactosidase 효소가 풍부해지며, 분비 표현형으로 변하게 된다. 늙은 세포라고 해서 반드시 노화세포 범주에 들어가는 것은 아니다. 늙은 세포 중 일부만이 특정한 생물학적 변화를 겪으면서 노화세포의 특징을 지니게 된다. 그리고 노화세포의 특징들은 상당히 다양하므로, 단순한 범주라고 생각해서도 안 된다. 몸에[96] 노화세포가 축적되면 만성 염증이 촉진되며, 이는 스트레스 요인으로 작용해 더 많은 세포가 노화 세포가 되도록 유도한다. 이런 세포는 노화 과정에 기여하는 차원을 넘어서 심혈관, 뇌, 신장, 간, 근육뼈대, 내분비 질환과 관련이 있는 나쁜 행위자 역할을 한다.[97,98,99] 면역세포의 노화는 기능 저하, 항체 생산 감소, 감염 취약성 증가로 이어진다.[100] 신경세포의 노화가 뇌 노화의 추진자임을 강하게 보여주는 연구 결과도 있다.[101] 모든 노화세포가 나쁜 것은 아니다.[102] 조직과 세포 특이성도 상당히 있으며, 일부 유형의 노화세포는 상처 치유, 종양 억제, 췌장 베타세포 인슐린 분비, 조직 수선 같은 건강한 기능을 촉진한다. 그렇긴 해도 생쥐에게서 노화세포를 무차별적으로 제거하면 수명이 늘어난다. 뒤에서 항노화 임상 시험을 다룰 때 늙은 세포를 표적으로 하는 여러 약물의 이른바 '세놀리틱 senolytic(노화세포제거제)' 효과를 살펴보기로 하자.

고갈된 줄기세포

성체줄기세포는 혈액(조혈모세포, 혈액줄기세포)HSC이나 근육위성세포muscle satellite cell, MuSC 등 조직에 따라 다르다. 어디에 있든지, 자기 재생 능력 덕분에 건강에 핵심적인 역할을 한다.[103] 줄기세포는 수명이 길기 때문에 노화에 따른 세포 손상에 특히 더 취약하다.[104] 노년층에게서 이 취약성이 드러나는 방식 중 하나는 근감소증sarcopenia이다. 근육의 양과 힘이 줄어드는 것을 말하는데, 근육위성세포의 기능에 지장이 생겨 뼈대근세포를 수선하거나 재생하는 능력이 줄어들고, 염증 경로가 만성적으로 활성을 띠면서 이 줄기세포가 소진되기 때문이다.[105,106] 근육위성세포는 운동을 통해 어느 정도 기력을 회복시킬 수 있다. 마찬가지로 노화는 혈액줄기세포의 건강과 기능도 약화시키며, 생쥐에게 탈진한 혈액줄기세포를 제거하는 항체를 투여하자 면역계 기능이 회복되었다.[107,108] 이런 사례들은 줄기세포가 노화 과정의 일부나 방관자일 뿐 아니라 추진자이기도 함을 강력하게 시사한다.

세포 및 장기 간의 소통

세포들이 조직 내에서 또 장거리에서 서로 의사소통하는 방식은 노화함에 따라 달라지며, 노화세포는 다양한 용해성 인자, 성장인자, 세포바깥질 재형성 효소extracellular matrix–remodeling enzyme를 분비한다.[109] 이를 노화 관련 분비 표현형Senescence-Associated Secretory Phenotype, SASP이라고 한다. 늙은 면역세포는 가까이 있는 것들끼리 의사소통할 뿐 아니라, 온몸 전체로 신호도 보낸다. 잇몸 염증은 심방세동이라는 형태의 심장 부정맥의 위험 요인이라고 인정되어 왔다.[110] 실험 모델에서 뇌에 있는 미세아교세포의 미토콘드리아는 스트레스를 받으면 온몸의 세포들과 소통하여 수선을 촉진한다고 드러났다.[111] 특히 근육세포의 노화 지도를 개발하는 연구자들은 정교한 회로를 통해 일어나는 세포 간 상호작용을 도청할 '셀챗CellChat'을 만들었다.[112,113] 그들은 노화함에 따라 특정한 상호작용이 두 배로 느는 것을 발견했다. 특히 염증, 성장인자 조절 이상, 세포바깥질의 과잉 침착을 통한 근육 소모 과정을 촉진하는 것들이 그랬다. 이는 노화 과정에 강하게 영향을 받는 세포들 사이에서 일어나는 복잡한 대화를 겉핥기 수준으로 밝혀낸 것에 불과하다.

최근의 일련의 연구들은 장기 사이의 수다가 건강을 촉진하며, 실험 모델에서 수명을 연장한다는 것을 시사한다.[114] 근육 조직은 600가지, 지방조직은 100여 가지의 분자 신호를 내보내 혈액 순환만이 아닌 다양한 경로를 통해 다른 기관들과 폭넓게 상호작용한다. 예를 들어, 생쥐 모델에서 시상하부와 지방조직 사이의 대화 활성화는 신체 활동을 증진하고 수명을 연장했다.[115] 이는 교감신경계를 통해 일어나며 지방세포가 분비하는 세포 바깥 신호인 니코틴아미드 포스포리보실 전이효소nicotinamide phosphoribosyl-transfer-ase가 매개한다. 젊은 생쥐에게서 이 물질이 든 세포 바깥의 소포체를 늙은 생쥐에게 주입하자 수명이 연장되었다. 뼈도 중요한 수다의 원천이며, 오스테오칼신osteocalcin 신호는 간의 인슐린 분비와 근육의 포도당 흡수를 촉진하고 인지력을 개선한다. 또 다른 기관 사이의 대화는 심장에서 나온다. 생쥐 모델에서 심장은 스트레스를 기억하며, 이는 혈액줄기세포의 후성유전적 표지로 이어지고, 그 결과 심장 기능 상실의 재발과 신장 및 뼈대근 상실을 일으킨다.[116] 이처럼 우리 몸 전체의 수많은 기관 간 회로들이 새롭게 규명되고 있으며, 이는 실험 모델에서 노화 과정을 조절하는 방법에 관한 추가 단서를 제공한다.

만성 염증

염증노화는 노화에 따라 전신 염증이 일어나는 과정이지만, C-반응성 단백질, 인터루킨-6, 종양 괴사 인자-α tumor necrosis factor-α, TNF, 잠복성 바이러스 감염으로 측정할 때 사람마다 아주 다르다.[117] 더 광범위하고 지속적인 만성 염증은 신경 퇴행 질환, 심혈관 질환, 대사 질환뿐 아니라 암 유발과도 관련이 있다. 늙은 생쥐 모델에서 인터루킨-6 경로에 작용하는 인터루킨-11 IL-1을 억제한 결과, 대사와 근육 기능의 개선, 종양 차단, 백색 지방의 베이지 지방으로의 전환, 수명의 상당한 연장이라는 폭넓은 효과가 나타났으며, 이는 염증이 노화의 추진자라는 견해를 더욱 뒷받침한다.[118] 또 개입 가능성도 시사하기에, 이미 이 약물은 간질성 폐 질환을 대상으로 임상 시험 중이다. 이를 대규모 무작위 임상 시험에서 심장 질환과 암을 억제한다고 나온 인터루킨-6 차단제와 결합한다면 혹할 만한 방안일 것이다. 실제로 그렇게 할 방법이 있다. 염증의 상당수는 선천 면역계에 속한 커다란 단백질 복합체인 NLRP3 염증체 NLRP3 inflammasome °의 활성화로 촉발되는데, 인터루킨-1β와 인터루

○ NLRP3는 뉴클레오타이드 결합 영역, 류신 다량 함유군, 피린 영역 포함-3 (nucleotidebinding domain, leucine-rich-containing family, pyrin domain-containing-3)의 약자다.

킨-6를 포함한 여러 주요 염증 단백질을 억제하는 작은 분자(알약)로 차단이 가능하다.[119,120] 성가신 염증의 아직 드러나지 않은 추진자들도 많으며, 세포질에 있는 cGAS-STING 경로(인터페론 유전자들의 자극제STING인 고리형 GMP-AMP 합성효소cyclic GMP-AMP synthase, cGAS)가 주요 매개자다.[121,122] 이 경로는 미토콘드리아에서 DNA 누출이 감지되는 것처럼 세포 손상이 일어날 때 활성을 띤다.[123] 이 경로가 차단될 때, 여러 기관과 뇌의 노화 관련 염증은 줄어든다.

장내 미생물군

장내 미생물군이 우리 면역계 조절에 대단히 중요한 역할을 한다는 사실은 이 책에서 내내 강조했지만, 장내 미생물군은 거기에서 그치지 않고 노화 과정 전체에도 중요한 역할을 한다. 백세인들의 장내 미생물군 조성은 젊음과 관련이 있는 세균과 바이러스를 지닌다는 점에서 일반인과 다르다.[124,125] 9000여 명을 조사한 연구에서는 박테로이데스Bacteroides의 부재 같은 미생물군 조성이 건강한 노화와 관련이 있다고 나왔다.[126] 40~93세인 1만여 명을 조사해서 얻은 한 장내 미생물군 노화 척도는 추적 관찰을 통해 심혈관 질환 위험과 상관관계가 있음이 드러났다.[127] 또 노인 1800여 명을 조사하니 장내 미생물군 조성이 허약함과 상관관계가 있으며, 특정한 세균 종이 높은 허약 점수 및 그 뒤로 2년에 걸친 임상 질환 양상과 관련이 있다고 나왔다.[128] 젊은 생쥐의 장내 미생물군이 든 대변을 늙은 생쥐에게 이식하면 인지 행동이 개선되었다.[129] 정반대로 늙은 생쥐의 것을 젊은 생쥐에게 이식하면 염증과 염증노화가 뚜렷해졌다.[130] 이런 많은 실험은 장내 미생물군이 노화 과정에 핵심적 역할을 한다는 것을 확인해 준다.

노화의 12가지 생물학적 징표를 짧게 검토했으니, 이제 노화를 정량화하는 데 쓸 수 있는 생물 표지들을 살펴볼 준비가 되었다.

생물학적 나이의 표지

노화의 후성유전적 예측 지표는 2011년에 처음 발표되었는데, 개인의 실제 나이를 5년 이내로 예측할 수 있었다. 쌍둥이 34쌍의 침 시료를 써서 DNA 메틸화가 일어난 CpG 88곳을 분석했다. 앞서 말했듯이 CpG는 사이토신 뉴클레오타이드에 메틸기가 붙은 지점을 말한다. 2년 뒤 두 가지 후성유전 시계가 발표되었다.[131] 하나는 그레고리 해넘Gregory Hannum 연구진이 19명의 혈액 시료를 써서 CpG 71곳을 분석해 개발했고, 다른 하나는 스티브 호바스Steve Horvath(앞서 해넘과 두 편의 논문을 함께 쓴 연구자)가 여러 조직의 CpG 353곳을 이용해 개발했다. 호바스는 이 시계를 디엔에이엠에이지DNAmAge라고 부르면서,[132] "성년이 될 때까지는 빨리 째깍거리다가 그 이후에는 느려져서 일정한 속도가 된다"라고 덧붙였다. 이런 후성유전 시계는 그 뒤로 더욱 다듬어져 왔으며, 현재 연구자들에게 널리 쓰이는 것은 주로 DNAm 피노에이지DNAm PhenoAge, DNAm 그림에이지DNAm GrimAge, 던딘페이스DunedinPACE 세 가지다. DNAm

4부 늙지 않는 슈퍼에이저스의 등장

피노에이지 시계는 DNA 메틸화, 실제 나이, 사망 위험과 관련된 임상 매개변수(알부민, 크레아티닌, 혈당, C-반응 단백질, 림프구 비율, 백혈구 수치 등의 검사 자료)를 써서 신체 나이를 예측한다.[133] 영국 바이오뱅크 참가자 약 15만 명을 조사했더니, 1965년 이후 출생자는 피노에이지가 더 높았다.[134] 즉 신체 나이가 실제 나이보다 더 많다는 뜻이다.

우려되는 결과다. 집단 전체의 세포 노화가 더 빨라진다는 이 발견은 젊은이들에게서 암 발병률이 증가하는 이유를 설명하는 근거로 제시되기도 했다. 피노에이지가 심장 대사 질환과 사망 위험을 예측한다는 연구도 있다.[135] DNAm 그림에이지는 "그림에이지가 수명과 건강 수명을 강하게 예측한다"라는 논문에서 제시되었는데, 2단계 접근법, 다수의 혈액 생물 표지, 흡연 양-햇수 같은 추가 데이터를 써서 느린 노화 대 빠른 노화를 구분한다.[136] 그 뒤에 나온 던딘페이스 시계는 DNA 메틸화와 혈액의 생물 표지 19가지를 써서 노화 속도를 판단한다.[137] 독특하게도 서로 다른 동일 집단의 횡단 데이터에 의존하는 다른 시계들과 달리, 이 시계는 대규모 출생 동일 집단에서 얻은 종단 데이터를 이용한다. 후성유전 시계의 메틸화 표지는 코로나 팬데믹과 흡연 같은 집단 규모의 영향이 가속 노화를 시사하는 패턴을 드러내는지 살펴보는 데 쓸 수 있다.[138,139] 가족과 사별하는 일을 겪으면 후성유전 시계가 빨라지고, 운동과 채식을 하면 시계가 느려진다고 드러났다.[140,141] 그러나 후성유전 시계마다 예측 정확성과 다양한 개입에 대한 반응에 차이

가 있기에 비교 연구가 현재 진행중이다.[142]

대사체,[143] 전사체,[144] 단백질체,[145] 지질체,[146] 당질체glycomics(단백질에 붙는 당을 측정)[147] 등 다른 체학 층위들을 이용해서 만든 시계들도 많다. 특히 단백질체 노화 시계는 3개국(영국, 핀란드, 중국)의 바이오뱅크를 통해 18가지 만성질환, 사망, 인지력 감퇴 같은 다양한 노화 관련 특징의 발생 위험과 관련이 있음이 폭넓게 입증되었다.[148] 이 기념비적인 연구는 앞으로 혈액 단백질이 노화 관련 기능 상태를 예측하는 데 매우 중요해질 것임을 역설했다.

한편 아이에이지iAge라는 염증 표지 시계도,[149] 면역반응을 토대로 한 IMM에이지IMM-AGE 시계도 신체 나이를 알려준다.[150,151] '체세포' 분열 시계도 있는데,[152] 암 위험과 특히 관련이 있는 전역 DNA 저메틸화global hypomethylation와 국부 과메틸화focal hypermethylation도 고려한다.[153] 혈액 검사 없이 건강한 참가자 1만 1000여 명의 얼굴, 혀, 망막 이미지를 써서 구축한 멀티모달 AI 모델도 실제 나이를 정확히 추정한다고 나왔다.[154] 익스플레이너블 바이오로지컬ExplaiNAble BioLogical, ENABL 에이지도 유전체, 단백질 표지, 임상 기록을 토대로 구축한 멀티모달 AI 모델인데, 3개의 대규모 다양한 집단에서 피노에이지와 그림에이지보다 신체 나이의 해석과 사망 위험 예측의 정확도가 더 낮다는 결과를 얻었다.[155] 아이에이지EyeAge는 심층 학습 AI를 써서 망막 이미지를 분석해 실제 나이를 판단했는데, 3개의 동일 집단에서 후성유전 시계보다 더 정확했다.[156] 이런 모델 대다수가 지닌 한 가지 문제점은 만성질환이 섞여

　　　　　4부 늙지 않는 슈퍼에이저스의 등장

있어서 노화 관련 질환과 건강한 노화 과정을 구분하지 못한다는 것이다. 이 두 가닥을 풀려는 특수한 목적을 갖고 설계된 한 모델은 50~60세에 중성구 수치와 염기성 인산분해효소의 수치가 낮은 것이 70세를 한참 넘어서까지 건강하게 늙을 수 있음을 예측하는 지표임을 보여주었다.[157]

현재 우리는 수천 명의 혈장 단백질 수천 가지를 나이의 경과에 따라 여러 차례 분석하면 단백질체 시계를 계산할 수 있고, 더 나아가 일시적인 기관 시계들도 구할 수 있을 것이다. 이 방법으로 노화 단백질체를 밝혀내자, 사람의 생애에 걸쳐서 정점을 찍는 곡선이 세 번 나타난다는 것이 드러났다(그림 12.3).[158] 각각 다른 단백질 집합의 농도가 정점을 찍었다. 두 번째 정점은 중년에 나타나는데, 심혈관 질환과 알츠하이머병의 예측 지표였다. 나는 어니스트 헤밍웨이Ernest Hemingway의 『태양은 다시 떠오른다』에서 마이크가 자신의 파산에 한 말을 떠올린다. "서서히, 그러다가 갑자기." 반면에 노화 단백질의 농도 증가는 가속되다가 특정 시점에서 느려진다. 이런 시계들은 더 뒤에 갑자기 사망할 수 있음을 경고하는 중요한 표지판일 수 있다.

그런데 이런 생물학적 체학 시계들이 2세대 후성유전 시계를 넘어서 노화 과정에 관한 독특하거나 보완적인 정보를 제공할까? 이 점은 불확실하다. 3500여 명의 유전체, 단백질체, 대사체를 평가한 연구가 있는데, 안타깝게도 후성유전체를 제외하는 바람에 이 불확실성을 규명할 기회를 놓쳤다. 이 다양한 시계들은 집단을 조

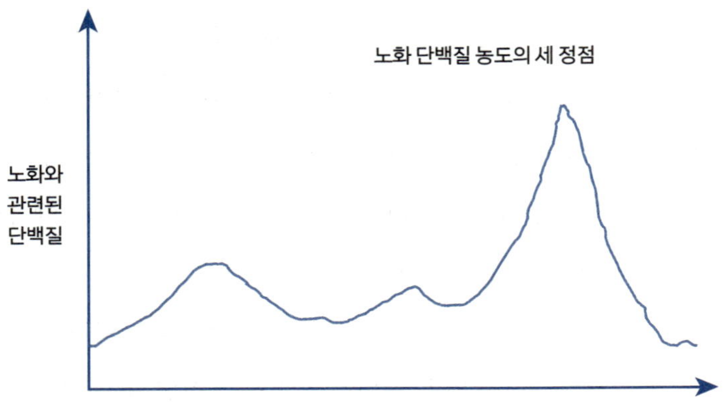

그림 12.3 사람의 생애 동안 나타나는 세 번의 혈장 단백질 농도 최고점

사한 자료를 토대로 개발되어 왔는데, 그것들이 개인 차원에서 적용 가능하고 특이성을 띨 것인지에는 의문이 제기된다. 이런 불확실한 점들을 떠나서, 우리는 사실 '신체 나이'가 무슨 의미인지도 잘 모른다. 개인 차원에서는 더욱 그렇다. 자신의 실제 나이보다 신체 나이가 10년 더 젊다는 검사 결과를 받으면 기쁘겠지만, 전향적 임상 시험을 통해 충분히 확인된 것은 아니다. 예를 들어, 누군가의 신체 나이가 실제 나이보다 몇 년 더 많다고 정확히 판단된다면, 그 지식을 토대로 생활 습관 요인들을 더 건강하게 바꾸게 될까? 아니, 그렇든 말든, 그 사람은 이미 알려진 건강한 생활 습관 요인들을 실천해야 하지 않을까? 이런 질문들이 호기심을 자극하긴 하지만, 아무튼 현재 우리가 대책으로 제시할 수 있는 것이라고는 3장에서 살펴본 생활 습관+ 요인들뿐이다.

그러거나 말거나, 노화 시계를 제공하는 기업들은 개의치 않는

다. 한 예로, 트루다이애그노스틱TruDiagnostic은 던딘페이스 결과
와 면역 세포 기능, '체력', 텔로미어 길이 등의 수치를 제공한다.[159]
글리칸에이지GlycanAge(1회 검사는 348달러, 2회는 599달러),[160] 제
너레이션랩Generation Lab(신체 나이 검사는 월 149달러, VIP 전용은 연
간 3499달러)도 있다.[161] 탤리헬스Tally Health,[162] 일리지엄헬스Elysium
Health,[163] 노보스랩스Novos Labs[164] 같은 기업은 노화 시계와 보충제
를 함께 제공한다. 나는 텔로미어 길이와 후성유전 시계를 비롯한
이런 검사(또 보충제)를 추천하지 않는다. 연구에는 유용하지만, 어
떤 신체 시계 정보를 아는 것이 척도나 건강의 개선으로 이어지는
지는 엄밀한 무작위 임상 시험을 통해 입증된 적이 없기 때문이다.

기관 시계

전신 시계의 문제점은 누군가는 심장 노화형인 반면, 뇌 노화형이
나 신장 노화형도 있다는 것이다. 스탠퍼드대학교의 토니 와이스-
코레이Tony Wyss-Coray는 사람의 생애 전체가 다 담기도록 5676명
(서로 별개인 5개 동일 집단)의 11개 기관의 혈장 단백질 약 5000가
지를 조사했다.[165] 이 연구는 우리 몸의 기관과 계통마다 노화 양상
이 매우 다르다는 것을 확인했다. 연구진은 기관별로 독특한 단백
질 집합도 추적했다. 5명 중 1명은 적어도 하나의 기관에서 노화가
가속되었지만, 여러 기관이 빨리 늙는 사람은 전체의 약 2퍼센트
에 불과했다. 추적 관찰한 15년 동안 각 기관의 표지들은 그 기관

의 건강 악화를 예측했다. 심부전 5배 증가를 예측하는 심장 표지나 알츠하이머병 위험이 높음을 예측하는 뇌 노화 표지가 그랬다. 근육 노화 지표는 걸음걸이의 지장을 예측했고, 신장 노화 지표는 고혈압과 대사 증후군을 예측했다. 또 개인의 기관 나이와 실제 나이의 격차는 후속 관찰 기간의 사망률 증가와 관련이 있었다(그림 12.4 위 그래프).

그 뒤에 영국 바이오뱅크를 이용한 2건의 연구에서도 이런 발견들이 재현되고 확장되었다. 한 연구에서는 영국 바이오뱅크 참가자 약 5만 3000명을 대상으로 혈장 단백질 3000가지를 측정해서 기관별 노화 시계와 개입의 효과를 파악했다.[166] 예를 들어, 알코올은 뇌, 신장, 장의 노화를 가속했다. 흡연의 효과는 폐만이 아니라 뇌, 면역계, 간, 신장, 장에까지 나타났다. 다양한 기관에서 남성은 여성보다 신체 나이가 더 많고 더 빨리 늙는 경향이 있었다. 뮤즐리, 기름진 생선, 샐러드 같은 음식은 여러 기관의 더 느린 노화와 관련이 있는 반면, 가당 음료, 흰 빵, 맛있는 간식은 정반대였다. 하버드 의대의 루저 지오민Ludger Geominne 연구진은 이렇게 결론지었다. "이런 발견들은 미래의 항노화 개입이 전신 노화만이 아니라 가장 노화된 기관에 초점을 맞춰 조정되어야 함을 시사하며, 이는 보다 개인화된 항노화 개입 접근법의 필요성을 제기한다."

영국 바이오뱅크 참가자 4만 4000여 명을 대상으로 혈장 단백질 약 3000개를 조사해 11개 기관계의 시계를 살펴본 다른 연구도 매우 인상적이다.[167,168] 가속된 뇌 노화와 알츠하이머병 위험의

    4부 늙지 않는 슈퍼에이저스의 등장

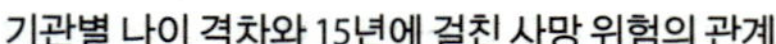
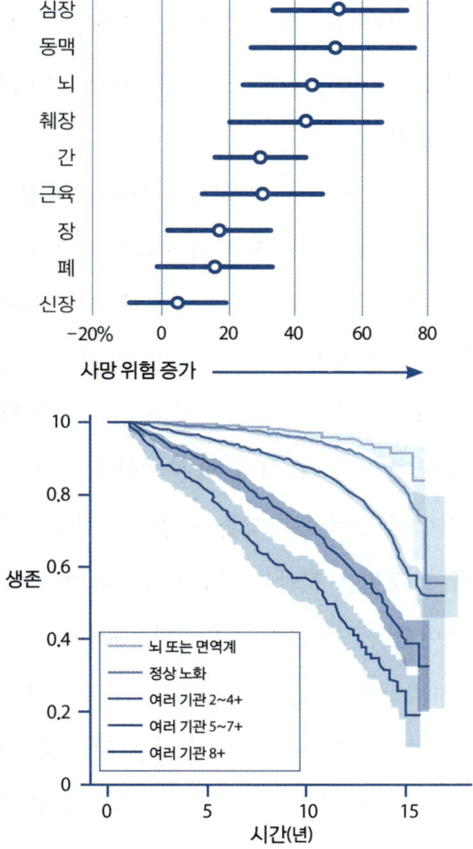

그림 12.4 기관별 노화를 토대로 한 사망 위험 예측을 위한 기관 시계 격차(단백질체 나이 대 실제 나이), (위)와 가속 노화와 정상 노화의 장기 수 및 뇌와 면역계의 감속 노화(아래)

약 2배 증가 등 각 기관의 시계가 질병을 예측한다는 발견을 확장했을 뿐 아니라, 흡연, 운동, 호르몬 대체요법, 보충제 같은 개입의 효과도 살펴보았기 때문이다. 호르몬 대체요법은 면역계, 뇌, 간,

동맥의 노화 지연과 관련이 있었다. 젊은 뇌와 면역계가 장수와 특히 관련이 있다는 인상적인 추가 발견도 이루어졌다(그림 12.4 아래 그래프). 대조적으로 가속 노화를 드러내는 기관이 더 많을수록, 생존 가능성은 더 낮았다.

약 4만 2000명으로 이루어진 영국 바이오뱅크 참가자들을 대상으로 3000가지의 혈장 단백질을 써서 10년 동안 200여 가지의 흔한 질환 및 희귀 질환의 출현 가능성을 예측한 연구도 있다. 마찬가지로 2만 5000여 명을 대상으로 2900가지가 넘는 혈액 단백질을 조사하는 대규모 단백질체 접근법을 유전체 및 전자 건강 기록 데이터와 통합해 기계학습을 통해 분석한 전향 연구도 이런 시계가 대다수 질병에 걸쳐 예측력을 지닌다는 것을 보여주었다.[169] 다른 혈장 단백질 조합은 진단이 이루어지기 10여 년 전에 치매를 예측하는 데 쓰여왔다.[170] 건강한 성인 5만 2000여 명의 혈장 단백질 1400여 가지를 조사한 연구는 네 가지(GFAP, NEFL, GD15, and LTBP2)가 치매 예측과 매우 관련이 깊다는 것을 알아냈다. 한 혈장 단백질 위험 점수는 사망 확률이 높은 주요 노화 관련 질환인 엉덩뼈 골절을 예측하는 데 도움을 줄 수도 있다.[171]

개인 수준에서 건강 개선에 쓸 수 있음이 입증된다면, 나는 혈장 단백질 기관 시계를 노화 과정의 추적 관찰 분야에서 이루어진 큰 발전이라고 여길 것이다. 개인의 기관 수준에서 위험을 특정한다면, 노화를 감속시킨다고 알려진 실행 가능한 조치와 짝지을 수 있고, 개인 맞춤 예방 의학의 모범 사례가 나올 것이다. 딱 맞는 사람에게 딱 맞는 기관에 관한 딱 맞는 정보를 제공하는 셈이다. 게다가 기관 시계는 약물의 항노화 효과를 구체적으로 적시하기를 원하는 규제 당국에 대리 척도를 제공할 수 있다는 점에서도 특히 유용할 수 있다. 종합하면, 개인의 기관 시계 다시 맞추기는 전신 수준에서 그렇게 하려고 시도하는 것보다 덜 야심적이면서 더 달성 가능한 목표다.

조직 특이적 노화

노화 과정의 상당수는 조직 특이성을 띤다. 80세 이상인 사람 중에 뇌 슈퍼에이저superager인 이들이 있다.[172] 그 이유를 이해하기 위해 포괄적인 조사를 하니 그들이 대조군에 비해 뇌 회색질 부피가 더 크고, 회색질 위축 속도가 더 느리고, 몸 움직임이 더 빠르고, 백색질 미세구조가 더 잘 보존되어 있고, 정신건강이 더 양호하다는 결과가 나왔다.[173] 그런데 놀랍게도 양쪽 집단의 APOE4 보인자, 뇌의 아밀로이드 축적 정도, 생활 습관 요인들에는 아무런 차이가 없었다. 비슷한 연구에서는 슈퍼에이저의 뇌를 지닌 이들이 실제 나이인 80세가 아니라 50~60세로 보이며, 기억력도 그렇다고 나왔다.[174] 이런 연구들은 뇌에 구조적인 차이가 있고 그것이 인지 기능과 상관관계가 있음을 보여주지만, 왜 누군가는 그렇게 뇌 노화 과정이 느리게 진행되는지를 설명하는 데는 도움이 안 되었다.[175] 흥미로운 점은 히스토에이지HistoAge 시계라는 조직 메틸화로 파악한 뇌 노화 궤적이 호바스 시계 및 연관된 전신 후성유전 시계의 것과 확연히 다르다는 발견이었다. 이는 노화 양상이 기관 및 조직 특이성을 띤다는 개념에 잘 들어맞는다. 4000여 명의 400가지가 넘는 체학 특징들을 살펴본 연구도 한 사람 안에서도 기관들이 서로 전혀 다른 속도로 늙어간다는 것을 보여주었다.[176]

'중년middle-aging' 뇌가 있다는 견해를 뒷받침하는 증거는 계속 쌓이고 있다.[177] 혈장의 노화 단백질들이 두 번째 물결을 이루어 밀려들듯 늘어나면서, 추적할 수 있는 여러 과정에서 전환점이 나타나는 시기를 가리킨다(그림 12.5). 그리고 그중에는 조절 가능한 위험 인자들도 있다. 이때로부터 신경 퇴행 질환이 발병하기까지 10~20년이 걸리므로, 이 긴 기간은 개인의 인지 기능 쇠퇴의 자연사 경로를 바꿀 엄청난 기회를 제공한다.

MRI와 기억 기능을 평가했을 때 뼈관절염으로 생긴 만성 무릎 통증이 해마, 시상을 비롯한 몇몇 뇌 영역에 영향을 미치고, 후속 관찰 기간에 치매 위험을 증가시켰다는 최근의 연구 결과도 있다.[178] 이는 뇌 노화를 가속시킬 수 있는 다른 건강 요인들이 있음을 말해준다.

뇌 다음으로 노화의 영향을 가장 폭넓게 살펴본 기관은 아마 근육일 것이다. 근육은 생애 전체에 걸쳐서 건강한 조직을 쉽게 채취할 수 있다는 장점을 지닌다. 20~75세의 참가자 17명의 근육을 생검해서 세포와 세포핵 9만 개 이상의 서열을 분석한 연구가 있다. 이 연구는 줄기세포 기능 이상, 염증 단백질 생산 증가, 면역계 활

     4부 늙지 않는 슈퍼에이저스의 등장

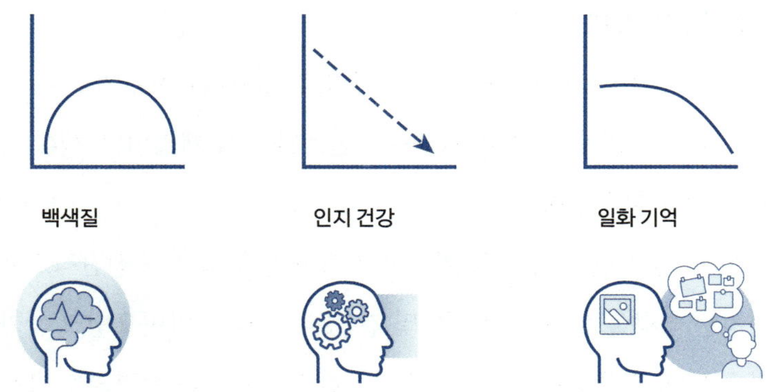

그림 12.5 '중년' 뇌 변화

성화, 신경 분포 손실 측면에서 여러 깨달음을 안겨주었다.

심장 노화에 관해 필리핀원숭이를 대상으로 한 연구에 따르면, 심근세포는 나이가 들면서 젊은 원숭이보다 2배나 커지고, 염증성 단백질, 섬유증(흉터 형성), 노화세포도 함께 증가한다는 결과가 나왔다.[179,180] 심장세포의 체세포 돌연변이는 DNA 수선 문제를 일으키면서 뇌세포나 림프구보다 더 많은 노화 관련 변화를 축적한다.[181] 뇌나 근육, 심장뿐 아니라 다른 기관들의 생물학적 노화 과정도 개인의 몸 내에서 자체 속도로 진행될 수 있다. 그런 한편으로 우리는 상호 연결성을 보여주는 압도적인 유전적 증거를 통해 "어떤 기관계도 섬이 아니다"라는 것을 잘 알고 있다.[182]

노화 과정 조절

어떻게 하면 노화 과정에 영향을 미칠 수 있을까? 여기에는 두 가지 기본 범주가 있다. 생활 습관+ 요인들과 약물 개입이다. 생활 습관 이야기부터 해보자.

식사, 신체 활동, 수면을 비롯한 건강한 생활 습관이 전반적으로 미치는 영향을 살펴본 연구가 몇 건 있다.[183] 영국 바이오뱅크 참가자 35만여 명을 10년 이상 추적 관찰한 연구에서는 수명의 다유전자 위험 점수를 이용해서 유전적 요인을 추려냈다. 유전자는 수명에 약 20퍼센트 기여하는 듯했고, 바람직한 생활 습관은 독립적으로 수명에 뚜렷한 효과를 미쳤다. 수명을 줄이는 유전적 위험을 완화하는 생활 습관은 수명을 약 5년 늘렸다. 4개의 동일 집단의 1만 1000여 명을 훨씬 더 장기간인 무려 28년 동안 추적 관찰한 연구에서는 건강한 생활 습관의 대사체 특징(주로 지질 대사로서 낮은 BMI 및 건강한 식단과 강한 관련성을 띤다)이 수명의 25퍼센트 증가(85세 이상으로), 심혈관 및 암 사망률뿐 아니라 모든 원인 사망 위험의 상당한 감소와 관련이 있다고 나왔다.[184] 두 연구의 참가자들은 주로 유럽 백인 혈통이기에, 이 결과의 확대 추정 가능성은 제한적이다.

일본에서 2만 명을 21년에 걸쳐 추적 관찰한 건강한 생활 습관 연구에서는 만성질환(당뇨병, 심혈관 질환, 신장 질환, 암)에 상관없이 수명이 상당히 연장되었고, 80세 이상까지 늘어나기도 하는 것으로 나타났다.[185] 식사, 수면, 운동, 적은 음주량, BMI, 금연이라는

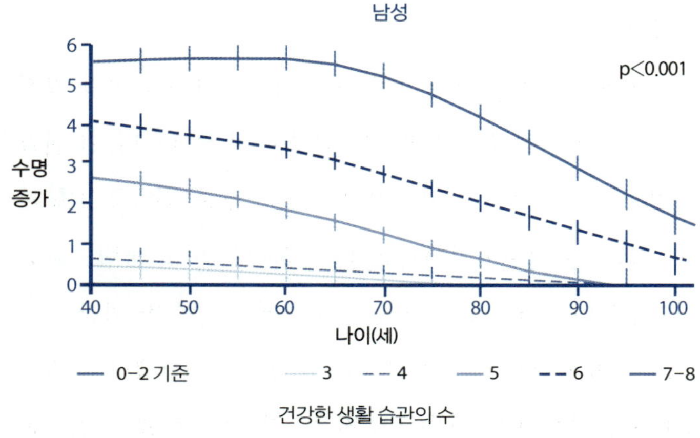

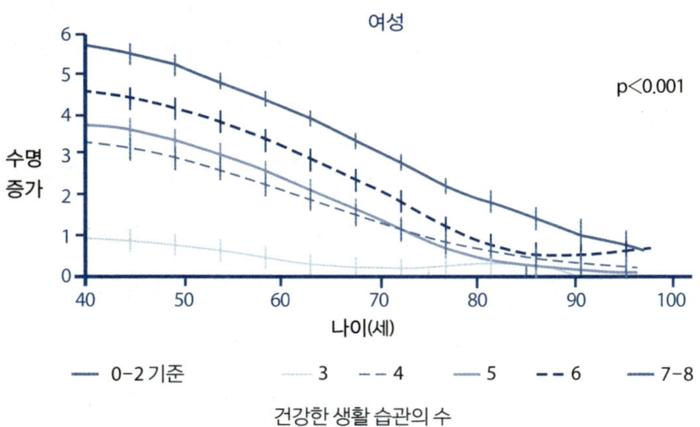

그림 12.6 남녀별 건강한 생활 습관 요인들과 수명 증가

건강한 생활 습관의 수에 따라 '용량-효과' 관계도 나타났다(그림 12.6). 이와 비슷하게 중국의 백세인이 된 약 1500명과 백세인이 되기 전에 사망한 같은 연령의 대조군을 비교한 연구에서도 건강한 생활 습관 점수가 가장 높은 이들이 평균 95세까지 살 가능성이

가장 높았다.[186]

설치류에게서는 열량 제한이 수명을 연장시키는 효과가 있지만, 사람 및 다른 영장류에게 미치는 영향은 더 모호하다. 20년을 추적 관찰한 2건의 대규모 원숭이 연구들은 모순되는 증거를 내놓았다.[187] 하나는 위스콘신대학교, 다른 하나는 미국 국립노화연구소의 연구였다.[188] 위스콘신 연구는 하루에 식사를 한 끼만 하고 16시간을 못 먹게 하는 식으로 열량을 더 심하게 제한했다. 국립노화연구소는 음식을 밤에 놔두고서 자유롭게 먹도록 했다. 위스콘신 연구에서만 수명이 연장되었지만, 양쪽 다 건강 수명이 개선되었다고 나왔다.[189] 당뇨병, 심혈관 질환, 뼈관절염 같은 노화 관련 질환이 덜나타났다.

영양소 감지를 다룬 절에서 나는 가벼운 열량 제한(12~14%)이 생물학적 노화 감소와 관련이 있음을 시사하는 2건의 연구를 언급했다. 이 연구 중 하나는 후속 연구도 했는데, 열량 제한에 새로운 차원의 혜택도 있음을 보여주었다.[190] 바로 면역계 혜택이다. 특히 우리의 가슴샘은 사춘기에 T세포를 생산하고 지방을 축적하는 능력이 쇠퇴하는데, 이 능력도 회복되었다. 지방조직이 재편되었고, 그 조직에서 혈소판 활성화 인자platelet-activating factor, PLA2G7의 발현 감소는 전신 염증 감소와 상관관계를 보였다. 생쥐에게서 그 유전자를 제거하자 염증이 억제되고 늙었을 때도 가슴샘 기능이 유지되었다.[191]

3장에서 논의한 다양한 시간제한 식사와 간헐적 단식은 항노화 효과가 있다는 증거를 내놓지 못했지만, 면역반응은 개선된다는 것을 보여주었다.[192] 열량 제한과 마찬가지로 이런 식사법들은 실험 모델에서 장내 미생물군 조성을 바람직하게 바꾸고 항암 효과를 높였다.[193] 채식 위주의 저열량 저단백 식사를 4주마다 5일씩 하는 단식 모방 식단에도 관심이 쏟아졌는데, 생쥐에게서 유익한 효과가 나타났고 평균 연령 43세이고 BMI 27인 100명을 대상으로 무작위 임상 시험도 이루어졌다.[194,195] 이 식사법을 3주기 동안 하자 인슐린 감수성 증가, 간 지방 감소, 림프구 대 백혈구 비 증가(면역계 나이 척도에서 바람직한 값), 신체 나이 2.5년 감소라는 결과가 나왔다. 이 신체 나이 척도는 DNA 메틸화가 아니라 생물 표지 집합을 썼다.[196] 서던캘리포니아대학교의 발터 롱고Valter Longo와 로절린 앤더슨Rozalyn Anderson은 오래전부터 단식 모방 식사법을 옹호해왔다. 그들은 수명과 건강 수명을 늘리는 이 '장수 식사법'을 이렇게 묘사했다. "주로 식물성을 기반으로 하되 생선에서 얻는 단백질도 규칙적으로 섭취하며, 탄수화물을 중간에서 높은 수준으로 섭취하고 단백질은 적지만 충분한 양을 섭취하는 것이 특징이다."[197]

반면에 고지방 식단이나 케토 식단은 특히 장기간 채택할 때, 생쥐와 사람에게서 노화가 가속되는 현상이 나타나며, 이는 세포 노화를 통해 드러났다.[198] 생쥐에게 고지방 식단을 제공한 뒤 장내 미생물군의 변화, 특히 데설포비브리오Desulovibrio 세균의 증가가 일어났고, 류신 생산량도 뚜렷이 증가했다.[199,200] 유방암을 앓고 있으며 임상 증상이 안 좋은 여성들도 혈액의 류신 수치가 높았다. 고

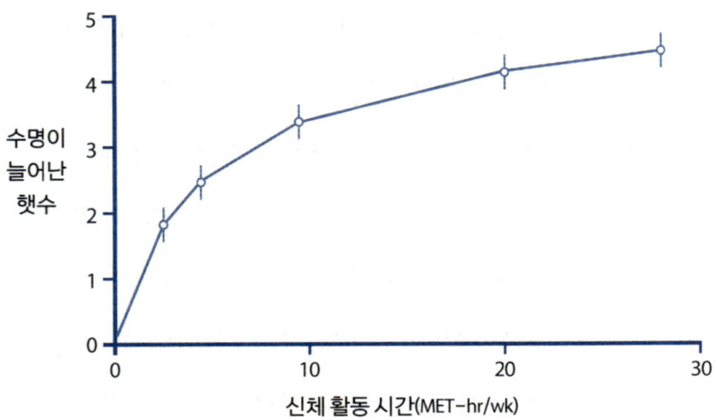

그림 12.7 신체 활동과 수명 연장의 관계

지방 식단과 장내 미생물군 변화의 관계를 파악하고자 한 실험들은 류신이 골수에 백혈구 억제세포와 mTOR 경로를 활성화하고, 종양 진행을 촉진하라고 신호를 보낸다는 것을 밝혀냈다. 종합하면, 이런 발견들과 3장에서 말한 심혈관에 미치는 악영향은 케토 식단을 장기적으로 채택하는 것을 피해야 함을 시사한다.

건강 수명을 늘린다고 입증된 식이 보충제는 전혀 없지만, 좋은 후보가 하나 있다. 바로 타우린taurine이다.[201] 사람의 타우린 수치는 나이를 먹을수록 줄어들며, 결핍은 더 높은 염증 수치 및 노화 관련 질환 증가와 상관관계가 있다. 타우린을 보충하자 원숭이에게서 건강 수명이 늘어났고 세포 노화, 염증노화, 미토콘드리아 기능 이상이 완화되었다. 현재 동물 모델들에서 이 효과를 검증하는 무작위 임상 시험 결과를 기다리고 있다.

운동은 건강 수명을 연장하는 인상적인 효과를 낳는다. 염증

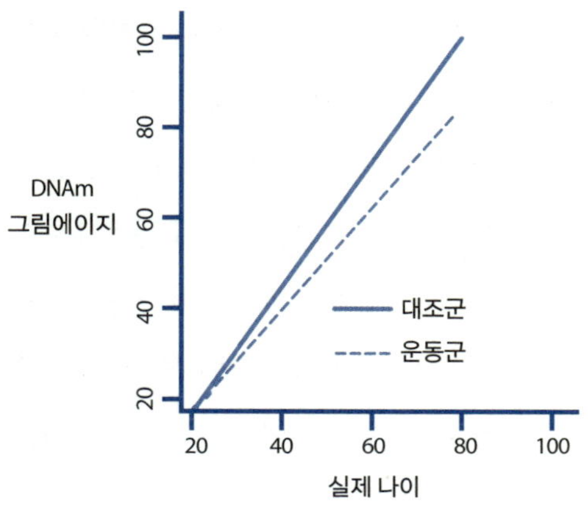

그림 12.8 운동을 통해 바람직한 변화를 일으키는 후성유전 노화 시계

이 줄고, 면역반응이 증진되고, 죽상경화증이 줄고, 인슐린 감수성이 개선되고, 대사 증후군과 2형 당뇨병이 줄고, 여러 암의 발병률이 줄어드는 효과가 여러 연구에서 일관적으로 나타난다.[202] 21~90세인 65만 명 이상을 10년 동안 추적 관찰한 대규모 연구는 신체 활동의 주당 대사량당metabolic equivalent hour per week, MET-hr/wk이 증가함에 따라 수명이 상당이 늘어난다는 것을 보여주었다(그림 12.7).[203] 신체 활동을 전혀 안 하는 것에 비하면 매주 450분 걸을 때 수명이 약 4.5년 늘어나는 것에 해당했다.

스티브 호바스와 내가 검토한 바에 따르면, 운동은 사람의 신체 나이를 재설정한다는 것이 잘 입증된 유일한 치료법이다(그림 12.8).[204] 운동의 유익한 효과 중 일부는 엑서카인exerkine에서 나올 수 있다. 운동할 때 분비되는 다양한 화합물을 가리킨다. 인터루킨-10처럼 염증을 줄이는 것도 있고, 인터루킨-6처럼 운동을 높은 강도로 오래 계속할 때 증가할 수 있는 것들은 스트레스 반응을 모사하여 실제 스트레스를 받을 때 적응할 수 있도록 몸을 준비시킨다. 췌장암 환자들에게 유산소 운동과 근력 운동을 1시간 시켰을 때의 면역반응이 한 예다. CD8+ 세포독성 T세포가 상당히 늘어날 뿐 아니라, 암과 맞서 싸우는 데 도움이 되도록 이 세포들의 생존 시간도 2배로 늘었다. NIH는 2016년에 동물 모델과 2500여 명을 대상으로 신체활동분자전달체컨소시엄Molecular Transducers of Physical Activity Consortium이라는 대규모 운동 연구를 시작했다.[205] 8주 동안 트레드밀 운동을 시킨 쥐들의 여러 체학을 조사하자, 미토콘드리아 기능 개선, 염증 완화, 염증성 장 질환 같은 자가면역질환 감소, 지방간 질환 억제 등의 효과가 나타났다. 다른 실험에서는 운동을 통해 늙은 생쥐의 뼈대근 줄기세포의 회춘이 이루어졌다.[206]

다른 생활 습관 요인들도 친노화 또는 항노화 특성을 지녔는지 조사가 이루어져 왔다. 일찍, 즉 태아기나 아동기에 담배에 노출되면 후성유전적 노화 가속 현상이 나타난다고 나왔다.[207] 큰 수술 뒤의 스트레스는 후성유전적 노화를 가속하고,[208] 사회적 스트레스는 면역 노화를 촉진한다.[209]

16개국에서 65세 이상인 9만 2000여 명을 대상으로 취미 활동과 건강한 노화의 관계를 연구한 이들도 일관되게 개선이 이루어진다는 결과를 얻었다.[210] 이는 98세라는 건강하면서 활달한 LR 부인과 그림 그리기 및 조각 그림 퍼즐 맞추기라는 취미 생활을 떠올리게 한다. 그녀의 낙천적 성격도 한몫을 하며, 아마 수명의 11~15퍼센트 연장과 관련이 있을 것이다.[211] 또 고립되지 않고 사회적으로 연결되어 있다는 점도 도움이 된다. 최근에 AI로 처리한 심전도 생물학적 노화 척도를 써서 28만 명 이상을 조사했더니, 가장 덜 고립된 이들이 신체 노화가 가장 느리다는 것을 시사하는 결과가 나왔다.[212]

3장에서 말했듯이, 늙어감에 따라 우리 수면의 질과 하루 주기 리듬은 교란된다.[213,214] 피노에이지를 척도로 삼은 연구는 수면 건강이 좋아질수록 후성유전적 노화가 느려질 수 있음을 보여준다.[215] 아마 더욱 놀라운 사실은 교통수단이 일으키는 공기 오염이나 도로 관리가 엉망이고 버려진 차들이 널려 있고 예술과 무관한 낙서가 가득한 열악한 동네 등 건축 환경도 생물학적 노화와 관련이 있다는 점일 것이다.[216,217]

노화를 늦추는 개입 전략

노화 과정을 조절하는 일도 무척 중요하지만, 많은 이들이 염두에 두고 있는 성취는 사실상 기능의 감퇴를 되돌리는 것이다. 그 방면으로는 무슨 말을 할 수 있을까? 종합하자면, 증거는 미미하지만 흥미로우며, 더 나아가 흥분을 불러일으키기까지 한다. 여기서는 당연히 면역계의 회춘부터 이야기하겠다.

이제 나이를 먹으면서 면역계에 일어나는 변화, 즉 면역노화가 얼마나 해로운지를 잘 알 것이다.[218] 손상된 DNA 수선을 살펴본 동물 모델에서 면역노화는 간, 신장, 췌장, 폐를 비롯한 여러 기관의 노화를 추진할 수 있었다.[219] 단일세포 서열 분석을 통해 다양한 나이의 사람들에게서 채취한 면역세포 수백만 개를 조사함으로서, 현재 우리는 어떤 세포가 노화 과정에 영향을 받는지 정확히 파악하는 중이다.[220]

면역계의 노화 역전을 살펴보는 접근법이 세 가지 있는데, 서로 전혀 다르다. 재조합 인간성장호르몬, 메트포르민, 디하이드로에피안드로스테론dehydroepiandrosterone을 조합해서 50~65세의 남성 10명에게 투여한 연구가 있다.[221] 성장호르몬만이 가슴샘과 그 기관의 T세포 생산에 영향을 미친다고 알려져 있다. 그런데 MRI 영상을 보니 이 참가자들의 가슴샘이 재생되었다는 증거가 나왔다. 대조군에 비해 다양한 염증 표지가 줄어들고 면역반응이 증진되었다. 후성유전 나이(호바스 시계와 그림에이지 시계로 측정한)도 평균 1.5년 줄었고, 1년 동안 추적 관찰하니 더욱 줄었다. 잠재적인 치료제로서 성장호르몬 이야기를 한마디만 더 하고 넘어가자. 성장호르몬은 노년이 되면 줄어들고 보충하면 근육량과 뼈 밀도가 증가하긴 하지만, 인슐린 저항성도 높이므로 수명에 바람직한 영향을 미친다고 뒷받침하는 데이터는 전혀 없다.

세포 내 물질들이 비대칭적으로 분포하는 분극polarization이라는 과정을 제거하는 약물을 4일 동안 투여해서 늙은 쥐의 혈액줄기세포가 재조직되도록 돕자, 후성유전 시계가 역전되고 수명이 연장

되었다는 연구가 있다.[222] 면역력이 떨어진 늙은 생쥐에게 회춘시
킨 혈액줄기세포를 이식했을 때에도 동일하게 뚜렷한 항노화 효
과가 나타났다.[223] 이런 혈액줄기세포 회춘 실험은 면역계의 균형
을 백혈구 생성보다 림프구 생성쪽으로 기울게 했고, 다음 연구의
토대를 마련하는 데 기여했다. 후속 연구 결과는 《네이처》에 발표
되었다.

여기서는 늙은 생쥐에게 항노화 항체를 썼다. 항체는 염증(염증
노화)의 추진자라고 여겨지는 골수성 조혈모세포myeloid-based hema-
topoietic stem cell라는 비정상적인 늙은 줄기세포를 제거함으로써, 면
역세포 집단을 선천 면역계의 백혈구로부터 T세포와 B세포 생산
쪽으로 옮겼다.[224] 그 결과 한 차례 주사한 뒤 몇 달 동안 적응 면역
계가 회춘하는 양상이 나타났다. 증진된 면역계는 대조군에 비해
늙은 생쥐가 바이러스에 감염되었을 때 더 강한 반응을 보였다. 많
은 항노화 개입이 그렇듯이, 여기서도 면역계의 이 재균형이 T세
포와 B세포 림프구암처럼 암 위험을 높일 가능성이 있지 않을까
하는 걱정이 남는다.[225]

이제 후안 카를로스 이즈피수아 벨몬테와 그의 선구적인 연구
로 돌아가자. 지금까지 그는 유전조로증 돌연변이를 지녀서 노화
가 가속되는 혈통의 생쥐를 유전적으로 회춘시킬 수 있음을 보여
주었다. 내가 최근에 방문했을 때, 그는 알토스랩스의 딜레마를 이
야기했다. 30억 달러가 넘는 투자금이 몰렸는데, 아직 사람을 대상
으로 한 임상 시험을 시작하지 못했다는 것이다. 문제는 짧게 노출

한다고 해도 야마나카 인자를 온몸에 투여하면 암을 촉발할 수도 있다는 점이다. 이 전사 인자들 중 두 가지는 정상 세포를 암세포로 만들 수 있어서다(c-Myc와 OCT4). 동물 실험에서는 노출 뒤에 기형종이 형성되기도 했다. 주목할 점은 벨몬테 연구진이 생쥐 모델에서 네 전사 인자를 온몸에 투여하든 특정 조직을 겨냥해 투여하든, 짧은 펄스 형식으로 주입하자 12개월 동안 암이 전혀 발생하지 않았다는 것이다.[226,227] 아마 처음에는 이 인자들을 중증 퇴행성 뼈관절염을 앓는 무릎 관절처럼 특정 신체 부위에만 주사하는 편이 신중한 방식일 듯하다. 녹내장에 걸린 늙은 생쥐의 눈에 야마나카 인자 세 가지를 주사하자 망막신경절세포의 후성유전 시계가 되감기고 시력도 어느 정도 회복되었다.[228] 여기서도 항노화 효과와 암 위험 증가 사이에 상쇄가 일어날 우려가 있다. 야마나카 인자의 짧은 펄스와 조직 특이성(더 나아가 온몸이 아니라 손상된 세포 특이성) 접근법을 쓴다면, 이 위험을 줄일 수 있을지도 모른다.

말기암 환자들의 면역계를 회춘시키면 어떨까 하는 착상도 제기되어 있다. 그럴 때 사이토카인 분비 증후군cytokine release syndrome이 생길 위험이 있다. 이 증후군은 격렬한 면역반응을 일으켜서 치명적인 결과를 가져올 수 있다. 앞서 말한 성장호르몬 연구에서처럼 가슴샘 조직을 겨냥할 수도 있겠지만, 그런 정확한 전달 방식은 아직 연구가 덜 되어 있다.

항노화 면역세포를 증진시키는 성장호르몬의 대안으로서, 야마나카 인자OKSM에 추가 인자 두 가지(LIN28 and NANOG)를 더해서 후성유전적으로 부분 재프로그래밍하는 방법도 면역세포를 비롯해 다양한 유형의 배양 세포들을 대상으로 이루어졌다.[229] 후성유전적 및 염증 표지들을 되돌리는 것이다. 그러나 아직 실험 모델이나 사람을 대상으로 검증되지 않았다. 그 검증이 이루어지기 전까지는 체외에서 암 치료에 쓸 T세포를 가공하여 회춘시키는 데 쓸 수도 있을 것이다.[230]

부분 후성유전 재프로그래밍partial epigenetic reprogramming이라는 이 전략에 유달리 많은 기업이 엄청난 투자를 하고 있다. 알토스랩스뿐 아니라 뉴리미트New Limit, 리쥬버네이트바이오Rejuvenate Bio, 라이프바이오사이언시스Life Biosciences, 유스바이오테라퓨틱스YouthBio Therapeutics, 시프트바이오사이언스Shift Bioscience, 레트로바이오사이언시스Retro Biosciences 등의 기업들이 그렇다.

젊음의 샘을 찾는 이들은 으레 젊은 피를 생각하기 마련이다.[231] 우리는 20여 년 전부터 그 마법을 알고 있었다. 초기 실험에서는 두 생쥐를 수술로 융합했다(개체결합).[232] 이시적heterochronic 결합, 즉 늙은 생쥐와 젊은 생쥐의 결합으로 양쪽의 피가 공유되게 하자, 늙은 생쥐의 여러 기관 기능이 개선된 반면 젊은 생쥐의 기능은 악화된다는 증거가 나왔다. 개체결합을 3개월 동안 유지하자, 수명이 늘어나고 후성유전 시계가 역전되고 신체 기능이 개선되고 조직 체학 표지들에서 회춘이 이루어졌다는 증거가 나왔다.[233] 이런 변화는 생쥐들을 다시 분리한 뒤에도 몇 개월 동안 지속되었다. 그러나 이 결과들은 아직 재현되지 않았으며, 다른 독자적인 실험은 이 혜택이 없다고 반박했다.[234] 개체결합으로 유익하면서 지속적인 효과가 나타난다고 가정한다고 해도, 비록 흥미롭더라도 우리가 사람들을 수술로 연결하지는 않을 것이므로, 우리에게는 더 현실적인 경로가 필요하다. 무엇이 그 혜택을 제공하는지 설명을 찾아내는 일이 바로 그것이다.

늙은 생쥐에게 젊은 혈장을 전신에 순환하도록 주입하자(24일간 8회) 인지력과 기억력이 개선되고, 새 뉴런이 확연히 증가했고(신경발생), 해마 회로 뉴런의 연결(시냅스 가소성)이 강화되었고, 개체결합을 통해 성취한 것을 모방할 수 있었다.[235] 한 차례 30분에 걸쳐서 늙은 생쥐의 혈장 절반을 생리식염수-알부민 주사액으로 대체하자, 인지력 개선, 염증 감소, 간 섬유증 감소, 근육 수선 등 다기관 혜택이 재현되었다.[236] 이는 늙은 생쥐의 회춘이 늙은 피의 단백질 희석의 함수에 더 가까울 수 있다는 가능성을 제기했다. 이 혜택을 추진하는 것이 무엇인지 알려주는 다른 단서는 운동한 동물의 혈액에서 나왔다. 운동한 늙은 생쥐의 혈장을 꼼짝하지 않는 늙은 생쥐에게 주입하자, 인지력과 해마 시냅스 가소성이 향상되었다.[237] 간에서 유래한 혈액 인자인 Gpld1이 매개체였다.

그러나 젊은 생쥐 혈액에 든 젊음의 인자가 무엇인지는 아직 확실히 밝혀지지 않았다. 여러 연구를 통해 성장 분화 인자growth differentiation factor 11, GDF11, 오스테오칼신,[238] 클로토,[239] 혈소판 인자 4platelet factor 4, PF4,[240] 세포바깥 소포체small extracellular vesicle[241] 등 많은 후보가 제시되어 왔다.[242] 클로토는 사람 이외의 영장류에게

한 차례 저용량으로 투여했을 때, 기억력과 인지력을 증진했다.[243] PF4도 직접 투여했을 때, 늙은 생쥐의 인지력 개선과 뇌 염증 감소라는 젊은 혈장의 혜택을 흉내 냈다.[244] 현재 특허를 받은 혈장 인자들이 파킨슨병의 인지력 개선과 경증에서 중등도 알츠하이머병 치료를 위해 임상 시험 중이다.[245]

젊음 인자 탐색은 뇌척수액을 통해서도 이루어져 왔다. 젊은 생쥐의 뇌척수액을 늙은 생쥐에게 주사하면, 혈장 수혈과 비슷한 혜택이 나타나기 때문이다.[246] 섬유모세포 성장인자fibroblast growth factor 17, Fgf17는 이 효과를 자체적으로 충분히 달성했다. 이런 연구들은 대부분 생쥐를 대상으로 이루어졌지만, 더 최근에 젊은 돼지의 혈장을 쥐에게 이식한 연구에서도 후성유전 시계의 역전과 함께 비슷한 효과들이 나타남을 보여주었다.[247]

사람을 대상으로 한 연구는 드물다. 젊은 사람의 혈장을 알츠하이머병 환자 9명에게 투여한 소규모 무작위 임상 시험은 안전하다는 것은 보여주었지만, 혜택의 징후는 나타나지 않았다.[248] 특정한 인자나 잠재적인 부작용을 알지 못한 채, 혈장분리교환술plasmapheresis, 즉 치료용 혈장 교환therapeutic plasma exchange, TPE을 통해 혈액 단백질을 희석하는(60~70%) 전략이 세 참가자를 대상으로 1년에 걸쳐 3회 수행된 바 있다. 이 가설을 검증하는 가장 안전한 방법처럼 보인다. 이 임상 시험은 염증과 염증노화를 억제하고 신경 퇴행 및 암과 연관된 단백질 생물 표지들이 줄어든다는 증거를 제시했다.

사람을 대상으로 효능이나 안전성이 제대로 검증되지 않았음에도, 여러 기업과 병의원은 항노화 효과가 있다고 광고하면서 젊은 혈장 주입술과 혈장분리교환술을 제공해 왔다. 암브로시아Ambrosia는 16~25세의 혈장 1리터를 8000달러에 제공했다.[249] 2019년 FDA는 "일부 환자들이 파렴치한 자들의 먹잇감이 되고 있다"라는 말로 젊은 혈장 주입술에 경고를 보냈다.[250] 그럼에도 여전히 젊은 혈장 주입술을 제공하는 기업들이 있으며, 넥스트헬스Next Health는 1만 달러에 TPE를 제공하고,[251] 영블러드인스티튜트Young Blood Institute,[252] 맥스웰클리닉Maxwell Clinic[253] 등 많은 기업도 그렇다. 큰 비용, 혜택의 증거 부족 외에도 혈장 주입술과 혈장분리교환술이 상당한 위험을 수반한다는 점도 여기서 강조할 필요가 있겠다.

젊은 생쥐에서 늙은 생쥐로 이어지는 회춘 효과는 혈액과 뇌척수액뿐 아니라 장내 미생물군으로까지 확장된다.[254] 대변 미생물 이식은 늙은 생쥐의 장, 눈, 뇌 기능의 개선을 보여주었다. 거꾸로 늙은 생쥐에게서 젊은 생쥐로 이식했을 때는 정반대 양상이 나타났다.

늙은 혈액 이야기는 이 정도면 충분할 듯하다. 이제 늙은 좀비 노화세포로 넘어가서 그것을 제거하여 유해한 영향을 피할 방법을 알아보자. 2015년 스크립스연구소의 내 동료들은 메이요병원 연구자들과 공동으로 노화세포제거제senolytic 조합이 생쥐의 노화세포를 얼마나 잘 죽일 수 있는지를 조사했다.[255] 생쥐에게서 이 개입이 효과적이라는 증거는 지금은 풍부하다.[256] 1세대 노화세포

제거제에는 백혈병 치료제로 승인받은 타이로신 인산화효소 억제제인 다사티닙, 퀘르세틴, 피세틴fisetin 등 식물의 대사산물인 천연 플라보노이드가 포함된다.[257] 노화세포는 죽음, 즉 세포자멸사apoptosis에 저항한다. 그래서 나비토클락스navitoclax 같은 BCL-2 억제제를 비롯한 세포자멸사 촉진제pro-apoptotic도 개발되었다. 2세대 약물에는 노화세포를 표적으로 가공된 CAR-T세포와 노화세포의 노폐물 처리를 개선하는 약물 혹은 나노입자가 포함된다. 후자에는 글루타민 가수분해효소 1glutaminase 1, GLS1이나 베타-갈락토시다아제 가수분해효소beta-galactosidase를 겨냥한 약물이 해당된다.[258] 젊은 피 이야기와 달리, 세놀리틱스를 검사하는 초기 단계의 임상 시험과 연구 계획이 여러 건 진행 중이며, 대부분 1세대 화합물을 투여하고 때로 조합해 쓰기도 한다.[259] 폐섬유증, 신장 질환, 알츠하이머병, 뼈관절염, 패혈증, 노쇠, 당뇨황반부종을 대상으로 임상 시험이 이루어지고 있다. 초기의 소규모 임상 시험은 당뇨신장 질환과 특발 폐섬유증에 다사티닙과 퀘르세틴을 써서 노화세포를 제거했음을 시사하지만,[260,261] 무릎 뼈관절염이나 갱년기 여성의 뼈 대사에는 임상적 혜택이 있음을 보여주지 못했다.[262]

기존 치료법이 듣지 않는 당뇨황반부종 환자 19명을 대상으로 한 임상 시험에서는 세포자멸사 촉진제인 포셀루토클락스foseluto-clax를 눈에 직접 주사하자 시력 향상, 혈관 수선, 망막의 재편성이 일어났다.[263,264] 이 약물은 유니티바이오테크놀로지Unity Biotechnology가 개발한 BCL 억제제의 일종이다. 경증 알츠하이머병 환자 5명에게 알약 형태의 다사티닙과 쿼르세틴을 12주 동안 투여한 연구에서는 세포 노화의 혈장 생물 표지 11가지와 뇌척수액 생물 표지 여섯 가지가 개선되는 결과가 나왔다.[265, 266] 인터루킨-6 같은 몇몇 염증성 분자도 분비된다는 증거가 있으며, 이는 노화세포의 파괴에 따른 원치 않은 염증반응이 일어남을 시사할 수도 있다. 중증 코로나19 환자들의 뇌를 사후 부검했더니 같은 연령의 대조군에 비해 노화세포가 많았다는 증거가 나왔다.[267] 오가노이드 실험에서는 여러 세놀리틱스가 노화세포를 제거하는 데 성공했다. 코로나19의 두 동물 모델에서 세놀리틱스는 노화세포를 제거하고 염증을 확연히 줄였다.[268] 여기에다가 심층 학습 AI는 세놀리틱 가능성이 있는 새로운 작은 분자들의 발견 속도를 높이고 있다.[269]

엠파글리플로진empagliflozin(자디앙스Jardiance)이나 카나글리플로진canagliflozin(인보카나Invokana) 같은 널리 처방되는 나트륨-포도당 공동수송체-2sodium-glucose cotransporter-2, SGLT-2 억제제는 2형 당뇨병 환자의 사망률을 줄이고 심부전 환자의 박출률을 보전하는 중요한 결과를 낳았지만, 이 혜택이 어떤 메커니즘으로 나타나는지는 불분명하다.[270] 생쥐 모델에서 SGLT-2 억제제는 노화세포를 제거하고 생존율을 높인다.[271] 중년에 투여를 시작해도 그렇다. 사람에게서도 그렇다는 것이 입증된다면, 이런 약물을 장수를 촉진하는 용도로 재창출하는 것은 매우 흥미로운 일이 될 것이다.

유로키나제 플라스미노겐 활성제 수용체urokinase plasminogen receptor를 겨냥한 가공된 T세포CAR-T를 이용하는 2세대 세놀리틱도 늙은 생쥐를 대상으로 연구가 이루어졌다.[272] 한 차례 주사하자 노화세포를 제거하는 차원을 넘어 혈당 저하를 비롯한 대사 기능과 운동 능력의 개선이 지속적으로 나타났다. 이 CAR-T 연구는 늙은 생쥐의 장을 회춘시키는 연구로까지 확장되었다.[273] 비슷한 방식으로 자연살해 T세포를 써서 노화세포를 제거하는 시도도 이루어졌다.[274] 폐섬유증에 걸린 늙은 생쥐에게 효과가 있었기에, 임상 평가라는 단계로 넘어가고 있다.

여기서 빠진 연결고리 하나는 어떻게 해야 이 다양한 제거 전략이 노화세포를 정확히 겨냥하도록 만드냐는 것이다. 앞서 다루었듯이, 문제는 일부 노화세포가 몸에서 좋은 일을 하고 있으며, 현재로서는 그것들을 남기고 나쁜 노화세포만을 선택적으로 제거할 수가 없다는 것이다. 내가 언급한 여러 생쥐 실험들을 보면서 단순할 것이라고 믿게 되었을지 모르지만, 그렇지 않다.

여기서 세포노화네트워크Cellular Senescence Network, SenNet는 세놀리틱스의 효과를 높일지도 모를 다양한 생물 표지들을 제공할 수 있다.[275] 세놀리틱스가 사람에게 효과가 있는지를 평가하는 일은 아직 초기 단계에 있지만, 몇몇 유망한 초기 데이터는 이런 약물이 궁극적으로 어떤 혜택을 제공할 가능성이 있음을 시사한다. 스퍼미딘spermidine, 유로리틴 Aurolithin A 같은 분자를 써서 자가포식을 촉진하거나 미토콘드리아나 리소좀 같은 세포소기관의 기능을 증진시켜서 세포의 노폐물 제거 능력을 높여 세포를 청소하는 방법을 연구하는 이들도 있다.[276, 277, 278] 이 방식은 작은 동물 모델들에게 적용되어 왔지만, 아직까지는 임상 시험 단계에 들어가지 않고 있다.

완경보다 더 악명 높은 나이 듦의 표지가 있을까? 기관 시계 데이터가 시사하듯이, 에스트로겐 대체요법은 많은 기관의 노화 속도 저하와 관련이 있으며, 면역계, 뇌, 간, 동맥이 특히 그렇다. 완경이 심장 질환, 뼈 건강 악화, 면역계 기능 이상 등 노화 관련 질환들의 증가와 연관성이 있다는 것은 오래전부터 알려져 있다. 호르몬 대체요법의 위험을 감수하는 대신에 난소의 수명을 늘리는 대안도 점점 주목받고 있다.[279] 젊은 생쥐의 난소를 늙은 생쥐에게 이식하면, 수명이 늘어난다.[280] 오비바테라퓨틱스Oviva Therapeutics는 쥐와 고양이를 대상으로 난소 기능성을 연장하는 호르몬을 조사하고 있다. 완경에 이르고 있다는 증거가 있고 여러 호르몬 수치가 그 기준에 들어맞는 35~45세의 여성들에게 3개월 동안 주당 라파마이신 5밀리그램을 투여한 소규모 무작위 임상 시험이 진행 중이다.[281] 일차 평가 지표는 난소 예비력ovarian reserve으로서, 난소 기능 연장의 대리 지표다. 아직은 연구 초기 단계에 있지만, 보건고등연구계획국Advanced Research Projects Agency for Health의 르네 웨그진Renee Wegrzyn 국장은 적절히 지적했다. "난소는 언젠가는 기능을 잃을 것이라고 우리가 그냥 받아들이는 사람의 유일한 기관이다."[282] 이 수동적인 수용 태도에도 분명히 변화가 일어나고 있다.

우리는 늙어가는 친구인 개에게도 관심을 기울이고 있다. 늙은 개 59마리를 대상으로 특허받은 노화세포제거제와 NAD+ 보충제

4부 늙지 않는 슈퍼에이저스의 등장

(뒤에서 더 살펴볼 것이다)를 저용량이나 고용량으로 투여하고, 대조
군으로 속임약을 투여하는 무작위 임상 시험에서, 고용량을 투여
했을 때 반려인이 보고한 인지력 점수가 어느 정도 향상되는 혜택
이 나왔다.[283] 이 결과는 논란이 있지만, 개에게로 눈을 돌리면 항노
화의 규제 측면에서 획기적일 수 있는 또 다른 개입이 있다.

로열독스Loyal Dogs라는 기업의 특허 약LOY-001은 인슐린 성장인
자 1IGF-1 수치를 낮추며, 이는 작은 품종의 개가 상당히 더 오래 사
는 이유를 적어도 일부 설명해 줄지도 모른다.[284] 7세 이상이고 약
18킬로그램인 개들에게 3개월마다 한 차례씩 주사하자 IGF-1 수
치가 떨어졌고, 현재 개 1000여 마리를 대상으로 수명 연장 가능
성이 있는지를 살펴보는 속임약 대조군 실험이 진행 중이다. 로열
독스는 알약 형태의 다른 두 약물(특성을 밝히지 않은)을 대상으로
대규모 무작위 대조군 실험을 진행할 예정이다. 우리는 이런 약물
의 효능이나 안정성을 전혀 알지 못하지만, 요점은 FDA가 수명 연
장 약물을 임시 승인했다는 것이다. 그것이 바로 2023년 말《뉴욕
타임스》전면에 이 소식이 실린 이유다.[285]

어느 정도의 규모로 개를 대상으로 조사가 이루어지고 있는 또
다른 약물은 개노화계획Dog Aging Project이 하고 있는 라파마이신 무
작위 대조군 실험이다.[286] NIH가 지원하는 이 야심 찬 선도 사업
은 1만 4000점이 넘는 조직과 혈액 표본, 1000마리가 넘는 개의
유전체 서열 분석 자료를 보관한 바이오뱅크를 구축하면서 거의
5000만 마리에 달하는 반려견을 추적 관찰하고 있지만, 앞으로

연구 예산을 더 확보할 수 있을지는 미지수다.

개를 대상으로 라파마이신의 수명과 건강 수명 연장 효과를 검사하는 것은 좋다. 사람을 대상으로 그런 대규모 연구가 이루어지지 않기 때문이다. 열량 제한이 단백질 합성을 줄이고 노폐물 제거(자가포식)를 증진하는 효과를 일으키는 것과 비슷하게, 라파마이신과 그 유사물질인 라파로그rapalog는 아주 많은 주요 세포 과정에 영향을 미치는 mTOR 유전자의 억제제로서, 건강 수명을 촉진하는 좋은 후보 약물이다. 우리는 지금까지 노화의 징표 12가지를 논의해 왔는데, 라파마이신은 mTOR를 억제함으로써 그중 상당수를 바람직한 쪽으로 바꿀 잠재력을 지닌다.[287]

이 약물의 수명 연장 효과는 선충의 20퍼센트에서 생쥐의 60퍼센트에 이르기까지 다양하다. 노년층을 대상으로 한 라파로그 연구는 백신 접종이나 바이러스 감염에 대한 반응으로 인터페론 유발 반응이 개선될 때 면역노화가 어느 정도 약해진다는 것을 시사한다.[288,289] 역설적이게도 이 약물은 면역을 어느 정도 억제하여 감염 취약성을 증가시킨다. 뜻하지 않은 부작용이다. 라파마이신을 다룬 모든 문헌을 철저히 검토한 연구에서는 인지력, 기억력, 근육량, 혈당 조절 등 여러 노화 관련 문제들에 효과를 미친다는 증거가 부족하다고 나왔다.[290] 그러나 국소 부위에 주입한 라파마이신은 피부 노화의 생체표지를 줄였다. 라파마이신과 그 유사물질에 관해 많은 데이터가 쌓여왔지만, 최적 용량이 얼마인지는 여전히 모르며, 노화 관련 질환이나 노화 과정에 영향을 미친다는 가설을 검증할 의미 있는 임상 시험도 전혀 이루어지고 있지 않다. 이렇게 타당성이 입증되지 않았고 알려진 부작용을 고려할 때, 라파마이신을 이 방면으로 사용하는 것은 결코 정당하지 않다.

한편 자가포식과 미토콘드리아 기능에 관해 여러 가지 겹치는 생물학적 효과를 일으키는 메트포르민은 65~75세의 3000명을 대상으로 임상 시험 중이다. 그러나 이 연구는 예산 지원을 받는 데 어려움을 겪고 있으며, 설령 성공적으로 마무리 짓는다고 해도 효능의 충분한 증거를 제공할 만치 규모가 클 것 같지는 않다. 166건의 연구를 체계적으로 메타 분석한 결과는 이 약물이 여러 유형의 암 발병률 저하와 관련이 있을 수도 있음을 시사한다.[291] 그러나 본질적으로 이 약물의 데이터는 모두 무작위 임상 시험이 아니라 관찰 연구에서 나온다. 게다가 특히 노년층에게서 운동을 통한 근육량 증가 능력을 줄이는 부작용이 있다.[292]

이런 약물 이야기에는 미토콘드리아가 생산하며 에너지 대사에 중추적인 역할을 하는 니코틴아미드 아데닌 디뉴클레오타이드nicotinamide adenine dinuclelotide, NAD+도 으레 함께 등장한다.[293] 우리 몸에서 가장 흔한 대사산물 중 하나인 이 물질은 나이를 먹을수록 수치가 낮아지며, 노화 관련 질환을 앓는 사람들에게서 더욱 그렇다.[294] 우리 세포는 식사를 통해서는 NAD를 섭취할 수 없다. 그런데 역설적이게도 NAD 전구체인 니코틴아미드 리보사이드nicotinamide riboside, NR와 니코틴아미드 모노뉴클레오타이드nicotinamide mononucleotide, NMN는 혜택이 있음을 보여주는 임상 시험이 없음에도 널리 판매되고 있으며, 앞으로 2년 사이에 세계 판매량이 10억 달러에 이를 것으로 예상된다.[295] 우리를 최고의 제품으로 인도하지 못하는 시장 실패의 탁월한 사례가 아닐 수 없다. NAD+는 시르투인sirtuin 경로와도 상호 연결되어 있는데, 한때 중요한 수명 연장자라고 널리 흥분을 불러일으킨 경로지만(적포도주에 들어 있는 레스베라트롤resveratrol을 떠올려 보라), 그런 역할을 한다는 증거는 재현되지 않았다. 시르투인 단백질 집단은 침묵 정보 조절자silent information regulator라는 용어에서 나왔다. 지금까지의 모든 증거에 비추어 볼 때, '침묵'은 시르투인 약물군의 노화 과정 역전은 물론 조절 역할을 이야기할 때에도 딱 어울리는 단어 같다.

초기 임상 시험을 완료한 또 다른 미토콘드리아 표적 약물은 아데노신 일인산 활성화 단백질 인산화효소adenosine monophosphate-activated protein kinase, AMPK를 활성화한다. 캠브리언바이오Cambrian Bio가 ATX-304라고 부르는 것인데, 이 효소는 '대사의 수호자'이자 미토콘드리아 기능 회복의 주요 수단으로 여겨진다.[296] 하지만 이 약물이 효과가 있는지 판결을 내리기는 아직 이르다.

우리는 이 4부를 면역 증진 접근법을 이용한 항노화 논의로 시작했으므로, 항염증제로 결론을 내는 것이 딱 맞겠다. 이런 약물도 임상 시험을 통해 평가가 이루어지기 시작했다. GLP-1 계열 약물은 적어도 라파마이신만큼 늙은 생쥐의 다양한 노화 시계를 개선한다고 드러났고, 특히 시상하부의 후성유전 시계를 되돌리는 효과가 있다고 나왔다.[297] 심장과 신장에 영향을 미치는 노화 관련 질환들의 수를 줄이는 능력은 이미 드러났고, 파킨슨병에도 유익한 영향을 미친다는 고무적인 데이터가 있고 알츠하이머병에도 임상 시험이 진행 중이다. 신경 퇴행 질환의 진행을 예방하거나 늦추는 혜택이 있음이 입증된다면, 혈뇌 장벽을 직접 통과하지 않는다고 해도 장-뇌 축을 통해 GLP-1 약물의 뇌 염증 억제가 기본 메커니즘임이 드러날 수도 있다. 바이오에이지BioAge라는 기업은 GLP-1 약물과 노화함에 따라 줄어드는 근육 펩타이드인 아펠린apelin을 모방한 약물인 아젤라프라그azelaprag를 조합해서 건강 수명 연장 효과가 나타나는지 임상 시험 중이다.[298]

노화 과정을 조절하는 후보자로 제시된 강력한 항염증 약물이 몇 가지 더 있다. 마이토젠 활성 단백질mitogen-activated protein, MAP 인산화효소를 차단하는 약물인 로스마피모드losmapimod는 염증을 줄이는 한편으로 면역세포 기능을 개선함으로써 노년층의 피부에 뚜렷한 효과를 미쳤다.[299] 앞서 NLRP3 염증체의 억제 전망을 언급한 바 있다. 또 다른 유형의 강력한 염증 차단제는 cGAS-STING-cyclic GMP-AMP synthase stimulator of interferon genesis 경로를 억제한다.[300] 이 경로는 늙은 뇌의 염증노화와 관련이 있다. 늙은 동물 모델에 cGAS-STING 차단제를 쓰자, 여러 조직에서 염증이 확연히 줄었고 선천 면역 세포 기능이 회복되었다. 늙으면서 발달할 수 있는 성가신 기관 흉터인 섬유증을 되돌리는 방식도 새로운 약물들을 써서 임상 시험 중에 있다.[301] 장내 미생물군의 조작처럼 염증을 줄이는 다른 여러 경로도 추구되고 있다.

사람의 노화 과정을 바꾸려는 노력의 다양성과 강도는 아직 예
비 단계에 있는 수준이지만, 그래도 경이롭다. 노화 과정은 바꾸기
가 쉽지 않고 어떤 마법 같은 해결책이 나올 수 있는 것도 아니겠
지만, 마지막 장에서 앞으로 나아갈 길을 살펴보기로 하자.

13

수명 혁명의 시작

지금 우리가 해야 할 일

이제 1장에서 만난 LR 부인과 RP 씨에게로 돌아가 보자. 이들은 건강한 나이 듦의 두 유형을 대변한다. LR 부인은 행운의 화신처럼 보인다. 자연이 유달리 긴 건강 수명을 선물한 사람 같다. 의학의 혜택을 보았다고 말할 수 있는 여지가 전혀 없다. 그녀가 물려받은 유전자와도 딱히 관련이 깊어 보이지 않는다. 반면 RP 씨는 심장동맥 우회로조성술을 받았고, 심혈관 보호를 위해 스텐트도 몇 개 박았다. 또 급성 심근경색의 후유증으로 어깨 관절 치환술을 받았고, 코로나19에 걸렸을 때 응급 치료 덕분에 살아남았다.

의료 기술을 활용하는 법

내가 LR 부인에게 약간의 보건 의료 서비스를 제공하는 동안, RP 씨는 10년째 중요한 첨단 보건 의료 서비스를 받고 있었다고 말하는 편이 공정하겠다. 양쪽 다 전신 노화를 멈추거나 역전시키는 종류의 것은 아니었다. 노화 과정의 정복은 지난한 도전 과제다. 사람들에게서 검증하기가 어렵다. 누가 누군지 전혀 모른 채(연구자도 참가자도 둘 다 모르는 상태에서) 참가자들을 두 집단으로 나누어 한쪽은 치료를 하고 다른 한쪽은 속임약 대조군으로 삼는 무작위 임상 시험이라는 표준 절차는 진행하는 데 여러 해가 필요하며, 10년 넘게 걸리기도 한다. 노화를 늦출 치료법을 개발하는 여러 기업들 중에 그런 임상 시험에 투자할 예정인 곳은 전혀 없다. 그래서 우리는 후성유전 시계나 단백질체 시계 같은 대리 종료점을 쓸 수밖에 없으며, 그런 지표는 임상적 결과를 나타내는 것이 아니다.

앞서 말했듯이, 노화의 속도를 바꿀 가능성이 있는 방법 중 상당수는 심각한 암 발생 위험도 동반한다.[1] 노화의 생물학적 징표들이 암의 징표들과 놀라울 정도로 동일하기 때문이다. 노화는 유전체와 후성유전체의 불안정성, 텔로미어 단축, 단백질 조절(단백질 항상성) 상실, 미토콘드리아 기능 이상, 늙은 노화세포와 지친 줄기세포, 세포 노폐물 처리 장애, 만성 염증, 면역계 반응 약화, 장내 미생물군의 불균형을 특징으로 한다. 설령 전부는 아니라고 해도, 이런 노화의 특징들 대부분은 암을 촉진한다. 앞서 말했듯이, 후성유전적 재프로그래밍, 텔로미어 길이 연장, 가공 T세포는 모두 암을 유발하거나 암의 진행을 촉진할 가능성이 있다. 우리 몸의 노화세포를 예로 들어보자. 이 세포는 더 이상 분열하지 않으며, 이는 암을 막는 한 가지 방법이다. 그러나 대신에 이 세포는 기능 이상을 일으키고 염증성 단백질을 분비한다. 세놀리틱스를 써서 늙은 세포를 '박멸하는' 전략은 우리 몸이 이런 세포를 처리하는 자연적인 방법보다 더 낫다는 점을 입증해야 한다. 세놀리틱스는 노화세포를 단순히 증발시키는 것이 아니다. 제거 과정에서 세포의 내용물이 누출되어 해를 끼칠 수 있다. 또 정확히 표적을 겨냥하기가 어려우므로, 건강한 세포도 공격할지 모른다. 노폐물 처리 시스템(자가포식)의 증진도 몸에 있을지 모를 모든 암세포에 확연히 혜택을 제공할 수 있다. 미토콘드리아 기능의 개선은 암세포의 대사 기능 개선으로도 이어질 수 있다. 게다가 다양한 항노화 전략들은 모든 세포에 균질적인 영향을 미친다고 가정한다. 그러나 부분 후성유전 재프로그래밍을 한다면, 균일하게 이루어질 것이라고 결코 보장할 수 없을 것이다. 일부 세포는 완전히 재프로그래밍이 이루어져서 암 위험을 높일 수도 있다. 마찬가지로 면역노화를 되돌려서 면역계를 회춘시켰을 때, 자가면역이 활성화한다면?

수명을 연장할 약물이나 개입을 가로막는 또 다른 장애물은 규제 당국이 노화를 질환으로 여기지 않는다는 것이다. GLP-1 약물이 출현하기 전까지는 비만이 질병으로 여겨지지 않았다는 사실을 기억할 것이다. 이 약물의 출현으로 우리의 비만 인식은 근본적으로 달라졌다. 결국은 노화에도 같은 일이 일어날지도 모르지만,

상황이 다르다. 노화는 보편적이지만, 비만은 그렇지 않기 때문이다. 둘 다 다양한 질환들과 관련이 있다. 우리는 어떤 효과가 지금은 증거가 부족하지만, 앞으로 나올 것인지 지켜봐야 할 것이다. 특정한 노화 관련 질환의 예방이 언젠가는 증거로 뒷받침될 가능성은 있다. 비록 그것이 노화의 전반적인 느려짐과 동일한 것은 아닐지라도 말이다.

노화 과정의 지연이 '이환율 압축compression of morbidity'으로 이어질 것임을 뒷받침하는 자료는 거의 없다. 1980년대 초 제임스 프라이스James Fries가 제시한 개념이다. 올리버 웬들 홈스Oliver Wendell Holmes가 1858년에 쓴 마차에 관한 시 〈집사의 걸작 또는 놀라운 외마차The Deacon's Masterpiece or the Wonderful One-Hoss Shay〉는 여기에 딱 맞는 비유처럼 보인다.

놀라운 외마차 이야기 들어봤니?
너무나도 논리적으로 만들어졌지
정확히 100년을 달렸어
그런 뒤 어느 날 갑자기
…

한순간에 산산이 부서졌어
한꺼번에, 어디가 먼저 망가진 것이 아니야
그냥 거품이 터지듯이 부서졌어.[2]

4부 늙지 않는 슈퍼에이저스의 등장

프라이스는 시대의 흐름에 따라 우리가 '이상적인 생존 곡선'을 향해 나아가고 있다고 주장했다.[3] 더 오래 건강하게 나이를 먹으면서 만성질환에 시달리는 기간이 최소로 줄어든다는 의미다(그림 13.1, 왼쪽). 마치 절벽에서 떨어지거나 건강한 상태에서 자다가 갑자기 숨을 거둔다는 식이다. 이 개념은 피터 아티아Peter Attia가 『질병 해방Outlive』에서 '의학 3.0'이라는 형태로 널리 퍼뜨리기도 했다(그림 13.1, 오른쪽).[4]

인류 최초로 1000년을 살 이들이 현재 태어났다고 믿는 레이 커즈와일Ray Kurzweil은 '장수 탈출 속도longevity escape velocity'를 강력하게 설파한다.[5] 《이코노미스트》와 저서 『특이점이 온다The Singularity Is Nearer』에서 언급한 표현이다. 20년 전에 나온 이 개념은 의학이 결국 기대 수명 증가 속도보다 더 빠른 속도로 발전한다는 것이다. 커즈와일은 기대 수명의 연간 증가율이 2029년~2035년에 12개월에 이를 것이라고 믿는다. "그 시점이 되면 노화는 연간 사

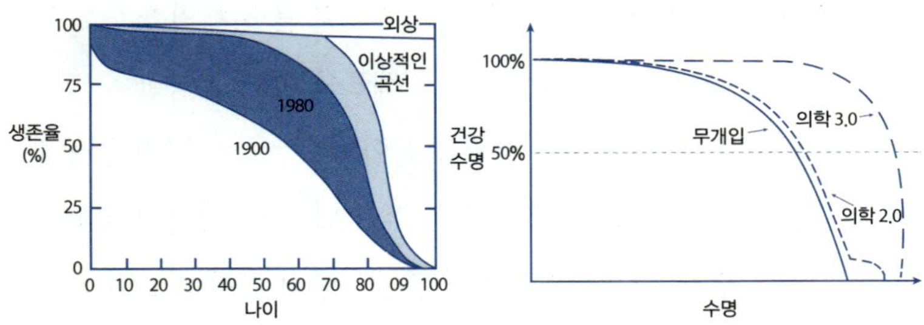

그림 13.1 이론상인 노화 압축. 제임스 프라이스가 제시한 이상적인 생존 곡선(왼쪽)과 피터 아티아가 제시한 의학 3.0(오른쪽)

망 확률을 늘리지 못할 것이다." 안타깝게도 현재 의학계에서는 일이 그런 속도로 진행되지 않는다. 아무튼 다시 말하지만, 수명 연장이 반드시 만성질환을 앓는 기간을 줄여 더 오래 산다는 것을 의미하지는 않는다.

80대나 90대까지 치매, 암, 심혈관 질환에 걸리거나 허약한 채로 지내는 햇수가 짧으면서 건강하게 사는 것이 이상적이겠지만, 그런 시대를 향해 나아가고 있다는 이 개념을 뒷받침할 증거를 찾기는 어렵다. 아마 이 개념을 뒷받침하는 유일한 발견은 평생을 건강하게 살았고 말년에도 장애가 없이 지낸 초백세인supercentenarian(110세 이상)으로 이루어진 희귀한 집단을 연구한 뉴잉글랜드백세인연구New England Centenarian Study에서 나온 자료일 것이다.[6] 그러나 사람의 노화 과정이 안전하면서 효율적으로 느려지고 있다는 증거는 전혀 없다. 그렇지 않다고 입증될 때까지, 우리는 건강 수명 연장이나 노화의 속도 늦추기가 이환율을 압축하기보다는 더 뒤로 미룰 뿐이라고 가정해야 한다.

이런 어려움이 있긴 해도, 나는 궁극적으로 몸 전체의 노화를 조절하는 날이 올 것이라고 믿는다. 그 목표를 향해 유망한 수많은 시도들을 하고 있고, 엄청난 자원을 쏟아 붓고 있고, AI를 활용해 신약 개발 노력도 가속화하고 있다. 수십 년 동안 확연히 실패를 거듭했지만, 우리는 GLP-1 약물이 등장하면서 가장 지난한 의학적 도전 과제 중 하나를 마침내 다룰 수 있게 된 사례를 보고 있다. 비만 말이다. 그리고 이 약물군에서 파생된 약물이 건강 수명 연장에 기여한다고 해도 전혀 놀랄 일이 아닐 것이다. 지금은 아니지만, 미래에는 가능할 것이다.

이러한 기대감은 충분한 근거가 있으며 가까운 미래에 실현될 것이다. 우리는 노화 관련 질환의 예방과 특정 기관의 건강을 유지하는 쪽으로 중요한 발전이 이루어지는 모습을 보게 될 것이다. 우리는 그런 발전이 점점 더 자주 인상적으로 이루어지는 황금기로 들어서고 있다. 노화 관련 질환의 대다수는 증상들이 나타나기 전에 적어도 10~20년에 걸쳐 오래 뜸을 들이기에, 그 기간을 기회로 삼으려는 노력이 집중되고 있기 때문이다. 생물 표지, 다유전자 위험 점수, 단백질, 유전체 서열 분석, 영상 촬영, 멀티모달 AI를 써서, 우리는 개인 수준에서의 고위험 상태를 파악하는 유례없는 능력을 획득하고 있다. 고위험을 파악할 뿐 아니라, 생애 일찍 파악해서 증상이 언제 드러나기 시작할지를 예측할 수도 있다. AI는 복잡계에서 일이 일어나기 전에 전환점을 신뢰할 수 있게 예측할 수 있는 듯하며, 인체는 확실히 복잡계라고 할 수 있다.[7,8]

이 정확한 의학적 예측 덕분에 개인에게 알맞은 생활 습관+ 요인들을 제시할 수 있고, 단백질 기관 시계, 혈장의 무세포 종양 DNA, 염증, 장내 미생물군 조성, 해당 질환에 맞는 영상의 치밀한 추적 관찰도 가능하다. 이 전략은 새로우며 검증을 기다리고 있지만, 몸 전체의 노화를 바꾸는 것보다 덜 야심적이고 더 현실적이며 실현 가능하다.

한편 현재로서는 전신 노화를 조절하기와 특정 기관 노화의 겨냥하기 사이에 뚜렷한 경계선 같은 것은 없다. 우리는 GLP-1 약물이 비만한 사람의 당뇨병과 심부전 예방을 돕는 등 여러 기관에 영향을 미칠 수 있음을 안다. 다기관 혜택을 제공한다고 해석할 수 있다. 아마 이 약물군은 온몸에 걸쳐 노화 과정에 유익한 영향을 미칠 것이다. 우리는 결국 알아낼 것이다. 마찬가지로, 강력한 항염증약이나 부분 후성유전 프로그래밍은 한 기관을 겨냥해서 쓸 수 있지만, 몸 전체의 노화 과정을 늦출지도 모른다. 그런 한편으로, 온몸을 겨냥한 노화 개입은 한 기관의 노화 속도만 늦출지도 모른다. 현재로서는 우리가 아는 지식을 토대로 할 때 몸 전체가 아니라 특정 장기를 겨냥하는 전략이 더 바람직하다고 볼 수 있으며, 지나치게 공격적으로 나서는 것보다 안전 우려가 더 적다. 노화 관련 주요 질환을 예방할 수 있다면, 기념비적인 성취가 될 것이다. 나는 이제 가능하다고 확신한다.

개인이 선택할 수 있는 전략

디지털 생물학의 시대다. 엔비디아 CEO 젠슨 황Jensen Huang은 이렇게 말했다. "인류 역사상 처음으로, 생물학은 과학이 아니라 공학이 될 기회를 얻었다." 나는 양쪽 다라고 말하곤 한다. 최근 몇 년 사이에 발전이 가속되고 있는 생명과학은 건강한 노화를 가공할 수 있는, 노화 관련 질환을 예방할 수 있는 방법을 내놓을 것이다. 생성형 AI에서 본 것과 같은 기하급수적 성장을 디지털 생물학에

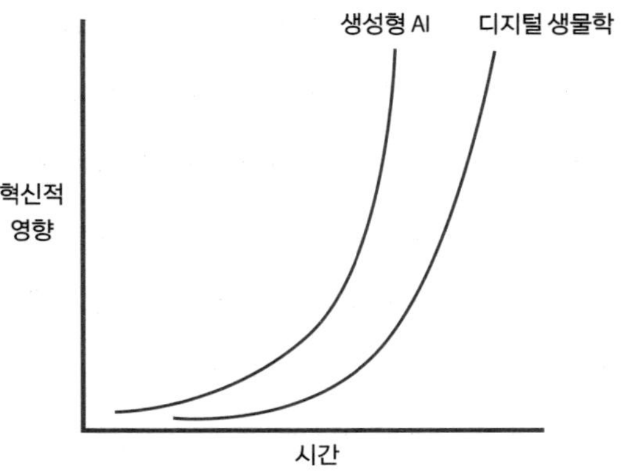

그림 13.2 생성형 AI와 디지털 생물학에서 혁신이 일으킨 영향의 기하급수적 성장 곡선

서도 보게 될 것이다(그림 13.2). 메타 출신의 과학자들이 세운 이볼루셔너리스케일Evolutionary Scale은 27억 개의 단백질 서열, 구조, 기능을 토대로 단백질 언어 모델을 구축했다.[9] 우리는 생물학을 프로그래밍 가능하게 만드는 길에 들어서 있다. 유전체 편집, 우리 (관용원성) 면역반응의 제어, 초기 암과 신경 퇴행 질환을 추적하는 중요한 생물 표지 식별, 세포 가공, mRNA와 나노입자를 통한 생물학적 제제의 전달 등 여러 영역에 걸쳐서 한꺼번에 아찔한 속도로 혁신이 일어나고 있다. 종합하면, 우리는 생명과학의 유례없는 시대를 목격하고 있다.

이제는 아마 확실히 이해했겠지만, 노화 관련 질환들을 예방하거나 확연히 지연시키고자 할 때 이용하는 표적 중 내가 가장 흥미롭다고 여기는 것은 우리 면역계다. 우리의 면역력이 정상이거나immunocompetent 아니면 약화되어 있거나immunocompromised 둘 중 하나라는 믿음이 널리 퍼져 있다. 잘못된 믿음이다. 우리에게는 면역계를 체계적으로 평가할 방법이 절실히 필요하다. '면역체immu-nome'를 파악함으로써, 우리는 개인의 감염에 대한 반응, 암이나 그 전파에의 취약성, 심혈관 질환과 신경 퇴행 질환에 걸릴 성향을 예측할 수 있을 것이다. 현재 우리는 기존 혈액 검사를 넘어서 개인의 면역계를 특징짓는 일을 거의 하지 않고 있다. 혈액 검사는 백혈구(중성구)와 림프구의 수를 알려주지만, 이 정도 정보로는 너무나 미흡하다. 물론 중성구 대 림프구의 비율이 높을 때 수명에 어느 정도 부정적이라는 예후 정보를 담고 있지만, 우리는 무시한다.[10] 10년 전 우리는 25달러의 적은 비용으로 피 한 방울에 든 항체들을 훑어서 1000가지가 넘는 바이러스 균주에 노출되었는지 여부와 노출 시기를 정확히 검출할 수 있음을 보았다.[11,12] 이 검사는 늙은 면역계와 관련된 늙은 면역형임을 시사하는 주요 노출 정보인 거대세포바이러스에 노출되었는지 여부를 알려줄 수 있다.[13] 그러나 이 검사는 아직 진료에 이용할 수 없다.

우리가 개인의 면역계를 주기적으로 평가할 수 있다면? 이 방면에서 가장 도발적인 연구 결과 중 1건은 몇 년 전에 나왔다. 건강한 사람 135명을 9년 동안 추적 관찰하면서 해마다 면역세포 조성(T, B, NK, 그 하위 유형들), 유전자 발현, 사이토카인 생산량을 조사한 연구였다.[14] 한 가지 발견한 것은 CD8+ 세포독성 T세포가 나이를 먹을수록 감소하며, 사람에 따라 편차가 크다는 것이었다(그림 13.3). 이 연구에서 면역학적 나이 시계는 후성유전 시계보다 사망

　　　　　　　　　4부 늙지 않는 슈퍼에이저스의 등장

률을 더 잘 예측했다.

면역세포와 그 단백질(사이토카인과 케모카인)을 복합적으로 평가하는 또 다른 방법은 아이에이지iAge 점수다.[15] 이 점수의 증가는 실제 나이, 노쇠한 정도, 인지력 감퇴, 동반 질환의 수와 상관관계가 있다. 주목할 점은 백세인이 50~79세인 사람들보다 아이에이지 점수가 더 낮았다는 것이다. 세 번째로 제시된 면역체는 CD4+ 도움 T세포, CD8+ 세포독성 T세포, 유전자 발현을 토대로 구성했는데, 10년 동안 추적 관찰했을 때 면역력이 정상이고 염증이 낮은 표지들을 지닌 집단의 생존율이 가장 높다고 예측했다.[16]

더 최근에 혈액 단백질, RNA 서열 분석, 면역세포, 임상 데이터를 멀티모달 AI와 통합한 면역건강척도immune health metric라는 또 다른 면역체가 등장했다.[17] 이 척도는 임상적으로 건강한 사람들에게서 노화 정도를 확연히 구분하고, 질병에의 면역반응을 추적하고, 백신에 대한 노화 의존성 항체 반응을 예측할 수 있다. 이전 연구들과 마찬가지로, 이 척도도 개인별 편차가 뚜렷하다(그림 13.3).

존스홉킨스 의대에서 정밀면역연구실을 운영하는 과학자 벤 러먼Ben Larman은 인피니티바이오Infinity Bio라는 회사를 차렸는데,[18,19] 놀랍게도 여과지에 떨군 소량의 피(한 방울)와 DNA 바코드를 붙인 단백질과 단백질 조각이 가득 배열되어 있는 판(어레이)을 써서 항체를 분석해, 500가지가 넘는 바이러스에 노출되었는지 여부를 평가할 수 있다. 같은 방식으로 이 신기술은 자가면역 항체 수백 가지를 검출할 수 있다. 이 검사법은 테라노스Theranos 사기 사건을

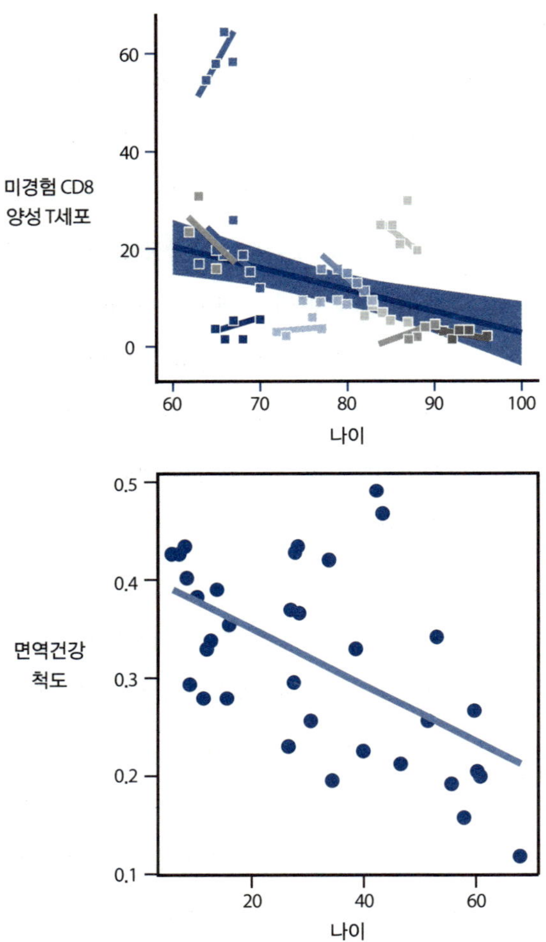

그림 13.3 두 면역체 유형에서 노화에 따른 세포 면역반응의 확연한 개인별 편차

연상시키지만 진짜이며, 현재는 연구 과제용으로만 쓰인다. 회사가 엄격하게 단계적으로 일을 진행하고 있기 때문인데, 테라노스의 가짜 검사가 어떤 약속을 했는지를 생각하면 이해가 간다. 인피

니티바이오의 검사는 앞으로 2년 안에 의사와 소비자에게 상업적으로 제공될 가능성이 높다. 그림 13.4는 내가 이 검사를 받은 결과를 맛보기로 제시한 것이다.

우리는 쉽고 저렴하게 쓸 수 있고 통상적인 검진에도 유용하도록 이런 면역체를 토대로 한 검사법을 개발할 필요가 있다.

나이를 추적하는 차원을 넘어서 이런 면역계 평가는 건강 수명을 촉진하는 토대가 될 수 있다. 암에서 살펴보았듯이, 일찍 암을 진압하지 못하는 것이 암세포가 어떻게 퍼질 수 있는지를 설명하는 데 도움을 준다. 같은 맥락에서 뇌에서 잘못 접힌 단백질에 대한 면역계의 반응은 뇌의 퇴행성 질환과 동맥의 죽상경화증에서 중추적인 역할을 한다. 주기적으로 면역체를 측정할 수 있다면, 면역노화가 어떤 양상으로 진행되는지 파악하고 백신이나 다른 어떤 치료법(세놀리틱, 장내 미생물군 조작, 부분 후성유전 재프로그래밍) 등 면역계를 회춘시킬 개입에 관한 결정을 내리는 데 도움을 줄 수 있을 것이다.[20] 그렇게 할 때 여러 노화 관련 질환들에 맞선 방어력도 증진될 것이다. 그런 반면에 면역계의 과충전이 자극성 물질인 사이토카인이나 케모카인의 분비나 자가면역의 증진을 통해 염증을 일으킨다면, 안전하지 못하다는 것이 입증될 수도 있다.[21] 분명히 딱 맞는 시점에 딱 맞는 사람에게 딱 맞는 수준의 면역반응을 일으킬 필요성을 제공하는 골디락스 전략이 있을 것이며, 자연이 요구하는 것이 바로 그런 접근법일 듯하다.

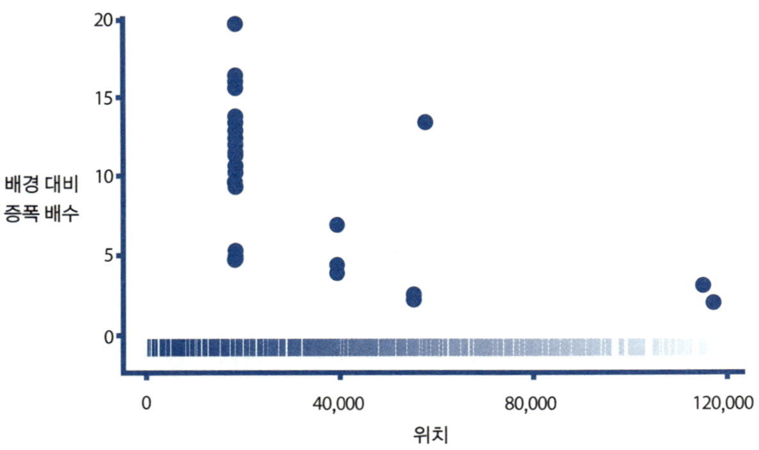

바이러스 노출 종합 반응성	토폴	대조군
리노바이러스 A	16	20
엡스타인바바이러스	10	22
단순헤르페스바이러스	10	1.2
호흡기세포융합바이러스	8	13
리노바이러스 B	7.9	11
수두대상포진바이러스	6.4	1.8
C형 독감바이러스	5.9	0
코로나19바이러스	5.5	3.2
조류독감바이러스(H7N9)	4.7	0
노워크바이러스	3.9	6.9

그림 13.4 인피니티바이오로부터 받은 내 검사 결과. 왼쪽 표는 항체 반응부터 수두 단백질체에 이르기까지, 내 면역계가 강하게 인식한 영역들이다. 오른쪽 표는 코로나19바이러스에 대한 반응이며, 백신에 들어 있는 성분인 스파이크 단백질에 초점이 맞추어져 있다. 내 항체는 이 바이러스의 다른 영역들은 인지하지 않는다. 이 표에는 검사에서 택한 529종의 바이러스를 대조군과 비교한 내 종합 바이러스 반응성 점수도 실려 있다(겹치

4부 늙지 않는 슈퍼에이저스의 등장

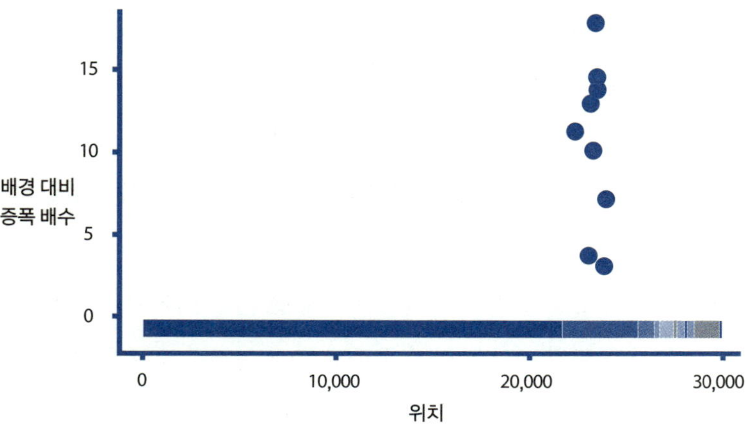

단백질이나 펩타이드의 자가항체	토폴	대조군
ZTB5(징크 핑거와 BTB 영역 포함 단백질 5)	50.3	1
FNDC4(3형 피브로넥틴 영역 포함 단백질 4)	27.6	1
ARMC5(아르마딜로 반복 포함 단백질 5)	23.23	1
UBE22(유비퀴틴 접합 효소 E2)	20.29	6.88
CDH12(카데린-12)	11.67	1
ARRB1(베타어레스틴-1)	10.84	1
CASP8(캐스페이스 8)	9.22	1
PHLDA1(세포자멸사 연관 핵 단백질)	8.21	1
USP48(유비퀴틴 카르복실 말단 가수분해효소 48)	7.63	1
METTL3(메틸전달효소 유사 3)	7.22	1

는 펩타이드들을 통해 파악했을 때 바이러스 단백질은 240만 가지). 나는 거대세포바이러스에 대한 항체가 없다. 이 표는 내 자가항체가 인식하는 사람 단백질도 일부 보여준다(이 검사에서 살펴본 2만 7703개의 유전자로부터).

지금 시작해야 하는 이유

현재까지 우리의 의학적 접근법은 맞대응이었고, 잘해야 이차 예방이었다. 한 환자가 심근경색을 일으킨다. 다시 경색이 일어나지 않도록 스타틴과 아스피린을 처방한다. 당뇨병 환자에게는 혈당과 당화혈색소 A1c를 낮추는 치료를 한다. 암 치료법도 꾸준히 개선이 이루어져 왔고 고전적인 화학요법에 덜 의존하게 되었지만, 대다수 환자는 일찍 진단을 받지 못하고 가장 성공적인 새 치료법 중 상당수도 수명을 겨우 몇 개월 늘릴 뿐이다. 우리는 맞대응 관행에 빠져 있다. 그러나 이제 일차 예방이라는 의학의 궁극적인 꿈을 실현할 기회가 찾아왔고, 그 꿈은 이제 우리 손이 닿는 곳에 있다.

RP 씨의 사례를 보자. 그가 이른 나이에 한 다층적인 검진에서 심혈관 질환 위험이 있다는 평가를 받았고(그림 5.8 참조) 스타틴과 생활 습관+ 요인들을 포함한 공격적인 일차 예방 전략을 택했고, 적극적인 추적 관찰도 병행했다면? 그랬다면 심장동맥 우회로조성술이나 스텐트 삽입이 전혀 필요하지 않았을 것이고, 심근경색도 일으키지 않았을 수 있다. 현재 우리는 다섯 가지 차원에서 그런 예방의 청사진을 갖고 있으며, 모든 주요 노화 관련 질환들을 억제할 놀라운 잠재력을 갖고 있다.

너무 멀리까지 낙관론을 펼치기 전에, 가장 가공할 장애물로 남아 있는 두 요인이 있다는 점을 다시 말해두자. 하나는 우리의 심각한 건강 불평등이다. 건강 수명 연장이 부자와 특권층만을 위한 것임이 드러난다면, 비참한 실패라고 볼 수 있다. 현재 디지털 생물학이 공중 보건에 기하급수적으로 증가하는 혜택을 제공할 독특한 위치에 있는 것과 마찬가지로, 건강 수명을 연장할 방법들도 마찬가지로 평등하게 접근할 수 있어야 한다. 현재 주된 사례는 GLP-1 약물군이다. 필요로 할 뿐 아니라, 가장 혜택을 볼 대다수는 이 약물의 비용을 감당할 수 없다. 이런 약물을 무료로 또는 저렴하게 제공하는 해결책을 찾는 민관 협력 사업은 앞으로 나올 많은 디지털 생물학 혁신의 모범 사례가 될 수 있을 것이다. 미국은 보편적인 보건 의료 체계가 없다는 점에서 세계의 부유한 국가 중에서 특이하며, 따라서 국민 전체의 건강 수명을 연장하는 문제에서 불필요하게 불리한 입장에 놓인다. 보건 의료는 인권이라고 봐야 한다. 불공정이라는 이 난제를 해결하지 못하는 무능력이 바로 우리를 가로막는 크나큰 장애물이다.

두 번째 거대한 장애물은 우리가 제자리에서 맴돌고 있다는 점이다. 우리는 건강 수명을 연장할 엄청난 혁신을 이루고 있지만, 한편으로 건강 수명을 줄이는 온갖 것들을 그냥 놔두고 있다.

만연해 있으면서 점점 악화되는 공기 오염, 미세플라스틱과 나노플라스틱, 분해가 잘 안되는 유독한 PFAS 화학물질, 초가공식품 섭취 등 내가 생활 습관+ 범주에 넣은 많은 것을 해결하려는 노력을 거의 또는 전혀 하지 않고 있다. 호흡하는 공기와 마시는 물에 들어 있는 것들인데 말이다. 게다가 온갖 유형의 소셜 미디어와 디지털 미디어를 통해 끊임없이 퍼지는 음모론을 중심으로 한 잘못되거나 왜곡된 반과학 운동은 기념비적인 발견의 수용과 사용을 위협한다. 반과학은 생명의학 분야의 신뢰를 회복해야만 해결할 수 있는 위협이다.

발전을 거듭할수록, 우리는 많은 이들이 지금은 상상조차 할 수 없는, 노화 관련 질환들이 억제되는 광경을 반드시 보게 될 것이다. 노화 관련 질환의 정복은 대단히 흥분되는 전망이지만, 여기서 나는 코로나19 팬데믹 첫해에 목격한 일들이 떠오른다. 백신이 전혀 없는 상황에서 전 세계에서 사망자가 급속히 늘고 있었다. 노년층에서 특히 그랬다. 끝까지 버틴 끝에 백신 접종을 받은 이들은 안전한 상태의 스파이크 단백질에 노출됨으로써 강력한 면역 보호 효과를 얻었고, 생존율이 대폭 높아졌다. 이 비유를 이어가자면, 지금 우리는 주로 생활 습관+ 수단에 초점을 맞추어서 건강한 나이 듦을 유지할 필요가 있다. 다음 단계의 디지털 생물학이 제공할 수 있는 것들을 접할 수 있도록 말이다.

노화 과정 자체를 늦춘다는 훨씬 더 대담한 목표를 이루기까지는 여러 해가 걸릴 것이다. 그러나 그렇게 할 때, 웰덜리, 즉 LR 부인과 RP 씨 같은 슈퍼에이저는 사회에 가치 있는 기여를 하며 살아가는, 활기 넘치는 평범한 사람들처럼 보일 것이다. 나는 막 70대에 들어섰는데, 당신도 나도 그들의 일원이 되기를 바라 마지않는다.

   4부 늙지 않는 슈퍼에이저스의 등장

건강하게 아주 오래 살기를, 그 어떤 심각한 병에도 걸리지 않은 채 더 오래 살기를 바라지 않는 사람이 누가 있으랴. 현재 생명과학과 의학 연구 분야에서 급격히 이루어지고 있는 발전들은 우리가 어떤 방향으로 나아갈지 가리키고 있지만, 한편으로 실수, 증거 부족, 비현실적인 기대도 넘쳐난다.

서문에서 말했듯이, 우리 연구진은 오래전부터 건강 수명에 관심을 갖고 있었다. 만성질환이 없는 85세 이상의 참가자들을 대규모로 모집해서 유전체 전체의 서열을 분석하는 우리 웰덜리 연구 사업이 그 한 예다. 우리는 바람직한 형질을 설명할 유전자들을 조사하는 것보다, 이 일이 훨씬 더 복잡하다는 것을 실감했다. 그렇다면 건강하게 장수하는 삶의 토대를 이루는 것이 무엇인지를 알아내려면 어떻게 해야 할까?

그 원대한 질문이 바로 이 책을 쓴 계기였고, 책을 쓰려면 여러 생명의학 분야에 걸쳐서 최근에 이루어지고 있는 놀라운 발전들을 모두 상세히 검토할 필요가 있었다. 그러다 보니 지금까지 한 적이 없는 가장 야심적인 계획임이 드러났다. 운 좋게도 나는 여러 전문가에게 해당 주제를 다룬 장을 검토해 달라는 부탁을 드릴 수 있었다. 매우 건설적인 제안을 해준 찰스 스완턴, 토니 와이스-코레이, 셰인 크로티, 표도르 우르노프, 후안 카를로스 이즈피수아 벨몬테, 크리스티안 앤더슨, 존 토러스, 패디 배럿에게 감사드린다.

아낌없는 지원을 해준 스크립스연구소의 동료들께도 감사하다. 특히 1800개가 넘는 인용문을 추리는 영웅적인 일을 한 미셸 밀러와 70개가 넘는 그림을 그려준 생명과학 그래픽 화가인 페이스 하크에게 고맙다는 말을 하고 싶다. 또 《그라운드트루스Ground Truths》 팟캐스트에서 대화를 나눈 손꼽히는 연구자들로부터도 엄청난 도움을 받았다. 벤키 라마크리슈난, 대니얼 그러커, 조프리 힌턴, 스티브 호바스, 프라딥 나타라얀, 유안 애슐리, 제니퍼 다우드나, 톰 체크, 콜린 머피, 짐 콜린스, 커털린 커리코, 데이비드 리우, 제임스 조, 패트릭 수, 크리스 반 툴레켄, 존 할람카, 로테 비에르 크누센에게 감사를 드린다. 또 자주 논의를 한 스크립스연구소의 동료 교수들, 그런 협력과 창의적인 노력이 한껏 발휘될 수 있는 환경을 조성한 소장이자 CEO인 피터 슐츠에게도 큰 빚을 졌다.

이미 세 권을 저술했지만, 이 책을 쓰면서 나는 사이먼앤드슈스터의 인상적인 직원들과 함께 일할 독특한 기회를 처음으로 접했다. 담당 편집자 스티븐 모로 덕분에 이 책은 일반 독자들이 더 쉽게 접근할 수 있는 모습을 갖추었다. 흔들림 없이 책의 내용을 열정적으로 지지하는 그의 태도에 나는 깊은 감명을 받았다. 또 제니퍼 밀러와 편집장 프리실라 페인턴과 함께 일하는 특권도 누렸다. 편집 쪽으로 너무나도 고마운 중요한 도움을 받았다. 복잡한 과학을 배경지식에 상관없이 모든 독자가 쉽게 이해할 수 있는 언어로 풀어 쓰기란 여간 어려운 일이 아니다. 편집자들의 지혜와 조언 덕분에 이 책이 더 읽기 좋은 꼴을 갖추었다는 데는 의문의 여지가 없다. 또 저작권 대리인 카틴카 브록만과 10년 넘게 함께 일할 수 있었던 것도 행운이다. 2008년 처음 대화를 나눌 때 내가 책 세 권을 쓰고 싶다고 하자, 그녀가 한 말이 지금도 생생하게 기억난다. "진담이시죠?" 6년 전 그 목표를 이룬 뒤, 다시 책을 쓰겠다는 생각은 전혀 하지 않고 지냈건만.

역설적이게도 나는 코로나19 팬데믹에 감사해야 한다. 2020년 그 초창기에 나는 그 바이러스가 직접 끼치는 차원을 넘어서는 독성과 위험에 노출되어 있음을 깨달았다. 너무나 많은 목숨이 위험에 처해 있고, 한 세기 동안 접한 최악의 팬데믹이라는 실존적 위기에 처한 상황에서, 우리는 터무니없게 잘못된 정보에도 시달리고 있었다. 심지어 정부 지도자들과 공중 보건 당국조차도 그런 정보를 내놓고 있었다. 감염병이나 감염병학을 전공하지 않았지만, 나는 내가 알아낼 수 있는 것들을 공유하는 일에 관심과 노력을 기울였다. 매일 트위터를 비롯한 소셜 미디어에 내가 읽고 분석한 모든 것을 올리고, 다양한 신문에 사설을 쓰고, 서브스택의 《그라운드트루스》 뉴스레터에도 글을 쓰는 등 믿을 만한 정보의 원천이라고 여겨질 수 있는 것을 제시하기 위해 최선을 다했다. 거의 40년을 심장전문의로 일했기에, 나는 코로나19 전문가 될 것이라고는 결코 상상도 못 했다. 그러나 그 경험을 통해 깨달은 것이 있는데, 감염을 피하는 법, 백신과 추가 접종의 역할, 롱 코비드의 여파 등 벌어지고 있는 일들에 혼란을 느끼는 많은 이들을 위한 그런 노력이 할 가치가 있다는 것이다. 또 그 활동은 증상 없는 감염, 바이러스의 유전체 돌연변이와 진화, 범용 백신의 개발 등 이 새로운 질병을 여러 차원에서 이해하려는 우리 연구진의 독창적인 연구 노력으로도 이어졌다.

코로나19 경험이 없었다면, 아마 이 책도 나오지 않았을 것이다. 장수 연구 분야도 비슷한 점이 많다. 라파마이신 같은 강력한 약물을 복용하라거나 전신 MRI 영상을 찍으라는 등의 권고들이 있지만, 혜택이 피해를 능가한다는 꼭 필요한 증거는 아직 없다. 우리가 100세까지 그 어떤 심한 만성질환을 앓지 않은 채로 살다가 갑자기 세상을 뜨는 시대가 오리라는 잘못된 기대도 그렇다.

이 모든 것에 자극을 받아서 나는 사실을 바로잡고, 발표된 모든 연구 결과를 검토하고, 현재와 미래의 맥락에 놓으려는 시도에 나섰다. 대량의 데이터를 해석하는 과정에서 일부 실수를 저질렀을 수도 있지만, 관련 문헌을 인용하기 위해 가능한 한 최선을 다했다. 따라서 독자가 직접 해당 문헌을 찾아서 검토할 수 있고, 나와 다른 결론을 내릴 수도 있겠다.

여기서 편견이라는 중요한 문제가 제기된다. 경제적 이해 충돌 가능성 문제가 제기될 수 있으므로 미리 언급해 두자면, 나는 예전에 혈당 측정기 기업인 덱스콤의 이사회에서 일한 적 있고, 지금은 템퍼스, 다나허, 어브리지, 페노.에이아이의 과학 자문위원으로 일하고 있다. 이런 기업들의 기술과 연구 사업을 접하면서 나는 관점을 정립하는 데 도움을 받았다. 반면에 나는 장수 관련 기업이나 생명공학, 제약사와는 아무런 관계가 없다. 내가 2006년에 설립한 스크립스연구소 산하 중개연구소는 국립보건원으로부터 연구비를 지원받고 있다.

내 이전의 책과 저술을 통해 아는 분도 있겠지만, 나는 기술낙관론자임을 인정하지만, 늘 균형을 잡으려 노력하며, 기술이 엄밀하게 평가되고 적절히 실행됨으로써 그 잠정적 혜택을 보려면 내 짐작보다 훨씬 더 오래 걸린다는 것을 배웠다.

주중에 내가 좋아하는 일 중 하나는 환자들을 만나는 것이다. 환자들을 통해서 나는 의학계가 아직 충족시키지 못한 크나큰 요구사항이 무엇이며 어떤 기회가 앞에 놓여 있는지를 배운다. 특히 환자 두 명에게 큰 빚을 졌다. 기꺼이 자신들의 이야기를 내게 들려준 분들로서 이 책에서 다루었다. 전신 노화 과정을 바꾸는 것과 노화 관련 질환을 예방하거나 확연히 지연시키는 것의 핵심 차이들을 이해하도록 돕기 위해 기술했다. 나는 후자에 특히 낙관적인데, 가까운 미래에 큰 발전을 이룰 수 있고 이룰 것이기 때문이다.

마지막으로 아내 수전에게 고맙다는 말을 하고 싶다. 이 책은 우리의 46번째 결혼기념일에 나온다. 함께한 세월 내내, 아내는 내가 추구할 필요가 있다고 느끼는 것이라면 무엇이든 간에 한결같이 지지를 보냈다. 내가 지나치게 몰입할 때도 많았지만 말이다. 이 책에 실린 내용 중 일부가 독자뿐 아니라, 우리 부부가 더 건강하게 함께 지내는 데도 도움이 되기를 바란다.

1부　무엇이 우리의 수명을 결정하는가

1　두 환자 이야기

1.　Eric Topol et al., "Hypertensive hypertrophic cardiomy-opathy of the elderly," *New England Journal of Medicine* 312, no. 5 (January 1985): 277–83, https://doi.org/10.1056/NEJM198501313120504.

2.　Jason Mast, "A faster, simpler, cheaper cancer cell therapy is about to be tested in humans," *STAT News*, July 9, 2024, https://www. statnews.com/2024/07/09/interi-us-in-vivo-car-t-cancer/.

3.　Clara Schmidt et al., "Multi-chamber cardioids un-ravel human heart development and cardiac defects," *Cell* 186, no. 25 (December 2023): 5587–605 e27, https://doi.org/10.1016/j.cell.2023.10.030.

4.　Asher Mullard, "These 3D model brains with cells from several people are first of their kind," *Nature* 631, no. 8019 (July 2024): 16, https://doi.org/10.1038/d41586-024-02096-z.

5.　Eric Topol, "Medical forecasting," *Science* 384, no. 6698 (May 2024): eadp7977, https://doi.org/10.1126/science.adp7977.

6.　Sam Altman et al., "AI-driven behavior change could transform health care," *TIME*, July 7, 2024, https://time.com/6994739/ai-behavior-change-health-care/.

7.　"ProteinMPNN excels at creating new pro-tein," Baker Lab, September 16, 2022, https://www.bakerlab.org/2022/09/16/ proteinmpnn-excels-at-creating-new-pro-teins/.

2　유전 결정론의 붕괴

1.　Centers for Disease Control and Prevention, "Chronic diseases in America," CDC, 2022, https://www.cdc.gov/chronic-disease/?CDC_AAref_Val=https://www.cdc.gov/chronicdisease/resources/infographic/ chronic-diseases.htm.

2.　"Get the facts on healthy aging," NCOA, October 20, 2023, https://www.ncoa.org/article/get-the-facts-on-healthy-aging.

3.　Peter Boersma et al., "Prevalence of multiple chronic conditions among US adults, 2018," *Preventing Chronic Disease* 17 (September 2020): E106, https://doi.org/10.5888/pcd17.200130.

4.　Jessica Evert et al., "Morbidity profiles of centenarians: Survivors, delayers, and escapers," *Journals of Gerontology, Series A: Biological Sciences & Medical Sciences* 58, no. 3 (March 2003): 232–37, https://doi.org/10.1093/gerona/58.3.m232.

5. Nicholas Wilcox et al., "Cardiovascular disease and cancer: Shared risk factors and mechanisms," *Nature Reviews Cardiology* (April 2024), https://doi.org/10.1038/s41569-024-01017-x.

6. "FDA approves first orally administered fecal microbiota product for the prevention of recurrence of clostridioides difficile infection," FDA, April 26, 2023, https://www.fda.gov/news-events/press-announcements/fda-approves-first-orally-administered-fecal-microbiota-product-prevention-recurrence-clostridioides.

7. Jennifer Kahn, "CRISPR pioneer Jennifer Doudna has the guts to take on the microbiome," *Wired*, September 19, 2023, https://www.wired.com/story/crispr-jennifer-doudna-microbiome/.

8. "Insilico's AI candidate for IPF doses first patient in Phase II," *Genetic Engineering & Biotechnology News*, June 27, 2023, https://www.genengnews. com/topics/artificial-intelligence/insilicos-ai-candidate-for-ipf-doses-first-patient-in-phase-ii/.

9. Joel Rurik et al., "CAR T cells produced *in vivo* to treat cardiac injury," *Science* 375, no. 6576 (January 2022): 91–96, https://doi.org/10.1126/science.abm0594.

10. Gang Jin et al., "A single infusion of engineered long-lived and multifunctional T cells confers durable remission of asthma in mice," *Nature Immunology* 25, no. 6 (May 2024): 1059–72, https://doi.org/10.1038/s41590-024-01834-9.

11. Jaeu Yi et al., "Antigen-specific depletion of CD4(+) T cells by CAR T cells reveals distinct roles of higher- and lower-affinity TCRs during autoimmunity," *Science Immunology* 7, no. 76 (October 2022): eabo0777, https://doi. org/10.1126/sciimmunol. abo0777.

12. Gang Jin et al., "A single infusion of engineered long-lived and multifunctional T cells confers durable remission of asthma in mice," *Nature Immunology* 25, no. 6 (May 2024): 1059–72, https://doi.org/10.1038/ s41590-024-01834-9.

13. Anahad O'Connor, "What's the best diet for your body? A federal study aims to find out," *Washington Post*, October 24, 2023, https://www.washingtonpost.com/wellness/2023/10/24/what-is-the-best-diet-nih-study/.

14. Ville Pimenoff et al., "Ecological diversity profiles of non-vaccine-targeted HPVs after gender-based community vaccination efforts," *Cell Host Microbe* 31, no. 11 (November 2023): 1921–29 e3, https://doi. org/10.1016/j.chom.2023.10.001.

15. Yang Liu et al., "Integration of polygenic and gut metagenomic risk prediction for common diseases," *Nature Aging* 4, no. 4 (April 2024): 584–94, https://doi.org/10.1038/s43587-024-00590-7.

16. David Wainer, "Gene editing will change medicine—and maybe health investing too," *Wall Street Journal*, November 24, 2023, https://www.wsj.com/tech/biotech/gene-ed-

iting-changing-medicine-9cc02c7e?mod=Searchresults_ pos4&page=1.

17. GUSTO Investigators, "An international randomized trial comparing four thrombolytic strategies for acute myocardial infarction," *New England Journal of Medicine* 329, no. 10 (September 1993): 673–82, https://doi. org/10.1056/ NEJM199309023291001.

18. EPILOG Investigators, "Platelet glycoprotein IIb/ IIIa receptor blockade and low-dose heparin during percutaneous coronary re-vascularization," *New England Journal of Medicine* 336, no. 24 (June 1997): 1689–96, https://doi.org/10.1056/ NEJM199706123362401.

19. Kelly Frazer et al., "Human genetic variation and its contribu-tion to complex traits," *Nature Reviews Genetics* 10, no. 4 (April 2009): 241–51, https://doi.org/10.1038/ nrg2554.

20. Eric Topol, "Transforming medicine via digital innovation," *Science Translational Medicine* 2, no. 16 (January 2010): 16cm4, https://doi.org/10.1126/ scitranslmed.3484.

21. Valentina Lo Sardo et al., "Unveiling the role of the most impactful cardiovascular risk locus through haplotype editing," *Cell* 175, no. 7 (December 2018): 1796–810 e20, https://doi.org/10.1016/j.cell.2018.11.014.

22. Johanna Habicht et al., "Closing the accessibility gap to mental health treatment with a personalized self-referral chatbot," *Nature Medicine* 30, no. 2 (February 2024): 595–602, https://doi.org/10.1038/s41591-023-02766-x.

23. Jane Huang et al., "Autonomous artificial intelligence for dia-betic eye disease increases access and health equity in underserved populations," *NPJ Digital Medicine* 7, no. 1 (July 2024): 196, https://doi.org/10.1038/s41746-024-01197-3.

24. Saurabh Jha et al., "Upending the model of AI adoption," *Lancet* 401, no. 10392 (June 2023): 1920, https://doi.org/10.1016/ S0140-6736(23)01136-4.

25. Naomi Allen et al., "Prospective study design and data analysis in UK Biobank," *Science Translational Medicine* 16, no. 729 (January 2024): eadf4428, https://doi. org/10.1126/scitranslmed.adf4428.

26. "From promise to progress. The future of health research is now," National Institutes of Health, accessed July 22, 2024, https://allofus.nih.gov.

27. "From promise to progress: The future of health research is now," National Institutes of Health, accessed July 22, 2024, https://allofus.nih. gov.

3　노화를 바꾸는 일상

1. "You are what you eat," Ginger Software, accessed June 26, 2024, https://www.ginger-software.com/content/phrases/you-are-what-you-eat.

2. Diana Cardenas, "Let not thy food be confused with thy medicine: The Hippocratic

misquotation," 2013, https://clinicalnutritione-spen.com/article/S2212-8263(13)92-4/abstract.

3. GBD Diet Collaborators, "Health effects of dietary risks in 195 countries, 1990–2017: A systematic analysis for the global burden of disease study 2017," *Lancet* 393, no. 10184 (May 2019): 1958–72, https://doi.org/10.1016/S0140-6736(19)30041-8.

4. "Diets & weight loss," Amazon, 2024, https://www.amazon.com/Diets-Weight-Loss-Books/b?node=4613.

5. Anahad O'Connor et al., "Melted, pounded, extruded: Why many ultra-processed foods are unhealthy," *Washington Post*, June 27, 2023, https://www.washingtonpost.com/wellness/2023/06/27/ultra-processed-foods-predigested-health-risks/.

6. Anne Maher, "NOVA food classification," TheUrbanCo-Op, February 6, 2023, https://www.theurbanco-op.ie/blogs/nova-food-classification.

7. Kevin Hall et al., "Ultra-processed diets cause excess calo-rie intake and weight gain: An inpatient randomized controlled trial of *ad libi-tum* food intake," *Cell Metabolism* 30, no. 1 (July 2019): 67–77 e3, https://doi.org/10.1016/j.cmet.2019.05.008.

8. Dana Small et al., "Processed foods and food reward," *Science* 363, no. 6425 (January 2019): 346–47, https://doi.org/10.1126/science.aav0556. *80 percent elevated risk:*

9. Mathilde Touvier et al., "Ultra-processed foods and car-diometabolic health: Public health policies to reduce consumption cannot wait," *British Medical Journal* 383 (October 2023): e075294, https://doi.org/10.1136/ bmj-2023-075294.

10. Clara Salame et al., "Food additive emulsifiers and the risk of type 2 diabetes: Analysis of data from the NutriNet-Sante prospective cohort study," *Lancet Diabetes & Endocrinology* 12, no. 5 (May 2024): 339–49, https://doi.org/10.1016/S2213-8587(24)86-X.

11. Bernard Srour et al., "Ultra-processed food intake and risk of cardiovascular disease: Prospective cohort study (NutriNet-Sante)," *British Medi-cal Journal* 365 (May 2019): l1451, https://doi.org/10.1136/bmj.l1451.

12. Varun Bhave et al., "Associations between ultra-processed food consumption and adverse brain health outcomes," *Neurology* 102, no. 11 (June 2024): e209432, https://doi.org/10.1212/WNL.0209432.

13. Dana Smith et al., "More evidence links ultrapro-cessed foods to dementia," July 31, 2024, https://www.nytimes.com/2024/07/31/well/eat/ultraprocessed-foods-brain-health.html?campaign_id=18&emc=edit_ hh_20240801&instance_id=130456&nl=well®i_id=63325987&segment_ id=173880&te=1&user_id=819f926c74aa48c200651dd57b-158be2.

14. Anais Rico-Campa et al., "Association between consumption of ultra-processed foods and all cause mortality: SUN prospective cohort study," *British Medical Journal* 365 (May 2019): l1949, https://doi.org/10.1136/bmj.l1949.

15. Zhe Fang et al., "Association of ultra-processed food con-sumption with all cause and cause specific mortality: Population based cohort study," *British Medical Journal* 385 (May 2024): e078476, https://doi.org/10.1136/ bmj-2023-078476.

16. Jacob Gersen, "If we are what we eat, we don't know who we are," *New York Times*, July 7, 2023, https://www.nytimes.com/2023/07/07/ books/review/ultra-processed-people-chris-van-tulleken.html.

17. Eric Topol, "The science be-hind food and dangers of ultra-processed, artificial, non-food with Dr. Chris van Tulleken," Substack, October 24, 2023, https://erictopol. substack.com/p/the-sci-ence-behind-food-and-dangers#details.

18. Anahad O'Connor, "Look for these 9 red flags to identify food that is ultra-processed," January 2, 2024, https://www.washingtonpost.com/wellness/2024/01/02/ultra-pro-cessed-foods-identification/.

19. "ComparethenutritionqualityoffoodproductswiththeNutri-Score!" Open Food Facts, 2024, https://world.openfoodfacts.org/nutriscore?utm_ source=google-ad&utm_me-dium=search&utm_campaign=nutriscore-en.

20. Madeleine Speed et al., "'Deny, denounce, delay': The battle over the risk of ultra-pro-cessed foods," arsTechnica, May 25, 2024, https://arstechnica. com/science/2024/05/ deny-denounce-delay-the-battle-over-the-risk-of-ultra-processed-foods/.

21. Ayana Archie, "The FDA proposes banning a food additive that's been used for a century," *NPR*, November 3, 2023, https://www.npr.org/2023/11/03/1210521705/ fda-brominated-vegetable-oil-bvo-food-additive-california.

22. Winston Liu et al., "The neural basis of sugar preference," *Nature Reviews Neurosci-ence* 23, no. 10 (October 2022): 584–95, https://doi.org/10.1038/s41583-022-00613-5.

23. Lindsay Collin et al., "Association of sugary beverage consump-tion with mortal-ity risk in US adults: A secondary analysis of data from the regards study," *JAMA Network Open* 2, no. 5 (May 2019): e193121, https://doi.org/10.1001/jamanetworko-pen.2019.3121.

24. Hanzhang Xie et al., "Association between sugar-sweet-ened beverages and pure fruit juice with risk of six cardiovascular diseases: A Mendelian randomization study," *European Journal of Clinical Nutrition* (April 2024), https://doi.org/10.1038/ s41430-024-01441-9.

25. Amy Mullee et al., "Association between soft drink consump-tion and mortality in 10 European countries," *JAMA Internal Medicine* 179, no. 11 (November 2019): 1479–90, https://doi.org/10.1001/jamainternmed.2019.2478.

26. Vasanti Malik et al., "Long-term con-sumption of sugar-sweetened and artificially sweetened beverages and risk of mortality in US adults," *Circulation* 139, no. 18 (April 2019): 2113–25, https://doi. org/10.1161/CIRCULATIONAHA.118.037401.

27. Ying Sun et al., "Sweetened beverages, genetic susceptibility, and incident atrial

fibrillation: A prospective cohort study," *Circulation: Arrhythmia and Electrophysiology* 17, no. 3 (March 2024): e012145, https://doi.org/10.1161/ CIRCEP.123.012145.

28. M. Guasch-Ferre et al., "Are fruit juices just as unhealthy as sugar-sweetened beverages?," *JAMA Network Open* 2, no. 5 (May 3, 2019): e193109, https://doi.org/10.1001/ jamanetworkopen.2019.3109.

29. Marco Peres et al., "Oral diseases: A global public health challenge," *Lancet* 394, no. 10194 (July 2019): 249–60, https://doi.org/10.1016/ S0140-6736(19)31146-8.

30. Ingrid Toews et al., "Association between intake of non-sugar sweeteners and health outcomes: Systematic review and meta-analyses of randomised and non-randomised controlled trials and obser-vational studies," *British Medical Journal* 364 (January 2019): k4718, https://doi. org/10.1136/bmj.k4718.

31. Charlotte Debras et al., "Artificial sweeteners and risk of cardio-vascular diseases: Results from the prospective NutriNet-Sante cohort," *British Medical Journal* 378 (September 2022): e071204, https://doi.org/10.1136/bmj-2022-071204.

32. Jotham Suez et al., "Personalized microbiome-driven effects of non-nutritive sweeteners on human glucose tolerance," *Cell* 185, no. 18 (Sep-tember 2022): 3307–28 e19, https://doi.org/10.1016/j.cell.2022.07.016.

33. Jotham Suez et al., "Artificial sweeteners induce glu-cose intolerance by altering the gut microbiota," *Nature* 514, no. 7521 (October 2014): 181–86, https://doi.org/10.1038/ nature13793.

34. Niels Graudal et al., "Effects of low sodium diet versus high sodium diet on blood pressure, renin, aldosterone, catecholamines, cholesterol, and triglyceride," *Cochrane Database of Systematic Reviews* 12, no. 12 (December 2020): CD004022, https://doi. org/10.1002/14651858.CD004022.pub5.000

35. Deepak Gupta et al., "Effect of dietary sodium on blood pressure: A crossover trial," *JAMA* 330, no. 23 (December 2023): 2258–66, https://doi.org/10.1001/jama.2023.23651.

36. Franz Messerli et al., "Sodium intake, life expectancy, and all-cause mortality," *European Heart Journal* 42, no. 21 (June 2021): 2103–12, https://doi.org/10.1093/eurheartj/ ehaa947.

37. Franz Messerli et al., "Sodium intake, life expec-tancy, and all-cause mortality," *European Heart Journal* 42, no. 21 (June 2021): 2103–12, https://doi.org/10.1093/eurheartj/ ehaa947.

38. Giuseppe Faraco et al., "Dietary salt promotes neurovas-cular and cognitive dysfunction through a gut-initiated TH17 response," *Nature Neuroscience* 21, no. 2 (February 2018): 240–49, https://doi.org/10.1038/s41593-017-0059-z.

39. Giuseppe Faraco et al., "Dietary salt promotes cognitive impairment through tau phosphorylation," *Nature* 574, no. 7780 (October 2019): 686–90, https://doi. org/10.1038/s41586-019-1688-z.

40.   Yuan Ma et al., "24-hour urinary sodium and potas-sium excretion and cardiovascu-lar risk," *New England Journal of Medicine* 386, no. 3 (January 2022): 252–63, https://doi.org/10.1056/NEJMoa2109794.

41.   Franz Messerli et al., "Sodium intake, life ex-pectancy, and all-cause mortality," *European Heart Journal* 42, no. 21 (June 2021): 2103–12, https://doi.org/10.1093/eurheartj/ehaa947.

42.   Xianghui Zhang et al., "Effect of a salt substitute on incidence of hypertension and hypotension among normotensive adults," *Journal of the American College of Cardi-ology* 83, no. 7 (February 2024): 711–22, https://doi.org/10.1016/j.jacc.2023.12.013.

43.   Hannah Greenwood et al., "Long-term effect of salt substitution for cardiovascular outcomes: A systematic review and meta-analy-sis," *Annals of Internal Medicine* 177, no. 5 (May 2024): 643–55, https://doi.org/10.7326/M23-2626.

44.   Franz Messerli et al., "Sodium intake, life ex-pectancy, and all-cause mortality," *European Heart Journal* 42, no. 21 (June 2021): 2103–12, https://doi.org/10.1093/eurheartj/ehaa947.

45.   Sara Seidelmann et al., "Dietary carbohydrate intake and mor-tality: A prospective cohort study and meta-analysis," *Lancet Public Health* 3, no. 9 (September 2018): e419–e28, https://doi.org/10.1016/S2468-2667(18)30135-X.

46.   Andrew Reynolds et al., "Carbohydrate quality and human health: A series of sys-tematic reviews and meta-analyses," *Lancet* 393, no. 10170 (February 2019): 434–45, https://doi.org/10.1016/S0140-6736(18)31809-9.

47.   David Jenkins et al., "Association of glycaemic index and gly-caemic load with type 2 diabetes, cardiovascular disease, cancer, and all-cause mortality: A meta-analysis of mega cohorts of more than 100 participants," *Lancet Diabetes & Endocrinology* 12, no. 2 (February 2024): 107–18, https://doi. org/10.1016/S2213-8587(23)00344-3.

48.   David Jenkins et al., "Glycemic index, glycemic load, and cardiovascular disease and mortality," *New England Journal of Medicine* 384, no. 14 (April 2021): 1312–22, https://doi.org/10.1056/NEJMoa2007123.

49.   "Nutrient recommendations and databases," NIH Office of Dietary Supplements, ac-cessed June 26, 2024, https://ods.od.nih.gov /HealthInformation /nutrientrecommen-dations.aspx.

50.   Eric Topol, "Towards an optimal diet," Substack, 2023, https:// erictopol.substack.com/p/towards-an-optimal-diet.

51.   Denise Houston et al., "Protein intake and mobility limitation in community-dwell-ing older adults: The health abc study," *Journal of the Ameri-can Geriatrics Society* 65, no. 8 (August 2017): 1705–11, https://doi.org/10.1111/ jgs.14856.

52.   Peter Attia, *Outlive: The Science and Art of Longevity* (New York: Harmony, 2024).

53.   Xiangyu Zhang et al., "Identification of a leucine-mediated threshold effect govern-

ing macrophage mTOR signalling and cardiovascular risk," *Nature Metabolism* 6, no. 2 (February 2024): 359–77, https://doi.org/10.1038/s42255-024-00984-2.

54. Fiona Ross et al., "The interplay between diet and the gut microbiome: Implications for health and disease," *Nature Reviews Micro-biology* (July 2024), https://doi.org/10.1038/s41579-024-01068-4.

55. Molly McDougle et al., "Separate gut-brain circuits for fat and sugar reinforcement combine to promote overeating," *Cell Metabolism* 36, no. 2 (February 2024): 393–407 e7, https://doi.org/10.1016/j.cmet.2023.12.014.

56. Mengtong Li et al., "Gut-brain circuits for fat preference," *Nature* 610, no. 7933 (October 2022): 722–30, https://doi.org/10.1038/s41586-022-05266-z.

57. Alice Callahan, "Are low-fat dairy products really health-ier?," *New York Times*, December 8, 2023, https://www.nytimes.com/2023/12/08/ well/eat/low-fat-dairy-products.html.

58. Dong Wang et al., "Association of specific dietary fats with total and cause-specific mortality," *JAMA Internal Medicine* 176, no. 8 (August 2016): 1134–45, https://doi.org/10.1001/jamainternmed.2016.2417.

59. Fabian Eichelmann et al., "Lipidome changes due to improved dietary fat quality inform cardiometabolic risk reduction and preci-sion nutrition," *Nature Medicine* (July 2024), https://doi.org/10.1038/s41591-024-03124-1.

60. David Ludwig et al., "Dietary fat: From foe to friend?," *Science* 362, no. 6416 (November 2018): 764–70, https://doi.org/10.1126/science.aau2096.

61. Anahad O'Connor, "The keto diet is popular, but is it good for you?," *New York Times*, August 20, 2019, https://www.nytimes.com/2019/08/20/ well/eat/the-keto-diet-is-popular-but-is-it-good-for-you.html.

62. Alex Orlando, "Why does the keto diet cause brain fog?," *Discover Mag-azine*, December 8, 2023, https://www.discovermagazine.com/health/why-does-the-keto-diet-cause-brain-fog.

63. Emmanuelle Bostock et al., "Consumer reports of 'keto flu' associated with the ketogenic diet," *Frontiers in Nutrition* 7 (March 2020): 20, https://doi.org/10.3389/fnut.2020.20.

64. Gregory Marcus et al., "Acute effects of coffee consumption on health among ambulatory adults," *New England Journal of Medicine* 388, no. 12 (March 2023): 1092–100, https://doi.org/10.1056/NEJMoa2204737.

65. Panu Luukkonen et al., "Effect of a ketogenic diet on hepatic ste-atosis and hepatic mitochondrial metabolism in nonalcoholic fatty liver disease," *Proceedings of the National Academy of Sciences of the USA* 117, no. 13 (March 2020): 7347–54, https://doi.org/10.1073/pnas.1922344117.

66. A. Tomar et al., "Epigenetic inheritance of diet-in-duced and sperm-borne mito-

chondrial RNAs," *Nature* 630, no. 8017 (June 2024): 720–27, https://doi.org/10.1038/s41586-024-07472-3.

67. Dan Liu et al., "Association of sugar-sweetened, artificially sweetened, and unsweetened coffee consumption with all-cause and cause-spe-cific mortality: A large prospective cohort study," *Annals of Internal Medicine* 175, no. 7 (July 2022): 909–17, https://doi.org/10.7326/M21-2977.

68. Erikka Loftfield et al., "Association of coffee drinking with mortality by genetic variation in caffeine metabolism: Findings from the UK Biobank," *JAMA Internal Medicine* 178, no. 8 (August 2018): 1086–97, https://doi.org/10.1001/ja-maint-ernmed.2018.2425.

69. Alessio Crippa et al., "Coffee consumption and mortality from all causes, cardio-vascular disease, and cancer: A dose-response meta-analysis," *American Journal of Epidemiology* 180, no. 8 (October 2014): 763–75, https://doi. org/10.1093/aje/kwu194.

70. Marc Gunter et al., "Coffee drinking and mortality in 10 European countries: A mul-tinational cohort study," *Annals of Internal Medicine* 167, no. 4 (August 2017): 236–47, https://doi.org/10.7326/M16-2945.

71. Laura Stevens et al., "Association between coffee intake and incident heart failure risk: A machine learning analysis of the FHS, the ARIC study, and the CHS," *Circulation Heart Failure* 14, no. 2 (February 2021): e006799, https://doi.org/10.1161/CIR-CHEARTFAILURE.119.006799.

72. Giuseppe Grosso et al., "Coffee, caffeine, and health outcomes: An umbrella review," *Annual Review of Nutrition* 37 (August 2017): 131–56, https://doi.org/10.1146/an-nurev-nutr-071816-064941.

73. Robin Poole et al., "Coffee consumption and health: Umbrella review of meta-anal-yses of multiple health outcomes," *British Medical Journal* 359 (Novem-ber 2017): j5024, https://doi.org/10.1136/bmj.j5024.

74. David Chieng et al., "The impact of coffee subtypes on in-cident cardiovascular dis-ease, arrhythmias, and mortality: Long-term outcomes from the UK Biobank," *European Journal of Preventive Cardiology* 29, no. 17 (De-cember 2022): 2240–49, https://doi.org/10.1093/eurjpc/zwac189.

75. Ksenija Velickovic et al., "Caffeine exposure induces brown-ing features in adipose tissue *in vitro* and *in vivo*," *Scientific Reports* 9, no. 1 (June 2019): 9104, https://doi.org/10.1038/s41598-019-45540-1.

76. Anahad O'Connor, "How drinking coffee may lower your risk for diabetes," February 27, 2024, https://www.washingtonpost.com/ wellness/2024/02/27/coffee-diabe-tes-health-benefits/.

77. Hubert Kolb et al., "Health effects of coffee: Mechanism unraveled?," *Nutrients* 12, no. 6 (June 2020), https://doi.org/10.3390/nu12061842.

78. Angela Wood et al., "Risk thresholds for alco-hol consumption: Combined analy-sis of individual-participant data for 599,912 current drinkers in 83 prospective studies," *Lancet* 391, no. 10129 (April 2018):1513–23, https://doi.org/10.1016/S0140-6736(18)30134-X.

79. Susan Gapstur et al., "The IARC perspec-tive on alcohol reduction or cessation and cancer risk," *New England Journal of Medicine* 389, no. 26 (December 28, 2023): 2486–94, https://doi.org/10.1056/ NEJMsr2306723.

80. Ted Alcorn, "Should alcoholic beverages have cancer warning labels?," *New York Times*, April 9, 2024, https://www.nytimes.com/2024/04/09/health/alcohol-can-cer-warning.html.

81. GBD Alcohol Collaborators, "Population-level risks of alcohol consumption by amount, geography, age, sex, and year: A systematic analysis for the global bur-den of disease study 2020," *Lancet* 400, no. 10347 (July 2022): 185–235, https://doi.org/10.1016/S0140-6736(22)00847-9.

82. Eirik Degerud et al., "Life course socioeconomic position, alcohol drinking patterns in midlife, and cardiovascular mortality: Analysis of Norwegian population-based health surveys," *PLOS Medicine* 15, no. 1 (January 2018): e1002476, https://doi.org/10.1371/journal.pmed.1002476.

83. Andrew Kunzmann et al., "The association of lifetime alcohol use with mortality and cancer risk in older adults: A cohort study," *PLOS Medicine* 15, no. 6 (June 2018): e1002585, https://doi.org/10.1371/journal.pmed.1002585.

84. Silvia Di Federico et al., "Alcohol intake and blood pressure levels: A dose-response meta-analysis of nonexperimental cohort studies," *Hypertension* 80, no. 10 (October 2023): 1961–69, https://doi.org/10.1161/HYPERTENSIONAHA.123.21224.

85. Kiran Biddinger et al., "Association of habitual alcohol intake with risk of cardio-vascular disease," *JAMA Network Open* 5, no. 3 (March 2022): e223849, https://doi.org/10.1001/jamanetworkopen.2022.3849.

86. Michael Clark et al., "Multiple health and envi-ronmental impacts of foods," *Proceed-ings of the National Academy of Sciences of the USA* 116, no. 46 (November 2019): 23357–62, https://doi.org/10.1073/ pnas.1906908116.

87. "How much would giving up meat help the environment?," *Economist*, November 15, 2019, https://www.economist.com/graphic-detail/2019/11/15/how-much-would-giving-up-meat-help-the-environment.

88. Veronique Bouvard et al., "Carcinogenicity of consump-tion of red and processed meat," *Lancet Oncology* 16, no. 16 (December 2015): 1599–600, https://doi.org/10.1016/ S1470-2045(15)00444-1.

89. Veronique Bouvard et al., "Carcinogenicity of consump-tion of red and processed meat," *Lancet Oncology* 16, no. 16 (December 2015): 1599–600, https://doi.org/10.1016/

S1470-2045(15)00444-1.

90. Yan Zheng et al., "Association of changes in red meat con-sumption with total and cause specific mortality among US women and men: Two prospective cohort stud-ies," *British Medical Journal* 365 (June 2019): l2110, https://doi.org/10.1136/bmj.l2110.

91. Emma Garnett et al., "Impact of increasing vegetarian availability on meal selection and sales in cafeterias," *Proceedings of the National Academy of Sciences of the USA* 116, no. 42 (October 2019): 20923–29, https://doi. org/10.1073/pnas.1907207116.

92. Mi Ah Han et al., "Reduction of red and processed meat intake and cancer mortality and incidence: A systematic review and meta-analy-sis of cohort studies," *Annals of Internal Medicine* 171, no. 10 (November 2019): 711–20, https://doi.org/10.7326/M19-0699.

93. Dena Zeraatkar et al., "Effect of lower versus higher red meat intake on cardiomet-abolic and cancer outcomes: A systematic review of randomized trials," *Annals of Internal Medicine* 171, no. 10 (November 2019): 721–31, https://doi.org/10.7326/M19-0622.

94. Victor Zhong et al., "Associations of processed meat, unprocessed red meat, poultry, or fish intake with incident cardiovascular disease and all-cause mortality," *JAMA Internal Medicine* 180, no. 4 (April 2020): 503–12, https://doi.org/10.1001/jamaint-ernmed.2019.6969.

95. Frank Qian et al., "Association between plant-based dietary patterns and risk of type 2 diabetes: A systematic review and meta-analysis," *JAMA Internal Medicine* 179, no. 10 (October 2019): 1335–44, https://doi.org/10.1001/jamainternmed.2019.2195.

96. Alysha Thompson et al., "Higher habitual intakes of flavonoids and flavonoid-rich foods are associated with a lower incidence of type 2 diabetes in the UK Biobank cohort," *Nutrition & Diabetes* 14, no. 1 (May 2024): 32, https:// doi.org/10.1038/s41387-024-00288-0.

97. Manuela Neuenschwander et al., "Substitution of animal-based with plant-based foods on cardiometabolic health and all-cause mortality: A systematic review and meta-analysis of prospective studies," *BMC Medicine* 21, no. 1 (November 2023): 404, https://doi.org/10.1186/s12916-023-03093-1.

98. Sanjeev Budhathoki et al., "Associa-tion of animal and plant protein intake with all-cause and cause-specific mortal-ity in a Japanese cohort," *JAMA Internal Medicine* 179, no. 11 (November 2019): 1509–18, https://doi.org/10.1001/jamaint-ernmed.2019.2806.

99. Verena Link et al., "Differential peripheral immune signatures elic-ited by vegan ver-sus ketogenic diets in humans," *Nature Medicine* 30, no. 2 (Feb-ruary 2024): 560–72, https://doi.org/10.1038/s41591-023-02761-2.

100. Angelo Capodici et al., "Cardiovascular health and cancer risk associated with plant

based diets: An umbrella review," *PLoS One* 19, no. 5 (May 2024): e0300711, https://doi.org/10.1371/journal.pone.0300711.

101. Varun Dwaraka et al., "Unveiling the epigenetic im-pact of vegan vs omnivorous di-ets on aging: Insights from the twins nutrition study (twins)," *BMC Medicine* 22, no. 1 (July 2024): 301, https://doi.org/10.1186/ s12916-024-03513-w.

102. Frank Hu et al., "Can plant-based meat alternatives be part of a healthy and sus-tainable diet?," *JAMA* 322, no. 16 (October 2019): 1547–48, https://doi.org/10.1001/jama.2019.13187.

103. Zhilei Shan et al., "Association between healthy eating patterns and risk of cardio-vascular disease," *JAMA Internal Medicine* 180, no. 8 (August 2020): 1090–100, https://doi.org/10.1001/jamainternmed.2020.2176.

104. Zhilei Shan et al., "Healthy eating patterns and risk of total and cause-specific mortality," *JAMA Internal Medicine* 183, no. 2 (February 2023): 142–53, https://doi.org/10.1001/jamainternmed.2022.6117.

105. Marta Guasch-Ferre et al., "Consumption of olive oil and risk of total and cause-spe-cific mortality among U.S. adults," *Journal of the American College of Cardiology* 79, no. 2 (January 2022): 101–12, https://doi.org/10.1016/j.jacc.2021.10.041.

106. Anne-Julie Tessier et al., "Consumption of olive oil and diet quality and risk of de-mentia-related death," *JAMA Network Open* 7, no. 5 (May 2024): e2410021, https://doi.org/10.1001/jamanetworkopen.2024.10021.

107. Diane Quagliani et al., "Closing America's fiber intake gap: Communication strate-gies from a food and fiber summit," *American College of Lifestyle Medicine* 11, no. 1 (January–February 2017): 80–85, https://doi.org/10.1177/1559827615588079.

108. Andrew Reynolds et al., "Carbohydrate qual-ity and human health: A series of sys-tematic reviews and meta-analyses," *Lancet* 393, no. 10170 (February 2019): 434–45, https://doi.org/10.1016/S0140-6736(18)31809-9.

109. Timon Adolph et al., "Western diets and chronic diseases," *Nature Medicine* (July 2024), https://doi.org/10.1038/s41591-024-03165-6.

110. Karen Corbin et al., "Host-diet-gut microbiome in-teractions influence human ener-gy balance: A randomized clinical trial," *Nature Communications* 14, no. 1 (May 2023): 3161, https://doi.org/10.1038/s41467-023-38778-x.

111. Erik Kristoffer Arnesen et al., "Nuts and seeds consump-tion and risk of cardiovas-cular disease, type 2 diabetes and their risk factors: A systematic review and me-ta-analysis," *Food & Nutrition Research* 67 (February 2023), https://doi.org/10.29219/fnr.v67.8961.

112. Xiaoran Liu et al., "Changes in nut consumption in-fluence long-term weight change in US men and women," *BMJ Nutrition, Pre-vention & Health* 2, no. 2 (September 2019): 90–99, https://doi.org/10.1136/ bmjnph-2019-034.

113. Mary Yannakoulia et al., "Diets," *New England Journal of Medicine* 390, no. 22 (June 2024): 2098–106, https://doi.org/10.1056/ NEJMra2211889.

114. Ramon Estruch et al., "Primary prevention of cardiovascu-lar disease with a Mediterranean diet supplemented with extra-virgin olive oil or nuts," *New England Journal of Medicine* 378, no. 25 (June 2018): e34, https://doi. org/10.1056/NEJMoa1800389.

115. M. de Lorgeril et al., "Mediterranean alpha-linolenic acid-rich diet in secondary prevention of coronary heart disease," *Lancet* 343, no. 8911 (June 1994): 1454–59, https:// doi.org/10.1016/s0140-6736(94)92580-1.

116. Javier Delgado-Lista et al., "Long-term secondary pre-vention of cardiovascular disease with a Mediterranean diet and a low-fat diet (cordioprev): A randomised controlled trial," *Lancet* 399, no. 10338 (May 2022): 1876–85, https://doi.org/10.1016/ S0140-6736(22)00122-2.

117. Shafqat Ahmad et al., "Mediterranean diet adher-ence and risk of all-cause mortality in women," *JAMA Network Open* 7, no. 5 (May 1, 2024): e2414322, https://doi. org/10.1001/jamanetworkopen.2024.14322.

118. Tarini Shankar Ghosh et al., "Mediterranean diet intervention alters the gut micro-biome in older people reducing frailty and improving health status: The NU-AGE 1-year dietary intervention across five Eu-ropean countries," *Gut* 69, no. 7 (July 2020): 1218–28, https://doi.org/10.1136/ gutjnl-2019-319654.

119. Fiona Ross et al., "The interplay between diet and the gut microbiome: Implica-tions for health and disease," *Nature Reviews Microbiology* (July 2024), https://doi. org/10.1038/s41579-024-01068-4.

120. Anna Marseglia et al., "Effect of the NU-AGE diet on cognitive functioning in older adults: A randomized controlled trial," *Frontiers in Physiology* 9 (April 2018): 349, https://doi.org/10.3389/fphys.2018.00349.

121. Evelyn Campbell et al., "Fe, fi, fo, fum, I smell the diet of a healthy human," *Cell* 184, no. 16 (August 2021): 4107–9, https://doi.org/10.1016/j.cell.2021.07.011.

122. Gal Tsaban et al., "The effect of green Mediterranean diet on cardiometabolic risk; a randomised controlled trial," *Heart* 107, no. 13 (June 2021): 1054–61, https://doi. org/10.1136/heartjnl-2020-317802.

123. Parminder Singh et al., "Taurine deficiency as a driver of aging," *Science* 380, no. 6649 (June 2023): eabn9257, https://doi.org/10.1126/science. abn9257.

124. Emma Derbyshire, "Could we be overlooking a poten-tial choline crisis in the United Kingdom?," *BMJ Nutrition, Prevention & Health* 2, no. 2 (August 2019): 86–89, https:// doi.org/10.1136/bmjnph-2019-037.

125. Lu Liu et al., "Choline intake correlates with cognitive per-formance among elder adults in the United States," *Behavioural Neurology* 2021 (October 2021): 2962245, https://doi.org/10.1155/2021/2962245.

 늙지 않는 몸

126. Jasper Most et al., "Calorie restriction in hu-mans: An update," *Ageing Research Reviews* 39 (October 2017): 36–45, https://doi. org/10.1016/j.arr.2016.08.005.

127. Mitchell Lee et al., "Antiaging diets: Separating fact from fiction," *Science* 374, no. 6570 (November 2021): eabe7365, https://doi.org/10.1126/science.abe7365.

128. Andrea Di Francesco et al., "A time to fast," *Science* 362, no. 6416 (November 2018): 770–75, https://doi.org/10.1126/science.aau2095.

129. Humaira Jamshed et al., "Effectiveness of early time-restricted eating for weight loss, fat loss, and cardiometabolic health in adults with obe-sity: A randomized clinical trial," *JAMA Internal Medicine* 182, no. 9 (September 2022): 953–62, https://doi. org/10.1001/jamainternmed.2022.3050.

130. Vasiliki Pavlou et al., "Effect of time-restricted eating on weight loss in adults with type 2 diabetes: A randomized clinical trial," *JAMA Network Open* 6, no. 10 (October 2023): e2339337, https://doi.org/10.1001/jamanet-workopen.2023.39337.

131. Xiao Tong Teong et al., "Intermittent fasting plus early time-restricted eating versus calorie restriction and standard care in adults at risk of type 2 diabetes: A randomized controlled trial," *Nature Medicine* 29, no. 4 (April 2023): 963–72, https://doi. org/10.1038/s41591-023-02287-7.

132. Rafael de Cabo et al., "Effects of intermittent fasting on health, aging, and disease," *New England Journal of Medicine* 381, no. 26 (De-cember 2019): 2541–51, https://doi. org/10.1056/NEJMra1905136.

133. Ming-Li Sun et al., "Intermittent fasting and health outcomes: An umbrella review of systematic reviews and meta-analyses of randomised controlled trials," *EClinicalMedicine* 70 (April 2024): 102519, https://doi.org/10.1016/j.eclinm.2024.102519.

134. Agostino Petroni, "Can fast-ing help you live to 100?," June 7, 2024, https://www. economist.com/1843/2024/06/07/can-fasting-help-you-live-to-100.

135. Radhika Seimon et al., "Effect of weight loss via severe vs moderate energy restriction on lean mass and body composition among post-menopausal women with obe-sity: The tempo diet randomized clinical trial," *JAMA Network Open* 2, no. 10 (October 2019): e1913733, https://doi.org/10.1001/jamanetworkopen.2019.13733.

136. Coleen Murphy, *How We Age: The Science of Longevity* (Princeton, NJ: Princeton University Press, 2023).

137. Coleen Murphy, *How We Age: The Science of Lon-gevity* (Princeton, NJ: Princeton University Press, 2023).

138. Roberta Buono et al., "When fasting gets tough, the tough immune cells get going-or die," *Cell* 178, no. 5 (August 2019): 1038–40, https://doi.org/10.1016/j.cell.2019.07.052.

139. Yu-Qin Mao et al., "The antitumour effects of caloric restriction are mediated by the gut microbiome," *Nature Metabolism* 5, no. 1 (Jan-uary 2023): 96–110, https://doi. org/10.1038/s42255-022-00716-4.

140. Sebastian Brandhorst et al., "Fasting-mimick-ing diet causes hepatic and blood markers changes indicating reduced biological age and disease risk," *Nature Communications* 15, no. 1 (February 2024): 1309, https://doi.org/10.1038/s41467-024-45260-9.

141. Sofia Lotti et al., "Circadian rhythms, gut microbiota, and diet: Possible implications for health," *Nutrition, Metabolism & Cardio-vascular Diseases* 33, no. 8 (August 2023): 1490-500, https://doi.org/10.1016/j.numecd.2023.05.009.

142. Ravi Allada et al., "Circadian mechanisms in medicine," *New England Journal of Medicine* 384, no. 6 (February 2021): 550-61, https://doi.org/10.1056/NEJMra1802337.

143. Cristina Godinho-Silva et al., "Light-entrained and brain-tuned circadian circuits regulate ILC3s and gut homeostasis," *Nature* 574, no. 7777 (Oc-tober 2019): 254-58, https://doi.org/10.1038/s41586-019-1579-3.

144. Laura Helmuth, "Vitamin D hope and hype, cosmic voids and preventing depres-sion," *Scientific American*, January 1, 2024, https://www. scientificamerican.com/article/vitamin-d-hope-and-hype-cosmic-voids-and-preventing-depression/.

145. Vasiliki Dimitrakopoulou et al., "Circulating vitamin D concentration and risk of seven cancers: Mendelian randomisation study," *British Medical Journal* 359 (October 2017): j4761, https://doi.org/10.1136/bmj.j4761.

146. JoAnn Manson et al., "Marine n-3 fatty acids and prevention of cardiovascular dis-ease and cancer," *New England Journal of Medicine* 380, no. 1 (January 2019): 23-32, https://doi.org/10.1056/NEJMoa1811403.

147. Chirag Vyas et al., "Effect of multivitamin-mineral sup-plementation versus placebo on cognitive function: Results from the clinic sub-cohort of the COcoa supplement and multivitamin outcomes study (COSMOS) randomized clinical trial and meta-analysis of 3 cognitive studies within COS-MOS," *American Jour-nal of Clinical Nutrition* 119, no. 3 (March 2024): 692-701, https://doi.org/10.1016/j.ajcnut.2023.12.011.

148. Chirag Vyas et al., "Effect of multivitamin-mineral supplementation versus placebo on cognitive function: Results from the clinic subcohort of the COcoa supplement and multivitamin outcomes study (COS-MOS) randomized clinical trial and me-ta-analysis of 3 cognitive studies within COSMOS," *American Journal of Clinical Nu-trition* 119, no. 3 (March 2024): 692-701, https://doi.org/10.1016/j.ajcnut.2023.12.011.

149. Alice Callahan et al., "What we know about multivitamins and memory," *New York Times*, January 18, 2024, https:// www.nytimes.com/2024/01/18/well/live/multivita-min-memory-supplement. html?searchResultPosition=3.

150. Francine Grodstein et al., "Long-term multivitamin supplementation and cognitive function in men: A randomized trial," *Annals of Internal Medicine* 159, no. 12 (Decem-ber 2013): 806-14, https:// doi.org/10.7326/3-4819-159-12-201312170-06.

 늙지 않는 몸

151. Safi Khan et al., "Effects of nutritional supplements and dietary interventions on cardiovascular outcomes: An umbrella review and evidence map," *Annals of Internal Medicine* 171, no. 3 (August 2019): 190–98, https://doi. org/10.7326/M19-0341.

152. Ge Chen et al., "Regular use of fish oil supplements and course of cardio-vascular diseases: Prospective cohort study," *MBJ Medicine* 3, no. 1 (May 2024): e451, https://doi.org/10.1136/bmjmed-2022-451.

153. Cynthia Thomson et al., "Long-term effect of random-ization to calcium and Vita-min D supplementation on health in older women: Postintervention follow-up of a randomized clinical trial," *Annals of Internal Medicine* 177, no. 4 (April 2024): 428–38, https://doi.org/10.7326/M23-2598.

154. Marc Ferrell et al., "A terminal metabolite of niacin promotes vascu-lar inflammation and contributes to cardiovascular disease risk," *Nature Medicine* 30, no. 2 (February 2024): 424–34, https://doi.org/10.1038/s41591-023-02793-8.

155. Bruce Ames, "Prolonging healthy aging: Longevity vitamins and proteins," *Proceedings of the National Academy of Sciences of the USA* 115, no. 43 (October 2018): 10836–44, https://doi.org/10.1073/pnas.1809045115.

156. Jordi Merino et al., "Genetic analysis of dietary intake identi-fies new loci and functional links with metabolic traits," *Nature Human Behaviour* 6, no. 1 (January 2022): 155–63, https://doi.org/10.1038/s41562-021-01182-w.

157. Feng Ning et al., "Cardiovascular disease mortality in Europe-ans in relation to fasting and 2-h plasma glucose levels within a normoglycemic range," *Diabetes Care* 33, no. 10 (October 2010): 2211–16, https://doi.org/10.2337/dc09-2328.

158. Sara Ashley O'Brien, "Is glucose the new gluten? Inside the blood-sugar health craze," January 25, 2024, https://www.wsj.com/health/well-ness/glucose-goddess-method-jessie-inchauspe-cgm-ea0e3135.

159. David Zeevi et al., "Personalized nutrition by prediction of glycemic responses," *Cell* 163, no. 5 (November 2015): 1079–94, https://doi.org/10.1016/j.cell.2015.11.001.

160. Francesco Asnicar et al., "Microbiome connections with host metabolism and habit-ual diet from 1,098 deeply phenotyped individuals," *Nature Medicine* 27, no. 2 (Febru-ary 2021): 321–32, https://doi.org/10.1038/s41591-020-01183-8.

161. Sarah Berry et al., "Human postprandial responses to food and po-tential for preci-sion nutrition," *Nature Medicine* 26, no. 6 (June 2020): 964–73, https://doi.org/10.1038/s41591-020-0934-0.

162. Orly Ben-Yacov et al., "Personalized postpran-dial glucose response-targeting diet versus Mediterranean diet for glycemic con-trol in prediabetes," *Diabetes Care* 44, no. 9 (September 2021): 1980–91, https:// doi.org/10.2337/dc21-0162.

163. Kate Bermingham et al., "Effects of a person-alized nutrition program on cardiomet-abolic health: A randomized controlled trial," *Nature Medicine* 30, no. 7 (July 2024):

1888–97, https://doi.org/10.1038/ s41591-024-02951-6.

164. Andrea Petersen, "What, exactly, should you eat? Inside the $190 million study trying to find the answer," *Wall Street Journal*, February 12, 2024, https://www.wsj.com/health/wellness/healthy-diet-nutrition-study-national-institutes-of-health-42d81da3.

165. "Nutrition for precision health, powered by the All of Us research program," NIH Office of Strategic Coordination, accessed July 25, 2024, https://commonfund.nih.gov/nutritionforprecisionhealth.

166. Eric Topol, "The AI Diet," *New York Times*, March 2, 2019, https:// www.nytimes.com/2019/03/02/opinion/sunday/diet-artificial-intelligence-dia-betes.html.

167. Gabriel Baldanzi et al., "Accelerometer-based physical activity is associated with the gut microbiota in 8416 individuals in SCAPIS," *EBioMedicine* 100 (February 2024): 104989, https://doi.org/10.1016/j.ebiom.2024.104989.

168. Jose Moreira et al., "Exercise and cardiac health: Physiological and molecular insights," *Nature Metabolism* 2, no. 9 (September 2020): 829–39, https://doi.org/10.1038/s42255-020-0262-1.

169. Vanessa Frodermann et al., "Exercise reduces in-flammatory cell production and cardiovascular inflammation via instruction of hematopoietic progenitor cells," *Nature Medicine* 25, no. 11 (November 2019): 1761–71, https://doi.org/10.1038/s41591-019-0633-x.

170. Solal Chauquet et al., "Exercise rejuvenates microglia and reverses T cell accumulation in the aged female mouse brain," *Aging Cell* 23, no. 7 (July 2024): e14172, https://doi.org/10.1111/acel.14172.

171. Tengfei Ren et al., "Exercise activates interferon response of the liver via gpld1 to enhance antiviral innate immunity," *Science Advances* 10, no. 22 (May 2024): eadk5011, https://doi.org/10.1126/sciadv.adk5011.

172. "Randomized trial reveals anti-inflammatory power of aerobic exercise in adults with obesity—helping to mitigate risks of metabolic dis-eases," European Association for the Study of Obesity, May 12, 2024, https://www. eurekalert.org/news-releases/1044182#:~:text=New%20research%20being%20 presented%20at,to%20help%20prevent%20multiple%20metabolic.

173. MoTrPAC Study Group, "Temporal dynamics of the multi-omic response to endurance exercise training," *Nature* 629, no. 8010 (May 2024): 174–83, https://doi.org/10.1038/s41586-023-06877-w.

174. "Endurance exercise causes a multi-organ full-body molecular reaction," *Nature* (May 2024), https://doi.org/10.1038/d41586-024-00585-9.

175. Gina Many et al., "Sexual dimorphism and the multi-omic response to exercise training in rat subcutaneous white adipose tissue," *Nature Metabolism* 6, no. 5 (May 2024):

963–79, https://doi.org/10.1038/s42255-023-00959-9.

176. Eric Topol, "Euan Ashley: Exercise may be the single most potent medical intervention ever known," Substack, July 5, 2024, https://ericto-pol.substack.com/p/evan-ashley-exercise-may-be-the-single.

177. JN Morris et al., "Coronary heart disease and physical activity of work," *British Medical Journal* (1958): 1485–96.

178. Steven Moore et al., "Leisure time physical activity of moderate to vigorous intensity and mortality: A large pooled cohort analysis," *PLOS Medicine* 9, no. 11 (2012): e1001335, https://doi.org/10.1371/journal. pmed.1001335.

179. Leandro Garcia et al., "Non-occupational physical activity and risk of cardiovascular disease, cancer and mortality outcomes: A dose-response meta-analysis of large prospective studies," *British Journal of Sports Medicine* 57, no. 15 (August 2023): 979–89, https://doi.org/10.1136/bjsports-2022-105669.

180. Erla Bjornsdottir et al., "Association between physical activity over a 10-year period and current insomnia symptoms, sleep duration and day-time sleepiness: A European population-based study," *BMJ Open* 14, no. 3 (March 2024): e067197, https://doi. org/10.1136/bmjopen-2022-067197.

181. Jason Gill, "Linking volume and intensity of physical activity to mortality," *Nature Medicine* 26, no. 9 (September 2020): 1332–34, https://doi.org/10.1038/s41591-020-1019-9.

182. Wing Kwok et al., "Leisure-time physical activity and falls with and without injuries among older adult women," *JAMA Network Open* 7, no. 1 (Janu-ary 2024): e2354036, https://doi.org/10.1001/jamanetworkopen.2023.54036.

183. Paula Iso-Markku et al., "Physical activity and cog-nitive decline among older adults: A systematic review and meta-analysis," *JAMA Network Open* 7, no. 2 (2024): e2354285-e85, https://doi.org/10.1001/jamanet-workopen.2023.54285.

184. Hongwei Ji et al., "Sex differences in association of physical activity with all-cause and cardiovascular mortality," *Journal of the American Col-lege of Cardiology* 83, no. 8 (February 2024): 783–93, https://doi.org/doi:10.1016/j.jacc.2023.12.019.

185. Yafeng Wang et al., "Association of physical activity intensity with mortality: A national cohort study of 403 681 US adults," *JAMA Internal Medicine* 181, no. 2 (February 2021): 203–11, https://doi.org/10.1001/jamain-ternmed.2020.6331.

186. Dong Hoon Lee et al., "Long-term leisure-time physical activ-ity intensity and all-cause and cause-specific mortality: A prospective cohort of US adults," *Circulation* 146, no. 7 (August 2022): 523–34, https://doi.org/10.1161/CIRCULATIONA-HA.121.058162.

187. Zeljko Pedisic et al., "Is running associated with a lower risk of all-cause, cardiovascular and cancer mortality, and is the more the better? A systematic review and

meta-analysis," *British Journal of Sports Medicine* 54, no. 15 (August 2020): 898–905, https://doi.org/10.1136/bjsports-2018-100493.

188.   Barry Franklin et al., "Exercise-related acute cardiovascular events and potential deleterious adaptations following long-term exercise training: Plac-ing the risks into perspective-an update: A scientific statement from the Ameri-can heart association," *Circulation* 141, no. 13 (March 2020): e705–e36, https:// doi.org/10.1161/CIR.0749.

189.   Rema Ramakrishnan et al., "Accelerometer measured physical activity and the in-cidence of cardiovascular disease: Evidence from the UK Biobank cohort study," *PLOS Medicine* 18, no. 1 (January 2021): e1003487, https://doi.org/10.1371/journal.pmed.1003487.

190.   Seth Martin et al., "2024 heart disease and stroke statistics: A report of US and glob-al data from the American heart associa-tion," *Circulation* 149, no. 8 (February 2024): e347–e913, https://doi.org/10.1161/ CIR.1209.

191.   Katrina Piercy et al., "The physical activity guidelines for Amer-icans," *JAMA* 320, no. 19 (November 2018): 2020–28, https://doi.org/10.1001/ jama.2018.14854.

192.   Barry Franklin et al., "Exercise-related acute cardio-vascular events and potential deleterious adaptations following long-term exer-cise training: Placing the risks into perspective-an update: A scientific statement from the American heart association," *Circulation* 141, no. 13 (March 2020): e705–e36, https://doi.org/10.1161/CIR.0749.

193.   Pedro Saint-Maurice et al., "Estimated number of deaths prevented through in-creased physical activity among US adults," *JAMA Inter-nal Medicine* 182, no. 3 (March 2022): 349–52, https://doi.org/10.1001/jamain-ternmed.2021.7755.

194.   Amal Wanigatunga et al., "Association of total daily physical activity and fragmented physical activity with mortality in older adults," *JAMA Network Open* 2, no. 10 (Octo-ber 2019): e1912352, https://doi.org/10.1001/jamanetworkopen.2019.12352.

195.   Hongying Shi et al., "Sedentary behaviors, light-inten-sity physical activity, and healthy aging," *JAMA Network Open* 7, no. 6 (2024): e2416300–e00, https://doi.org/10.1001/jamanetworkopen.2024.16300.

196.   I-Min Lee et al., "Association of step volume and in-tensity with all-cause mortality in older women," *JAMA Internal Medicine* 179, no. 8 (August 2019): 1105–12, https:// doi.org/10.1001/jamainternmed.2019.0899.

197.   Niels Stens et al., "Relationship of daily step counts to all-cause mortality and car-diovascular events," *Journal of the American College of Cardiology* 82, no. 15 (October 2023): 1483–94, https://doi.org/10.1016/j.jacc.2023.07.029.

198.   Matthew Ahmadi et al., "Do the associations of daily steps with mortality and inci-dent cardiovascular disease differ by sedentary time levels? A device-based cohort study," *British Journal of Sports Medicine* 58, no. 5 (March 2024): 261–68, https://doi.org/10.1136/bjsports-2023-107221.

199. Ahmad Jayedi et al., "Walking speed and the risk of type 2 di-abetes: A systematic review and meta-analysis," *British Journal of Sports Medicine* 58, no. 6 (March 2024): 334–42, https://doi.org/10.1136/bjsports-2023-107336.

200. Charles Matthews et al., "Amount and intensity of leisure-time physical activity and lower cancer risk," *Journal of Clinical Oncology* 38, no. 7 (March 2020): 686–97, https://doi.org/10.1200/JCO.19.02407.

201. Jessica Lavery et al., "Associa-tion of exercise with pan-cancer incidence and over-all survival," *Cancer Cell* 42, no. 2 (February 2024): 169–71, https://doi.org/10.1016/j.ccell.2023.12.007.

202. Borja Del Pozo Cruz et al., "Association of daily step count and intensity with inci-dent dementia in 78 430 adults living in the UK," *JAMA Neurology* 79, no. 10 (October 2022): 1059–63, https://doi.org/10.1001/ jamaneurol.2022.2672.

203. Sebastian Ludyga et al., "Systematic review and meta-analysis investigating mod-erators of long-term effects of exercise on cognition in healthy individuals," *Nature Human Behaviour* 4, no. 6 (June 2020): 603–12, https://doi.org/10.1038/s41562-020-0851-8.

204. Luis Ciria et al., "An umbrella review of randomized control trials on the effects of physical exercise on cognition," *Nature Human Be-haviour* 7, no. 6 (June 2023): 928–41, https://doi.org/10.1038/s41562-023-01554-4.

205. H. van Praag et al., "Running enhances neurogen-esis, learning, and long-term po-tentiation in mice," *Proceedings of the National Academy of Sciences of the USA* 96, no. 23 (November 1999): 13427–31, https:// doi.org/10.1073/pnas.96.23.13427.

206. Michael Gleeson et al., "The anti-inflammatory effects of exercise: Mechanisms and implications for the prevention and treat-ment of disease," *Nature Reviews Immu-nology* 11, no. 9 (August 2011): 607–15, https://doi.org/10.1038/nri3041.

207. Amanda Loudin, "Take the 30-second power test," *New York Times*, January 22, 2024, https://www.nytimes.com/2024/01/22/well/move/ strength-30-second-power-test-aging.html.

208. Amanda Loudin, "The power-building workout," *New York Times*, January 22, 2024, https://www.nytimes.com/2024/01/22/well/move/ power-strength-aging-workout.html.

209. Jamie Edwards et al., "Exercise training and resting blood pressure: A large-scale pairwise and network meta-analysis of randomised con-trolled trials," *British Jour-nal of Sports Medicine* 57, no. 20 (October 2023): 1317–26, https://doi.org/10.1136/bjsports-2022-106503.

210. Prathiyankara Shailendra et al., "Resistance training and mortality risk: A systematic review and meta-analysis," *American Journal of Preventive Medicine* 63, no. 2 (August 2022): 277–85, https://doi.org/10.1016/j.amepre.2022.03.020.

211. Mads Bloch-Ibenfeldt et al., "Heavy resistance training at re-tirement age induces 4-year lasting beneficial effects in muscle strength: A long-term follow-up of an RCT," *BMJ Open Sport & Exercise Medicine* 10, no. 2 (June 2024): e001899, https://doi.org/10.1136/bmjsem-2024-001899.

212. Ruben Lopez-Bueno et al., "Thresholds of handgrip strength for all-cause, cancer, and cardiovascular mortality: A systematic review with dose-response meta-analysis," *Ageing Research Reviews* 82 (December 2022): 101778, https://doi.org/10.1016/j.arr.2022.101778.

213. Gretchen Reynolds et al., "Are you fit for your age? Try our fitness tuneup to find out," *Washington Post*, January 1, 2024, https://www.wash-ingtonpost.com/wellness/inter-active/2024/fitness-test-by-age-exercise/?.

214. Claudio Araujo et al., "Successful 10-second one-legged stance performance predicts survival in middle-aged and older indi-viduals," *British Journal of Sports Medicine* 56, no. 17 (September 2022): 975–80, https://doi.org/10.1136/bjsports-2021-105360.

215. Wayne Gao et al., "Occupational sitting time, leisure physical activity, and all-cause and cardiovascular disease mortality," *JAMA Network Open* 7, no. 1 (January 2024): e2350680, https://doi.org/10.1001/jama-networkopen.2023.50680.

216. Ulf Ekelund et al., "Does physical activity attenuate, or even eliminate, the detrimental association of sitting time with mortality? A harmonised meta-analysis of data from more than 1 million men and women," *Lancet* 388, no. 10051 (September 2016): 1302–10, https://doi.org/10.1016/ S0140-6736(16)30370-1.

217. Joseph Beals et al., "Dietary weight loss-induced improvements in metabolic function are enhanced by exercise in people with obesity and predia-betes," *Nature Metabolism* 5, no. 7 (July 2023): 1221–35, https://doi.org/10.1038/ s42255-023-00829-4.

218. Veronica Li et al., "An exercise-inducible metabolite that suppresses feeding and obesity," *Nature* 606, no. 7915 (June 2022): 785–90, https://doi.org/10.1038/s41586-022-04828-5.

219. Kirsi-Marja Zitting et al., "Human resting energy expenditure varies with circa-dian Phase," *Current Biology* 28, no. 22 (No-vember 2018): 3685–90 e3, https://doi.org/10.1016/j.cub.2018.10.005.

220. Saar Ezagouri et al., "Physiological and molecular dissection of daily variance in exercise capacity," *Cell Metabolism* 30, no. 1 (July 2019): 78–91 e4, https://doi.org/10.1016/j.cmet.2019.03.012.

221. Paul Arciero et al., "Morning exercise reduces abdominal fat and blood pressure in women; evening exercise increases muscular perfor-mance in women and lowers blood pressure in men," *Frontiers in Physiology* 13 (May 2022): 893783, https://doi.org/10.3389/fphys.2022.893783.

222. Shogo Sato et al., "Time of exercise specifies the impact on muscle metabolic path-

ways and systemic energy homeostasis," *Cell Metabolism* 30, no. 1 (July 2019): 92–110 e4, https://doi.org/10.1016/j.cmet.2019.03.013.

223. Lorcan Daly et al., "Physiological characteristics of a 92-yr-old four-time world champion indoor rower," *Journal of Applied Physiology* 135, no. 6 (December 2023): 1415–20, https://doi.org/10.1152/jap-plphysiol.00698.2023.

224. Laura Lewis, "The interconnected causes and conse-quences of sleep in the brain," *Science* 374, no. 6567 (October 2021): 564–68, https://doi.org/10.1126/science.abi8375.

225. Oliver Cameron Reddy et al., "The sleeping brain: Harnessing the power of the glym-phatic system through lifestyle choices," *Brain Sciences* 10, no. 11 (November 2020): 868, https://doi.org/10.3390/brainsci10110868.

226. Michael Grandner et al., "The translational neuro-science of sleep: A contextual framework," *Science* 374, no. 6567 (October 2021): 568–73, https://doi.org/10.1126/sci-ence.abj8188.

227. H Li et al., "Association of healthy sleep patterns with risk of mortality and life expectancy at age of 30 years: A population-based cohort study," *QJM: An Interna-tional Journal of Medicine* 117, no. 3 (2023): 177–86, https://doi.org/10.1093/qjmed/hcad237.

228. Rongqi Zhang et al., "Sleep, physical activity, and sedentary be-haviors in relation to overall cancer and site-specific cancer risk: A prospective cohort study," *iScience* 27, no. 6 (June 2024): 109931, https://doi.org/10.1016/j.isci.2024.109931.

229. Sina Kianersi et al., "Association between accelerometer-measured irregular sleep duration and type 2 diabetes risk: A prospective cohort study in the UK Biobank," *Diabetes Care* (July 2024), https://doi.org/10.2337/dc24-0213.

230. Lachlan Cribb et al., "Sleep regularity and mortality: A prospective analysis in the UK Biobank," *eLife* 12 (November 2023): RP88359, https://doi.org/10.7554/eLife.88359.

231. Severine Sabia et al., "Association of sleep duration in middle and old age with inci-dence of dementia," *Nature Communications* 12, no. 1 (April 2021): 2289, https://doi.org/10.1038/s41467-021-22354-2.

232. Esra Tasali et al., "Effect of sleep extension on objectively assessed energy intake among adults with overweight in real-life settings: A randomized clinical trial," *JAMA Internal Medicine* 182, no. 4 (April 2022): 365–74, https:// doi.org/10.1001/jamaint-ernmed.2021.8098.

233. Jonathan Cedernaes et al., "Acute sleep loss results in tissue-specific al-terations in genome-wide DNA methylation state and metabolic fuel utilization in humans," *Science Advances* 4, no. 8 (August 2018): eaar8590, https://doi.org/10.1126/sciadv.aar8590.

234. Lawrence Jin et al., "Sleep, health, and human capital: Evi-dence from daylight sav-ing time," *Journal of Economic Behavior & Organization* (February 2020): 174–92.

235. Yuzhu Li et al., "The brain structure and genetic mechanisms underlying the nonlinear association between sleep duration, cog-nition and mental health," *Nature Aging* 2, no. 5 (May 2022): 425–37, https://doi. org/10.1038/s43587-022-00210-2.

236. Francesco Cappuccio et al., "Sleep duration and all-cause mortality: A systematic review and meta-analysis of prospective studies," *Sleep* 33, no. 5 (May 2010): 585–92, https://doi.org/10.1093/sleep/33.5.585.

237. Seth Martin et al., "2024 heart disease and stroke sta-tistics: A report of US and global data from the American heart association," *Circulation* 149, no. 8 (February 2024): e347–e913, https://doi.org/10.1161/ CIR.1209.

238. Desana Kocevska et al., "Sleep characteristics across the lifespan in 1.1 million people from the Netherlands, United Kingdom and United States: A systematic review and meta-analysis," *Nature Human Behaviour* 5, no. 1 (January 2021): 113–22, https://doi. org/10.1038/s41562-020-00965-x.

239. Matthew Walker, *Why We Sleep* (New York: Scribner, 2018).

240. Ravi Allada et al., "Circadian mechanisms in medicine," *New England Journal of Medicine* 384, no. 6 (February 2021): 550–61, https://doi.org/10.1056/NEJMra1802337.

241. Jacqueline Lane et al., "Genetics of circadian rhythms and sleep in human health and disease," *Nature Reviews Genetics* 24, no. 1 (January 2023): 4–20, https://doi.org/10.1038/ s41576-022-00519-z.

242. Nadine Hausler et al., "Association of napping with incident cardiovas-cular events in a prospective cohort study," *Heart* 105, no. 23 (December 2019): 1793–98, https://doi. org/10.1136/heartjnl-2019-314999.

243. Yue Leng et al., "To nap or not to nap: More questions than answers," *Heart* 105, no. 23 (December 2019): 1768–69, https://doi.org/10.1136/ heartjnl-2019-315442.

244. Mathias Baumert et al., "Sleep characterization with smart wearable devices: A call for standardization and consensus recommendations," *Sleep* 45, no. 12 (December 2022): zsac183, https://doi.org/10.1093/sleep/zsac183.

245. Colin Espie et al., "Effect of digital cognitive behavioral therapy for insomnia on health, psychological well-being, and sleep-related quality of life: A randomized clinical trial," *JAMA Psychiatry* 76, no. 1 (January 2019): 21–30, https://doi.org/10.1001/ jamapsychiatry.2018.2745.

246. Gholami Fatemeh et al., "Effect of melatonin supplementation on sleep quality: A systematic review and meta-analysis of randomized controlled trials," *Journal of Neurology* 269, no. 1 (January 2022): 205–16, https://doi.org/10.1007/ s00415-020-10381-w.

247. Jasmine Mah et al., "Oral magnesium supplementation for insomnia in older adults: A systematic review & meta-analysis," *BMC Complementary Med-icine and Thera-pies* 21, no. 1 (April 2021): 125, https://doi.org/10.1186/s12906-021-03297-z.

248. Daniel Gottlieb et al., "Diagnosis and management of obstruc-tive sleep apnea: A review," *Journal of the American Medical Association* 323, no. 14 (April 2020): 1389–400, https://doi.org/10.1001/jama.2020.3514.

249. GBD Risk Factors Collaborators, "Global burden and strength of evidence for 88 risk factors in 204 countries and 811 subnational lo-cations, 1990–2021: A systematic analysis for the global burden of disease study 2021," *Lancet* 403, no. 10440 (May 2024): 2162–203, https://doi.org/10.1016/ S0140-6736(24)00933-4.

250. Cong Liu et al., "Ambient particulate air pollution and daily mortality in 652 cit-ies," *New England Journal of Medicine* 381, no. 8 (August 2019): 705–15, https://doi.org/10.1056/NEJMoa1817364.

251. Scott Weichenthal et al., "How low can you go? Air pollution af-fects mortality at very low levels," *Science Advances* 8, no. 39 (September 2022): eabo3381, https://doi.org/ doi:10.1126/sciadv.abo3381.

252. Scott Weichenthal et al., "How low can you go? Air pollution affects mortality at very low levels," *Science Advances* 8, no. 39 (September 2022): eabo3381, https://doi.org/ doi:10.1126/sciadv.abo3381.

253. Sanjay Rajagopalan et al., "Air pollution exposure and cardiometabolic risk," *Lancet Diabetes & Endocrinology* 12, no. 3 (March 2024): 196–208, https://doi.org/10.1016/ S2213-8587(23)00361-3.

254. Xin Zhang et al., "The impact of exposure to air pollution on cognitive performance," *Proceedings of the National Academy of Sciences of the USA* 115, no. 37 (September 2018): 9193–97, https://doi.org/10.1073/ pnas.1809474115.

255. Manolis Kogevinas et al., "Long-term exposure to air pollution and Covid-19 vaccine antibody response in a general population cohort (CO-VICAT study, Catalonia)," *Environmental Health Perspectives* 131, no. 4 (April 2023): 47001, https://doi.org/10.1289/ EHP11989.

256. Michael Young et al., "Blood pressure effect of traffic-related air pollution: A cross-over trial of in-vehicle filtration," *Annals of Internal Medicine* 176, no. 12 (December 2023): 1586–94, https://doi.org/10.7326/M23-1309.

257. Junfeng Zhang, "Low-level air pollution associated with death: Policy and clinical implications," *JAMA* 318, no. 24 (December 2017): 2431–32, https://doi.org/10.1001/ jama.2017.18948.

258. Jos Lelieveld et al., "Air pollution deaths attributable to fossil fuels: Observational and modelling study," *British Medi-cal Journal* 383 (November 2023): e077784, https://doi.org/10.1136/bmj-2023-077784.

259. "State of the air: Key findings," American Lung Associa-tion, accessed July 29, 2024, https://www.lung.org/research/sota/key-findings.

260. Luisa Flor et al., "Health effects associated with exposure to secondhand smoke: A

burden of proof study," *Nature Medicine* 30, no. 1 (January 2024): 149–67, https://doi.org/10.1038/s41591-023-02743-4.

261. Longxiang Li et al., "High-resolution national radon maps based on massive indoor measurements in the United States (preprint)," *Preprints with The Lancet*, April 22, 2024, https://papers.ssrn.com/sol3/papers. cfm?abstract_id=4800406.

262. "Pesticides," Wikipedia, accessed July 29, 2024, https://en.wikipedia. org/wiki/Health_effects_of_pesticides.

263. "Health & education, pesticides," National Institute of Environmental Health Sciences, accessed July 29, 2024, https://www.niehs.nih. gov/health/topics/agents/pesticides.

264. Julia Baudry et al., "Dietary pesticide exposure and non-com-municable diseases and mortality: A systematic review of prospective studies among adults," *Environmental Health* 22, no. 1 (October 2023): 76, https://doi.org/10.1186/s12940-023-01020-8.

265. Catherine Roberts, "Produce without pesticides," Consumer Reports, April 18, 2024, https://www.consumerreports.org/health/ food-contaminants/produce-without-pesticides-a5260230325/.

266. M. Charles Liberman, "Hidden hearing loss from everyday noise," *Scientific American*, August 1, 2015.

267. Philip Landrigan, "Plastics, fossil carbon, and the heart," *New England Journal of Medicine* 390, no. 10 (March 2024): 948–50, https://doi.org/10.1056/NEJMe2400683.

268. "Microplastics are everywhere—we need to understand how they affect human health," *Nature Medicine* 30, no. 4 (April 2024): 913. https://doi.org/10.1038/s41591-024-02968-x.

269. Naixin Qian et al., "Rapid single-particle chemical imaging of nanoplastics by srs microscopy," *Proceedings of the National Academy of Sci-ences of the USA* 121, no. 3 (January 2024): e2300582121, https://doi.org/10.1073/pnas.2300582121.

270. "The plastics we breathe," *Washington Post*, July 18, 2024, https://www.washington-post.com/climate-environment/interactive/2024/micro-plastics-air-human-body-organs-spread/.

271. Stefan Krause et al., "The potential of micro- and nanoplastics to exacerbate the health impacts and global burden of non-communicable dis-eases," *Cell Reports Medicine* 5, no. 6 (June 2024): 101581, https://doi.org/10.1016/j.xcrm.2024.101581.

272. Raffaele Marfella et al., "Microplastics and nanoplastics in atheromas and cardiovas-cular events," *New England Journal of Medicine* 390, no. 10 (March 2024): 900–910, https://doi.org/10.1056/NEJMoa2309822.

273. Chelin Jamie Hu et al., "Microplastic presence in dog and human testis and its poten-tial association with sperm count and weights of testis and epididymis," *Toxicological Sciences* 200, no. 2 (2024): 235–40, https:// doi.org/10.1093/toxsci/kfae060.

274. Zehua Yan et al., "Analysis of microplastics in human feces reveals a correlation

between fecal microplastics and inflammatory bowel disease status," *Environmental Science & Technology* 56, no. 1 (January 2022): 414–21, https://doi.org/10.1021/acs.est.1c03924.

275. Tingting Wang et al., "Multimodal detection and analysis of microplastics in human thrombi from multiple anatomically dis-tinct sites," *EBioMedicine* 103 (May 2024): 105118, https://doi.org/10.1016/j.ebiom.2024.105118.

276. "Turkish study finds microplastics in brain cells," TRT World, accesssed July 29, 2024, https://www.trtworld.com/science-and-tech/turkish-study-finds-microplastics-in-brain-cells-17849513.

277. Ekaterina Brynzak-Schreiber et al., "Microplastics role in cell migration and distri-bution during cancer cell division," *Chemosphere* 353 (April 2024): 141463, https://doi.org/10.1016/j.chemosphere.2024.141463.

278. Philip Landrigan, "Plastics, fossil carbon, and the heart," *New England Journal of Medicine* 390, no. 10 (March 2024): 948–50, https://doi. org/10.1056/NEJMe2400683.

279. Lauren F. Friedman, "How to reduce your exposure to plastic in food (and everywhere else)," *Consumer Reports*, January 4, 2024, https:// www.consumerreports.org/health/food-contaminants/how-to-reduce-exposure-to-plastic-in-food-everywhere-else-a9640874767/#:~:text=You%20can%20 see%20CR%27s%20top,limit%20consump-tion%20of%20fast%20food.

280. Delger Erdenesanaa, "PFAS 'forever chemicals' are pervasive in water worldwide, study finds," *New York Times*, April 8, 2024, https://www.nytimes.com/2024/04/08/climate/pfas-forever-chemicals-water. html#:~:text=chemicals%2Dwater.html-,P-FAS%20'Forever%20Chemicals'%20 Are%20Pervasive%20in%20Water%20World-wide%2C%20Study,any%20 obvious%20source%20of%20contamination.&tex-t=They're%20in%20 makeup%2C%20dental,pans%20and%20takeout%20food%20 wrappers.

281. Kim Tingley, "'Forever chemicals' are everywhere. What are they doing to us?," *New York Times Magazine*, August 16, 2023, https://www.nytimes. com/2023/08/16/magazine/pfas-toxic-chemicals.html?action=click&pgtype=Ar ticle&state=default&module=styln-pfas-forever-chemicals&variant=show®i on=BELOW_MAIN_CONTENT&block=storyline_flex_guide_recirc.

282. Erin Cohn et al., "Pervasive environmental chemicals impair oligodendro-cyte devel-opment," *Nature Neuroscience* 27, no. 5 (May 2024): 836–45, https://doi. org/10.1038/s41593-024-01599-2.

283. Betsy Reed, "New study reveals diet link to PFAS 'forever chemicals' in human body," *Guardian*, February 19, 2024.

284. Kathryn Crawford et al., "Patterns of seafood consumption among New Hampshire residents suggest potential exposure to per- and polyfluoroalkyl sub-stances," *Expo-*

sure and Health (April 2024), https://doi.org/10.1007/s12403-024-00640-w.

285. Betsy Reed, "Most US sandwich baggies contain toxic PFAS 'forever chemicals,' analysis says," *Guardian*, March 14, 2024, https://www.the-guardian.com/environment/2024/mar/14/plastic-sandwich-bags-pfas-chemicals.

286. Sharon Lerner, "How 3M discovered, then concealed, the dangers of forever chemicals," *New Yorker*, May 20, 2024, https://www.newyorker. com/magazine/2024/05/27/3m-forever-chemicals-pfas-pfos-toxic.

287. Michael Phillis, "Biden adminis-tration sets first-ever limits on 'forever chemicals' in drinking water," *AP News*, April 10, 2024, https://apnews.com/article/forever-chemicals-pfas-pollution-epa-drinking-water-1c8804288413a73bb7b99fc866c8fa51.

288. Irene Martinez-Morata et al., "Association of urinary metals with cardiovascular disease incidence and all-cause mortality in the multi-ethnic study of atherosclerosis (MESA)," *Circulation* 150, no. 10 (August 2024), https:// doi.org/doi:10.1161/CIRCULATIONAHA.124.069414.

289. Silvia Stringhini et al., "Socioeconomic status and the 25 x 25 risk factors as determinants of premature mortality: A multicohort study and meta-analysis of 1.7 million men and women," *Lancet* 389, no. 10075 (March 2017): 1229–37, https://doi. org/10.1016/S0140-6736(16)32380-7.

290. IHME-CHAIN Collaborators, "Effects of educa-tion on adult mortality: A global systematic review and meta-analysis," *Lancet Public Health* 9, no. 3 (March 2024): e155–e65, https://doi.org/10.1016/S2468-2667(23)00306-7.

291. Ran Xu et al., "Integrating human activity into food environments can better predict cardiometabolic diseases in the United States," *Nature Commu-nications* 14, no. 1 (November 2023): 7326, https://doi.org/10.1038/s41467-023-42667-8.

292. Hao Ma et al., "Food insecurity and premature mortality and life expectancy in the US," *JAMA Internal Medicine* 184, no. 3 (January 2024), 301–10 https://doi.org/10.1001/jamainternmed.2023.7968.

293. Joseph Doyle et al., "Effect of an intensive food-as-medicine program on health and health care use: A randomized clinical trial," *JAMA Inter-nal Medicine* 184, no. 2 (February 2024): 154–63, https://doi.org/10.1001/jamain-ternmed.2023.6670.

294. Lars Fadnes et al., "Estimating impact of food choices on life expectancy: A modeling study," *PLOS Medicine* 19, no. 2 (February 2022): e1003889, https://doi.org/10.1371/journal.pmed.1003889.

295. Amanda Adler et al., "Live to eat and eat to live longer," *Nature Food* 4, no. 12 (December 2023): 1029–30, https://doi.org/10.1038/s43016-023-00898-4.

296. Neil Mehta et al., "The population health benefits of a healthy lifestyle: Life expectancy increased and onset of disability delayed," *Health Affairs* 36, no. 8 (August 2017). 1495–502

297. Xuan-Mai Nguyen et al., "Impact of 8 lifestyle factors on mortality and life expectancy among United States veterans: The million veteran program," *American Journal of Clinical Nutrition* 119, no. 1 (January 2024): 127–35, https:// doi.org/10.1016/j.ajcnut.2023.10.032.

298. Yaqi Li et al., "Healthy lifestyle and the likelihood of becoming a centenarian," *JAMA Network Open* 7, no. 6 (2024): e2417931-e31, https://doi.org/10.1001/jamanetworkopen.2024.17931.

299. Yanping Li et al., "Healthy lifestyle and life expectancy free of cancer, cardiovascular disease, and type 2 diabetes: Prospective cohort study," *British Medical Journal* 368 (January 2020): l6669, https://doi.org/10.1136/bmj.l6669.

300. Kenneth Rockwood et al., "Genetic predisposition and modifi-able risks for late-life dementia," *Nature Medicine* 25, no. 9 (September 2019): 1331–32, https://doi.org/10.1038/s41591-019-0575-3.

301. Yujie Zhao et al., "Association of healthy lifestyle with the incidence of the risk of developing a broad range of diseases: A prospective cohort study," *Lancet*, March 15, 2024, https://papers.ssrn.com/sol3/papers.cfm?abstract_id=4754924.

302. Eric Topol, "Medical forecasting," *Science* 384, no. 6698 (May 2024): eadp7977, https://doi.org/10.1126/science.adp7977.

2부 만성질환은 피할 수 없는 운명인가

4 비만과 당뇨

1. Craig Russell, "Wegovy was inspired by Gila monster venom—here are some other drugs with surprising origin," *Conversation*, September 5, 2023, https:// theconversation.com/wegovy-was-inspired-by-gila-monster-venom-here-are-some-other-drugs-with-surprising-origins-208630#:~:text=Scientists%20 found%20that%20a%20hormone,blood%20sugar%20levels%20in%20humans.

2. Steven Marso et al., "Liraglutide and cardiovascular out-comes in type 2 diabetes," *New England Journal of Medicine* 375, no. 4 (July 2016): 311–22, https://doi.org/10.1056/NEJMoa1603827.

3. John Wilding et al., "Once-weekly semaglutide in adults with overweight or obesity," *New England Journal of Medicine* 384, no. 11 (March 2021): 989–1002, https://doi.org/10.1056/NEJMoa2032183.

4. Ania Jastreboff et al., "Tirzepatide once weekly for the treatment of obesity," *New England Journal of Medicine* 387, no. 3 (July 2022): 205–16, https://doi.org/10.1056/NEJMoa2206038.

5. Ania Jastreboff et al., "Triple-hormone-receptor agonist retatrutide for obesity—

a Phase 2 trial," *New England Journal of Medicine* 389, no. 6 (August 2023): 514–26, https://doi.org/10.1056/NEJMoa2301972.

6. Sean Wharton et al., "Daily oral GLP-1 receptor agonist orforglipron for adults with obesity," *New England Journal of Medicine* 389, no. 10 (September 2023): 877–88, https://doi.org/10.1056/NEJMoa2302392.

7. Elaine Chen, "A 'vaccine-like' version of Wegovy is on the drawing board at Novo Nordisk," *STAT News*, February 29, 2024, https://www. statnews.com/2024/02/29/ obesity-vaccine-wegovy-novo-nordisk/.

8. Lydia Denworth, "Now there are better ways than BMI charts to assess health risks," *Scientific American*, January 1, 2024, https://www. scientificamerican.com/article/ now-there-are-better-ways-than-bmi-charts-to-assess-health-risks/.

9. Luca Busetto et al., "A new framework for the diagnosis, staging and management of obesity in adults," *Nature Medicine* (July 2024), https://doi. org/10.1038/s41591-024-03095-3.

10. "State of obesity 2023: Better policies for a healthier America," *Trust for America's Health*, 2023, https://www.tfah.org/report-details/state-of-obesity-2023/#:~:text=Nationally%2C%2041.9%20percent%20of%20 adults,percent%20and%2045.6%20 percent%20respectively.

11. "Obesity-related cardiovascular disease deaths tripled between 1999 and 2020," American Heart Association, September 6, 2023, https:// newsroom.heart.org/news/ obesity-related-cardiovascular-disease-deaths-tri-pled-between-1999-and-2020.

12. Matthias Tschop et al., "Seeking satiety: From signals to solutions," *Science Translational Medicine* 15, no. 723 (November 2023): eadh4453, https://doi.org/10.1126/sci-translmed.adh4453.

13. Jennifer Couzin-Frankel, "Her work paved the way for block-buster obesity drugs. Now, she's fighting for recognition," *Science News*, September 8, 2023, https://www. science.org/content/article/her-work-paved-way-block-buster-obesity-drugs-now-she-s-fighting-recognition.

14. Elaine Chen et al., "The Ozempic revolution is rooted in the work of Svetlana Mojsov, yet she's been edged out of the story," *STAT News*, September 27, 2023, https://www. statnews.com/2023/09/27/weight-loss-obesity-glp1-svetlana-mojsov/.

15. Matthew Cobb et al., "What Rosalind Franklin truly contributed to the discovery of DNA's structure," *Nature* 616, no. 7958 (April 2023): 657–60, https://doi.org/10.1038/ d41586-023-01313-5.

16. Meagan Phelan, "Innovators who fought to unlock GLP-1 drugs for obesity award-ed Mani L. Bhaumik break-through of the year award," *AAAS News*, April 4, 2024, https://www.aaas.org/ news/innovators-glp-1-obesity-bhaumik-breakthrough.

17. Murielle Veniant et al., "A GIPR antagonist conjugated to GLP-1 analogues promotes

weight loss with improved metabolic parameters in preclinical and Phase 1 settings," *Nature Metabolism* 6, no. 2 (February 2024):290–303, https://doi.org/10.1038/s42255-023-00966-w.

18. Kuei-Pin Huang et al., "Dissociable hindbrain GLP1R circuits for satiety and aversion," *Nature* (July 2024), https://doi.org/10.1038/ s41586-024-07685-6.

19. Kyu Sik Kim et al., "GLP-1 increases preingestive satia-tion via hypothalamic circuits in mice and humans," *Science* 385, no. 6707 (2024): 438–46, https://doi.org/doi:10.1126/science.adj2537.

20. Eric Topol, "Daniel Drucker: Illuminating the GLP-1 drug's break out," Substack, April 6, 2024, https://erictopol.substack.com/p/daniel-drucker-illuminating-the-glp.

21. Tyler Cook et al., "Dual-action obesity drug rewires brain circuits for appetite," *Nature News & Views*, May 15, 2024, https://www.nature.com/ar-ticles/d41586-024-01352-6.

22. Dani Blum, "Some people on Ozempic lose the desire to drink. Scientists are asking why," *New York Times*, February 24, 2023, https://www.ny-times.com/2023/02/24/well/eat/ozempic-side-effects-alcohol.html.

23. Sahana Bettadapura et al., "Changes in food pref-erences and ingestive behaviors after glucagon-like peptide-1 analog treatment: Techniques and opportunities," *International Journal of Obesity* (March 2024), https://doi.org/10.1038/s41366-024-01500-y.

24. Chi Kin Wong et al., "Central glucagon-like peptide 1 recep-tor activation inhibits toll-like receptor agonist-induced inflammation," *Cell Metabolism* 36, no. 1 (January 2024): 130–43 e5, https://doi.org/10.1016/j.cmet.2023.11.009.

25. Eric Topol, "Daniel Drucker: Illuminating the GLP-1 drug's break out," Substack, April 6, 2024, https://erictopol.substack.com/p/daniel-drucker-illuminating-the-glp.

26. Daniel Drucker, "The benefits of GLP-1 drugs beyond obesity," *Science* 385, no. 6706 (2024): 258–60, https://doi.org/doi:10.1126/science.adn4128.

27. Ian Hatton et al., "The human cell count and size distribution," *Proceedings of the National Academy of Sciences of the USA* 120, no. 39 (September 2023): e2303077120, https://doi.org/10.1073/pnas.2303077120.

28. Sehoon Park et al., "Altered risk for cardiovascular events with changes in the meta-bolic syndrome status: A nationwide population-based study of ap-proximately 10 million persons," *Annals of Internal Medicine* 171, no. 12 (Decem-ber 2019): 875–84, https://doi.org/10.7326/M19-0563.

29. Aaron Cypess, "Reassessing human adipose tissue," *New England Journal of Medi-cine* 386, no. 8 (February 2022): 768–79, https://doi.org/10.1056/ NEJMra2032804.

30. Ian Hatton et al., "The human cell count and size distribution," *Proceedings of the National Academy of Sciences of the USA* 120, no. 39 (September 2023): e2303077120,

https://doi.org/10.1073/pnas.2303077120.

31. Lucas Jurado-Fasoli et al., "Adults with metabolically healthy overweight or obesity present more brown adipose tissue and higher thermogen-esis than their metabol-ically unhealthy counterparts," *EBioMedicine* 100 (Febru-ary 2024): 104948, https://doi.org/10.1016/j.ebiom.2023.104948.

32. Alana O'Mara et al., "Chronic mirabegron treatment increases human brown fat, HDL cholesterol, and insulin sensitivity," *Journal of Clinical Investigation* 130, no. 5 (May 2020): 2209–19, https://doi.org/10.1172/JCI131126.

33. Francesc Villarroya et al., "Controlling brown adipose tissue size through EPAC1," *Nature Reviews Endocrinology* 20, no. 5 (May 2024): 259–60, https://doi.org/10.1038/s41574-024-00971-3.

34. Liang Li et al., "White adipocytes in subcutaneous fat depots require klf15 for main-tenance in preclinical models," *Journal of Clinical Investigation* 134, no. 13 (July 2024), https://doi.org/10.1172/JCI172360.

35. Laia Reverte-Salisa et al., "EPAC1 enhances brown fat growth and beige adipogen-esis," *Nature Cell Biology* 26, no. 1 (January 2024): 113–23, https://doi.org/10.1038/s41556-023-01311-9.

36. Michael Schleh et al., "Metaflammation in obe-sity and its therapeutic targeting," *Science Translational Medicine* 15, no. 723 (No-vember 2023): eadf9382, https://doi.org/10.1126/scitranslmed.adf9382.

37. Belinda Lennerz et al., "Carbohydrate restriction for diabetes: Rediscovering centu-ries-old wisdom," *Journal of Clinical Investigation* 131, no. 1 (January 2021): e142246, https://doi.org/10.1172/JCI142246.

38. Joshua Goldenberg et al., "Efficacy and safety of low and very low carbohydrate diets for type 2 diabetes remission: Systematic review and meta-analysis of published and unpublished randomized trial data," *British Medi-cal Journal* 372 (January 2021): m4743, https://doi.org/10.1136/bmj.m4743.

39. Kai Luo et al., "Variant of the lactase LCT gene explains as-sociation between milk intake and incident type 2 diabetes," *Nature Metabolism* 6, no. 1 (January 2024): 169–86, https://doi.org/10.1038/s42255-023-00961-1.

40. Jordi Merino et al., "Polygenic scores, diet quality, and type 2 diabetes risk: An ob-servational study among 35,759 adults from 3 US cohorts," *PLOS Medicine* 19, no. 4 (April 2022): e1003972, https://doi.org/10.1371/journal.pmed.1003972.

41. Rebecca Puhl et al., "Obesity stigma: Important consider-ations for public health," *American Journal of Public Health* 100, no. 6 (June 2010): 1019–28, https://doi.org/10.2105/AJPH.2009.159491.

42. Francesco Rubino et al., "Joint international con-sensus statement for ending stigma of obesity," *Nature Medicine* 26, no. 4 (April 2020): 485–97, https://doi.org/10.1038/

s41591-020-0803-x.

43. Peter Turnbaugh et al., "An obesity-associated gut microbiome with increased capacity for energy harvest," *Nature* 444, no. 7122 (December 2006): 1027–31, https://doi.org/10.1038/nature05414.

44. Wenwen Gao et al., "Human GLP1R variants affecting GLP1R cell surface expression are associated with impaired glucose control and increased adiposity," *Nature Metabolism* 5, no. 10 (October 2023): 1673–84, https://doi.org/10.1038/s42255-023-00889-6.

45. Brenda Goodman, "How a gene test could be the first step toward precision medicine for obesity," *CNN*, May 23, 2024, https:// www.cnn.com/2024/05/20/health/gene-test-success-weight-loss-medications/ index.html#.

46. Bruce Gil, "A new genetic test can predict how well Ozempic will work for patients," *QZ*, May 20, 2024, https://qz.com/ozempic-wegovy-genetic-test-1851488697.

47. HM Connolly et al., "Valvular heart disease associ-ated with fenfluramine-phentermine," *New England Journal of Medicine* 337, no. 9 (August 1997): 581–88, https://doi.org/10.1056/NEJM199708283370901.

48. HM Connolly et al., "Valvular heart disease associated with fenfluramine-phentermine," *New England Journal of Medicine* 337, no. 9 (August 1997): 581–88, https://doi.org/10.1056/NEJM199708283370901.

49. Eric Topol et al., "Rimonabant for prevention of cardiovascular events (CRESCENDO): A randomised, multicentre, placebo-con-trolled trial," *Lancet* 376, no. 9740 (August 2010): 517–23, https://doi.org/10.1016/S0140-6736(10)60935-X.

50. A. Michael Lincoff et al., "Semaglutide and cardio-vascular outcomes in obesity without diabetes," *New England Journal of Medicine* 389, no. 24 (December 2023): 2221–32, https://doi.org/10.1056/NEJMoa2307563.

51. Mikhail Kosiborod et al., "Semaglutide in patients with heart failure with preserved ejection fraction and obesity," *New England Journal of Medicine* 389, no. 12 (September 2023): 1069–84, https://doi.org/10.1056/NEJ-Moa2306963.

52. Javed Butler et al., "Semaglutide versus placebo in people with obesity-related heart failure with preserved ejection fraction: A pooled analysis of the STEP-HFpEF and STEP-HFpEF DM randomised trials," *Lancet* 403, no. 10437 (April 2024): 1635–48, https://doi.org/10.1016/S0140-6736(24)00469-0.

53. Andrea Saglietto et al., "Glucagon-like peptide-1 receptor agonist semaglutide reduces atrial fibrillation incidence: A systematic review and meta-analysis," *European Journal of Clinical Investigation* 26 (July 2024): see new link in comment. [AU: Is this correct as worded? Or is link TK?]

54. Vlado Perkovic et al., "Effects of semaglutide on chronic kidney disease in patients with type 2 diabetes," *New England Journal of Medicine* (May 2024), https://doi.

org/10.1056/NEJMoa2403347.

55. Felice Gragnano et al., "FLOW trial stopped early due to evidence of renal protection with semaglutide," *European Heart Journal—Cardio-vascular Pharmacotherapy* 10, no. 1 (January 2024): 7–9, https://doi.org/10.1093/ ehjcvp/pvad080.

56. Silvia Sookoian et al., "Resmetirom for treatment of MASH," *Cell* 187, no. 12 (June 2024): 2897–97 e1, https://doi.org/10.1016/j.cell.2024.05.009.

57. Sara Volpe et al., "Once-weekly subcutaneous semaglutide improves fatty liver disease in patients with type 2 diabetes: A 52-week prospec-tive real-life study," *Nutrients* 14, no. 21 (November 2022), https://doi.org/10.3390/nu14214673.

58. Fraiser Kansteiner, "A pharmaceutical jack of all trades? Novo CEO touts semaglutide's potential in NASH, Alzheimer's and its hot start in obesity," *FiercePharma*, August 29, 2022, https://www.fier-cepharma.com/pharma/once-and-future-glp-1-king-novo-nordisk-ceo-talks-wegovy-manufacturing-and-alzheimers.

59. Wassilios Meissner et al., "Trial of lixisenatide in early Parkin-son's disease," *New England Journal of Medicine* 390, no. 13 (April 2024): 1176–85, https://doi.org/10.1056/ NEJMoa2312323.

60. Iciar Aviles-Olmos et al., "Exenatide and the treatment of patients with Parkinson's disease," *Journal of Clinical Investigation* 123, no. 6 (June 2013): 2730–36, https://doi.org/10.1172/JCI68295.

61. Dilan Athauda et al., "Exenatide once weekly versus placebo in Parkinson's disease: A randomised, double-blind, placebo-controlled trial," *Lancet* 390, no. 10103 (October 2017): 1664–75, https://doi.org/10.1016/S0140-6736(17)31585-4.

62. "A big week for GLP-1 drugs," Substack, April 6, 2024, https:// erictopol.substack.com/p/a-big-week-for-glp-1-drugs.

63. Huilin Tang et al., "Association of glucagon-like peptide 1 receptor ag-onists with incident Parkinson's disease in U.S. older adults with type 2 diabetes," *Diabetes* 73, no. Supplement_1 (June 2024), https://doi.org/10.2337/db24-750-P.

64. Bowen Tang et al., "Comparative effectiveness of glucagon-like peptide-1 agonists, dipeptidyl peptidase-4 inhibitors, and sulfonylureas on the risk of dementia in older individuals with type 2 diabetes in Sweden: An emu-lated trial study," *EClinicalMedicine* 73, no. 102689 (July 2024).

65. Paul Edison et al., "Evaluation of liraglutide in the treatment of Alzheimer's disease," *Alzheimer's & Dementia* 17, no. S9 (December 2021): e057848, https://doi.org/https:// doi.org/10.1002/alz.057848.

66. Elaine Chen, "Older GLP-1 drug may help protect brains of alzheimer's patients, early study suggests," July 30, 2024, https://www.statnews.com/2024/07/30/liraglutide-alzheimers-brain-study-ozempic-wegovy/.

67. Noor Abdulhameed et al., "Comparing regional brain uptake of incretin receptor

agonists after intranasal delivery in CD-1 mice and the APP/PS1 mouse model of Alzheimer's disease," *Alzheimer's Research & Ther-apy* 16, no. 1 (August 2024): 173, https://doi.org/10.1186/s13195-024-01537-1.

68. "A research study investigating semaglutide in people with early Alzheimer's disease (evoke+)," US National Library of Medicine, April 30, 2024, https://classic.clinicaltri-als.gov/ct2/show/NCT04777409.

69. Alireza Atri et al., "Evoke and evoke+: Design of two large-scale, double-blind, place-bo-controlled, Phase 3 studies evaluating the neuroprotective effects of semaglutide in early Alzheimer's disease," *Alzheimer's & Dementia* 18, no. S10 (2022): e062415, https://doi.org/https://doi.org/10.1002/ alz.062415.

70. Atul Malhotra et al., "Tirzepatide for the treatment of obstructive sleep apnea and obesity," *New England Journal of Medicine* (June 2024), https://doi.org/10.1056/NEJ-Moa2404881.

71. Lizzy Lawrence et al., "Experts split on whether Eli Lilly's Zep-bound will hamper CPAP sales," *STAT News*, June 25, 2024, https://www.stat-news.com/2024/06/25/eli-lilly-zepbound-sleep-apnea-cpap-machines-obsolete/.

72. Lindsey Wang et al., "Glucagon-like peptide 1 receptor ag-onists and 13 obesity-as-sociated cancers in patients with type 2 diabetes," *JAMA Network Open* 7, no. 7 (2024): e2421305-e05, https://doi.org/10.1001/jamanet-workopen.2024.21305.

73. Lindsey Wang et al., "GLP-1 receptor agonists and colorectal cancer risk in drug-na-ive patients with type 2 diabetes, with and without overweight/obesity," *JAMA Oncol-ogy* 10, no. 2 (February 2024): 256–58, https://doi.org/10.1001/jamaoncol.2023.5573.

74. Moufida Ben Nasr et al., "Glucagon-like peptide 1 receptor is a T cell-neg-ative co-stimulatory molecule," *Cell Metabolism* 36, no. 6 (June 2024): 1302–19. e12, https://doi.org/10.1016/j.cmet.2024.05.001.

75. William Wang et al., "Associations of semaglutide with incidence and recurrence of alcohol use disorder in real-world population," *Nature Commu-nications* 15, no. 1 (May 2024): 4548, https://doi.org/10.1038/s41467-024-48780-6.

76. Amy Klein, "An Ozempic baby boom? Some GLP-1 users re-port unexpected preg-nancies," *Washington Post*, April 5, 2024, https://www.wash-ingtonpost.com/well-ness/2024/04/05/ozempic-babies-weight-loss-fertility/.

77. Saba Aziz, "Are 'Ozempic babies' on the rise? What to know about the growing phe-nomenon," *GlobalNews*, June 1, 2024, https://globalnews. ca/news/10536768/ozem-pic-babies-explained/.

78. William Wang et al., "Association of semaglutide with tobacco use disorder in pa-tients with type 2 diabetes: Target trial emulation using real-world data," *Annals of Internal Medicine* (July 2024), https://doi.org/10.7326/m23-2718.

79. Rita Rubin, "Could GLP-1 receptor agonists like semaglutide treat addiction, Alzhei-

mer disease, and other conditions?," *JAMA* 331, no. 18 (May 2024): 1519–21, https://doi.org/10.1001/jama.2024.1017.

80. Elaine Chen, "Can Wegovy treat depression as well as obesity? New research looks to GLP-1 drugs for mental illnesses," *STAT News*, January 30, 2024, https://www.statnews.com/2024/01/30/wegovy-ozempic-depression-bipo-lar/#:~:text=Early%20data%20and%20anecdotes%20suggest,ability%20to%20 focus%20and%20plan.

81. Junzhe Huang et al., "Functional and multi-omic aging re-juvenation with GLP-1r agonism," *bioRxiv*, May 8, 2024, https://doi.org/10.1101/2024.05.06.592653.

82. A. Michael Lincoff et al., "Semaglutide and cardiovascular outcomes in obesity with-out diabetes," *New England Journal of Medicine* 389, no. 24 (December 2023): 2221–32, https://doi.org/10.1056/NEJMoa2307563.

83. Jimena Tatiana Hathaway et al., "Risk of nonarteritic anterior ischemic optic neu-ropathy in patients prescribed semaglutide," *JAMA Ophthal-mology* (July 2024), https://doi.org/10.1001/jamaophthalmol.2024.2296.

84. Elaine Chen, "Study links Ozempic to higher risk of eye condition that can cause vi-sion loss," *STAT News*, July 3, 2024, https://www.statnews.com/2024/07/03/ozempic-wegovy-naion-vision-loss-study/.

85. Fu-Shun Yen et al., "Glucagon-like peptide-1 receptor ago-nists and risk of sight-threatening retinopathy in Taiwanese population: A pro-pensity based cohort study," *Diabetes & Metabolic Syndrome: Clinical Research & Reviews* 18, no. 8 (August 2024): 103099, https://doi.org/https://doi.org/10.1016/j.dsx.2024.103099.

86. Yee Hui Yeo et al., "Increased risk of aspiration pneumo-nia associated with endo-scopic procedures among patients with glucagon-like peptide 1 receptor agonist use," *Gastroenterology* (March 2024), https://doi.org/10.1053/j.gastro.2024.03.015.

87. Anjali Dixit et al., "Preoperative GLP-1 receptor agonist use and risk of postoperative respiratory complications," *Journal of the American Medical Association* 331, no. 19 (May 2024): 1672–73, https://doi.org/10.1001/ jama.2024.5003.

88. Caterina Conte et al., "Is weight loss–induced muscle mass loss clinically relevant?," *Journal of the American Medical Association* 332, no. 1 (July 2024): 9–10, https://doi.org/10.1001/jama.2024.6586.

89. Dani Blum, "The race is on to stop Ozempic muscle loss," *New York Times*, February 8, 2024, https://www.nytimes.com/2024/02/08/well/live/ozempic-muscle-loss-exer-cise.html.

90. Sarah Zhang, "Ozempic makes you lose more than fat," February 2, 2024, https://www.theatlantic.com/health/archive/2024/02/ozempics-muscle-loss-prob-lem/677326/.

91. Carrie Arnold, "After obesity drugs' success, com-panies rush to preserve skeletal muscle," *Nature Biotechnology* 42, no. 3 (March 2024): 351–53, https://doi.org/10.1038/

s41587-024-02176-5.

92. Morten Hansen et al., "Once-weekly semaglutide versus placebo in adults with increased fracture risk: A randomised, double-blinded, two-centre, Phase 2 trial," *EClinicalMedicine* 72 (June 2024): 102624, https://doi. org/10.1016/j.eclinm.2024.102624.

93. Simon BK Jensen et al., "Bone health after exercise alone, GLP-1 receptor agonist treatment, or combination treatment: A secondary analysis of a randomized clinical trial," *JAMA Network Open* 7, no. 6 (2024): e2416775-e75, https://doi.org/10.1001/jamanetworkopen.2024.16775.

94. Chad Terhune, "Exclusive: Most patients using weight-loss drugs like Wegovy stop within a year, data show," *Reuters*, July 11, 2023, https://www.reuters.com/business/healthcare-pharmaceuticals/most-patients-using-weight-loss-drugs-like-wegovy-stop-within-year-data-show-2023-07-11/.

95. McKenzie Prillaman, "Obesity drugs aren't always forever. What happens when you quit?," *Nature News*, April 16, 2024, https://www.nature.com/articles/ d41586-024-01091-8.

96. Donna Ryan et al., "Long-term weight loss effects of sema-glutide in obesity without diabetes in the SELECT trial," *Nature Medicine* (May 2024), https://doi.org/10.1038/s41591-024-02996-7.

97. Annika Kim Constantino, "Novo Nordisk says 80% of insured U.S. Patients taking Wegovy pay less than $25 a month," *CNBC*, No-vember 2, 2023, https://www.cnbc.com/2023/11/02/wegovy-insured-patients-25-dollars-month.html#:~:text=patients%20with%20insurance%20coverage%20 who,list%20price%20of%20around%20%241%2C350.

98. David Wallace-Wells, "This is what a miracle drug looks like, and it costs only $5 to make," *New York Times*, April 24, 2024, https://www.nytimes.com/2024/04/24/opinion/ozempic-wegovy-weight-glp1.html.

99. EA Sims et al., "Endocrine and metabolic effects of experimental obesity in man," *Recent Progress in Hormone Research* 29 (1973): 457–96, https://doi.org/10.1016/b978-0-12-571129-6.50016-6.

100. Judith Stern, "Ethan Allen Sims (1916–2010)," *Obesity* 19, no. 3 (March 2011): 467, https://doi.org/https://doi.org/10.1038/oby.2010.334.

101. Tian Ge et al., "Development and validation of a trans-ancestry polygenic risk score for type 2 diabetes in diverse populations," *Genome Medicine* 14, no. 1 (June 2022): 70, https://doi.org/10.1186/s13073-022-01074-2.

102. Niall Lennon et al., "Selection, optimiza-tion and validation of ten chronic disease polygenic risk scores for clinical imple-mentation in diverse US populations," *Nature Medicine* 30, no. 2 (February 2024): 480–87, https://doi.org/10.1038/s41591-024-

02796-z.

103.   Wei Liu et al., "An improved genome-wide polygenic score model for predicting the risk of type 2 diabetes," *Frontiers in Genetics* 12 (February 2021): 632385, https://doi.org/10.3389/fgene.2021.632385.

104.   Marijana Vujkovic et al., "Discovery of 318 new risk loci for type 2 diabetes and related vascular outcomes among 1.4 million partici-pants in a multi-ancestry me-ta-analysis," *Nature Genetics* 52, no. 7 (July 2020): 680–91, https://doi.org/10.1038/s41588-020-0637-y.

105.   Limin Hao et al., "Development of a clinical polygenic risk score assay and reporting workflow," *Nature Medicine* 28, no. 5 (May 2022): 1006–13, https://doi.org/10.1038/s41591-022-01767-6.

106.   Dong Sun et al., "Joint impact of polygenic risk score and lifestyles on early- and late-onset cardiovascular diseases," *Nature Human Behav-iour* (July 2024), https://doi.org/10.1038/s41562-024-01923-7.

107.   Edward Gregg et al., "The burden of diabetes-associated mul-tiple long-term con-ditions on years of life spent and lost," *Nature Medicine* (Au-gust 2024), https://doi.org/10.1038/s41591-024-03123-2.

108.   Jin Choi et al., "First-line therapy for type 2 diabetes with sodium-glucose cotrans-porter-2 inhibitors and glucagon-like peptide-1 receptor agonists: A cost-effec-tiveness study," *Annals of Internal Medicine* 175, no. 10 (Oc-tober 2022): 1392–400, https://doi.org/10.7326/M21-2941.

109.   Rhanderson Cardoso et al., "SGLT2 inhibitors decrease car-diovascular death and heart failure hospitalizations in patients with heart fail-ure: A systematic review and meta-analysis," *EClinicalMedicine* 36 (June 2021): 100933, https://doi.org/10.1016/j.eclinm.2021.100933.

110.   Julie Paik et al., "Sodium-glucose cotransporter 2 inhibitors and nephrolithiasis risk in patients with type 2 diabetes," *JAMA Internal Medicine* 184, no. 3 (March 2024): 265–74, https://doi.org/10.1001/jamainternmed.2023.7660.

111.   Goro Katsuumi et al., "SGLT2 inhibition elimi-nates senescent cells and alleviates pathological aging," *Nature Aging* (May 2024), https://doi.org/10.1038/s43587-024-00642-y.

112.   John Anderson, "Combining glucagon-like peptide 1 re-ceptor agonists and sodi-um-glucose cotransporter 2 inhibitors to target multiple organ defects in type 2 di-abetes," *Diabetes Spectrum* 33, no. 2 (May 2020): 165–74, https://doi.org/10.2337/ds19-0031.

113.   Ellen Apperloo et al., "Efficacy and safety of SGLT2 inhibitors with and without glucagon-like peptide 1 receptor agonists: A smart-c collaborative meta-analysis of randomised controlled trials," *Lancet Dia-betes & Endocrinology* 12, no. 8 (August

2024): 545–57, https://doi.org/10.1016/ s2213-8587(24)00155-4.

114. "Statistics about diabetes," American Diabe-tes Association, November 2, 2023, https://diabetes.org/about-diabetes/statistics/about-diabetes#:~:text=Overall%20 numbers,of%20the%20population%2C%20 had%20diabetes.&text=Diagnosed%20 and%20undiagnosed%3A%20Of%20 the,and%208.7%20million%20were%20undi-agnosed.

115. Sehoon Park et al., "Altered risk for cardiovascular events with changes in the met-abolic syndrome status: A nationwide population-based study of approximately 10 million persons," *Annals of Internal Medicine* 171, no. 12 (December 2019): 875–84, https://doi.org/10.7326/M19-0563.

116. Xiaoyan Cai et al., "Association between prediabetes and risk of all cause mortality and cardiovascular disease: Updated meta-analysis," *British Med-ical Journal* 370 (July 2020): m2297, https://doi.org/10.1136/bmj.m2297.

117. "Testing for diabetes," CDC, May 15, 2024, https://www. cdc.gov/diabetes/diabe-tes-testing/?CDC_AAref_Val=https://www.cdc.gov/dia-betes/basics/getting-tested.html.

118. "Diabetes statistics," National Institutes of Health, January 2024, https://www.niddk.nih.gov/health-informa-tion/health-statistics/diabetes-statistics.

119. Michael Honigberg et al., "Cardiovascular and kidney out-comes across the glycemic spectrum: Insights from the UK Biobank," *Journal of the American College of Cardi-ology* 78, no. 5 (August 2021): 453–64, https://doi. org/10.1016/j.jacc.2021.05.004.

120. Soo Lim, "A new international journal targeting the patho-physiology and treatment of obesity and metabolic syndrome," *Journal of Obe-sity & Metabolic Syndrome* 26, no. 2 (June 2017): 81–83, https://doi.org/10.7570/ jomes.2017.26.2.81.

121. Ting Huai Shi et al., "The influence of metabolic syndrome in predicting mortality risk among US adults: Importance of meta-bolic syndrome even in adults with nor-mal weight," *Preventing Chronic Disease* 17 (May 2020): E36, https://doi.org/10.5888/pcd17.220.

122. Matthias Bluher, "Metabolically healthy obesity," *Endocrine Reviews* 41, no. 3 (May 2020), https://doi.org/10.1210/endrev/bnaa004. *heightened risk*: Xiaoyan Cai et al., "Association between prediabetes and risk of all cause mortality and cardiovascular disease: Updated meta-analysis," *British Medical Journal* 370 (July 2020): m2297, https://doi.org/10.1136/bmj.m2297.

123. Monica Jimenez, "Only 7% of American adults have good cardiometabolic health," Tufts University, July 5, 2022, https://now.tufts.edu/2022/07/05/only-7-ameri-can-adults-have-good-cardiometabolic-health.

124. Jenny Guadamuz et al., "Global, regional and na-tional trends in statin utilisation in high-income and low/middle-income coun-tries, 2015-2020," *BMJ Open* 12, no. 9

(September 2022): e061350, https://doi.org/10.1136/bmjopen-2022-061350.

125. Hilary Wall et al., "Vital signs: Prevalence of key cardiovascular disease risk factors for million hearts 2022—United States, 2011-2016," CDC, September 7, 2018, https://www.cdc.gov/mmwr/volumes/67/wr/mm6735a4.htm?s_cid=mm6735a4_w.

126. Casey Kim et al., "Trends in primary prevention statin use by cardiovascular risk score from 1999 to 2018: A repeated cross-sectional study," *Annals of Internal Medicine* 176, no. 12 (December 2023): 1684-88, https://doi.org/10.7326/M23-1915.

127. *Gone with the Century?"*: MS Brown et al., "Heart attacks: Gone with the century?," *Science* 272, no. 5262 (May 1996): 629, https://doi.org/10.1126/science.272.5262.629.

128. "Heart disease facts," CDC, May 15, 2024, https://www.cdc.gov/heart-disease/data-research/facts-stats/?CDC_AAref_Val=https://www.cdc.gov/heartdisease/facts.htm.

129. Eric Topol, "The diabetes dilemma for statin users," *New York Times*, March 4, 2012, https://www.nytimes.com/2012/03/05/opinion/the-diabetes-dilemma-for-statin-users.html.

130. Eliot Brinton, "Statin-related new-onset diabetes appears driven by increased insulin resistance: Are there clinical implications?," *Arteriosclerosis, Thrombosis, and Vascular Biology* 41, no. 11 (November 2021): 2798-801, https://doi.org/10.1161/ATVBAHA.121.316893.

131. Unai Galicia-Garcia et al., "Statin treatment-induced development of type 2 diabetes: From clinical evidence to mechanistic insights," *International Journal of Molecular Sciences* 21, no. 13 (July 2020), https://doi.org/10.3390/ijms21134725.

132. Eric Topol, "A new precedent—AI Gets the 'American nobel' prize in medicine," Substack, October 1, 2023, https://erictopol.substack.com/p/a-new-precedentai-gets-the-american.

133. Ashish Vaswani et al., "Attention is all you need," *arXiv*, June 12, 2017, https://arxiv.org/abs/1706.03762.

134. Eric Topol, "The new obesity breakthrough drugs," Sub-stack, December 10, 2022, https://erictopol.substack.com/p/the-new-obesity-breakthrough-drugs.

135. Felix Wong et al., "Discovery of a structural class of antibiotics with explainable deep learning," *Nature* 626, no. 7997 (February 2024): 177-85, https://doi.org/10.1038/s41586-023-06887-8.

136. Anna Puszkarska et al., "Machine learning designs new GCGR/ GLP-1R dual agonists with enhanced biological potency," *Nature Chemistry* (May 2024), https://doi.org/10.1038/s41557-024-01532-x.

5   심혈관 질환

1.   George Johnson, "Why everyone seems to have cancer," *New York Times*, January 4,

2014, https://www.nytimes.com/2014/01/05/sunday-review/ why-everyone-seems-to-have-cancer.html?pagewanted=print.

2. Sherry Murphy et al., *Deaths: Final data for 2010,* Vol. 61, National Center for Health Statistics (Hyattsville, MD, May 2013), 1–99, https://www.cdc.gov/nchs/data/nvsr/nvsr61/nvsr61_04.pdf.

3. Kenneth Kochanek et al., *Deaths: Final Data for 2020*, vol. 72, National Center for Health Statistics (Hyattsville, MD, September 2023), 1–75, https://www.cdc.gov/nchs/data/nvsr/nvsr72/nvsr72-10.pdf.

4. Rebecca Woodruff et al., "Trends in cardiovas-cular disease mortality rates and excess deaths, 2010–2022," *American Journal of Preventive Medicine* 66, no. 4 (April 2024): 582–89, https://doi.org/10.1016/j.amepre.2023.11.009.

5. "Heart disease causes one in five American deaths," USAFacts, January 4, 2024, https://usafacts.org/articles/how-many-people-have-heart-disease/#:~:text=In%20 2021%2C%20the%20 heart%20disease,in%20the%20US%20since%201950.

6. "Cancer data and statistics," CDC, June 11, 2024, https://www.cdc.gov/cancer/data/?C-DC_AAref_Val=https://www. cdc.gov/cancer/dcpc/data/index.htm#.

7. Seth Martin et al., "2024 heart disease and stroke statistics: A report of US and glob-al data from the American heart association," *Circulation* 149, no. 8 (February 2024): e347–e913, https://doi.org/10.1161/CIR.1209.

8. Elisa Konofagou, "Microbubble ul-trasound maps hidden signs of heart disease," *Nature News & Views*, May 6, 2024, https://www.nature.com/articles/d41586-024-01194-2.

9. Niall McCarthy, "Poll: U.S. smoking rate falls to historic low [infographic]," *Forbes*, July 26, 2018, https://www.forbes.com/sites/niallmc-carthy/2018/07/26/poll-u-s-smoking-rate-falls-to-historic-low-infographic/?sh=120509803351.

10. "Prevention," World Heart Federation, accessed July 31, 2024, https://world-heart-fed-eration.org/what-we-do/preven-tion/#:~:text=According%20to%20the%20 World%20Health,attacks%20and%20 strokes%20are%20preventable.

11. "90 percent of heart disease is preventable through healthier diet, regular exercise, and not smoking," *Cleveland Clinic Newsroom*, September 29, 2021, https://news-room.clevelandclinic.org/2021/09/29/90-per-cent-of-heart-disease-is-preventable-through-healthier-diet-regular-exercise-and-not-smoking.

12. Kenji Kawai et al., "Subclinical athero-sclerosis: Part 1: What is it? Can it be defined at the histological level?," *Arte-riosclerosis, Thrombosis, and Vascular Biology* 44, no. 1 (January 2024): 12–23, https://doi.org/10.1161/ATVBAHA.123.319932.

13. Brian A. Ference et al., "The LDL cumulative exposure hypothesis: Evidence and practical applications," *Nature Reviews Cardi-ology* (July 2024), https://doi.org/10.1038/s41569-024-01039-5.

14. Doron Aronson et al., "How hyperglycemia pro-motes atherosclerosis: Molecular mechanisms," *Cardiovascular Diabetology* 1 (April 2002): 1, https://doi.org/10.1186/1475-2840-1-1.

15. Huize Pan et al., "Atherosclerosis is a smooth muscle cell–driven tumor-like disease," *Circulation* 149, no. 24 (2024): 1885–98, https://doi. org/doi:10.1161/CIRCULATIONA-HA.123.067587.

16. Nicholas Wilcox et al., "Cardiovascular disease and cancer: Shared risk factors and mechanisms," *Nature Reviews Cardiology* (April 2024), https://doi.org/10.1038/s41569-024-01017-x.

17. Marie Depuydt et al., "Single-cell T cell receptor sequencing of paired human athero-sclerotic plaques and blood reveals autoim-mune-like features of expanded effector T cells," *Nature Cardiovascular Research* 2, no. 2 (February 2023): 112–25, https://doi.org/10.1038/s44161-022-00208-4.

18. Florentina Porsch et al., "Autoimmune diseases and athero-sclerotic cardiovascular disease," *Nature Reviews Cardiology* (June 2024), https:// doi.org/10.1038/s41569-024-01045-7.

19. Nathalie Conrad et al., "Autoimmune diseases and car-diovascular risk: A population-based study on 19 autoimmune diseases and 12 cardiovascular diseases in 22 million individuals in the UK," *Lancet* 400, no. 10354 (September 2022): 733–43, https://doi.org/10.1016/s0140-6736(22)01349-6.

20. EM Tuzcu et al., "High prevalence of coronary atheroscle-rosis in asymptomatic teenagers and young adults: Evidence from intravascular ultrasound," *Circulation* 103, no. 22 (June 2001): 2705–10, https://doi.org/10.1161/01.cir.103.22.2705.

21. Eric Topol et al., "Genetic susceptibility to myocardial infarction and coronary artery disease," *Human Molecular Genetics* 15, no. 2 (October 2006): R117–23, https://doi.org/10.1093/hmg/ddl183.

22. GS Mintz et al., "Atherosclerosis in angiographically 'normal' coronary artery reference segments: An intravascular ultrasound study with clinical correlations," *Journal of the American College of Cardiology* 25, no. 7 (June 1995): 1479–85, https://doi.org/10.1016/0735-1097(95)88-1.

23. "Subclinical coronary atherosclerosis and risk for myocardial infarction in a Danish cohort," *Annals of Internal Medicine* 176, no. 4 (2023): 433–42, https://doi.org/10.7326/m22-3027 %m 36972540.

24. Donald Lloyd-Jones et al., "Life's essential 8: Updating and enhancing the American heart association's construct of cardiovascular health: A presidential advisory from the American Heart Association," *Circulation* 146, no. 5 (August 2022): e18–e43, https://doi.org/10.1161/cir.1078.

25. Jean-Philippe Collet et al., "Long-term evolution of premature coronary artery

늙지 않는 몸

disease," *Journal of the American College of Cardiology* 74, no. 15 (October 2019): 1868–78, https://doi.org/10.1016/j.jacc.2019.08.1002.

26. Limin Hao et al., "Development of a clinical polygenic risk score assay and reporting workflow," *Nature Medicine* 28, no. 5 (May 2022): 1006–13, https://doi.org/10.1038/s41591-022-01767-6.

27. Limin Hao et al., "Development of a clinical polygenic risk score assay and reporting workflow," *Nature Medicine* 28, no. 5 (May 2022): 1006–13, https://doi.org/10.1038/s41591-022-01767-6.

28. Niall Lennon et al., "Selection, optimization and validation of ten chronic disease polygenic risk scores for clinical implementation in diverse US populations," *Nature Medicine* 30, no. 2 (February 2024): 480–87, https://doi.org/10.1038/s41591-024-02796-z.

29. Dong Sun et al., "Joint impact of polygenic risk score and lifestyles on early- and late-onset cardiovascular diseases," *Nature Human Behaviour* (July 2024), https://doi.org/10.1038/s41562-024-01923-7.

30. Elisabeth Widén et al., "How communicating polygenic and clinical risk for atherosclerotic cardiovascular disease impacts health behav-ior: An observational follow-up study," *Circulation: Genomic and Precision Medi-cine* 15, no. 2 (April 2022): e003459, https://doi.org/10.1161/circgen.121.003459.

31. Andrew Perry et al., "Pro-teomic analysis of cardiorespiratory fitness for prediction of mortality and multi-system disease risks," *Nature Medicine* 30, no. 6 (June 2024): 1711–21, https://doi. org/10.1038/s41591-024-03039-x.

32. Hamilton Se-Hwee Oh et al., "Organ aging signatures in the plasma proteome track health and disease," *Nature* 624, no. 7990 (Decem-ber 2023): 164–72, https://doi. org/10.1038/s41586-023-06802-1.

33. Stefan Gustafsson et al., "Markers of imminent myocar-dial infarction," *Nature Cardiovascular Research* 3, no. 2 (February 2024): 130–39, https://doi.org/10.1038/s44161-024-00422-2.

34. Eric Topol, "The under-appreciation of CHIP," Sub-stack, May 21, 2023, https://eric-topol.substack.com/p/the-under-appreciation-of-chip.

35. Siddhartha Jaiswal et al., "Clonal hemato-poiesis in human aging and disease," *Science* 366, no. 6465 (November 2019): eaan4673, https://doi.org/10.1126/science.aan4673.

36. Yang Liu et al., "Integration of polygenic and gut metage-nomic risk prediction for common diseases," *Nature Aging* 4, no. 4 (April 2024): 584–94, https://doi.org/10.1038/s43587-024-00590-7.

37. Chenhao Li et al., "Gut microbiome and metabolome pro-filing in framingham heart study reveals cholesterol-metabolizing bacteria," *Cell* 187, no. 8 (April 2024): 1834–52.

e19, https://doi.org/10.1016/j.cell.2024.03.014.

38. Tiange Wang et al., "Divergent age-associated and metabolism-associated gut microbiome signatures modulate cardiovascular disease risk," *Nature Medicine* 30, no. 6 (June 2024): 1722–31, https://doi.org/10.1038/s41591-024-03038-y.

39. E. Piperni et al., "Intestinal blastocystis is linked to healthier diets and more favorable cardiometabolic outcomes in 56,989 individu-als from 32 countries," *Cell* (July 2024), https://doi.org/10.1016/j.cell.2024.06.018.

40. Daniel Yetman, "How much does a coronary calcium scan cost?," Healthline, November 9, 2022, https://www.healthline.com/health/heart/coro-nary-calcium-scan-cost#takeaway.

41. Parveen Garg et al., "Coronary artery calcium screening-data first," *JAMA Internal Medicine* 183, no. 11 (November 2023): 1270–71, https:// doi.org/10.1001/jamaint-ernmed.2023.3250.

42. FB Mensink et al., "Pharmaco-invasive therapy: Early implementation of statins and proprotein convertase subtilisin/kexin type 9 in-hibitors after acute coronary syndrome," *Frontiers in Cardiovascular Medicine* 9 (December 2022): 1061346, https://doi.org/10.3389/fcvm.2022.1061346.

43. Eugene Braunwald, "Cholesterol: The race to the bot-tom," *European Heart Journal* 42, no. 45 (December 2021): 4612–13, https://doi. org/10.1093/eurheartj/ehab446.

44. Kausik Ray et al., "Safety and efficacy of bempedoic acid to reduce LDL cholester-ol," *New England Journal of Medicine* 380, no. 11 (March 2019): 1022–32, https://doi.org/10.1056/NEJMoa1803917.

45. Kausik Ray et al., "Long-term efficacy and safety of inclisiran in pa-tients with high cardiovascular risk and elevated LDL cholesterol (orion-3): Re-sults from the 4-year open-label extension of the orion-1 trial," *Lancet Diabetes Endocrinology* 11, no. 2 (February 2023): 109–19, https://doi.org/10.1016/s2213-8587(22)00353-9.

46. Prakriti Gaba et al., "Association between achieved low-density lipoprotein cholesterol levels and long-term cardiovascular and safety outcomes: An analysis of fourier-ole," *Circulation* 147, no. 16 (April 2023): 1192–203, https://doi.org/10.1161/CIRCULATIONAHA.122.063399.

47. Yong-Joon Lee et al., "Rosuvastatin versus ator-vastatin treatment in adults with coronary artery disease: Secondary analysis of the randomised lodestar trial," *BMJ* 383 (2023): e075837, https://doi.org/10.113/bmj-2023-075837.

48. "Effects of statin therapy on diagnoses of new-onset diabetes and worsening gly-caemia in large-scale randomised blinded statin trials: An in-dividual participant data meta-analysis," *Lancet Diabetes & Endocrinology* 12, no. 5 (May 2024): 306–19, https://doi.org/10.1016/s2213-8587(24)40-8.

49. Wanchun Xu et al., "Benefits and risks associated with statin therapy for primary

prevention in old and very old adults: Real-world evidence from a target trial emulation study," *Annals of Internal Medicine* 177, no. 6 (June 2024): 701–10, https://doi.org/10.7326/m24-4.

50. Tsion Aberra et al., "The association between triglycerides and incident cardiovascular disease: What is 'optimal'?," *Journal of Clinical Lipidology* 14, no. 4 (July–August 2020): 438–47 e3, https://doi.org/10.1016/j.jacl.2020.04.009.

51. "FDA approves use of drug to reduce risk of cardio-vascular events in certain adult patient groups," FDA, December 13, 2019, https:// www.fda.gov/news-events/press-announcements/fda-approves-use-drug-re-duce-risk-cardiovascular-events-certain-adult-patient-groups.

52. Marilynn Larkin, "Does EPA lower CV risk? Reduce-it revisited," *Medscape*, January 11, 2023, https://www.medscape.com/viewarticle/986837?form=fpf.

53. Brian A. Bergmark et al., "Olezarsen for hypertriglyceridemia in patients at high cardiovascular risk," *New England Journal of Medicine* 390, no. 19 (2024): 1770–80, https://doi.org/doi:10.1056/NEJMoa2402309.

54. Robert Rosenson et al., "Zodasiran, an RNAi therapeutic targeting ANGPTL3, for mixed hyperlipidemia," *New England Jour-nal of Medicine* 391, no. 10 (May 29, 2024), https://doi.org/doi:10.1056/NEJ-Moa2404147.

55. Christie M. Ballantyne et al., "Plozasiran, an RNA interference agent targeting apoc3, for mixed hyperlipidemia," *New England Journal of Medicine* 391, no. 10 (May 28, 2024), https://doi.org/doi:10.1056/NEJ-Moa2404143.

56. Pradeep Natarajan, "Exceptional genetics, generalizable thera-peutics, and coronary artery disease," *New England Journal of Medicine* 391, no. 10 (May 29, 2024), https://doi.org/doi:10.1056/NEJMe2405647.

57. Chang Liu et al., "Association between high-density lipo-protein cholesterol levels and adverse cardiovascular outcomes in high-risk pop-ulations," *JAMA Cardiology* 7, no. 7 (July 2022): 672–80, https://doi.org/10.1001/ jamacardio.2022.0912.

58. Arya Aminorroaya et al., "Development and multinational validation of an algorithmic strategy for high lp(a) screening," *Nature Cardiovascular Research* 3, no. 5 (May 2024): 558–66, https://doi.org/10.1038/s44161-024-00469-1.

59. Stephen Nicholls et al., "Muvalaplin, an oral small mol-ecule inhibitor of lipoprotein(a) formation: A randomized clinical trial," *JAMA* 330, no. 11 (September 2023): 1042–53, https://doi.org/10.1001/jama.2023.16503.

60. Nuria Diaz et al., "Discovery of potent small-molecule in-hibitors of lipoprotein(a) formation," *Nature* 629, no. 8013 (May 2024): 945–50, https://doi.org/10.1038/s41586-024-07387-z.

61. Steven Nissen et al., "Lepodisiran, an extended-duration short interfering RNA targeting lipoprotein(a): A randomized dose-ascending clinical trial," *JAMA* 330, no. 21

(December 2023): 2075–83, https://doi.org/10.1001/jama.2023.21835.

62. Michelle O'Donoghue et al., "Small interfering RNA to reduce lipoprotein(a) in cardiovascular disease," *New England Journal of Medicine* 387, no. 20 (2022): 1855–64, https://doi.org/doi:10.1056/NEJMoa2211023.

63. Alex Janin, "The blood tests that can flag your hidden heart disease risk," *Wall Street Journal*, July 30, 2024, https://www.wsj.com/health/wellness/ blood-tests-heart-disease-20d4d2f0?st=0myw3wmgfsydvad.

64. Diana De Oliveira-Gomes et al., "Apolipoprotein B: Bridging the gap between evidence and clinical practice," *Circulation* 150, no. 1 (2024): 62–79, https://doi.org/doi:10.1161/CIRCULATIONAHA.124.068885.

65. Diana De Oliveira-Gomes et al., "Apolipoprotein B: Bridg-ing the gap between evidence and clinical practice," *Circulation* 150, no. 1 (2024): 62–79, https://doi.org/doi:10.1161/CIRCULATIONAHA.124.068885.

66. Steven Nissen et al., "Bempedoic acid and cardiovascular out-comes in statin-intolerant patients," *New England Journal of Medicine* 388, no. 15 (April 2023): 1353–64, https://doi.org/10.1056/NEJMoa2215024.

67. Paul Ridker et al., "Antiinflammatory therapy with canakinumab for atherosclerotic disease," *New England Journal of Medicine* 377, no. 12 (2017): 1119–31, https:// doi.org/doi:10.1056/NEJMoa1707914.

68. Paul Ridker et al., "Effect of interleukin-1β inhibition with canakinumab on incident lung cancer in patients with atheroscle-rosis: Exploratory results from a randomised, double-blind, placebo-controlled trial," *Lancet* 390, no. 10105 (October 2017): 1833–42, https://doi.org/10.1016/ s0140-6736(17)32247-x.

69. Stefan Nidorf et al., "Colchicine in patients with chronic coro-nary disease," *New England Journal of Medicine* 383, no. 19 (November 2020): 1838–47, https://doi.org/10.1056/NEJMoa2021372.

70. Stefan Nidorf et al., "Colchicine in patients with chronic coronary disease," *New England Journal of Medicine* 383, no. 19 (No-vember 2020): 1838–47, https://doi.org/10.1056/NEJMoa2021372.

71. Aernoud Fiolet et al., "Efficacy and safety of low-dose colchicine in patients with coronary disease: A systematic review and meta-anal-ysis of randomized trials," *European Heart Journal* 42, no. 28 (July 2021): 2765–75, https://doi.org/10.1093/eurheartj/ ehab115.

72. Peter Kelly et al., "Long-term colchicine for the preven-tion of vascular recurrent events in non-cardioembolic stroke (CONVINCE): A randomised controlled trial," *Lancet* 404, no. 10448 (July 2024): 125–33, https:// doi.org/10.1016/s0140-6736(24)00968-1.

73. Eric Topol, "The big miss: Inflammation and cardiovas-cular disease," Substack, June

9, 2024, https://erictopol.substack.com/p/the-big-miss-inflammation-and-cardio-vascular.

74. Kenneth Chan et al., "Inflammatory risk and cardiovascu-lar events in patients without obstructive coronary artery disease: The ORFAN multicentre, longitudinal cohort study," *Lancet* 403, no. 10444 (June 2024): 2606–18, https://doi.org/10.1016/s0140-6736(24)00596-8.

75. Seung-Jung Park et al., "Preventive percutaneous coronary intervention versus opti-mal medical therapy alone for the treatment of vulner-able atherosclerotic coronary plaques (prevent): A multicentre, open-label, ran-domised controlled trial," *Lancet* 403, no. 10438 (May 2024): 1753–65, https://doi. org/10.1016/s0140-6736(24)00413-6.

76. Eric Topol, "AI-enabled opportunistic medical scan interpretation," *Lancet* 403, no. 10439 (May 11, 2024): 1842, https://doi.org/10.1016/s0140-6736(24)00924-3.

77. Tyler Hyungtaek Rim et al., "Deep-learning-based cardiovascular risk stratifica-tion using coronary artery calcium scores predicted from retinal photographs," *Lancet Digital Health* 3, no. 5 (May 2021): e306–e16, https://doi.org/10.1016/s2589-7500(21)43-1.

78. Jakob Weiss et al., "Deep learning to estimate cardiovascular risk from chest radio-graphs: A risk prediction study," *Annals of Internal Medicine* 177, no. 4 (April 2024): 409–17, https://doi.org/10.7326/m23-1898.

79. Andres Diaz-Pinto et al., "Predicting myocardial in-farction through retinal scans and minimal personal information," *Nature Machine Intelligence* 4, no. 1 (2022): 55–61, https://doi.org/10.1038/s42256-021-00427-7.

80. Meijie Jiang et al., "Accelerated biological aging elevates the risk of cardiometabolic multimorbidity and mortality," *Nature Cardiovascular Research* 3, no. 3 (March 2024): 332–42, https://doi.org/10.1038/ s44161-024-00438-8.

81. J. Liu et al., "Lowering systolic blood pres-sure to less than 120 mm Hg versus less than 140 mm Hg in patients with high cardiovascular risk with and without diabetes or previous stroke: An open-label, blinded-outcome, randomised trial," *Lancet* 404, no. 10449 (July 2024): 245–55, https://doi.org/10.1016/s0140-6736(24)01028-6.

82. Hong Li et al., "Global, regional, and national bur-den of disease study of atrial fibril-lation/flutter, 1990–2019: Results from a global burden of disease study, 2019," *BMC Public Health* 22, no. 1 (2022): 2015, https:// doi.org/10.1186/s12889-022-14403-2.

83. José A. Joglar et al., "2023 ACC/AHA/ACCP/ HRS guideline for the diagnosis and management of atrial fibrillation: A report of the American College of Cardiology/ American Heart Association joint commit-tee on clinical practice guidelines," *Circu-lation* 149, no. 1 (2024): e1–e156, https:// doi.org/doi:10.1161/CIR.1193.

84. Dominik Linz et al., "Atrial fibrillation: Epidemiol-ogy, screening and digital health," *Lancet Regional Health – Europe* 37 (February 2024): 100786, https://doi.org/10.1016/

j.lanepe.2023.100786.

85. Christian Paludan-Müller et al., "Atrial fibrillation: Age at diagnosis, incident cardiovascular events, and mortality," *European Heart Journal* 45, no. 24 (June 2024): 2119–29, https://doi.org/10.1093/eurheartj/ehae216.

86. Yudiyang Ma et al., "Air pollution, genetic susceptibility, and the risk of atrial fibrillation: A large prospective cohort study," *Proceedings of the National Academy of Sciences* 120, no. 32 (2023): e2302708120, https://doi.org/doi:10.1073/pnas.2302708120.

87. Eduard Shantsila et al., "Atrial fibrillation: Comorbidities, lifestyle, and patient factors," *Lancet Regional Health – Europe* 37 (February 2024): 100784, https://doi.org/10.1016/j.lanepe.2023.100784.

88. Ying Sun et al., "Sweetened beverages, genetic susceptibility, and incident atrial fibrillation: A prospective cohort study," *Circulation: Arrhythmia and Electrophysiology* 17, no. 3 (March 2024): e012145, https://doi.org/10.1161/CIRCEP.123.012145.

89. Cammie Tran et al., "Testosterone and the risk of incident atrial fibrillation in older men: Further analysis of the aspree study," *EClinicalMed-icine* 72 (June 2024): 102611, https://doi.org/10.1016/j.eclinm.2024.102611.

90. Jennifer Couzin-Frankel, "Why are elite athletes prone to ab-normal heart rhythms?," May 14, 2024, https://www.science.org/content/article/ why-are-elite-athletes-prone-abnormal-heart-rhythms.

91. Araceli Boraita et al., "Incidence of atrial fibrillation in elite athletes," *JAMA Cardiology* 3, no. 12 (2018): 1200–1205, https://doi.org/10.1001/jamacardio.2018.3482.

92. Shunsuke Miyauchi et al., "Periodontal treatment during the blank-ing period improves the outcome of atrial fibrillation ablation," *Journal of the American Heart Association* 13, no. 8 (April 2024): e033740, https://doi.org/10.1161/JAHA.123.033740.

93. José A. Joglar et al., "2023 ACC/AHA/ACCP/HRS guideline for the diagnosis and management of atrial fibrillation: A report of the American college of cardiology/American heart association joint committee on clinical practice guidelines," *Circulation* 149, no. 1 (2024): e1–e156, https://doi. org/doi:10.1161/CIR.1193.

94. Hany Abed et al., "Effect of weight reduction and cardiometabolic risk factor management on symptom burden and severity in patients with atrial fibril-lation: A randomized clinical trial," *Journal of the American Medical Association* 310, no. 19 (2013): 2050–60, https://doi.org/10.1001/jama.2013.280521.

95. Matteo Gadaleta et al., "Prediction of atrial fibrillation from at-home single-lead ECG signals without arrhythmias," *NPJ Digital Medicine* 6, no. 1 (December 2023): 229, https://doi.org/10.1038/s41746-023-00966-w.

96. Axel Brandes et al., "Consumer-led screening for atrial fibrillation: Frontier review of the af-screen international collaboration," *Circulation* 146, no. 19 (November 2022): 1461–74, https://doi.org/10.1161/cir-culationaha.121.058911.

97.   Manlio Vinciguerra et al., "Atrial fibrillation: Pathophys-iology, genetic and epigen-etic mechanisms," *Lancet Regional Health – Europe* 37 (February 2024): 100785, https://doi.org/10.1016/j.lanepe.2023.100785.

98.   Limin Hao et al., "Development of a clinical poly-genic risk score assay and report-ing workflow," *Nature Medicine* 28, no. 5 (May 2022): 1006–13, https://doi.org/10.1038/s41591-022-01767-6.

99.   Niall Lennon et al., "Selection, optimization and validation of ten chronic disease polygenic risk scores for clinical implementation in diverse US populations," *Nature Medicine* 30, no. 2 (February 2024): 480–87, https://doi. org/10.1038/s41591-024-02796-z.

100. Axel Brandes et al., "Consumer-led screening for atrial fibrillation: Frontier review of the af-screen international collaboration," *Circu-lation* 146, no. 19 (November 2022): 1461–74, https://doi.org/10.1161/circula-tionaha.121.058911.

101. José A. Joglar et al., "2023 ACC/AHA/ACCP/HRS guideline for the diagnosis and man-agement of atrial fibrillation: A report of the American college of cardiology/Ameri-can heart association joint committee on clinical practice guidelines," *Circulation* 149, no. 1 (2024): e1–e156, https://doi. org/doi:10.1161/CIR.1193.

102. Andrea Saglietto et al., "Glucagon-like peptide-1 receptor agonist semaglutide re-duces atrial fibrillation incidence: A systematic review and meta-analysis," *European Journal of Clinical Investigation* n/a, no. n/a (July 2024): https://onlinelibrary.wiley.com/doi/10.1111/eci.14292.

103. Theogene Habineza et al., "End-to-end risk predic-tion of atrial fibrillation from the 12-lead ECG by deep neural networks," *Journal of Electrocardiology* 81 (November-December 2023): 193–200, https://doi.org/10.1016/j.jelectrocard.2023.09.011.

104. Peter Noseworthy et al., "Artificial intelligence-guided screen-ing for atrial fibrilla-tion using electrocardiogram during sinus rhythm: A pro-spective non-randomised interventional trial," *Lancet* 400, no. 10359 (October 2022): 1206–12, https://doi. org/10.1016/s0140-6736(22)01637-3.

6   면역과 암

1.   Steven Ross Johnson, "WHO report: World-wide cancer cases to double by 2050," *US News & World Report*, February 1, 2024, https://www.usnews.com/news/best-coun-tries/articles/2024-02-01/who-report-number-of-worldwide-cancer-cases-to-double-by-2050#:~:text=As%20a%20 result%2C%20the%20number,to%209.7%20million%20in%202022.

2.   "Overview: Cancer," NHS, October 13, 2022, https://www.nhs.uk/conditions/can-cer/#:~:text=The%20cancerous%20 cells%20can%20invade,of%20cancer%20

during%20their%20lifetime.

3. Young-Joon Surh, "The 50-year war on cancer revisited: Should we continue to fight the enemy within?," *Journal of Cancer Prevention* 26, no. 4 (December 2021): 219–23, https://doi.org/10.15430/JCP.2021.26.4.219.

4. Amir Jassim et al., "Cancers make their own luck: Theo-ries of cancer origins," *Nature Reviews Cancer* 23, no. 10 (October 2023): 710–24, https://doi.org/10.1038/s41568-023-00602-5.

5. Carlos Lopez-Otin et al., "Meta-hallmarks of aging and can-cer," *Cell Metabolism* 35, no. 1 (January 2023): 12–35, https://doi.org/10.1016/j.cmet.2022.11.001.

6. Zaira Seferbekova et al., "Spatial biology of can-cer evolution," *Nature Reviews Genetics* 24, no. 5 (May 2023): 295–313, https:// doi.org/10.1038/s41576-022-00553-x.

7. Eric Topol, "Spatial biology is lighting it up," Substack, July 23, 2023, https://erictopol.substack.com/p/spatial-biology-is-lighting-it-up.

8. Zaira Seferbekova et al., "Spatial biology of cancer evolu-tion," *Nature Reviews Genetics* 24, no. 5 (May 2023): 295–313, https://doi.org/10.1038/s41576-022-00553-x.

9. Vijay Sankaran et al., "Cellular barcoding to decipher clonal dynamics in disease," *Science* 378, no. 6616 (October 2022): eabm5874, https:// doi.org/10.1126/science.abm5874.

10. Olivier Fesneau et al., "An intestinal TH17 cell-derived subset can initiate cancer," *Nature Immunology* (July 2024), https://doi.org/10.1038/ s41590-024-01909-7.

11. Alicia Braxton et al., "3D genomic mapping re-veals multifocality of human pancre-atic precancers," *Nature* 629, no. 8012 (May 2024): 679–87, https://doi.org/10.1038/ s41586-024-07359-3.

12. Tomomi Nishimura et al., "Evolutionary histories of breast cancer and related clones," *Nature* 620, no. 7974 (August 2023): 607–14, https://doi.org/10.1038/s41586-023-06333-9.

13. David Cheek et al., "Mapping the long road to cancer," *Cell* 185, no. 6 (March 2022): 939–40, https://doi.org/10.1016/j.cell.2022.02.020.

14. Stefanie Gerstberger et al., "Metastasis," *Cell* 186, no. 8 (April 2023):1564–79, https:// doi.org/10.1016/j.cell.2023.03.003.

15. Adrienne Boire et al., "Why do patients with cancer die?," *Nature Reviews Cancer* 24, no. 8 (August 2024): 578–89, https://doi.org/10.1038/s41568-024-00708-4.

16. Stefanie Gerstberger et al., "Metastasis," *Cell* 186, no. 8 (April 2023): 1564–79, https:// doi.org/10.1016/j.cell.2023.03.003.

17. Harrison Ball et al., "Cancer cells spread aggressively during sleep," *Nature* 607, no. 7917 (July 2022): 33–34, https://doi.org/10.1038/ d41586-022-01639-6.

18. Katharina Woess et al., "Cancer spread in the liver is un-locked from within," *Nature* 632, no. 8024 (August 2024): 262–64, https://doi.org/10.1038/d41586-024-02235-6.

늙지 않는 몸

19. Douglas Hanahan et al., "Cancer hallmarks intersect with neuroscience in the tumor microenvironment," *Cancer Cell* 41, no. 3 (March 2023): 573–80, https://doi.org/10.1016/j.ccell.2023.02.012.

20. Varun Venkataramani et al., "Glutamatergic syn-aptic input to glioma cells drives brain tumour progression," *Nature* 573, no. 7775 (September 2019): 532–38, https://doi.org/10.1038/s41586-019-1564-x.

21. Andres Barria, "Dangerous liaisons as tumour cells form synapses with neurons," *Nature* 573, no. 7775 (September 2019): 499–501, https:// doi.org/10.1038/d41586-019-02746-7.

22. Chenchen Pan et al., "Insights and opportunities at the crossroads of cancer and neuroscience," *Nature Cell Biology* 24, no. 10 (Octo-ber 2022): 1454–60, https://doi.org/10.1038/s41556-022-00978-w.

23. Moran Amit et al., "Loss of p53 drives neuron reprogram-ming in head and neck cancer," *Nature* 578, no. 7795 (February 2020): 449–54, https://doi.org/10.1038/s41586-020-1996-3.

24. Anna-Maria Globig et al., "The β1-adrenergic receptor links sympathetic nerves to Tcell exhaustion," *Nature* 622, no. 7982 (October 2023): 383–92, https://doi.org/10.1038/s41586-023-06568-6.

25. Chenchen Pan et al., "Insights and opportunities at the crossroads of cancer and neuroscience," *Nature Cell Biology* 24, no. 10 (October 2022): 1454–60, https://doi.org/10.1038/s41556-022-00978-w.

26. Rebecca Mancusi et al., "The neurosci-ence of cancer," *Nature* 618, no. 7965 (June 2023): 467–79, https://doi.org/10.1038/s41586-023-05968-y.

27. Hongyi Zhang et al., "Systematic investigation of mi-tochondrial transfer between cancer cells and T cells at single-cell resolution," *Cancer Cell* 41, no. 10 (October 2023): 1788–802 e10, https://doi.org/10.1016/j.ccell.2023.09.003.

28. Anton Berns, "Transforming lung cancer types," *Science* 383, no. 6683 (February 2024): 590–91, https://doi.org/10.1126/science. adn5218.

29. Dingjiacheng Jia et al., "Microbial metabolite en-hances immunotherapy efficacy by modulating T cell stemness in pan-cancer," *Cell* 187, no. 7 (March 2024): 1651–65.e21, https://doi.org/10.1016/j.cell.2024.02.022.

30. Lukas Mager et al., "Interaction of microbiota, mucosal malig-nancies, and immu-notherapy-mechanistic insights," *Mucosal Immunology* 17, no. 3 (June 2024): 402–15, https://doi.org/10.1016/j.mucimm.2024.03.007.

31. Yunjae Kim et al., "Fecal microbiota transplantation improves anti-PD-1 inhibitor ef-ficacy in unresectable or metastatic solid cancers refractory to anti-PD-1 inhibitor," *Cell Host Microbe* (July 2024), https://doi.org/10.1016/j.chom.2024.06.010.

32. Thomas Battaglia et al., "A pan-cancer analysis of the micro-biome in meta-

static cancer," *Cell* 187, no. 9 (April 2024): 2324–35.e19, https://doi. org/10.1016/j.cell.2024.03.021.

33. Jiaqi Liu et al., "'Boosting' tumor immunity in elderly mice by hyperactivating dendritic cells," *Cell* 187, no. 15 (July 2024): 3885–87, https://doi. org/10.1016/j.cell.2024.06.025.

34. Jennifer Caswell-Jin et al., "Analysis of breast cancer mortality in the US—1975 to 2019," *JAMA* 331, no. 3 (January 2024): 233–41, https://doi.org/10.1001/jama.2023.25881.

35. Jennifer Caswell-Jin et al., "Analysis of breast cancer mortality in the US—1975 to 2019," *JAMA* 331, no. 3 (January 2024): 233–41, https://doi.org/10.1001/jama.2023.25881.

36. Gina Kolata, "Cancer deaths are falling, but there may be an as-terisk," *New York Times*, January 17, 2024, https://www.nytimes.com/2024/01/17/health/cancer-deaths-decline.html.

37. Rebecca Siegel et al., "Cancer statistics, 2024," *CA: A Cancer Journal for Clinicians* 74, no. 1 (January–February 2024): 12–49, https:// doi.org/10.3322/caac.21820.

38. C. Santucci et al., "European cancer mortality predictions for the year 2024 with focus on colorectal cancer," *Annals of Oncology* 35, no. 3 (March 2024): 308–16, https:// doi.org/10.1016/j.annonc.2023.12.003.

39. Shimoli Barot et al., "Distinct intratumoral microbiome of young-onset and average-onset colorectal cancer," *EBioMedicine* 100 (February 2024): 104980, https://doi. org/10.1016/j.ebiom.2024.104980.

40. Marios Giannakis et al., "A common cancer at an uncommon age," *Science* 379, no. 6637 (2023): 1088–90, https://doi.org/doi:10.1126/science. ade7114.

41. "Colorectal cancer cases more than tripled among teens over two decades," Digestive Disease Week, May 10, 2024, https://ddw.org/ colorectal-cancer-cases-more-than-tripled-among-teens-over-two-decades/#:~:text=Between%201999%20and%20 2020%2C%20the,20%20to%20 24%2C%20researchers%20said.

42. Benjamin Koh et al., "Patterns in cancer in-cidence among people younger than 50 years in the US, 2010 to 2019," *JAMA Network Open* 6, no. 8 (August 2023): e2328171, https://doi.org/10.1001/jama-networkopen.2023.28171.

43. Hyuna Sung et al., "Differences in cancer rates among adults born between 1920 and 1990 in the USA: An analysis of pop-ulation-based cancer registry data," *Lancet Public Health* 9, no. 8 (August 2024): e583–e93, https://doi.org/10.1016/s2468-2667(24)00156-7.

44. "Why is colorectal cancer rising rapidly among young adults?," National Cancer Institute, NIH, November 5, 2020, https://www. cancer.gov/news-events/cancer-currents-blog/2020/colorectal-cancer-rising-younger-adults.

45. Bingjie Chen et al., "Contribution of *pks+ E. Coli* mutations to colorectal carcinogenesis," *Nature Communications* 14, no. 1 (November 2023): 7827, https://doi.org/10.1038/

s41467-023-43329-5.

46. Bingjie Chen et al., "Contribution of *pks+ E. Coli* mutations to colorectal carcinogenesis," *Nature Communications* 14, no. 1 (November 2023): 7827, https://doi.org/10.1038/s41467-023-43329-5.

47. WHO International Agency for Research on Can-cer, "Global cancer burden growing, amidst mounting need for services," 2024, https://www.iarc.who.int/wp-content/uploads/2024/02/pr345_E.pdf.

48. Brianna Abbott, "Many cancers are on the rise in the U.S., even as overall deaths fall," *Wall Street Journal*, January 17, 2024, https://www.wsj. com/health/healthcare/cancer-deaths-rates-prevention-f73c82a4.

49. Fabrice Andre et al., "Forget lung, breast or prostate cancer: Why tumour naming needs to change," *Nature* 626, no. 7997 (February 2024): 26–29, https://doi.org/10.1038/d41586-024-00216-3.

50. Center for Surgery and Public Health, "Estimating annual expenditures for cancer screening in the United States," December 2021, https:// csph.brighamandwomens.org/wp-content/uploads/2021/12/Estimating-An-nual-Expenditures-for-Cancer-Screening-in-the-United-States.pdf.

51. Steven Woloshin et al., "The new USPSTF mammography recommendations—a dissenting view," *New England Journal of Medicine* 389, no. 12 (September 2023): 1061–64, https://doi.org/10.1056/NEJMp2307229.

52. Gina Kolata, "Study puts a $43 billion yearly price tag on cancer screening," *New York Times*, August 5, 2024, https://www.nytimes. com/2024/08/05/health/cancer-screening-tests-cost.html.

53. "Limitations of mammograms," American Cancer Society, ac-cessed July 1, 2024, https://www.cancer.org/cancer/types/breast-cancer/screen-ing-tests-and-early-detection/mammograms/limitations-of-mammograms. html#:~:text=About%20half%20of%20the%20women,positive%20finding%20 at%20some%20point.

54. Otis Brawley et al., "Understanding the varying biological behav-iors of breast and other types of cancer to avoid overdiagnosis," *Annals of Internal Medicine* 176, no. 9 (September 2023): 1273–74, https://doi.org/10.7326/M23-1895.

55. Marc Ryser et al., "Estimation of breast cancer overdiagnosis in a U.S. Breast screening cohort," *Annals of Inter-nal Medicine* 175, no. 4 (April 2022): 471–78, https://doi.org/10.7326/M21-3577.

56. Michael Bretthauer et al., "Estimated lifetime gained with cancer screening tests: A meta-analysis of randomized clinical trials," *JAMA Internal Medicine* 183, no. 11 (November 2023): 1196–203, https://doi.org/10.1001/jamainternmed.2023.3798.

57. David Crosby et al., "Early detection of cancer," *Science* 375, no. 6586 (March 2022): eaay9040, https://doi.org/10.1126/science.aay9040.

58.   Limin Hao et al., "Development of a clinical poly-genic risk score assay and report-ing workflow," *Nature Medicine* 28, no. 5 (May 2022): 1006–13, https://doi.org/10.1038/s41591-022-01767-6.

59.   Max Tamlander et al., "Genome-wide polygenic risk scores for colorectal cancer have implications for risk-based screening," *British Journal of Cancer* 130, no. 4 (March 2024): 651–59, https://doi.org/10.1038/s41416-023-02536-z.

60.   Alexandre Bolze et al., "The potential of genetics in identifying women at lower risk of breast cancer," *JAMA Oncology* 10, no. 2 (February 2024): 236–39, https://doi.org/10.1001/jamaoncol.2023.5468.

61.   Nazneen Rahman, "Realizing the promise of cancer predisposition genes," *Nature* 505, no. 7483 (January 2014): 302–8, https://doi.org/10.1038/nature12981.

62.   Brynjar Jensson et al., "Actionable genotypes and their association with life span in Iceland," *New England Journal of Medicine* 389, no. 19 (November 2023): 1741–52, https://doi.org/10.1056/NEJMoa2300792.

63.   Eric Topol, "When there is actionable, lifesaving genetic information," Substack, November 18, 2023, https://erictopol.substack. com/p/when-there-is-actionable-life-saving.

64.   Sharon Plon et al., "Ten years of incidental, secondary, and actionable findings," *New England Journal of Medicine* 389, no. 19 (November 2023): 1813–14, https://doi.org/10.1056/NEJMe2310263.

65.   Timothy O'Brien et al., "Population screening shows risk of inherited cancer and familial hypercholesterolemia in oregon," *American Jour-nal of Human Genetics* 110, no. 8 (August 2023): 1249–65, https://doi.org/10.1016/j.ajhg.2023.06.014.

66.   Gregory Guzauskas et al., "Population genomic screening for three common heredi-tary conditions: A cost-effectiveness analysis," *Annals of Internal Medicine* 176, no. 5 (May 2023): 585–95, https://doi.org/10.7326/M22-0846.

67.   Christina Curtis, "Quantifying mutations in healthy blood," *Science* 367, no. 6485 (March 2020): 1426–27, https://doi.org/10.1126/sci-ence.aba9891.

68.   Jingjing Lyu et al., "Identification of biomarkers and potential therapeutic targets for pancreatic cancer by proteomic analysis in two prospective cohorts," *Cell Genomics* 4, no. 6 (June 2024): 100561, https://doi.org/10.1016/j.xgen.2024.100561.

69.   Haiming Chen et al., "Circulating microbi-ome DNA as biomarkers for early diagno-sis and recurrence of lung cancer," *Cell Reports Medicine* 5, no. 4 (April 2024): 101499, https://doi.org/10.1016/j.xcrm.2024.101499.

70.   Eric Topol, "The under-appre-ciation of CHIP," Substack, May 21, 2023, https://eric-topol.substack.com/p/the-under-appreciation-of-chip.

71.   Wolfgang Schleicher et al., "CHIP: A clonal odyssey of the bone marrow niche," *Jour-nal of Clinical Investigation* 134, no. 15 (August 2024): 1–11, https://doi.org/10.1172/

jci180068.

72. Simon Stacey et al., "Genetics and epidemiology of muta-tional barcode-defined clonal hematopoiesis," *Nature Genetics* 55, no. 12 (De-cember 2023): 2149–59, https://doi.org/10.1038/s41588-023-01555-z.

73. Siddhartha Jaiswal et al., "Clonal hematopoiesis in human aging and disease," *Science* 366, no. 6465 (November 2019): eaan4673, https://doi. org/10.1126/science.aan4673.

74. Michael Kessler et al., "Common and rare variant associations with clonal haema-topoiesis phenotypes," *Nature* 612, no. 7939 (De-cember 2022): 301–9, https://doi.org/10.1038/s41586-022-05448-9.

75. Cedric Richlitzki et al., "C-reactive protein as robust labo-ratory value associated with prognosis in patients with stage III non-small cell lung cancer (NSCLC) treated with definitive radiochemotherapy," *Scientific Re-ports* 14, no. 1 (June 2024): 13765, https://doi.org/10.1038/s41598-024-64302-2.

76. Paul Ridker et al., "Antiinflammatory therapy with canakinumab for atherosclerotic disease," *New England Journal of Medicine* 377, no. 12 (September 2017): 1119–31, https://doi.org/doi:10.1056/NEJMoa1707914.

77. Paul Ridker et al., "Effect of interleukin-1β inhi-bition with canakinumab on inci-dent lung cancer in patients with atheroscle-rosis: Exploratory results from a ran-domised, double-blind, placebo-controlled trial," *Lancet* 390, no. 10105 (October 2017): 1833–42, https://doi.org/10.1016/ s0140-6736(17)32247-x.

78. Rachel Sparks et al., "A unified metric of human immune health," *Nature Medicine* (July 2024), https://doi.org/10.1038/s41591-024-03092-6.

79. Morten Larsen et al., "Neutrophil-to-lymphocyte ratio and all-cause mortality with and without myeloproliferative neoplasms—a Danish longitudinal study," *Blood Cancer Journal* 14, no. 1 (February 2024): 28, https:// doi.org/10.1038/s41408-024-00994-z.

80. Meghan Cupp et al., "Neutrophil to lymphocyte ratio and cancer prognosis: An um-brella review of systematic reviews and meta-analyses of observational studies," *BMC Medicine* 18, no. 1 (November 2020): 360, https:// doi.org/10.1186/s12916-020-01817-1.

81. Jonathan Mizrahi et al., "Pancreatic cancer," *Lancet* 395, no. 10242 (June 2020): 2008–20, https://doi.org/10.1016/S0140-6736(20)30974-0.

82. Davide Placido et al., "A deep learning algorithm to predict risk of pancreatic cancer from disease trajectories," *Nature Medicine* 29, no. 5 (May 2023): 1113–22, https://doi.org/10.1038/s41591-023-02332-5.

83. Kai Jia et al., "A pancreatic cancer risk prediction model (Prism) developed and val-idated on large-scale US clinical data," *EBioMedicine* 98 (December 2023): 104888, https://doi.org/10.1016/j.ebiom.2023.104888.

미주

84. "Pancreatic cancer risk factors," American Cancer Society, accessed August 6, 2024, https://www.cancer.org/cancer/types/ pancreatic-cancer/causes-risks-prevention/risk-factors.html.

85. Shuangxia Ren et al., "An interpretable deep learning framework for genome-informed precision oncology," *Nature Ma-chine Intelligence* (July 2024), https://doi.org/10.1038/s42256-024-00866-y.

86. Javier Fernandez-Mateos et al., "Tumor evolution metrics predict recurrence beyond 10 years in locally advanced prostate cancer," *Nature Cancer* (July 2024), https://doi.org/10.1038/s43018-024-00787-0.

87. Kai Cao et al., "Large-scale pancreatic cancer detection via non-contrast CT and deep learning," *Nature Medicine* 29, no. 12 (December 2023): 3033–43, https://doi.org/10.1038/s41591-023-02640-w.

88. "Pancreatic cancer risk factors," American Cancer Society, accessed August 6, 2024, https://www.cancer.org/cancer/types/pancre-atic-cancer/causes-risks-prevention/risk-factors.html.

89. Lenka Boyd et al., "Predic-tion model for early-stage pancreatic cancer using routinely measured blood bio-markers," *JAMA Network Open* 6, no. 8 (August 2023): e2331197, https://doi.org/10.1001/jamanetworkopen.2023.31197.

90. Adam Yala et al., "A deep learning mammography-based model for improved breast cancer risk prediction," *Radiology* 292, no. 1 (July 2019): 60–66, https://doi.org/10.1148/radiol.2019182716.

91. Adam Yala et al., "Multi-institutional validation of a mammogra-phy-based breast cancer risk model," *Journal of Clinical Oncology* 40, no. 16 (June 2022): 1732–40, https://doi.org/10.1200/JCO.21.01337.

92. Andreas Lauritzen et al., "Assessing breast cancer risk by combining AI for lesion detection and mammographic texture," *Radiology* 308, no. 2 (August 2023): e230227, https://doi.org/10.1148/radiol.230227.

93. Mikael Eriksson et al., "European validation of an image-derived AI-based short-term risk model for individualized breast can-cer screening—a nested case-control study," *Lancet Regional Health – Europe* 37 (February 2024): 100798, https://doi.org/10.1016/j.lanepe.2023.100798.

94. Adam Yala et al., "Optimizing risk-based breast cancer screening policies with reinforcement learning," *Nature Medicine* 28, no. 1 (January 2022): 136–43, https://doi.org/10.1038/s41591-021-01599-w.

95. Yiqiu Shen et al., "Artificial intelligence system reduces false-positive findings in the interpretation of breast ultrasound exams," *Nature Communica-tions* 12, no. 1 (September 2021): 5645, https://doi.org/10.1038/s41467-021-26023-2.

96. Jan Witowski et al., "Improving breast cancer diag-nostics with deep learning for

MRI," *Science Translational Medicine* 14, no. 664 (September 2022): eabo4802, https://doi.org/10.1126/scitranslmed.abo4802.

97. Nehmat Houssami et al., "AI as a new paradigm for risk-based screening for breast cancer," *Nature Medicine* 28, no. 1 (January 2022): 29–30, https://doi.org/10.1038/s41591-021-01649-3.

98. Sofia Moutinho, "Clinical trials assess a precision-medicine approach to cancer screening," *Nature Medicine* 29, no. 7 (July 2023): 1587–90, https://doi.org/10.1038/s41591-023-02431-3.

99. Stephen Cristiano et al., "Genome-wide cell-free DNA fragmentation in patients with cancer," *Nature* 570, no. 7761 (June 2019): 385–89, https://doi.org/10.1038/s41586-019-1272-6.

100. Rachel Lawrence et al., "Circulating tumour cells for early detection of clinically relevant cancer," *Nature Reviews Clinical Oncology* 20, no. 7 (July 2023): 487–500, https://doi.org/10.1038/s41571-023-00781-y.

101. Thomas Imperiale et al., "Next-generation multitarget stool DNA test for colorectal cancer screening," *New England Journal of Medicine* 390, no. 11 (2024): 984–93, https://doi.org/doi:10.1056/NEJMoa2310336.

102. Roman Reggiardo et al., "Profiling of repetitive RNA sequences in the blood plasma of patients with cancer," *Nature Biomedical Engineering* 7, no. 12 (December 2023): 1627–35, https://doi.org/10.1038/s41551-023-01081-7.

103. Akshaya Annapragada et al., "Genome-wide repeat land-scapes in cancer and cell-free DNA," *Science Translational Medicine* 16, no. 738 (March 2024): eadj9283, https://doi.org/10.1126/scitranslmed.adj9283.

104. Daria Beshnova et al., "De novo prediction of can-cer-associated T cell receptors for noninvasive cancer detection," *Science Trans-lational Medicine* 12, no. 557 (August 2020): eaaz3738, https://doi.org/10.1126/ scitranslmed.aaz3738.

105. Carmen Martin-Alonso et al., "Priming agents transiently reduce the clearance of cell-free DNA to improve liquid biopsies," *Science* 383, no. 6680 (January 2024): eadf2341, https://doi.org/10.1126/science.adf2341.

106. Adam Widman et al., "Ultrasensitive plasma-based monitoring of tumor burden using machine-learning-guided signal enrichment," *Nature Medi-cine* 30, no. 6 (June 2024): 1655–66, https://doi.org/10.1038/s41591-024-03040-4.

107. Gen Li et al., "Transformer-based AI tech-nology improves early ovarian cancer diagnosis using cfDNA methylation markers," *Cell Reports Medicine* (July 2024): 101666, https://doi.org/10.1016/j.xcrm.2024.101666.

108. Holli Loomans-Kropp, "Multi-cancer early detection tests: A strategy for improve-ment," *BMJ Oncology* 3, no. 1 (2024): e184, https://doi. org/10.1136/bmjonc-2023-184.

109. Sinisa Bratulic et al., "Noninvasive detection of any-stage cancer using free glycos-

aminoglycans," *Proceedings of the National Academy of Sciences of the USA* 119, no. 50 (December 2022): e2115328119, https://doi.org/10.1073/pnas.2115328119.

110. Deb Schrag et al., "Blood-based tests for multicancer early detection (PATHFINDER): A prospective cohort study," *Lancet* 402, no. 10409 (October 2023): 1251–60, https://doi.org/10.1016/S0140-6736(23)01700-2.

111. Eric Topol, "How to upend cancer screening," Substack, June 25, 2023, https://erictopol.substack.com/p/how-to-upend-cancer-screening.

112. "Galleri trial," NHS, accessed July 1, 2024, https://www.nhs-galleri.org/about-the-trial.

113. "Multi-cancer detection (MCD) re-search," National Cancer Institute, NIH, accessed July 1, 2024, https://prevention. cancer.gov/major-programs/multi-cancer-detection-mcd-research.

114. Hilary Robbins, "Multicancer early detection tests—keeping a high bar for evidence of benefit," *New Eng-land Journal of Medicine* 391, no. 4 (2024): 292–94, https://doi.org/doi:10.1056/ NEJMp2400297.

115. Daniel Bruhm et al., "Single-molecule genome-wide mutation profiles of cell-free DNA for non-invasive detection of cancer," *Nature Genetics* 55, no. 8 (August 2023): 1301–10, https://doi.org/10.1038/s41588-023-01446-3.

116. Ashley Capoot, "Patients are lining up for $2,500 full-body MRI scans that can detect cancer early," *CNBC*, November 10, 2023, https://www. cnbc.com/2023/11/10/prenuvo-offers-2500-full-body-mri-scans-that-can-de-tect-cancer-early.html.

117. "ACR statement on screening total body MRI," Amer-ican College of Radiology, April 17, 2023, https://www.acr.org/Media-Center/ ACR-News-Releases/2023/ACR-Statement-on-Screening-Total-Body-MRI.

118. Robert Kwee et al., "Whole-body MRI for preventive health screening: A systematic review of the literature," *Journal of Magnetic Reso-nance Imaging* 50, no. 5 (November 2019): 1489–503, https://doi.org/10.1002/ jmri.26736.

119. "ACR statement on screening total body MRI," American College of Radiology, April 17, 2023, https://www. acr.org/Media-Center/ACR-News-Releases/2023/ACR-Statement-on-Screening-Total-Body-MRI.

120. Dhruv Khullar, "Will a full-body MRI scan help you or hurt you?," *New Yorker*, January 12, 2024, https://www.newyorker.com/ science/annals-of-medicine/will-a-full-body-mri-scan-help-you-or-hurt-you.

121. Karin Dembrower et al., "Artificial intelligence for breast cancer detection in screening mammography in Sweden: A prospective, popula-tion-based, paired-reader, non-inferiority study," *Lancet Digital Health* 5, no. 10 (October 2023): e703–e11, https://doi.org/10.1016/S2589-7500(23)00153-X.

122. Andreas Lauritzen et al., "Early indicators of the impact of using AI in mammography screening for breast cancer," *Radiology* 311, no. 3 (June 2024): e232479, https://

doi.org/10.1148/radiol.232479.

123. Karin Dembrower et al., "Artificial intelligence for breast cancer detection in screen-ing mammography in Sweden: A prospective, popula-tion-based, paired-reader, non-inferiority study," *Lancet Digital Health* 5, no. 10 (October 2023): e703–e11, https://doi.org/10.1016/S2589-7500(23)00153-X.

124. Adam Satariano et al., "Using AI to detect breast can-cer that doctors miss," *New York Times*, March 5, 2023, https://www.nytimes.com/2023/03/05/technology/artifi-cial-intelligence-breast-cancer-detection.html.

125. Kunal Potnis et al., "Artificial intelligence in breast cancer screen-ing: Evaluation of FDA device regulation and future recommendations," *JAMA Internal Medicine* 182, no. 12 (December 2022): 1306–12, https://doi.org/10.1001/jamainternmed.2022.4969.

126. William Lotter et al., "Robust breast cancer detection in mammography and digital breast tomosynthesis using an annotation-efficient deep learning approach," *Nature Medicine* 27, no. 2 (February 2021): 244–49, https://doi.org/10.1038/s41591-020-01174-9.

127. Michelle Andrews, "Mammography AI can cost patients extra. Is it worth it?," *KFF Health News*, January 10, 2024, https://kffhealthnews.org/ news/article/artificial-in-telligence-mammography-extra-cost/.

128. Shenghan Lou et al., "Artificial in-telligence for colorectal neoplasia detection during colonoscopy: A systematic review and meta-analysis of randomized clin-ical trials," *EClinicalMedicine* 66 (December 2023): 102341, https://doi.org/10.1016/j.eclinm.2023.102341.

129. Intae Moon et al., "Machine learning for genetics-based classification and treatment response prediction in cancer of unknown primary," *Nature Medicine* 29, no. 8 (Au-gust 2023): 2057–67, https://doi.org/10.1038/ s41591-023-02482-6.

130. Richard Chen et al., "Pan-cancer integrative histology-genomic analysis via mul-timodal deep learning," *Cancer Cell* 40, no. 8 (August 2022): 865–78 e6, https://doi.org/10.1016/j.ccell.2022.07.004.

131. Kyle Swanson et al., "From patterns to patients: Advances in clinical machine learning for cancer diagnosis, prognosis, and treatment," *Cell* 186, no. 8 (April 2023): 1772–91, https://doi.org/10.1016/j.cell.2023.01.035.

132. Suraj Pai et al., "Foundation model for cancer imaging biomarkers," *Na-ture Machine Intelligence* 6, no. 3 (2024): 354–67, https://doi.org/10.1038/s42256-024-00807-9.

133. Ali Bashashati et al., "AI for prostate cancer diagnosis—hype or today's reality?," *Nature Reviews Urology* 19, no. 5 (May 2022): 261–62, https://doi.org/10.1038/s41585-022-00583-4.

134. Jakob Riedl et al., "Molecular diagnostics tailoring personalized cancer therapy-an oncologist's view," *Virchows Archiv* 484, no. 2 (February 2024): 169–79, https://doi.

org/10.1007/s00428-023-03702-7.

135. Lindor Qunaj et al., "Prognostic and therapeutic im-pact of the KRAS g12c mutation in colorectal cancer," *Frontiers in Oncology* 13 (September 2023): 1252516, https://doi.org/10.3389/fonc.2023.1252516.

136. Urszula Wasko et al., "Tumour-selective activity of RAS-GTP in-hibition in pancre-atic cancer," *Nature* 629, no. 8013 (May 2024): 927–36, https://doi.org/10.1038/s41586-024-07379-z.

137. Anupriya Singhal et al., "Targeting KRAS in cancer," *Nature Medicine* 30, no. 4 (April 2024): 969–83, https://doi.org/10.1038/s41591-024-02903-0.

138. Jun Liu, "Targeting cancer with molecular glues," *Science* 381, no. 6659 (August 2023): 729–30, https://doi.org/10.1126/science.adj1001.

139. Benjamin Solomon et al., "Lorlatinib versus crizotinib in patients with advanced alk-positive non–small cell lung cancer: 5-year out-comes from the Phase III crown study," *Journal of Clinical Oncology* 42, no. 29 (October 2024): JCO.24.00581, https://doi.org/10.1200/jco.24.00581.

140. Shanu Modi et al., "Trastuzumab deruxtecan in previ-ously treated her2-low ad-vanced breast cancer," *New England Journal of Medicine* 387, no. 1 (July 2022): 9–20, https://doi.org/10.1056/NEJMoa2203690.

141. Eric Topol, "Charlie Swanton: A mas-ter class on cancer," Substack, June 14, 2024, https://erictopol.substack.com/p/ charlie-swanton-a-master-class-on.

142. Heidi Ledford, "Cancer trial results show power of weaponized antibodies," Novem-ber 2, 2023, https://www.nature.com/articles/ d41586-023-03421-8.

143. Yuxiang Ma et al., "BL-B01D1, a first-in-class EGFR-her3 bispecific antibody-drug conjugate, in patients with locally advanced or metastatic solid tu-mours: A first-in-human, open-label, multicentre, Phase 1 study," *Lancet Oncology* 25, no. 7 (July 2024): 901–11, https://doi.org/10.1016/s1470-2045(24)00159-1.

144. Mythili Shastry et al., "Rise of antibody-drug conjugates: The present and future," *American Society of Clinical Oncology Educational Book* 43 (May 2023): e390094, https://doi.org/10.1200/EDBK_390094.

145. Suman Paul et al., "Cancer therapy with antibodies," *Nature Reviews Cancer* 24, no. 6 (June 2024): 399–426, https://doi.org/10.1038/s41568-024-00690-x.

146. Emily Han-Chung Hsiue et al., "Targeting a neoantigen de-rived from a common TP53 mutation," *Science* 371, no. 6533 (March 2021): eabc8697, https://doi.org/10.1126/science.abc8697.

147. Simon Garaudé et al., "Selective haematological cancer eradication with preserved haematopoiesis," *Nature* 630, no. 8017 (June 2024): 728–35, https://doi.org/10.1038/s41586-024-07456-3.

148. Oula Dagher et al., "Advances in cancer immunotherapies," *Cell* 186, no. 8 (April 2023):

 늙지 않는 몸

1814–14 e1, https://doi.org/10.1016/j.cell.2023.02.039.

149. Andrea Cercek et al., "PD-1 blockade in mismatch repair-defi-cient, locally advanced rectal cancer," *New England Journal of Medicine* 386, no. 25 (June 2022): 2363–76, https://doi.org/10.1056/NEJMoa2201445.

150. Neha Pancholi, "Taking a bite out of cancer," American Association for Cancer Research, updated November 2023, https://www.aacr.org/blog/2023/11/14/bites-help-immune-system-destroy-cancer-cells/.

151. Alan Melcher et al., "Oncolytic virotherapy as immunotherapy," *Science* 374, no. 6573 (December 2021): 1325–26, https://doi.org/10.1126/sci-ence.abk3436.

152. Mitch Leslie, "Tumor-killing viruses score rare success in late-stage trial," *Science News*, December 5, 2023, https://www.science.org/content/ article/tumor-killing-vi-ruses-score-rare-success-late-stage-trial#:~:text=The%20 data%20showed%20that%20an,much%20more%20research%20is%20necessary.

153. Yanfang Wang et al., "Cell–drug conjugates," *Nature Biomed-ical Engineering* (July 2024), https://doi.org/10.1038/s41551-024-01230-6.

154. Massimo Gadina et al., "JAKing up immunity," *Science* 384, no. 6702 (June 2024): 1303–4, https://doi.org/doi:10.1126/science.adq1717.

155. Jaroslav Zak et al., "JAK inhibition enhances checkpoint blockade immunotherapy in patients with Hodgkin lymphoma," *Science* 384, no. 6702 (June 2024): eade8520, https://doi.org/doi:10.1126/science.ade8520.

156. Divij Mathew et al., "Combined JAK inhibition and PD-1 immunotherapy for non-small cell lung cancer patients," *Science* 384, no. 6702 (2024): eadf1329, https://doi.org/doi:10.1126/science.adf1329.

157. Lijun Ning et al., "Gut microbiome ecological topology as next-generation biomark-ers for cancer immunotherapy," *Cell* 187, no. 13 (June 2024): 3231–32, https://doi.org/10.1016/j.cell.2024.04.044.

158. Seong-Young Kwon et al., "Exploiting bacteria for cancer im-munotherapy," *Nature Reviews Clinical Oncology* 21, no. 8 (August 2024): 569–89, https://doi.org/10.1038/s41571-024-00908-9.

159. Serena Porcari et al., "Fine-tuning the gut ecosystem: The current landscape and outlook of artificial microbiome therapeutics," *Lancet Gas-troenterology & Hepatol-ogy* 9, no. 5 (May 2024): 460–75, https://doi.org/10.1016/ s2468-1253(23)00357-6.

160. Johanna Chiffelle et al., "Personalized cancer T-cell therapy takes the stage, mirror-ing vaccine success," *Journal of Experimental Medi-cine* 221, no. 8 (2024), https://doi.org/10.1084/jem.20240854.

161. MacLean Sellars et al., "Cancer vaccines: Building a bridge over troubled waters," *Cell* 185, no. 15 (July 2022): 2770–88, https://doi.org/10.1016/j.cell.2022.06.035.

162. Matthew Lin et al., "Cancer vaccines: The next im-munotherapy frontier," *Nature*

Cancer 3, no. 8 (August 2022): 911–26, https://doi. org/10.1038/s43018-022-00418-6.

163. Elie Dolgin, "How personalized cancer vaccines could keep tumours from coming back," *Nature* 630, no. 8016 (June 2024): 290–92, https:// doi.org/10.1038/d41586-024-01717-x.

164. Heidi Ledford, "Tumour mutations har-nessed to build cancer vaccine," *Nature* (April 2015), https://doi.org/10.1038/na-ture.2015.17250.

165. Annika Kim Constantino, "Moderna, Merck vaccine with Keytruda cuts risk of dead-ly skin cancer returning in half, data says," *CNBC*, De-cember 14, 2023, https://www.cnbc.com/2023/12/14/moderna-merck-cancer-vaccine-reduces-risk-of-skin-can-cer-return.html.

166. David Killock, "Personalized neoantigen mRNA vaccine miti-gates melanoma re-currence," *Nature Reviews Clinical Oncology* 21, no. 3 (March 2024): 168, https://doi.org/10.1038/s41571-024-00867-1.

167. Jeffrey Weber et al., "Individualised neoantigen therapy mRNA-4157 (v940) plus pembrolizumab versus pembrolizumab monotherapy in resected melanoma (key-note-942): A randomised, Phase 2b study," *Lancet* 403, no. 10427 (February 2024): 632–44, https://doi.org/10.1016/S0140-6736(23)02268-7.

168. "Three-year Phase 1 follow-up data for mRNA-based indi-vidualized immunother-apy candidate show persistence of immune response and delayed tumor recurrence in some patients with resected pancreatic cancer," *Bi-oNTech*, April 7, 2024, https:// investors.biontech.de/news-releases/news-release-details/three-year-phase-1-fol-low-data-mrna-based-individualized.

169. Luis Rojas et al., "Personalized RNA neoantigen vac-cines stimulate T cells in pan-creatic cancer," *Nature* 618, no. 7963 (June 2023): 144–50, https://doi.org/10.1038/s41586-023-06063-y.

170. Joline Ingels et al., "Neoantigen-targeted dendritic cell vaccination in lung can-cer patients induces long-lived T cells exhibiting the full differentiation spec-trum," *Cell Reports Medicine* 5, no. 5 (May 2024): 101516, https://doi.org/10.1016/j.xcrm.2024.101516.

171. Pablo Guasp et al., "RNA vaccines for cancer: Principles to practice," *Cancer Cell* 42, no. 7 (July 2024): 1163–84, https://doi.org/https://doi. org/10.1016/j.ccell.2024.05.005.

172. Eric Topol, "Engineering T cells," Sub-stack, January 29, 2023, https://erictopol.sub-stack.com/p/engineering-t-cells.

173. Bryan Choi et al., "Intraventricular carv3-team-e t cells in recurrent glioblasto-ma," *New England Journal of Medicine* 390, no. 14 (2024): 1290–98, https://doi.org/doi:10.1056/NEJMoa2314390.

174. Stephen Bagley et al., "Intrathecal bivalent CAR T cells targeting EGFR and il13r*a* 2 in recurrent glioblastoma: Phase 1 trial interim results," *Nature Medicine* 30, no. 5

(May 2024): 1320–29, https://doi.org/10.1038/ s41591-024-02893-z.

175. Hector Mendez-Gomez et al., "RNA aggregates harness the danger response for potent cancer immunotherapy," *Cell* 187, no. 10 (May 2024): 2521–35.e21, https://doi.org/10.1016/j.cell.2024.04.003.

176. Ugur Uslu et al., "CAR T cell combination therapies to treat can-cer," *Cancer Cell* (July 2024), https://doi.org/10.1016/j.ccell.2024.07.002.

177. Jiaqi Liu et al., "'Boosting' tumor immunity in elderly mice by hyperactivating dendrit-ic cells," *Cell* 187, no. 15 (July 2024): 3885–87, https://doi.org/10.1016/j.cell.2024.06.025.

178. Christine Brown et al., "Locoregional deliv-ery of il-13rα2-targeting CAR-T cells in recurrent high-grade glioma: A Phase 1 trial," *Nature Medicine* 30, no. 4 (April 2024): 1001–12, https://doi.org/10.1038/ s41591-024-02875-1.

179. Sara Reardon, "How to supercharge cancer-fighting cells: Give them stem-cell skills," *Nature* 628, no. 8008 (April 2024): 486, https://doi.org/10.1038/ d41586-024-01043-2.

180. Haopeng Wang et al., "Tonic-ing emissions and compat-ibility to turbocharge CAR-T," *Nature Metabolism* 6, no. 6 (June 2024): 990–92, https://doi.org/10.1038/ s42255-024-01022-x.

181. "ASCO: New 'armored' CAR produces significant responses in patients whose can-cers don't respond to current CAR T cell therapies," *Penn Medicine News*, June 1, 2024, https://www.pennmedicine.org/news/news-releases/2024/june/asco-new-ar-mored-car-produces-significant-responses#:~:text=According%20 to%20the%20 results%20of,or%20had%20stopped%20responding%20to.

182. Julie Garcia et al., "Naturally occurring T cell mu-tations enhance engineered T cell therapies," *Nature* 626, no. 7999 (February 2024): 626–34, https://doi.org/10.1038/ s41586-024-07018-7.

183. Heidi Ledford, "Cancer-fighting CAR T cells could be made inside body with viral in-jection," *Nature* 625, no. 7994 (January 2024): 225–26, https://doi.org/10.1038/d41586-023-03969-5.

184. Cassandra Willyard, "The effort to make a break-through cancer therapy cheaper," *MIT Technology Review* (April 2024), https:// www.technologyreview.com /2024 /04 /12 /1091161 /car-t-cancer-therapy-treatment-expense/#:~:text=Caring%20 Cross%20has%20developed%20 a,leading%20to%20long%20wait%20times.

185. Smriti Mallapaty, "Cutting-edge CAR-T cancer therapy is now made in India—at one-tenth the cost," *Nature* 627, no. 8005 (March 2024): 709–10, https://doi.org/10.1038/d41586-024-00809-y.

186. Jason Mast, "A faster, simpler, cheaper cancer cell therapy is about to be tested in humans," *STAT News*, July 9, 2024, https:// www.statnews.com/2024/07/09/interi-us-in-vivo-car-t-cancer/.

187. Cassandra Willyard, "Do cutting-edge CAR-T-cell therapies cause cancer? What the

data say," *Nature* 629, no. 8010 (May 2024): 22–24, https://doi.org/10.1038/d41586-024-01215-0.

188. Sebastian Klobuch et al., "Tumour-infiltrating lymphocyte therapy for patients with advanced-stage melanoma," *Nature Re-views Clinical Oncology* 21, no. 3 (March 2024): 173–84, https://doi.org/10.1038/ s41571-023-00848-w.

189. "First cancer til therapy gets FDA approval for advanced melanoma," National Cancer Institute, March 2024, https://www.cancer.gov/news-events/cancer-currents-blog/2024/fda-amtagvi-til-therapy-melanoma.

190. Mohammad Kazemi et al., "Tumor-infiltrating lymphocytes for treatment of solid tumors: It takes two to tango?," *Frontiers in Immunology* 13 (2022): 1018962, https://doi.org/10.3389/fimmu.2022.1018962.

191. Chao Fang et al., "Deepan: Deep patient graph convolutional network integrating clinico-genomic evidence to stratify lung cancers for immunotherapy," *NPJ Digital Medicine* 4, no. 1 (February 2021): 14, https://doi.org/10.1038/s41746-021-00381-z.

192. Casey Ross, "AI can speed up drug discovery but don't expect it to cure cancer, yet," *STAT News*, February 7, 2024, https://www. statnews.com/2024/02/07/ai-drug-discovery-novartis-amgen-sanofi/.

193. Brian Gromley, "Startups are using AI to predict re-sponses to cancer drugs," *Wall Street Journal*, December 28, 2023, https://www. wsj.com/articles/startups-are-using-ai-to-predict-responses-to-cancer-drugs-d7fb06eb.

194. Elizabeth Park et al., "Targeting the gut and tumor microbiota in cancer," *Nature Medicine* 28, no. 4 (April 2022): 690–703, https://doi.org/10.1038/s41591-022-01779-2.

195. David Tuveson et al., "Cancer modeling meets human or-ganoid technology," *Science* 364, no. 6444 (June 2019): 952–55, https://doi.org/10.1126/science.aaw6985.

196. Tara Hogenson et al., "Culture media composition influences patient-derived organoid ability to predict therapeutic responses in gastrointestinal cancers," *JCI Insight* 7, no. 22 (November 2022), https://doi.org/10.1172/jci.insight.158060.

197. Elizabeth Huynh et al., "Artificial intelligence in radiation oncology," *Nature Reviews Clinical Oncology* 17, no. 12 (December 2020): 771–81, https://doi.org/10.1038/s41571-020-0417-8.

198. Eric Topol et al., "It takes a planet," *Nature Biotechnology* 37, no. 8 (August 2019): 858–61, https://doi.org/10.1038/s41587-019-0214-z.

199. Colin O'Brien et al., "Prevalence of aspirin use for primary prevention of cardiovascular disease in the United States: Results from the 2017 national health interview survey," *Annals of Internal Medicine* 171, no. 8 (October 2019): 596–98, https://doi.org/10.7326/M19-0953.

200. John McNeil et al., "Effect of aspirin on all-cause mortality in the healthy elderly," *New England Journal of Medicine* 379, no. 16 (October 2018): 1519–28, https://doi.

  늙지 않는 몸

org/10.1056/NEJMoa1803955.

201. J. Michael Gaziano et al., "Use of aspirin to reduce risk of initial vascular events in patients at moderate risk of cardiovascu-lar disease (arrive): A randomised, dou-ble-blind, placebo-controlled trial," *Lancet* 392, no. 10152 (September 2018): 1036–46, https://doi.org/10.1016/ S0140-6736(18)31924-X.

202. US Preventive Services Task Force, "Aspirin use to prevent cardiovascular disease: US preventive services task force recom-mendation statement," *JAMA* 327, no. 16 (April 2022): 1577–84, https://doi.org/10.1001/jama.2022.4983.

203. Marcus Goncalves et al., "High-fructose corn syrup en-hances intestinal tumor growth in mice," *Science* 363, no. 6433 (March 2019): 1345–49, https://doi.org/10.1126/ science.aat8515.

204. Xia Gao et al., "Dietary methionine influences therapy in mouse cancer models and alters human metabolism," *Nature* 572, no. 7769 (Au-gust 2019): 397–401, https://doi. org/10.1038/s41586-019-1437-3.

205. Daniel Ajona et al., "Short-term starvation reduces IGF-1 levels to sensitize lung tumors to PD-1 immune checkpoint blockade," *Nature Cancer* 1, no. 1 (January 2020): 75–85, https://doi.org/10.1038/s43018-019-7-9.

206. Andres Mendez-Lucas et al., "Dinner is served, sir: Fighting cancer with the right diet," *Cell* 184, no. 26 (December 2021): 6226–28, https://doi.org/10.1016/ j.cell.2021.11.036.

207. Evan Lien et al., "Low glycaemic diets alter lipid metabolism to influence tumour growth," *Nature* 599, no. 7884 (November 2021): 302–7, https://doi.org/10.1038/s41586-021-04049-2.

208. Mackenzie Bender et al., "Dietary tryptophan me-tabolite released by intratumoral Lactobacillus reuteri facilitates immune check-point inhibitor treatment," *Cell* 186, no. 9 (April 2023): 1846–62 e26, https://doi. org/10.1016/j.cell.2023.03.011.

209. J. Kellogg Parsons et al., "Effect of a behavioral interven-tion to increase vegetable consumption on cancer progression among men with early-stage prostate cancer: The meal randomized clinical trial," *Journal of the American Medical Association* 323, no. 2 (January 2020): 140–48, https://doi.org/10.1001/jama.2019.20207.

210. Fred Tabung et al., "Association of dietary inflammatory potential with colorectal cancer risk in men and women," *JAMA Oncology* 4, no. 3 (March 2018): 366–73, https:// doi.org/10.1001/jamaoncol.2017.4844.

211. Nikki Campo, "Can certain foods really reduce your cancer risk?," *New York Times*, November 27, 2023, https://www.nytimes.com/2023/11/27/well/eat/food-diet-can-cer-risk.html.

212. Farhad Islami et al., "Proportion and number of cancer cases and deaths attributable to potentially modifiable risk factors in the United States, 2019," *CA: A Cancer Jour-*

nal for Clinicians (July 2024), https://doi.org/10.3322/caac.21858.

213. "Breast cancer risk assessment tool: Online calcu-lator (the Gail Model)," National Cancer Institute, NIH, accessed July 1, 2024, https://bcrisktool.cancer.gov.

214. Ian Thompson et al., "The influence of finasteride on the development of prostate cancer," *New England Journal of Medicine* 349, no. 3 (July 2003): 215–24, https://doi.org/10.1056/NEJMoa030660.

215. Joseph Unger et al., "Using medicare claims to examine long-term prostate cancer risk of finasteride in the prostate cancer prevention trial," *Journal of the National Cancer Institute* 110, no. 11 (November 2018): 1208–15, https://doi.org/10.1093/jnci/djy035.

216. Phyllis Goodman et al., "Long-term effects of fin-asteride on prostate cancer mortality," *New England Journal of Medicine* 380, no. 4 (January 2019): 393–94, https://doi.org/10.1056/NEJMc1809961.

217. Joseph Unger et al., "Using medicare claims to exam-ine long-term prostate cancer risk of finasteride in the prostate cancer preven-tion trial," *Journal of the National Cancer Institute* 110, no. 11 (November 2018): 1208–15, https://doi.org/10.1093/jnci/djy035.

218. Anqi Wang et al., "Characterizing prostate cancer risk through multi-ancestry ge-nome-wide discovery of 187 novel risk variants," *Na-ture Genetics* 55, no. 12 (December 2023): 2065–74, https://doi.org/10.1038/ s41588-023-01534-4.

219. "Preventive surgery to reduce breast cancer risk," American Cancer Society, accessed July 1, 2024, https://www.cancer.org/cancer/ types/breast-cancer/risk-and-prevention/preventive-surgery-to-reduce-breast-cancer-risk.html#:~:text=Most%20women%20with%20a%20BRCA1,might%20 not%20have%20been%20helpful.

220. Paul Ridker et al., "Antiinflammatory therapy with canakinumab for atherosclerotic disease," *New England Journal of Medicine* 377, no. 12 (2017): 1119–31, https://doi.org/doi:10.1056/NEJMoa1707914.

221. William Hill et al., "Lung adenocarcinoma promotion by air pollutants," *Nature* 616, no. 7955 (April 2023): 159–67, https://doi.org/10.1038/ s41586-023-05874-3.

7　신경 퇴행 질환

1. Xiaoying Chen et al., "Emerging roles of innate and adap-tive immunity in Alzhei-mer's disease," *Immunity* 55, no. 12 (December 2022): 2236–54, https://doi.org/10.1016/j.immuni.2022.10.016.

2. Sachin Gadani et al., "The calvaria stands alone: Unique aspects of the skull bone marrow-meninges border," *Cell* 186, no. 17 (August 2023): 3524–26, https://doi.org/10.1016/j.cell.2023.07.025.

3.   Lauren Hablitz et al., "Synchronized neuronal ac-tivity drives waste fluid flow," *Nature* 627, no. 8002 (March 2024): 44–45, https:// doi.org/10.1038/d41586-024-00422-z.

4.   Lauren Hablitz et al., "Synchronized neuronal activity drives waste fluid flow," *Nature* 627, no. 8002 (March 2024): 44–45, https://doi.org/10.1038/d41586-024-00422-z.

5.   Jonathan Kipnis, "The anatomy of brainwashing," *Science* 385, no. 6707 (July 2024): 368–70, https://doi.org/doi:10.1126/science.adp1705.

6.   Sachin Gadani et al., "The calvaria stands alone: Unique aspects of the skull bone marrow-meninges border," *Cell* 186, no. 17 (August 2023): 3524–26, https://doi.org/10.1016/j.cell.2023.07.025.

7.   Felix Berriat et al., "The contribution of the peripheral immune system to neu-rodegeneration," *Nature Neuroscience* 26, no. 6 (June 2023): 942–54, https://doi.org/10.1038/s41593-023-01323-6.

8.   Celia Dobersalske et al., "Cranioencephalic functional lym-phoid units in glioblasto-ma," *Nature Medicine* (July 2024), https://doi.org/10.1038/s41591-024-03152-x.

9.   Giulia Castellani et al., "Transforming the understanding of brain im-munity," *Science* 380, no. 6640 (April 2023): eabo7649, https://doi.org/10.1126/ science.abo7649.

10.   Alon Millet et al., "An exhausted-like microglial popu-lation accumulates in aged and APOE4 genotype Alzheimer's brains," *Immunity* 57, no. 1 (January 2024): 153–70.e6, https://doi.org/10.1016/j.immuni.2023.12.001.

11.   Hong-Gyun Lee et al., "Neuroinflammation: An astrocyte perspective," *Science Translational Medicine* 15, no. 721 (November 2023): eadi7828, https://doi.org/10.1126/ scitranslmed.adi7828.

12.   Kevin Guttenplan, "Why do neurons die?," *Science* 378, no. 6619 (November 2022): 485, https://doi.org/10.1126/science.ade2129.

13.   David Wilson III et al., "Hallmarks of neurodegenera-tive diseases," *Cell* 186, no. 4 (February 2023): 693–714, https://doi.org/10.1016/j.cell.2022.12.032.

14.   RAI Bethlehem et al., "Brain charts for the human lifespan," *Nature* 604, no. 7906 (April 2022): 525–33, https://doi.org/10.1038/s41586-022-04554-y.

15.   Max Kozlov, "Your brain expands and shrinks over time—these charts show how," *Nature* 604, no. 7905 (April 2022): 230–31, https://doi.org/10.1038/d41586-022-00971-1.

16.   Zizhen Yao et al., "A high-resolution transcriptomic and spatial atlas of cell types in the whole mouse brain," *Nature* 624, no. 7991 (December 2023): 317–32, https://doi.org/10.1038/s41586-023-06812-z.

17.   JA Hardy et al., "Alzheimer's disease: The amyloid cascade hypothesis," *Science* 256, no. 5054 (April 1992): 184–85, https://doi.org/10.1126/science.1566067.

18.   Justin Long et al., "Alzheimer disease: An update on patho-biology and treat-

ment strategies," *Cell* 179, no. 2 (October 2019): 312–39, https:// doi.org/10.1016/ j.cell.2019.09.001.

19. Daniel Sirkis et al., "Role for cell death pathway in Alzheimer's dis-ease," *Science* 381, no. 6663 (September 2023): 1156–57, https://doi.org/10.1126/ science.adk2009.

20. Rebecca Sims et al., "The multiplex model of the genetics of Alzheimer's disease," *Nature Neuroscience* 23, no. 3 (March 2020): 311–22, https:// doi.org/10.1038/s41593-020-0599-5.

21. Mitchell Murdock et al., "Insights into Alzheimer's disease from single-cell genom-ic approaches," *Nature Neuroscience* 26, no. 2 (February 2023): 181–95, https://doi.org/10.1038/s41593-022-01222-2.

22. Nicolas Barthelemy et al., "Highly accurate blood test for Alzheimer's disease is sim-ilar or superior to clinical cere-brospinal fluid tests," *Nature Medicine* 30, no. 4 (April 2024): 1085–95, https://doi. org/10.1038/s41591-024-02869-z.

23. Sebastian Palmqvist et al., "Blood biomarkers to detect Alzheimer disease in primary care and secondary care," *JAMA* (2024), https://doi.org/10.1001/jama.2024.13855.

24. Sebastian Palmqvist et al., "Blood biomarkers to detect Alzheimer disease in primary care and secondary care," *JAMA* (2024), https://doi.org/10.1001/jama.2024.13855.

25. Rik Ossenkoppele et al., "Amyloid and tau pet-positive cogni-tively unimpaired individuals are at high risk for future cognitive decline," *Nature Medicine* 28, no. 11 (November 2022): 2381–87, https://doi.org/10.1038/s41591-022-02049-x.

26. Yu Guo et al., "Plasma proteomic profiles predict future dementia in healthy adults," *Nature Aging* 4, no. 2 (February 2024): 247–60, https://doi.org/10.1038/s43587-023-00565-0.

27. Melody Petersen, "Inside the plan to diagnose Al-zheimer's in people with no mem-ory problems—and who stands to benefit," *Los Angeles Times*, February 14, 2024, https://www.latimes.com/science/story/2024-02-14/inside-controversial-plan-to-di-agnose-alzheimers-in-people-without-symptoms.

28. Paula Span, "Apparently healthy, but diagnosed with Alzheimer's?," *New York Times*, March 4, 2024, https://www.nytimes.com/2024/03/04/health/alzheimers-amy-loid-diagnosis.html?searchResultPosition=1.

29. Clifford Jack et al., "Revised criteria for the di-agnosis and staging of Alzheimer's disease," *Nature Medicine* (June 2024), https://doi.org/10.1038/s41591-024-02988-7.

30. Melody Petersen, "Inside the plan to diagnose Alzheimer's in people with no memory problems—and who stands to benefit," *Los Angeles Times*, February 14, 2024, https:// www.latimes.com/science/story/2024-02-14/inside-controversial-plan-to-diag-nose-alzheimers-in-people-with-out-symptoms.

31. Willemijn Jansen et al., "Prevalence of cerebral amyloid pathol-ogy in persons with-out dementia: A meta-analysis," *JAMA* 313, no. 19 (May 2015): 1924–38, https://doi.

org/10.1001/jama.2015.4668.

32. Paula Span, "Apparently healthy, but diagnosed with Alzheimer's?," *New York Times*, March 4, 2024, https://www.nytimes.com/2024/03/04/health/ alzheimers-amyloid-diagnosis.html?searchResultPosition=1.

33. WJ Strittmatter et al., "Binding of human apolipoprotein E to synthetic amyloid beta peptide: Isoform-specific effects and implications for late-onset Alzheimer disease," *Proceedings of the National Acad-emy of Sciences of the USA* 90, no. 17 (September 1993): 8098–102, https://doi.org/10.1073/pnas.90.17.8098.

34. Clifford Jack Jr. et al., "Long-term associations be-tween amyloid positron emission tomography, sex, apolipoprotein E and incident dementia and mortality among indi-viduals without dementia: Hazard ratios and absolute risk," *Brain Communications* 4, no. 2 (February 2022): fcac017, https:// doi.org/10.1093/braincomms/fcac017.

35. Neta Rosenzweig et al., "Sex-dependent APOE4 neutrophil–mi-croglia interactions drive cognitive impairment in Alzheimer's disease," *Nature Medicine* (July 2024), https://doi.org/10.1038/s41591-024-03122-3.

36. Julia Tcw et al., "Cholesterol and matrisome pathways dys-regulated in astrocytes and microglia," *Cell* 185, no. 13 (June 2022): 2213–33 e25, https://doi.org/10.1016/ j.cell.2022.05.017.

37. Joel Blanchard et al., "APOE4 impairs myelination via cho-lesterol dysregulation in oligodendrocytes," *Nature* 611, no. 7937 (November 2022): 769–79, https://doi. org/10.1038/s41586-022-05439-w.

38. Axel Montagne et al., "APOE4 leads to blood-brain barrier dysfunction predicting cognitive decline," *Nature* 581, no. 7806 (May 2020): 71–76, https://doi.org/10.1038/ s41586-020-2247-3.

39. Juan Fortea et al., "APOE4 homozygosity represents a dis-tinct genetic form of Alzheimer's disease," *Nature Medicine* 30, no. 5 (May 2024): 1284–91, https://doi. org/10.1038/s41591-024-02931-w.

40. "Do two APOE4 alleles always mean Alzheimer's," *ALZFORM*, May 10, 2024, https:// www.alzforum.org/news/research-news/do-two-apoe4-alleles-always-mean-alzhei-mers.

41. Qin Xu et al., "APOE4 homozygosity is a new genetic form of Alzheimer's disease," *Nature Medicine* 30, no. 5 (May 2024): 1241–42, https:// doi.org/10.1038/s41591-024-02923-w.

42. Michael Haney et al., "APOE4/4 is linked to damag-ing lipid droplets in Alzheimer's disease microglia," *Nature* 628, no. 8006 (April 2024): 154–61, https://doi.org/10.1038/ s41586-024-07185-7.

43. Nicole Koutsodendris et al., "Neuronal APOE4 removal pro-tects against tau-me-diated gliosis, neurodegeneration and myelin deficits," *Nature Aging* 3, no. 3 (March

2023): 275–96, https://doi.org/10.1038/s43587-023-00368-3.

44. "In small trial, gene therapy spurs APOE2 production," *ALZFORM*, December 14, 2022, https://www.alzforum.org/news/conference-coverage/small-trial-gene-therapy-spurs-apoe2-production.

45. Megan Molteni, "Scientists find a clue to why some peo-ple have 'Alzheimer's brains' but no dementia," 2021, https://www.statnews.com/2021/11/03/scientists-find-clue-to-why-some-people-have-alzheimers-brains-but-no-dementia/.

46. Scarlett Barker et al., "MEF2 is a key regulator of cognitive poten-tial and confers re-silience to neurodegeneration," *Science Translational Medicine* 13, no. 618 (November 2021): eabd7695, https://doi.org/10.1126/scitranslmed. abd7695.

47. Joseph Arboleda-Velasquez et al., "Resistance to autosomal dominant Alzheimer's disease in an APOE3 christchurch homozygote: A case report," *Nature Medicine* 25, no. 11 (November 2019): 1680–83, https://doi.org/10.1038/s41591-019-0611-3.

48. Michael Belloy et al., "Association of Klotho-vs heterozygosity with risk of Alzhei-mer disease in individuals who carry APOE4," *JAMA Neurology* 77, no. 7 (July 2020): 849–62, https://doi.org/10.1001/jamaneurol.2020.0414.

49. P. Bhattarai et al., "Rare genetic variation in fibronectin 1 (FN1) protects against apoee4 in Alzheimer's disease," *bioRxiv* (January 2, 2024), https:// doi.org/10.1101/2024.01.02.573895.

50. Francisco Lopera et al., "Resilience to autosomal dominant Al-zheimer's disease in a Reelin-COLBOS heterozygous man," *Nature Medicine* 29, no. 5 (May 2023): 1243–52, https://doi.org/10.1038/s41591-023-02318-3.

51. Maxine Nelson et al., "The APOE-R136S mutation protects against APOE4-driven tau pathology, neurodegeneration and neuroinflammation," *Na-ture Neuroscience* 26, no. 12 (December 2023): 2104–21, https://doi.org/10.1038/ s41593-023-01480-8.

52. Masashi Fujita et al., "Cell subtype-specific effects of genetic variation in the Alz-heimer's disease brain," *Nature Genetics* 56, no. 4 (April 2024): 605–14, https://doi. org/10.1038/s41588-024-01685-y.

53. X. Gao et al., "Epigenetics in Alzheimer's disease," *Frontiers in Aging Neuroscience* 14 (2022): 911635, https://doi.org/10.3389/fnagi.2022.911635.

54. Jocelyn Kaiser, "The most common Alzheimer's risk gene may also protect against memory loss," *Science News*, October 7, 2021, https:// www.science.org/content/article/most-common-alzheimer-s-risk-gene-may-also-protect-against-memory-loss.

55. Céline Bellenguez et al., "New insights into the ge-netic etiology of Alzheimer's disease and related dementias," *Nature Genetics* 54, no. 4 (April 4, 2022): 412–36, https:// doi.org/10.1038/s41588-022-01024-z.

56. Sergio Castro-Gomez et al., "Innate immune activation in neurodegenerative dis-eases," *Immunity* 57, no. 4 (April 2024): 790–814, https:// doi.org/10.1016/j.immu-

ni.2024.03.010.

57. Mabel Seto et al., "Parental history of memory impairment and β-amyloid in cogni-tively unimpaired older adults," *JAMA Neurology* 81, no. 8 (2024): 798–804, https://doi.org/10.1001/jamaneurol.2024.1763.

58. Mabel Seto et al., "Parental history of memory impairment and β-amyloid in cogni-tively unimpaired older adults," *JAMA Neurology* 81, no. 8 (2024): 798–804, https://doi.org/10.1001/jamaneu-rol.2024.1763.

59. Matthew Leming et al., "Adversarial confound re-gression and uncertainty measure-ments to classify heterogeneous clinical MRI in Mass General Brigham," *PLoS One* 18, no. 3 (March 2023): e0277572, https://doi. org/10.1371/journal.pone.0277572.

60. Chonghua Xue et al., "AI-based differential diagnosis of de-mentia etiologies on multimodal data," *Nature Medicine* (July 2024), https://doi. org/10.1038/s41591-024-03118-z.

61. Qian Li et al., "Early prediction of Alzheimer's disease and related dementias using real-world electronic health records," *Alzheimer's & Dementia* 19, no. 8 (August 2023): 3506–18, https://doi.org/10.1002/alz.12967.

62. Borja Del Pozo Cruz et al., "Association of daily step count and intensity with inci-dent dementia in 78,430 adults living in the UK," *JAMA Neurology* 79, no. 10 (October 2022): 1059–63, https://doi.org/10.1001/ jamaneurol.2022.2672.

63. Sebastian Ludyga et al., "Systematic review and meta-analysis investigating mod-erators of long-term effects of exercise on cognition in healthy individuals," *Nature Human Behaviour* 4, no. 6 (June 2020): 603–12, https://doi.org/10.1038/s41562-020-0851-8.

64. Luis Ciria et al., "An umbrella review of randomized con-trol trials on the effects of physical exercise on cognition," *Nature Human Behav-iour* 7, no. 6 (June 2023): 928–41, https://doi.org/10.1038/s41562-023-01554-4.

65. Eunhee Kim et al., "Irisin reduces amyloid-beta by induc-ing the release of nepri-lysin from astrocytes following downregulation of ERK-STAT3 signaling," *Neuron* 111, no. 22 (November 2023): 3619–33 e8, https://doi. org/10.1016/j.neuron.2023.08.012.

66. Solal Chauquet et al., "Exercise rejuvenates microglia and reverses T cell accumula-tion in the aged female mouse brain," *Aging Cell* 23, no. 7 (July 2024): e14172, https://doi.org/10.1111/acel.14172.

67. Mason Hill et al., "Alzheimer's disease large-scale gene expression portrait identifies exercise as the top theoretical treat-ment," *Scientific Reports* 12, no. 1 (October 2022): 17189, https://doi.org/10.1038/s41598-022-22179-z.

68. Lisa Barnes et al., "Trial of the mind diet for prevention of cognitive decline in older persons," *New England Journal of Medicine* 389, no. 7 (August 2023): 602–11, https://doi.org/10.1056/NEJMoa2302368.

69. Tiia Ngandu et al., "A 2 year multidomain intervention of diet, exercise, cognitive training, and vascular risk monitoring versus control to prevent cognitive decline in at-risk elderly people (FINGER): A randomised con-trolled trial," *Lancet* 385, no. 9984 (June 2015): 2255–63, https://doi.org/10.1016/ S0140-6736(15)60461-5.

70. Dana Smith et al., "More evidence links ultraprocessed foods to dementia," *New York Times*, July 31, 2024, https://www.nytimes.com /2024 /07 /31 /well /eat /ultrap-rocessed-foods-brain-health.html#:~:text=Research%20tracking%20more%20than%20 72%2C,increased%20risk%20for%20developing%20dementia.

71. Klodian Dhana et al., "Healthy lifestyle and cognition in older adults with common neuropathologies of dementia," *JAMA Neurology* 81, no. 3 (March 2024): 233–39, https://doi.org/10.1001/jamaneurol.2023.5491.

72. Sapir Golan Shekhtman et al., "Abdominal fat depots are related to lower cognitive functioning and brain volumes in middle-aged males at high Alzheimer's risk," *Obe-sity (Silver Spring)* 32, no. 5 (May 2024): 1009–22, https:// doi.org/10.1002/oby.24004.

73. Dimitrios Kapogiannis et al., "Brain responses to intermit-tent fasting and the healthy living diet in older adults," *Cell Metabolism* 36, no. 8 (August 2024): 1668–78. e5, https://doi.org/10.1016/j.cmet.2024.05.017.

74. Dean Ornish et al., "Effects of intensive lifestyle changes on the progression of mild cognitive impairment or early dementia due to Alzheimer's disease: A randomized, controlled clinical trial," *Alzheimer's Re-search & Therapy* 16, no. 1 (June 2024): 122, https://doi.org/10.1186/s13195-024-01482-z.

75. Laura Lewis, "The interconnected causes and conse-quences of sleep in the brain," *Science* 374, no. 6567 (October 2021): 564–68, https://doi.org/10.1126/science.abi8375.

76. Oliver Cameron Reddy et al., "The sleeping brain: Harnessing the power of the glym-phatic system through lifestyle choices," *Brain Sciences* 10, no. 11 (November 2020): 868, https://doi.org/10.3390/brainsci10110868.

77. Ehsan Shokri-Kojori et al., "Beta-amyloid accumulation in the human brain after one night of sleep deprivation," *Proceedings of the National Academy of Sciences of the USA* 115, no. 17 (April 2018): 4483–88, https://doi.org/10.1073/pnas.1721694115.

78. Yuzhu Li et al., "The brain structure and genetic mechanisms underlying the nonlin-ear association between sleep duration, cognition and mental health," *Nature Aging* 2, no. 5 (May 2022): 425–37, https://doi.org/10.1038/s43587-022-00210-2.

79. Severine Sabia et al., "Association of sleep duration in middle and old age with inci-dence of dementia," *Nature Communications* 12, no. 1 (April 2021): 2289, https://doi.org/10.1038/s41467-021-22354-2.

80. Rebecca Robbins et al., "Examining sleep deficiency and distur-bance and their risk for incident dementia and all-cause mortality in older adults across 5 years in the United States," *Aging (Albany, NY)* 13, no. 3 (February 2021): 3254–68, https://doi.

org/10.18632/aging.202591.

81. Sultana Monira Hussain et al., "Association of plasma high-density lipoprotein cho-lesterol level with risk of incident dementia: A co-hort study of healthy older adults," *Lancet Regional Health – Western Pacific* 43 (February 2024): 100963, https://doi.org/10.1016/j.lanwpc.2023.100963.

82. Olalla Saiz-Vazquez et al., "Blood pressure and Alzheim-er's disease: A review of meta-analysis," *Frontiers in Neurology* 13 (January 2022): 1065335, https://doi.org/10.3389/fneur.2022.1065335.

83. Kimia Shafighi et al., "Social isolation is linked to classical risk factors of Alzheimer's disease-related dementias," *PLoS One* 18, no. 2 (Febru-ary 2023): e0280471, https://doi.org/10.1371/journal.pone.0280471.

84. Frank Lin et al., "Hearing intervention versus health edu-cation control to reduce cognitive decline in older adults with hearing loss in the USA (achieve): A multi-centre, randomised controlled trial," *Lancet* 402, no. 10404 (September 2023): 786–97, https://doi.org/10.1016/S0140-6736(23)01406-X.

85. Gaia Vetere et al., "The relationship between playing musical instru-ments and cog-nitive trajectories: Analysis from a UK ageing cohort," *Interna-tional Journal of Geri-atric Psychiatry* 39, no. 2 (February 2024): e6061, https://doi. org/10.1002/gps.6061.

86. Grace Christensen et al., "Association of PM(2.5) exposure and Alzheimer disease pathology in brain bank donors—effect modification by APOE genotype," *Neurology* 102, no. 5 (March 2024): e209162, https://doi.org/10.1212/WNL.0209162.

87. Alessandro Fania et al., "Machine learning and XAI approaches highlight the strong connection between *O3* and *NO2* pollutants and—Alzheimer's disease," *Scientific Reports* 14, no. 1 (March 2024): 5385, https://doi. org/10.1038/s41598-024-55439-1.

88. Lucia Migliore et al., "Gene-environment interactions in Al-zheimer disease: The emerging role of epigenetics," *Nature Reviews Neurology* 18, no. 11 (November 2022): 643–60, https://doi.org/10.1038/s41582-022-00714-w.

89. Andrew Jacobs, "Microplastics are a big problem, a new film warns," *New York Times*, March 9, 2024, https://www.nytimes.com/2024/03/09/ health/microplastics-sx-sw-health-plastic-people.html?searchResultPosition=3.

90. Erin Cohn et al., "Pervasive environmental chemicals impair oligodendrocyte devel-opment," *Nature Neuroscience* 27, no. 5 (May 2024): 836–45, https://doi.org/10.1038/s41593-024-01599-2.

91. Lei Zhao et al., "Morphological and genetic decoding shows heterogeneous patterns of brain aging in chronic musculoskeletal pain," *Nature Mental Health* 2 (March 2024): 435–99.

92. Gill Livingston et al., "Dementia prevention, intervention, and care: 2024 report of the lancet standing commission," *Lancet* 404, no. 10452 (August 2024): 572–628,

https://doi.org/10.1016/s0140-6736(24)01296-0.

93. Dana Smith et al., "More evidence links ultraprocessed foods to dementia," *New York Times*, July 31, 2024, https://www.nytimes.com/2024/07/31/well/eat/ultrap-rocessed-foods-brain-health.html#:~:text=Research%20 tracking%20more%20 than%2072%2C,increased%20risk%20for%20develop-ing%20dementia.

94. Ramya Kaushik et al., "In-hospital delirium and dis-ability and cognitive impairment after Covid-19 hospitalization," *JAMA Network Open* 7, no. 7 (2024): e2419640-e40, https://doi.org/10.1001/jamanet-workopen.2024.19640.

95. Aura Ferreiro et al., "Gut microbiome composition may be an indicator of preclin-ical Alzheimer's disease," *Science Translational Medicine* 15, no. 700 (June 2023): eabo2984, https://doi.org/10.1126/scitranslmed.abo2984.

96. Stefanie Grabrucker et al., "Microbiota from Al-zheimer's patients induce deficits in cognition and hippocampal neurogenesis," *Brain* 146, no. 12 (December 2023): 4916–34, https://doi.org/10.1093/brain/ awad303.

97. Jian Sheng Loh et al., "Microbiota–gut–brain axis and its therapeutic applications in neurodegenerative diseases," *Signal Transduc-tion and Targeted Therapy* 9, no. 1 (February 2024): 37, https://doi.org/10.1038/ s41392-024-01743-1.

98. Tanya Jain et al., "Gut microbes modulate neurodegenera-tion," *Science* 379, no. 6628 (January 2023): 142–43, https://doi.org/10.1126/sci-ence.adf9548.

99. Gulistan Agirman et al., "Signaling inflammation across the gut–brain axis," *Science* 374, no. 6571 (November 2021): 1087–92, https://doi.org/10.1126/science.abi6087.

100. Jeff Sevigny et al., "The antibody aducanumab reduces abeta plaques in Alzheimer's disease," *Nature* 537, no. 7618 (September 2016): 50–56, https://doi.org/10.1038/na-ture19323.

101. Joel Perlmutter, "FDA's green light, science's red light," 372, no. 6549 (June 2021), https://doi.org/doi.org/10.1126/science.abk0575.

102. Damian Garde, "Years after a polarizing approval, Biogen walks away from Aduhelm," *STAT News*, January 1, 2024, https://www.statnews. com/2024/01/31/biogen-gives-away-rights-aduhelm/.

103. Adam Feuerstein et al., "Inside 'Project Onyx': How Biogen used an FDA back chan-nel to win approval of its polarizing Alzheimer's drug," *STAT News*, June 29, 2021, https://www.statnews.com/2021/06/29/biogen-fda-alzheim-ers-drug-approval-aduhelm-project-onyx/.

104. Damian Garde, "Years after a polarizing approval, Biogen walks away from Aduhelm," *STAT News*, January 1, 2024, https://www.statnews. com/2024/01/31/biogen-gives-away-rights-aduhelm/.

105. Christopher van Dyck et al., "Lecanemab in early Alzheimer's dis-ease," *New En-gland Journal of Medicine* 388, no. 1 (2023): 9–21, https://doi.org/ doi:10.1056/NEJ-

Moa2212948.

106. Todd Golde et al., "Immunotherapies for Alzheimer's disease," *Sci-ence* 382, no. 6676 (December 2023): 1242–44, https://doi.org/10.1126/science. adj9255.

107. John Sims et al., "Donanemab in early symptomatic Alzheimer disease: The TRAIL-BLAZER-ALZ2 randomized clinical trial," *JAMA* 330, no. 6 (2023): 512–27, https://doi.org/10.1001/jama.2023.13239.

108. "Lecanemab for Alzheimer's disease: Tempering hype and hope," *Lancet* 400, no. 10367 (December 2022): 1899, https://doi.org/10.1016/ S0140-6736(22)02480-1.

109. Gina Kolata et al., "Advisory panel of experts endorses F.D.A. approval of new Alzheimer's drug," *New York Times*, June 10, 2024, https:// www.nytimes.com/2024/06/10/ health/alzheimers-treatment-donanemab.html.

110. Stephen Salloway et al., "A trial of gantenerumab or solanezumab in dominantly inherited Alzheimer's disease," *Nature Medicine* 27, no. 7 (July 2021): 1187–96, https:// doi.org/10.1038/s41591-021-01369-8.

111. Mathias Jucker et al., "Alzheimer's disease: From im-munotherapy to immuno-prevention," *Cell* 186, no. 20 (September 2023): 4260–70, https://doi.org/10.1016/ j.cell.2023.08.021.

112. Michael Rafii et al., "Detection and treatment of Alzheimer's dis-ease in its preclini-cal stage," *Nature Aging* 3, no. 5 (May 2023): 520–31, https://doi. org/10.1038/s43587-023-00410-4.

113. Todd Golde et al., "Immunotherapies for Alzheimer's disease," *Science* 382, no. 6676 (2023): 1242–44, https://doi.org/doi:10.1126/sci-ence.adj9255.

114. Catherine Mummery et al., "Tau-targeting antisense oligonucleotide MAPT(Rx) in mild Alzheimer's disease: A Phase 1b, randomized, placebo-controlled trial," *Nature Medicine* 29, no. 6 (June 2023): 1437–47, https:// doi.org/10.1038/s41591-023-02326-3.

115. Todd Golde et al., "Immunotherapies for Alzheimer's disease," *Science* 382, no. 6676 (2023): 1242–44, https://doi.org/doi:10.1126/science.adj9255.

116. Hayley Shanks et al., "p75 neurotrophin receptor modulation in mild to moderate Alzheimer disease: A randomized, placebo-con-trolled Phase 2a trial," *Nature Medi-cine* 30, no. 6 (June 2024): 1761–70, https:// doi.org/10.1038/s41591-024-02977-w.

117. Alison Abbott, "Conquering Alzheimer's: A look at the therapies of the future," *Na-ture* 616, no. 7955 (April 2023): 26–28, https://doi.org/10.1038/ d41586-023-00954-w.

118. Maxine Nelson et al., "The APOE-R136S mutation pro-tects against APOE4-driven tau pathology, neurodegeneration and neuroinflam-mation," *Nature Neuroscience* 26, no. 12 (December 2023): 2104–21, https://doi. org/10.1038/s41593-023-01480-8.

119. Yangyang Duan et al., "Brain-wide Cas9-mediated cleavage of a gene causing famil-ial Alzheimer's disease alleviates amyloid-related patholo-gies in mice," *Nature Bio-medical Engineering* 6, no. 2 (February 2022): 168–80, https://doi.org/10.1038/s41551-

021-00759-0.

120.   Evangelos Konstantinidis et al., "CRISPR-Cas9 treatment partially restores amyloid-beta 42/40 in human fibroblasts with the Alzheimer's disease psen 1 m146l mutation," *Molecular Therapy Nucleic Acids* 28 (June 2022): 450–61, https://doi.org/10.1016/j.omtn.2022.03.022.

121.   Sagar Gaikwad et al., "Nasal tau immunotherapy clears intracellular tau pathology and improves cognitive functions in aged tauopathy mice," *Science Translational Medicine* 16, no. 754 (2024): eadj5958, https://doi.org/doi:10.1126/scitranslmed.adj5958.

122.   Pu-Yang Sun et al., "Rejuvenation of peripheral immune cells at-tenuates Alzheimer's disease-like pathologies and behavioral deficits in a mouse model," *Science Advances* 10, no. 22 (2024): eadl1123, https://doi.org/doi:10.1126/sciadv.adl1123.

123.   David Munro et al., "Microglia protect against age-associated brain pa-thologies," *Neuron* (June 2024), https://doi.org/10.1016/j.neuron.2024.05.018.

124.   Jurgen Gotz et al., "Ultrasound and antibodies—a potentially powerful combination for Alzheimer disease therapy," *Nature Reviews Neurology* 20, no. 5 (May 2024): 257–58, https://doi.org/10.1038/s41582-024-00943-1.

125.   Ali Rezai et al., "Ultrasound blood-brain barrier opening and aducanumab in Alzheimer's disease," *New England Journal of Medi-cine* 390, no. 1 (January 2024): 55–62, https://doi.org/10.1056/NEJMoa2308719.

126.   Sharyb Alfonsi et al., "Experimental ultrasound treatment tar-geting brains in trials to help those with Alzheimer's, drug addiction," *60 Minutes Overtime, CBS News*, January 14, 2024, https://www.cbsnews.com/news/ultra-sound-treatment-alzheimers-drug-addiction-patients-60-minutes/.

127.   Cassandra Willyard, "The innovation that gets an Al-zheimer's drug through the blood-brain barrier," *MIT Technology Review*, January 12, 2024, https://www.technologyreview.com/2024/01/12/1086442/the-innova-tion-that-gets-an-alzheimers-drug-through-the-blood-brain-barrier/.

128.   Giacomo Koch et al., "Precuneus magnetic stimulation for Alzheimer's disease: A randomized, sham-controlled trial," *Brain* 145, no. 11 (November 2022): 3776–86, https://doi.org/10.1093/brain/awac285.

129.   Mario Aguilar, "Cognito raises $35 million for Alzheimer's treatment device, touts benefits compared to drugs," *STAT News*, January 29, 2024, https://www.statnews.com/2024/01/29/medical-device-company-cognito-secures-funding-alzheimers-trial/.

130.   Manfre Hallschmid, "Intranasal insulin," *Journal of Neuroen-docrinology* 33, no. 4 (April 2021): e12934, https://doi.org/10.1111/jne.12934.

131.   Jiansong Fang et al., "Endophenotype-based in silico network medicine discovery

combined with insurance record data mining identifies sildenafil as a candidate drug for Alzheimer's disease," *Nature Aging* 1, no. 12 (December 2021): 1175–88, https://doi.org/10.1038/s43587-021-00138-z.

132. Teddy Amenabar, "Why Viagra has been linked with better brain health," *Washington Post*, February 22, 2024, https://www.washingtonpost.com/wellness/2024/02/22/viagra-alzheimers-dementia-erectile-dysfunction/.

133. Zonghua Li et al., "A water pill against Alzheimer's disease," *Nature Aging* 1, no. 10 (October 2021): 868–69, https://doi.org/10.1038/s43587-021-00124-5.

134. Zhao Sun et al., "Modeling late-onset Alzheimer's disease neu-ropathology via direct neuronal reprogramming," *Science* 385, no. 6708 (2024): adl2992, https://doi.org/doi:10.1126/science.adl2992.

135. Sebastian Walsh et al., "Considering challenges for the new Alzheimer's drugs: Clinical, population, and health system perspectives," *Alzheimer's & Dementia* 20, no. 9 (September 2024): 6639–46, https://doi.org/ https://doi.org/10.1002/alz.14108.

136. Samantha Burnham et al., "When does Alzheimer's dis-ease start? Robust estimates based on longitudinal aβ-amyloid-pet in three large international cohorts," Preprints with *Lancet*, March 18, 2024, https://papers.ssrn.com/sol3/papers.cfm?abstract_id=4757682#:~:text=Findings%3A%20Thresh-old%20Aβ%2DPET%20became,2%20±%201·2%20years.

137. Amber Bahorik et al., "Association of changes in C-reactive protein level trajectories through early adulthood with cognitive func-tion at midlife," *Neurology* 103, no. 2 (2024): e209526, https://doi.org/doi:10.1212/WNL.0209526.

138. Remi Lam et al., "Learning skillful medium-range global weather forecasting," *Science* 382, no. 6677 (2023): 1416–21, https://doi.org/ doi:10.1126/science.adi2336.

139. Hong-Bo Zhao et al., "Hearing loss promotes Alzheimer's disease," *Nature Aging* 4, no. 4 (April 2024): 443–44, https://doi.org/10.1038/s43587-024-00606-2.

140. Alice Tang et al., "Leveraging electronic health records and knowl-edge networks for Alzheimer's disease prediction and sex-specific biological insights," *Nature Aging* 4, no. 3 (March 2024): 379–95, https://doi.org/10.1038/ s43587-024-00573-8.

141. Amber Bahorik et al., "Association of changes in c-reactive protein level trajectories through early adulthood with cognitive func-tion at midlife," *Neurology* 103, no. 2 (2024): e209526, https://doi.org/doi:10.1212/WNL.0209526.

142. Hamilton Se-Hwee Oh et al., "Organ aging signatures in the plasma proteome track health and disease," *Nature* 624, no. 7990 (December 2023): 164–72, https://doi.org/10.1038/s41586-023-06802-1.

143. Davis Cammann et al., "Genetic correlations between Alzheim-er's disease and gut microbiome genera," *Scientific Reports* 13, no. 1 (March 2023): 5258, https://doi.org/10.1038/s41598-023-31730-5.

144. Davis Cammann et al., "Genetic correlations be-tween Alzheimer's disease and gut microbiome genera," *Scientific Reports* 13, no. 1 (March 2023): 5258, https://doi.org/10.1038/s41598-023-31730-5.

145. C. Ellis Wisely et al., "Convolutional neural network to identify symptomatic Alzhei-mer's disease using multimodal retinal imaging," *British Jour-nal of Ophthalmology* 106, no. 3 (2022): 388–95, https://doi.org/10.1136/bjoph-thalmol-2020-317659.

146. Samad Amini et al., "Prediction of Alzheimer's disease progression within 6 years us-ing speech: A novel approach leveraging language models," *Alzheimer's & Dementia* 20, no. 8 (August 2024): 5262–70, https://doi. org/10.1002/alz.13886.

147. Liz Lee et al., "Robust and interpretable AI-guided marker for early dementia predic-tion in real-world clinical settings," *EClinicalMedicine* (July 2024).

148. Min-Woo Lee et al., "A multimodal machine learning model for predicting dementia conversion in Alzheimer's disease," *Scientific Re-ports* 14, no. 1 (May 2024): 12276, https://doi.org/10.1038/s41598-024-60134-2.

149. Sam Ereira et al., "Early detection of dementia with default-mode network effec-tive connectivity," *Nature Mental Health* 2, no. 7 (July 2024): 787–800, https://doi.org/10.1038/s44220-024-00259-5.

150. David Jones et al., "Digitising brain age," *Lancet* 400, no. 10357 (Sep-tember 2022): 988, https://doi.org/10.1016/S0140-6736(22)01782-2.

151. Chonghua Xue et al., "AI-based differential diagnosis of de-mentia etiologies on multimodal data," *Nature Medicine* (July 2024), https://doi. org/10.1038/s41591-024-03118-z.

152. Pieter van der Veere et al., "Predicting cognitive de-cline in amyloid-positive patients with mild cognitive impairment or mild de-mentia," *Neurology* 103, no. 3 (2024): e209605, https://doi.org/doi:10.1212/ WNL.0209605.

153. Amelia Fryer et al., "The complexity of the cGAS-STING pathway in CNS patholo-gies," *Frontiers in Neuroscience* 15 (February 2021): 621501, https://doi.org/10.3389/fnins.2021.621501.

154. Jinchao Hou et al., "Antibody-mediated targeting of human microglial leukocyte ig-like receptor b4 attenuates amyloid pathology in a mouse model," *Science Translational Medicine* 16, no. 741 (April 2024): eadj9052, https:// doi.org/10.1126/scitranslmed.adj9052.

155. Graham Lawton, "New anti-ageing vaccines promise to prevent dis-eases like Alzheimer's," *New Scientist*, July 3, 2024, https://www.newscientist. com/article/mg26334982-800-new-anti-ageing-vaccines-promise-to-prevent-diseases-like-alzheimers/.

156. Maxime Taquet et al., "The recombinant shingles vaccine is associated with lower risk of dementia," *Nature Medicine* (July 2024), https://doi.org/10.1038/s41591-024-

03201-5.

157. Elizabeth Cohen, "Shingles vaccine linked with lower demen-tia risk, study shows," *Washington Post*, July 30, 2024, https://www.washing-post.com/well-ness/2024/07/30/shingles-vaccine-lower-dementia-risk/.

158. Jennifer Couzin-Frankel, "Can infections cause Alzheimer's? A small community of researchers is determined to find out," *Science Insider*, July 30, 2024, https://www.science.org/content/article/can-in-fections-cause-alzheimer-s-small-community-researchers-determined-find-out#:~:text=The%20COVID%2D19%20pandemic%20lent,protein%20of%20Alzheimer's%20called%20tau.

159. James Parkinson, "An essay on the shaking palsy. 1817," *Journal of Neuropsychiatry and Clinical Neurosciences* 14, no. 2 (Spring 2002): 223–36; discussion 22, https://doi.org/10.1176/jnp.14.2.223.

160. Ernest Arenas, "Parkinson's disease in the single-cell era," *Nature Neuroscience* 25, no. 5 (May 2022): 536–38, https://doi.org/10.1038/ s41593-022-01069-7.

161. Bo Konings et al., "Gastrointestinal syndromes pre-ceding a diagnosis of Parkinson's disease: Testing Braak's hypothesis using a nationwide database for comparison with Alzheimer's disease and cerebrovascu-lar diseases," *Gut* 72, no. 11 (November 2023): 2103–11, https://doi.org/10.1136/ gutjnl-2023-329685.

162. Ashley Harms et al., "Central and peripheral innate and adaptive immunity in Parkinson's disease," *Science Translational Medicine* 15, no. 721 (November 2023): eadk3225, https://doi.org/10.1126/scitranslmed.adk3225.

163. AM Espinosa-Oliva et al., "Inflammatory bowel disease induces pathological al-pha-synuclein aggregation in the human gut and brain," *Neuropathology and Applied Neurobiology* 50, no. 1 (February 2024): e12962, https://doi.org/10.1111/ nan.12962.

164. Cornelis Blauwendraat et al., "The genetic architecture of Parkin-son's disease," *Lancet Neurol* 19, no. 2 (February 2020): 170–78, https://doi.org/10.1016/S1474-4422(19)30287-X.

165. Mike Nalls et al., "Identification of novel risk loci, causal insights, and heritable risk for Parkinson's disease: A meta-analysis of genome-wide association studies," *Lancet Neurology* 18, no. 12 (December 2019): 1091–102, https://doi.org/10.1016/S1474-4422(19)30320-5.

166. Ganqiang Liu et al., "Genome-wide survival study identi-fies a novel synaptic locus and polygenic score for cognitive progression in Par-kinson's disease," *Nature Genetics* 53, no. 6 (June 2021): 787–93, https://doi.org/10.1038/s41588-021-00847-6.

167. Su-Jeong Kim et al., "A naturally occurring variant of SHLP2 is a protective factor in Parkinson's disease," *Molecular Psychiatry* 29, no. 2 (February 2024): 505–17, https:// doi.org/10.1038/s41380-023-02344-0.

168. Albert Davis et al., "Apoe genotype regulates pathology and disease progression in synucleinopathy," *Science Translational Medicine* 12, no. 529 (Feb-ruary 2020): eaay3069, https://doi.org/10.1126/scitranslmed.aay3069.

169. Yoav Ben-Shlomo et al., "The epidemiology of Par-kinson's disease," *Lancet* 403, no. 10423 (January 2024): 283–92, https://doi.org/10.1016/S0140-6736(23)01419-8.

170. Kathie Ngo et al., "Lysosomal genes contribute to Parkinson's disease near agricul-ture with high intensity pesticide use," *npj Parkinson's Disease* 10, no. 1 (April 2024): 87, https://doi.org/10.1038/s41531-024-00703-4.

171. Anne Visser et al., "Tackling vascular risk factors as a pos-sible disease modifying intervention in Parkinson's disease," *npj Parkinson's Dis-ease* 10, no. 1 (March 2024): 50, https://doi.org/10.1038/s41531-024-00666-6.

172. Andrew Siderowf et al., "Assessment of heterogeneity among participants in the Par-kinson's progression markers initiative cohort using α-synuclein seed amplification: A cross-sectional study," *Lancet Neurology* 22, no. 5 (May 2023): 407–17, https://doi.org/10.1016/s1474-4422(23)00109-6.

173. Gunter Hoglinger et al., "A biological classification of Parkinson's disease: The Syn-NeurGe research diagnostic criteria," *Lancet Neurology* 23, no. 2 (February 2024): 191–204, https://doi.org/10.1016/S1474-4422(23)00404-0.

174. Christopher Gibbons et al., "Skin biopsy detection of phosphory-lated α-synuclein in patients with synucleinopathies," *Journal of the American Medical Association* 331, no. 15 (March 2024): 1298–306, https://doi.org/10.1001/jama.2024.0792.

175. Brit Mollenhauer et al., "Toward preventing Parkinson's disease," *Science* 377, no. 6608 (August 2022): 818–19, https://doi.org/10.1126/science.add7162.

176. Rui Qi et al., "A blood-based marker of mitochon-drial DNA damage in Parkinson's disease," *Science Translational Medicine* 15, no. 711 (August 2023): eabo1557, https://doi.org/10.1126/scitranslmed.abo1557.

177. Joana Pereira et al., "DOPA decarboxylase is an emerging biomarker for Parkinso-nian disorders including preclinical lewy body disease," *Nature Aging* 3, no. 10 (Octo-ber 2023): 1201–9, https://doi.org/10.1038/s43587-023-00478-y.

178. Jenny Hällqvist et al., "Plasma proteomics identify biomarkers pre-dicting Parkin-son's disease up to 7 years before symptom onset," *Nature Communi-cations* 15, no. 1 (June 2024): 4759, https://doi.org/10.1038/s41467-024-48961-3.

179. Zhenwei Yu et al., "Molecular beacon-based detection of circulating microrna-con-taining extracellular vesicle as an α-synucleinopathy biomarker," *Science Advances* 10, no. 20 (May 2024): eadl6442, https://doi.org/10.1126/sciadv. adl6442.

180. Yukun Zhou et al., "A foundation model for gener-alizable disease detection from retinal images," *Nature* 622, no. 7981 (October 2023): 156–63, https://doi.org/10.1038/s41586-023-06555-x.

181. Siegfried Wagner et al., "Retinal optical coherence tomography features associated with incident and prevalent parkinson disease," *Neurology* 101, no. 16 (October 2023): e1581–e93, https://doi.org/10.1212/ wnl.0207727.

182. Ann-Kathrin Schalkamp et al., "Wearable movement-tracking data identify Parkinson's disease years before clinical diagnosis," *Nature Medicine* 29, no. 8 (August 2023): 2048–56, https://doi.org/10.1038/s41591-023-02440-2.

183. Yuzhe Yang et al., "Artificial intelligence-enabled de-tection and assessment of Parkinson's disease using nocturnal breathing signals," *Nature Medicine* 28, no. 10 (October 2022): 2207–15, https://doi.org/10.1038/ s41591-022-01932-x.

184. Samuel Booth et al., "Predicting cognitive decline in Parkinson's disease using FDG-PET-based supervised learning," *Journal of Clinical Investigation* 132, no. 20 (October 2022): 1–9, https://doi.org/10.1172/ JCI157074.

185. J Diana Zhang et al., "Interpretable machine learning on metabo-lomics data reveals biomarkers for Parkinson's disease," *ACS Central Science* 9, no. 5 (May 2023): 1035–45, https://doi.org/10.1021/acscentsci.2c01468.

186. Colin Birkenbihl et al., "Artificial intelligence-based clustering and characterization of Parkinson's disease trajectories," *Scientific Reports* 13, no. 1 (February 2023): 2897, https://doi.org/10.1038/s41598-023-30038-8.

187. Tom Foltynie et al., "Medical, surgical, and physical treatments for Parkinson's disease," *Lancet* 403, no. 10423 (January 2024): 305–24, https://doi.org/10.1016/S0140-6736(23)01429-0.

188. Gennaro Pagano et al., "Prasinezumab slows motor pro-gression in rapidly progressing early-stage Parkinson's disease," *Nature Medicine* 30, no. 4 (April 2024): 1096–103, https://doi.org/10.1038/s41591-024-02886-y.

189. Wassilios Meissner et al., "Trial of lixisenatide in early Par-kinson's disease," *New England Journal of Medicine* 390, no. 13 (April 2024): 1176–85, https://doi.org/10.1056/ NEJMoa2312323.

190. Iciar Aviles-Olmos et al., "Exenatide and the treatment of patients with Parkinson's disease," *Journal of Clinical Investigation* 123, no. 6 (June 2013): 2730–36, https://doi.org/10.1172/JCI68295.

191. Dilan Athauda et al., "Exenatide once weekly versus placebo in Parkinson's disease: A randomised, double-blind, placebo-controlled trial," *Lancet* 390, no. 10103 (October 2017): 1664–75, https://doi.org/10.1016/ S0140-6736(17)31585-4.

192. Arnout Bruggeman et al., "Safety and efficacy of fae-cal microbiota transplantation in patients with mild to moderate Parkinson's disease (GUT-PARFECT): A dou-ble-blind, placebo-controlled, randomised, Phase 2 trial," *EClinicalMedicine* 71 (May 2024): 102563, https://doi.org/10.1016/j.eclinm.2024.102563.

193. Joshua Gottesman et al., "Fox insight at 5 years—a cohort of 54, participants con-

tributing longitudinal patient-reported outcome, genetic, and microbiome data relating to Parkinson's disease," *Scientific Data* 11, no. 1 (June 2024): 615, https://doi.org/10.1038/s41597-024-03407-9.

194. Robert Horne et al., "Discovery of potent inhibitors of α-synuclein aggregation using structure-based iterative learning," *Nature Chemi-cal Biology* 20, no. 5 (May 2024): 634–45, https://doi.org/10.1038/s41589-024-01580-x.

195. Jeffrey Schweitzer et al., "Personalized iPSC-derived dopamine pro-genitor cells for Parkinson's disease," *New England Journal of Medicine* 382, no. 20 (May 2020): 1926–32, https://doi.org/10.1056/NEJMoa1915872.

196. Allison DeAngelis, "Biotech launches with $82 million for Parkinson's cell therapy," *STAT News*, February 29, 2024, https://www.statnews.com/2024/02/29/kenai-therapeutics-parkinsons-disease-stem-cell-therapy/.

197. Karishma D'Sa et al., "Prediction of mechanistic subtypes of Parkinson's using pa-tient-derived stem cell models," *Nature Machine Intelligence* 5, no. 8 (August 2023): 933–46, https://doi.org/10.1038/s42256-023-00702-9.

198. Gregor Bieri et al., "Blood-to-brain communication in aging and rejuvenation," *Nature Neuroscience* 26, no. 3 (March 2023): 379–93, https://doi.org/10.1038/s41593-022-01238-8.

199. Shenyang Huang et al., "Hippocampal functions mod-ulate transfer-appropriate cor-tical representations supporting subsequent mem-ory," *Journal of Neuroscience* 44, no. 1 (January 2024): e1135232023, https://doi.org/10.1523/JNEUROSCI.1135-23.2023.

200. Lei Zhao et al., "Morphological and genetic decoding shows heterogeneous patterns of brain aging in chronic musculoskeletal pain," *Nature Mental Health* 2 (March 2024): 435–99.

201. Marta Garo-Pascual et al., "Superagers resist typical age-related white matter struc-tural changes," *Journal of Neuroscience* 44, no. 25 (April 2024): e2059232024, https://doi.org/10.1523/JNEUROSCI.2059-23.2024.

202. Gregor Bieri et al., "Blood-to-brain communication in aging and rejuvenation," *Nature Neuroscience* 26, no. 3 (March 2023): 379–93, https://doi.org/10.1038/s41593-022-01238-8.

203. Taylor Stevenson et al., "'Bloody' good factors for keeping the brain young," *Immunity* 56, no. 10 (October 2023): 2185–87, https://doi.org/10.1016/j.immuni.2023.09.007.

204. Maria Manfredi-Lozano et al., "GnRH replacement rescues cognition in Down syn-drome," *Science* 377, no. 6610 (September 2022): eabq4515, https://doi.org/10.1126/science.abq4515.

205. Michael Belloy et al., "Association of Klotho-vs het-erozygosity with risk of Alzhei-mer disease in individuals who carry APOE4," *JAMA Neurology* 77, no. 7 (July 2020): 849–62, https://doi.org/10.1001/jamaneu-rol.2020.0414.

206. Dena Dubal et al., "Life extension factor klotho prevents mortality and enhances cognition in hAPP transgenic mice," *Journal of Neuro-science* 35, no. 6 (February 2015): 2358–71, https://doi.org/10.1523/JNEURO-SCI.5791-12.2015.

207. Stacy Castner et al., "Longevity factor klotho enhances cogni-tion in aged nonhuman primates," *Nature Aging* 3, no. 8 (August 2023): 931–37, https://doi.org/10.1038/s43587-023-00441-x.

208. Cana Park et al., "Platelet factors are induced by longevity factor klotho and enhance cognition in young and aging mice," *Nature Aging* 3, no. 9 (September 2023): 1067–78, https://doi.org/10.1038/s43587-023-00468-0.

209. Adam Schroer et al., "Platelet factors attenuate inflammation and rescue cognition in ageing," *Nature* 620, no. 7976 (August 2023): 1071–79, https:// doi.org/10.1038/s41586-023-06436-3.

210. Adam Schroer et al., "Platelet factors attenuate inflammation and rescue cognition in ageing," *Nature* 620, no. 7976 (August 2023): 1071–79, https://doi.org/10.1038/s41586-023-06436-3.

211. Odette Leiter et al., "Platelet-derived exerkine CXCL4/ platelet factor 4 rejuvenates hippocampal neurogenesis and restores cognitive function in aged mice," *Nature Communications* 14, no. 1 (August 2023): 4375, https://doi.org/10.1038/s41467-023-39873-9.

212. Yolanda Diz-Chaves et al., "Anti-inflammatory effects of GLP-1 re-ceptor activation in the brain in neurodegenerative diseases," *International Jour-nal of Molecular Sciences* 23, no. 17 (August 2022): 9583, https://doi.org/10.3390/ ijms23179583.

213. Chi Kin Wong et al., "Central glucagon-like peptide 1 re-ceptor activation inhibits toll-like receptor agonist-induced inflammation," *Cell Metabolism* 36, no. 1 (January 2024): 130–43 e5, https://doi.org/10.1016/j.cmet.2023.11.009.

214. Mitzi Gonzales et al., "Senolytic therapy in mild Alzheim-er's disease: A Phase 1 feasibility trial," *Nature Medicine* 29, no. 10 (October 2023): 2481–88, https://doi.org/10.1038/s41591-023-02543-w.

215. Shrey Grover et al., "Long-lasting, dissociable improve-ments in working memory and long-term memory in older adults with repetitive neuromodulation," *Nature Neuroscience* 25, no. 9 (September 2022): 1237–46, https://doi.org/10.1038/s41593-022-01132-3.

216. "Brain-boosting substances are all the rage," *Economist*, March 7, 2024, https://www.economist.com/business/2024/03/07/brain-boost-ing-substances-are-all-the-rage.

3부   과학은 노화를 어떻게 해결하는가

8 희귀질환의 전환

1. Domenica Taruscio et al., "Rare diseases: Challenges and opportu-nities for research and public health," *Nature Reviews Disease Primers* 10, no. 1 (February 2024): 13, https://doi.org/10.1038/s41572-024-00505-1.

2. CI Edvard Smith et al., "Estimating the number of diseases—the concept of rare, ultra-rare, and hyper-rare," *iScience* 25, no. 8 (August 2022): 104698, https://doi.org/10.1016/j.isci.2022.104698.

3. Genomes Project Pilot Investigators, "100, ge-nomes pilot on rare-disease diagnosis in health care—preliminary report," *New England Journal of Medicine* 385, no. 20 (November 2021): 1868–80, https://doi. org/10.1056/NEJMoa2035790.

4. CI Edvard Smith et al., "Estimating the number of diseases—the con-cept of rare, ultra-rare, and hyper-rare," *iScience* 25, no. 8 (August 2022): 104698, https://doi.org/10.1016/j.isci.2022.104698.

5. Stephanie Nguengang Wakap et al., "Estimating cumula-tive point prevalence of rare diseases: Analysis of the orphanet database," *Euro-pean Journal of Human Genetics* 28, no. 2 (February 2020): 165–73, https://doi. org/10.1038/s41431-019-0508-0.

6. Atsushi Nohara et al., "Homozygous familial hy-percholesterolemia," *Journal of Atherosclerosis and Thrombosis* 28, no. 7 (July 1, 2021): 665–78, https://doi.org/10.5551/jat.RV17050.

7. Leo Akioyamen et al., "Estimating the prevalence of heterozygous familial hypercholesterolaemia: A systematic review and meta-analysis," *BMJ Open* 7, no. 9 (September 2017): e016461, https://doi.org/10.1136/ bmjopen-2017-016461.

8. "Familial hypercholesterolemia," Centers for Disease Control and Prevention, 2024, https://www.cdc.gov/genomics/disease/fh/ FH.htm#:~:text=One%20of%20the%20main%20signs,through%20routine%20 blood%20cholesterol%20screening.

9. Kiran Musunuru et al., "*In vivo* CRISPR base editing of PCSK9 du-rably lowers cholesterol in primates," *Nature* 593, no. 7859 (May 2021): 429–34, https://doi.org/10.1038/s41586-021-03534-y.

10. Sebastiaan van Kampen et al., "CRISPR base editing lowers cholesterol in monkeys," *Nature Biotechnology* 39, no. 8 (August 2021): 920–21, https://doi.org/10.1038/s41587-021-00975-8.

11. "We are on a mission to protect the world from cardiovascular disease," Verve Thera-peutics, accessed June 26, 2024, https://www.vervetx.com.

12. Rob Stein, "For the first time, gene-editing provides hints for lowering cholester-ol," *Health Shots, NPR*, November 12, 2023, https://www.npr. org/sections/health-shots/2023/11/12/1211672034/for-the-first-time-gene-edit-ing-provides-hints-for-lowering-cholesterol.

13. Martin Jinek et al., "A programmable dual-RNA-guided DNA endonuclease in adap-

tive bacterial immunity," *Science* 337, no. 6096 (August 2012): 816–21, https://doi.org/10.1126/science.1225829.

14. Anthony Fauci et al., "From mRNA sensing to vac-cines," *Immunity* 54, no. 12 (December 2021): 2676–80, https://doi.org/10.1016/j.immuni.2021.10.018.

15. Le Cong et al., "Multiplex genome engineering using CRISPR/ Cas systems," *Science* 339, no. 6121 (February 2013): 819–23, https://doi.org/10.1126/science.1231143.

16. Dana Carroll, "Genome engineering with zinc-finger nucle-ases," *Genetics* 188, no. 4 (August 2011): 773–82, https://doi.org/10.1534/genet-ics.111.131433.

17. J Keith Joung et al., "TALENS: A widely applicable technology for targeted genome editing," *Nature Reviews Mo-lecular Cell Biology* 14, no. 1 (January 2013): 49–55, https://doi.org/10.1038/ nrm3486.

18. Joy Wang et al., "CRISPR technology: A decade of genome editing is only the beginning," *Science* 379, no. 6629 (January 2023): eadd8643, https://doi.org/10.1126/science.add8643.

19. Eric Topol, "David Liu: A master class on the future of genome editing," Substack, December 10, 2023, https://erictopol.substack.com/p/david-liu-a-master-class-on-the-future.

20. James Nelson et al., "Engineered pegrnas improve prime editing efficiency," *Nature Biotechnology* 40, no. 3 (March 2022): 402–10, https:// doi.org/10.1038/s41587-021-01039-7.

21. Jason Mast et al., "CRISPR patent fight redux? A new battle is brewing among bio-techs over next-gen gene-editing tools," *STAT News*, March 1, 2023, https://www.stat-news.com/2023/03/01/gene-editing-tools-next-generation-crispr-biotechs-battle/.

22. Heidi Ledford, "CRISPR 2.0: A new wave of gene editors heads for clinical trials," *Nature* 624, no. 7991 (December 2023): 234–35, https://doi.org/10.1038/d41586-023-03797-7.

23. Jennifer Doudna, "The promise and challenge of therapeu-tic genome editing," *Nature* 578, no. 7794 (February 2020): 229–36, https://doi. org/10.1038/s41586-020-1978-5.

24. Matthew G. Durrant et al., "Bridge RNAs direct pro-grammable recombination of target and donor DNA," *Nature* 630, no. 8018 (June 2024): 984–93, https://doi.org/10.1038/s41586-024-07552-4.

25. Adam Feuerstein, "In historic decision, FDA approves a CRISPR-based medicine for treatment of sickle cell disease," *STAT News*, Decem-ber 8, 2023, https://www.statnews.com/2023/12/08/fda-approves-casgevy-crispr-based-medicine-for-treatment-of-sickle-cell-disease/.

26. Haydar Frangoul et al., "CRISPR-cas9 gene editing for sickle cell disease and beta-thalassemia," *New England Journal of Medicine* 384, no. 3 (January 21, 2021): 252–60, https://doi.org/10.1056/NEJMoa2031054.

27. Jimi Olaghere, "I received the new gene-editing drug for sickle-cell disease. It changed my life," *MIT Technology Review*, Decem-ber 4, 2023, https://www.technologyreview.com/2023/12/04/1084209/vertex-ex-acel-approval-gene-editing-sickle-cell-disease-patient/.

28. Megan Molteni, "New gene therapies confront many sickle cell patients with an impossible choice: A cure or fertility," *STAT News*, December 6, 2023, https://www.statnews.com/2023/12/06/sickle-cell-infertility-crispr-vertex-cas-gevy-bluebird/.

29. Gregory Newby et al., "Base editing of haematopoietic stem cells rescues sickle cell disease in mice," *Nature* 595, no. 7866 (July 2021): 295–302, https://doi.org/10.1038/s41586-021-03609-w.

30. "U.S. National library of medicine. BEACON: A study evaluat-ing the safety and efficacy of beam-101 in patients with severe sickle cell disease (BEACON)," ac-cessed April 23, 2024, ClinicalTrials.gov, https://classic.clinicaltri-als.gov/ct2/show/NCT05456880.

31. Antonio Regalado, "Vertex developed a CRISPR cure. It's already on the hunt for something better," *MIT Technology Review*, December 15, 2023, https://www.technologyreview.com/2023/12/15/1085380/vertex-sickle-cell-pill-treatment/.

32. Pamela Ting et al., "A molecular glue degrader of the WIZ tran-scription factor for fetal hemoglobin induction," *Science* 385, no. 6704 (2024): 91–99, https://doi.org/doi:10.1126/science.adk6129.

33. Eric Topol, "On genome editing with Fyodor Urnov, a pioneer," Substack, October 12, 2023, https://erictopol.substack.com/p/ on-genome-editing-with-fyodor-urnov#de-tails.

34. Axel Schambach et al., "A new age of precision gene therapy," *Lancet* 403, no. 10426 (February 2024): 568–82, https://doi.org/10.1016/S0140-6736(23)01952-9.

35. Jun Lv et al., "AAV1-hOTOF gene therapy for autosomal recessive deafness 9: A sin-gle-arm trial," *Lancet* (January 2024), https://doi.org/10.1016/ S0140-6736(23)02874-X.

36. Nicola Strenzke, "A cure for deafness?," *Med* 5, no. 4 (April 2024): 285–87, https://doi.org/10.1016/j.medj.2024.02.007.

37. Jichao Sun et al., "Gene-based therapies for neurodegen-erative diseases," *Nature Neuroscience* 24, no. 3 (March 2021): 297–311, https:// doi.org/10.1038/s41593-020-00778-1.

38. Axel Schambach et al., "A new age of precision gene therapy," *Lancet* 403, no. 10426 (February 2024): 568–82, https://doi.org/10.1016/S0140-6736(23)01952-9.

39. Giang Nguyen et al., "A long-term study of AAV gene therapy in dogs with hemophil-ia A identifies clonal expansions of transduced liver cells," *Nature Biotechnology* 39, no. 1 (January 2021): 47–55, https://doi.org/10.1038/s41587-020-0741-7.

40. Heidi Ledford, "Gene therapy's comeback: How scientists are trying to make it saf-

     늙지 않는 몸

er," *Nature* 606, no. 7914 (June 2022): 443–44, https://doi. org/10.1038/d41586-022-01518-0.

41. Luke Koblan et al., "*In vivo* base editing rescues Hutchin-son–Gilford progeria syndrome in mice," *Nature* 589, no. 7843 (January 2021): 608–14, https://doi.org/10.1038/s41586-020-03086-7.

42. Wilbert Vermeij et al., "Base editor repairs mutation found in the pre-mature-ageing syndrome progeria," *Nature* 589, no. 7843 (January 2021): 522–24, https://doi.org/10.1038/d41586-020-03573-x.

43. Qingquan Xiao et al., "Rescue of autosomal dominant hearing loss by *in vivo* delivery of mini dCas13X-derived RNA base editor," *Science Trans-lational Medicine* 14, no. 654 (July 2022): eabn0449, https://doi.org/10.1126/sci-translmed.abn0449.

44. Yangyang Duan et al., "Brain-wide Cas9-mediated cleavage of a gene causing famil-ial Alzheimer's disease alleviates amyloid-related pathologies in mice," *Nature Bio-medical Engineering* 6, no. 2 (February 2022): 168–80, https:// doi.org/10.1038/s41551-021-00759-0.

45. Desiree Bock et al., "*In vivo* prime editing of a meta-bolic liver disease in mice," *Science Translational Medicine* 14, no. 636 (March 16, 2022): eabl9238, https://doi.org/10.1126/scitranslmed.abl9238.

46. Daniel Reichart et al., "Efficient *in vivo* genome editing prevents hypertrophic car-diomyopathy in mice," *Nature Medicine* 29, no. 2 (Feb-ruary 2023): 412–21, https://doi.org/10.1038/s41591-022-02190-7.

47. Andreas Chai et al., "Base editing correction of hypertrophic cardiomyopathy in human cardiomyocytes and humanized mice," *Nature Medicine* 29, no. 2 (February 2023): 401–11, https://doi.org/10.1038/ s41591-022-02176-5.

48. Andreas Chai et al., "Base editing correction of hypertrophic cardio-myopathy in human cardiomyocytes and humanized mice," *Nature Medicine* 29, no. 2 (February 2023): 401–11, https://doi.org/10.1038/s41591-022-02176-5.

49. Kiran Musunuru et al., "*In vivo* CRISPR base editing of PCSK9 durably lowers cho-lesterol in primates," *Nature* 593, no. 7859 (May 2021): 429–34, https:// doi.org/10.1038/s41586-021-03534-y.

50. Julian Gillmore et al., "CRISPR-cas9 *in vivo* gene editing for transthyretin amyloido-sis," *New England Journal of Medicine* 385, no. 6 (Au-gust 2021): 493–502, https://doi.org/10.1056/NEJMoa2107454.

51. Hilary Longhurst et al., "CRISPR-Cas9 *in vivo* gene edit-ing of KLKB1 for hereditary angioedema," *New England Journal of Medicine* 390, no. 5 (February 2024): 432–41, https://doi.org/10.1056/NEJMoa2309149.

52. "Glossary - Base," Innovative Genomics Institute, ac-cessed June 26, 2024, https:// innovativegenomics.org/glossary/base-espanol/.

53. Jessica Hamzelou, "This company plans to transplant gene-edited pig hearts into babies next year," *Technology Review*, July 17, 2023, https://www.tech-nologyreview.com/2023/07/17/1076392/this-company-plans-to-transplant-pig-hearts-into-babies-next-year/.

54. Kimberly Ha, "Egenesis announces world's first successful transplant of genetically engineered porcine kidney in a living patient," eGenesis, March 21, 2024, https://egenesisbio.com/press-releases/egenesis-announces-worlds-first-successful-transplant-of-genetically-engineered-porcine-kidney-in-a-living-pa-tient/.

55. "National library of medicine. Study of EBT-101 in aviremic HIV-1 infected adults on stable ART" accessed April 23, 2024, Clini-calTrials.gov, November 7, 2023, https://clinicaltrials.gov/study/NCT05144386.

56. "Sweet spot: CRISPR therapeutics, viacyte dose first patient with cell therapy for type 1 diabetes," GenEdge, accessed July 1, 2024, https:// www.genengnews.com/gen-edge/sweet-spot-crispr-therapeutics-viacyte-dose-first-patient-with-cell-therapy-for-type-1-diabetes/.

57. Alexandra Piotrowski-Daspit et al., "*In vivo* correction of cystic fibrosis mediated by pna nanoparticles," *Science Advances* 8, no. 40 (Octo-ber 2022): eabo0522, https://doi.org/10.1126/sciadv.abo0522.

58. "Intellia therapeutics and recode therapeutics an-nounce strategic collaboration to develop novel gene editing therapies for cystic fibrosis," BusinessWire, February 15, 2024, https://www.businesswire.com/news/ home/20240215392146/en/Intellia-Th . . . oration-to-Develop-Novel-Gene-Edit-ing-Therapies-for-Cystic-Fibrosis.

59. Sarah Zhang, "The cystic-fibrosis breakthrough that changed everything," March 7, 2024, https://www.theatlantic.com/magazine/archive/2024/04/cystic-fibrosis-tri-kafta-breakthrough-treatment/677471/.

60. Heidi Ledford, "Super-precise CRISPR tool enters US clinical tri-als for the first time," *Nature* 621, no. 7980 (September 2023): 667–68, https://doi. org/10.1038/d41586-023-02836-7.

61. Robert Chiesa et al., "Base-edited CAR7 T cells for relapsed t-cell acute lympho-blastic leukemia," *New England Journal of Medicine* 389, no. 10 (September 2023): 899–910, https://doi.org/10.1056/NEJMoa2300709.

62. Susan Foy et al., "Non-viral precision T cell receptor replace-ment for personalized cell therapy," *Nature* 615, no. 7953 (March 2023): 687–96, https://doi.org/10.1038/s41586-022-05531-1.

63. Mariana Lenharo, "Could a rare mutation that causes dwarf-ism also slow ageing?," *Nature* (April 2024), https://doi.org/10.1038/d41586-024-01201-6.

64. Jaime Guevara-Aguirre et al., "Normal or improved cardio-vascular risk factors in IGF-I-deficient adults with growth hormone receptor de-ficiency," *Med* S2666-6340,

no. 24 (April 2024): 00134-X, https://doi.org/10.1016/j.medj.2024.03.022.

65. Martina Fiumara et al., "Genotoxic effects of base and prime editing in human hematopoietic stem cells," *Nature Biotechnology* (Sep-tember 7, 2023), https://doi.org/10.1038/s41587-023-01915-4.

66. Beeke Wienert et al., "CRISPR nuclease off-target activity and mitigation strategies," *Frontiers in Genome Editing* 4 (November 2022): 1050507, https://doi.org/10.3389/fgeed.2022.1050507.

67. Misganaw Asmamaw Mengstie et al., "Recent advancements in reducing the off-tar-get effect of CRISPR-Cas9 genome editing," *Biologics* 18 (2024): 21–28, https://doi.org/10.2147/BTT.S429411.

68. Eric Topol, "David Liu: A mas-ter class on the future of genome editing," Substack, December 10, 2023, https:// erictopol.substack.com/p/david-liu-a-master-class-on-the-future.

69. Alessio David Nahmad et al., "Frequent aneuploidy in primary human T cells after CRISPR-Cas9 cleavage," *Nature Biotechnology* 40, no. 12 (December 2022): 1807–13, https://doi.org/10.1038/s41587-022-01377-0.

70. Fabian Suchy et al., "Genome engineering with Cas9 and AAV re-pair templates generates frequent concatemeric insertions of viral vectors," *Na-ture Biotechnology* (April 2024), https://doi.org/10.1038/s41587-024-02171-w.

71. Megan Molteni, "Intellia plays down concerns about ac-cidental germline trans-mission in CRISPR trial," *STAT News*, August 21, 2023, https://www.statnews.com/2023/08/21/intellia-crispr-trial-concern-germline-transmission/.

72. Angela Lek et al., "Death after high-dose rAAV9 gene therapy in a patient with Duchenne's muscular dystrophy," *New England Journal of Medicine* 389, no. 13 (Sep-tember 2023): 1203–10, https://doi.org/10.1056/NEJ-Moa2307798.

73. Nicole Verdun et al., "Secondary cancers after chimeric antigen receptor T-cell ther-apy," *New England Journal of Medicine* 390, no. 7 (February 2024): 584–86, https://doi.org/10.1056/NEJMp2400209.

74. U.S. Food & Drug Administration, "FDA investigating serious risk of T-cell malig-nancy following BCMA-directed or CD19-directed autologous chimeric antigen receptor (CAR) T cell immunotherapies," November 28, 2023, https://www.fda.gov/vaccines-blood-biologics/safety-availability-biologics/fda-investigating-seri-ous-risk-t-cell-malignancy-following-bcma-directed-or-cd19-directed-autologous.

75. Jun Yan et al., "Improving prime editing with an endogenous small RNA-binding protein," *Nature* 628, no. 8008 (April 2024): 639–47, https:// doi.org/10.1038/s41586-024-07259-6.

76. Zornitza Stark et al., "Genomic newborn screening for rare diseases," *Nature Reviews Genetics* 24, no. 11 (November 2023): 755–66, https:// doi.org/10.1038/s41576-023-

00621-w.

77. Megan Molteni, "From burst bubble to medical marvel: How lipid nanoparticles became the future of gene therapy," *STAT News*, May 9, 2022, https://www.statnews.com/2022/05/09/lipid-nanoparticles-future-gene-therapy/.

78. Aditya Raguram et al., "Therapeutic *in vivo* deliv-ery of gene editing agents," *Cell* 185, no. 15 (July 2022): 2806–27, https://doi.org/10.1016/j.cell.2022.03.045.

79. Reza Shahbazi et al., "Targeted homology-directed repair in blood stem and progen-itor cells with CRISPR nanoformulations," *Nature Mate-rials* 18, no. 10 (October 2019): 1124–32, https://doi.org/10.1038/s41563-019-0385-5.

80. Megan Molteni, "From burst bubble to medical marvel: How lipid nanoparticles became the future of gene therapy," *STAT News*, May 9, 2022, https://www.statnews.com/2022/05/09/lipid-nanoparticles-future-gene-therapy/.

81. Samagya Banskota et al., "Engineered virus-like particles for efficient *in vivo* deliv-ery of therapeutic proteins," *Cell* 185, no. 2 (January 20, 2022): 250–65 e16, https://doi.org/10.1016/j.cell.2021.12.021.

82. Meirui An et al., "Engineered virus-like particles for tran-sient delivery of prime editor ribonucleoprotein complexes *in vivo*," *Nature Bio-technology* (January 2024), https://doi.org/10.1038/s41587-023-02078-y.

83. Allison DeAngelis, "CRISPR pioneer Feng Zhang launches new genetic delivery startup with $193 million," *STAT News*, February 16, 2023, https://www.statnews.com/2023/02/16/feng-zhang-aera/.

84. Allison DeAngelis, "CRISPR pioneer Feng Zhang launches new genetic delivery startup with $193 million," *STAT News*, February 16, 2023, https://www.statnews.com/2023/02/16/feng-zhang-aera/.

85. Jingen Zhu et al., "Design of bacteriophage t4-based artifi-cial viral vectors for hu-man genome remodeling," *Nature Communications* 14, no. 1 (May 2023): 2928, https://doi.org/10.1038/s41467-023-38364-1.

86. Eric Topol, "On genome editing with Fyodor Urnov, a pioneer," Substack, October 12, 2023, https://erictopol.substack.com/p/on-ge-nome-editing-with-fyodor-urnov#de-tails.

87. Megan Molteni, "Meet the fetal surgeon forging CRIS-PR's next frontier: Curing diseases in the womb," *STAT News*, February 21, 2024, https://www.statnews.com/2024/02/21/fetal-surgery-tippi-mackenzie-in-utero-gene-therapy/.

88. Mariana Lenharo, "Move over, CRISPR: RNA-editing therapies pick up steam," *Nature* 626, no. 8001 (February 2024): 933–34, https://doi.org/10.1038/d41586-024-00275-6.

89. Cian Schmitt-Ulms et al., "Programmable RNA writing with trans-splicing," *bioRxiv* (2024), https://doi.org/https://doi.org/10.1101/2024.01.31.578223.

     늙지 않는 몸

90. Jocelyn Kaiser, "A gentler way to tweak genes: Epigenome editing," *Science* 376, no. 6597 (June 2022): 1034–35, https://doi.org/10.1126/sci-ence.add2703.

91. Sean McCutcheon et al., "Epigenome editing technolo-gies for discovery and medi-cine," *Nature Biotechnology* 42, no. 8 (August 2024): 1199–217, https://doi.org/10.1038/s41587-024-02320-1.

92. Fydor Urnov, "The power and potential of gene tuning," *TIME*, August 12, 2024, https://time.com/7009555/gene-tuning-power-essay/.

93. Martino Cappelluti et al., "Durable and efficient gene si-lencing *in vivo* by hit-and-run epigenome editing," *Nature* 627, no. 8003 (March 2024): 416–23, https://doi.org/10.1038/s41586-024-07087-8.

94. Jason Mast, "Trying to outrun her prion disease, researcher creates powerful epigenetic editor in mice," *STAT News*, June 27, 2024, https://www.statnews.com/2024/06/27/prion-disease-sonia-vallabh-epigenetic-editor-crispr/.

95. Jihoon Han et al., "Engineered exosomes with a photoinducible protein delivery system enable CRISPR-Cas–based epigenome editing in Alzheimer's dis-ease," *Science Translational Medicine* 16, no. 759 (2024): eadi4830, https://doi.org/ doi:10.1126/sci-translmed.adi4830.

96. Netanel Loyfer et al., "A DNA methylation atlas of normal human cell types," *Nature* 613, no. 7943 (January 2023): 355–64, https://doi.org/10.1038/s41586-022-05580-6.

97. Allison DeAngelis, "Feng Zhang, Grail founder join forces on new gene ed-iting startup, Moonwalk," *STAT News*, January 4, 2024, https://www.statnews.com/2024/01/04/feng-zhang-grail-founder-join-forces-on-new-gene-editing-startup-moonwalk/.

98. Xinyu Zhou et al., "Comparison of microbial community and metabolites in four stomach compartments of myostatin-gene-edited and non-edited cattle," *Frontiers in Microbiology* 13 (March 2022): 844962, https://doi.org/10.3389/fmicb.2022.844962.

99. Kuei-Pin Huang et al., "Dissociable hindbrain GLP1R circuits for satiety and aver-sion," *Nature* (July 2024), https://doi.org/10.1038/ s41586-024-07685-6.

100. Jennifer Kahn, "CRISPR pioneer Jennifer Doudna has the guts to take on the mi-crobiome," *Wired*, September 19, 2023, https://www.wired.com/ story/crispr-jenni-fer-doudna-microbiome/.

101. Sung-Ik Cho et al., "Targeted A-to-G base editing in human mi-tochondrial DNA with programmable deaminases," *Cell* 185, no. 10 (May 2022): 1764–76 e12, https://doi.org/10.1016/j.cell.2022.03.039.

102. Wendy Shoop et al., "Mitochondrial gene editing," *Nature Reviews Methods Primers* 3 (March 2023).

103. "Mitochondrial gene editing," *Nature Reviews Methods Primers* 3, no. 1 (March 2023): 20, https://doi.org/10.1038/s43586-023-00215-0.

104. Eli Adashi et al., "Mitochondrial disease: Replace or edit?," *Science* 373, no. 6560 (September 2021): 1200–1201, https://doi.org/10.1126/sci-ence.abg0491.

105. Hana Farnezi et al., "Three-parent babies: Mitochondrial re-placement therapies," *JBRA Assisted Reproduction* 24, no. 2 (May 2020): 189–96, https://doi.org/10.5935/1518-0557.20190086.

106. Dana Goodyear, "Gene editing gives us transformative powers. But should we use them?," *New Yorker*, September 2, 2023, https://www. newyorker.com/magazine/2023/09/11/the-transformative-alarming-power-of-gene-editing.

107. Eric Topol, "Editing babies? We need to learn a lot more first," *New York Times*, November 27, 2018, https://www.nytimes.com/2018/11/27/opinion/genetically-edit-ed-babies-china.html#:~:text=Dr.,at%20 the%20Scripps%20Research%20Institute.

108. Eric Topol, "Editing babies? We need to learn a lot more first," *New York Times*, November 27, 2018, https://www.nytimes.com/2018/11/27/opinion/genetically-edit-ed-babies-china.html#:~:text=Dr.,at%20the%20 Scripps%20Research%20Institute.

109. Haoyi Wang et al., "Gene-edited babies: What went wrong and what could go wrong," *PLoS Biology* 17, no. 4 (April 2019): e3224, https://doi. org/10.1371/journal.pbio.3224.

110. Dana Goodyear, "Gene editing gives us transformative powers. But should we use them?," *New Yorker*, September 2, 2023, https://www. newyorker.com/magazine/2023/09/11/the-transformative-alarming-power-of-gene-editing.

111. Jenna Turocy et al., "Heritable human genome editing: Research progress, ethical considerations, and hurdles to clinical practice," *Cell* 184, no. 6 (March 2021): 1561–74, https://doi.org/10.1016/j.cell.2021.02.036.

112. Leroy Leo et al., "US FDA approves two gene therapies for sickle cell disease," *Reuters*, December 8, 2023, https://www.reuters.com/business/ healthcare-pharmaceuticals/us-approves-two-gene-therapies-sickle-cell-dis-ease-2023-12-08/.

113. Kerstin Vokinger et al., "Sources of innovation in gene ther-apies—approaches to achieving affordable prices," *New England Journal of Medi-cine* 388, no. 4 (January 2023): 292–95, https://doi.org/10.1056/NEJMp2211729.

114. Jason Mast, "Why the world's most expensive drug might not be all that over-priced," *STAT News*, March 28, 2024, https://www.statnews.com/2024/03/28/gene-therapy-mld-lenmeldy-orchard-price/?utm_source=google&utm_ medium=cpc&utm_campaign=pmax-competitors&utm_term=&utm_conten t=&matchtype=&keyword=&cid=20897764032&agid=&device=c&placemen t=&creative=&target=&adposition=&gad_source=1&gclid=EAIaIQobChMI-PzS7ZC2hQMV_s_CBB154gMIEAAYASAAEgIY4_D_BwE.

115. Austin Wesevich et al., "An ethical and financial obligation for sickle cell disease gene therapy in the United States," *Annals of Internal Medicine* 177, no. 1 (January 2024): 85–86, https://doi.org/10.7326/M23-2428.

116. Fyodor Urnov, "We can cure disease by editing a person's DNA. Why aren't we?," *New York Times*, December 9, 2022, https://www.nytimes.com/2022/12/09/opinion/crispr-gene-editing-cures.html.

117. Fyodor Urnov, "We can cure disease by editing a person's DNA. Why aren't we?," *New York Times*, December 9, 2022, https://www.nytimes.com/2022/12/09/opinion/crispr-gene-editing-cures.html.

118. Melinda Kliegman et al., "A roadmap for afford-able genetic medicines," *Nature* (July 2024), https://doi.org/10.1038/s41586-024-07800-7.

119. Jonathan Wosen, "Ultima genomics launching high-end DNA sequencers that can read genome for $100," *STAT News*, Jan-uary 30, 2024, https://www.statnews.com/2024/01/30/ultima-genomics-dna-sequencing-100-dollars/#:~:text=Ultima%20Genomics%20launching%20 high%2Dend,can%20read%20genome%20 for%20%24100&text=Ultima%20 Genomics%2C%20an%20upstart,the%20company's%20leadership%20told%20 STAT.

120. Miranda Galey et al., "3-hour genome sequencing and targeted analy-sis to rapidly assess genetic risk," *medRxiv* (2022), https://doi.org/https://doi.org/10.1101/2022.09.0 9.22279746.

121. NICUSeq Study Group et al., "Effect of whole-genome sequencing on the clinical management of acutely ill infants with suspected ge-netic disease: A randomized clinical trial," *JAMA Pediatrics* 175, no. 12 (Decem-ber 1, 2021): 1218–26, https://doi.org/10.1001/jamapediatrics.2021.3496.

122. Nina Gold et al., "Perspectives of rare disease experts on newborn ge-nome sequenc-ing," *JAMA Network Open* 6, no. 5 (May 2023): e2312231, https:// doi.org/10.1001/jamanetworkopen.2023.12231.

123. Francisco De La Vega et al., "Artificial intelligence enables compre-hensive genome interpretation and nomination of candidate diagnoses for rare genetic diseases," *Genome Medicine* 13, no. 1 (October 2021): 153, https://doi.org/10.1186/s13073-021-00965-0.

124. John Gorzynski et al., "Ultrarapid nanopore genome sequenc-ing in a critical care setting," *New England Journal of Medicine* 386, no. 7 (Febru-ary 2022): 700–702, https://doi.org/10.1056/NEJMc2112090.

125. Sneha Goenka et al., "Accelerated identification of dis-ease-causing variants with ul-tra-rapid nanopore genome sequencing," *Nature Biotechnology* 40, no. 7 (July 2022): 1035–41, https://doi.org/10.1038/s41587-022-01221-5.

126. "Undiagnosed diseases network (UDN) program snapshot," Office of Strategic Coor-dination, NIH, accessed June 26, 2024, https:// commonfund.nih.gov/Diseases#:~:text=The%20NIH%20Undiagnosed%20Dis-eases%20Network,suffer%20from%20 a%20rare%20disorder.

127. Cinnamon Bloss et al., "A genome sequencing program for novel undiagnosed diseases," *Genetics in Medicine* 17, no. 12 (December 2015): 995–1001, https://doi.org/10.1038/gim.2015.21.

128. Ali Torkamani et al., "Molecular autopsy for sudden unex-pected death," *JAMA* 316, no. 14 (October 11, 2016): 1492–94, https://doi.org/10.1001/jama.2016.11445.

129. Michael Eisenstein, "Super-speedy sequencing puts genomic diagnosis in the fast lane," *Nature* 626, no. 8 (February 2024): 915–17, https://doi.org/10.1038/d41586-024-00483-0.

130. Jocelyn Kaiser, "Baby steps," *Science News*, September 23, 2021, https://www.science.org/content/article/sequence-every-newborn-s-dna-despite-obstacles-uk-pushes-ahead.

131. Caroline Seydel, "Baby's first genome," *Nature Biotech-nology* 40, no. 5 (May 2022): 636–40, https://doi.org/10.1038/s41587-022-01306-1.

132. Zornitza Stark et al., "Genomic newborn screening for rare diseases," *Nature Reviews Genetics* 24, no. 11 (November 2023): 755–66, https:// doi.org/10.1038/s41576-023-00621-w.

133. "RCIGM launches program to advance newborn screening for treatable genet-ic diseases," Rady Children's Institute Genomic Medicine, June 14, 2022, https://radygenomics.org/2022/rcigm-launches-program-to-advance-newborn-screen-ing-for-treatable-genetic-diseases/.

9 면역의 재설계

1. "Autoimmune facts," American Autoimmune Related Dis-eases Association, December 12, 2019, https://autoimmune.org/wp-content/up-loads/2019/12/1-in-5-Brochure.pdf.

2. RE Billingham et al., "Actively acquired tolerance of foreign cells," *Nature* 172, no. 4379 (October 1953): 603–6, https://doi.org/10.1038/172603a0.

3. Philipp Dettmer, *Immune* (New York: Penguin Random House, 2021). *one drop of blood*: Philipp Dettmer, *Immune* (New York: Penguin Random House, 2021).

4. Eric Vivier et al., "Natural killer cell therapies," *Nature* 626, no. 8 (February 2024): 727–36, https://doi.org/10.1038/s41586-023-06945-1.

5. Ron Sender et al., "The total mass, number, and distribu-tion of immune cells in the human body," *Proceedings of the National Academy of Sciences of the USA* 120, no. 44 (October 2023): e2308511120, https://doi.org/10.1073/pnas.2308511120.

6. Mikael Pittet et al., "Dendritic cells as shepherds of T cell im-munity in cancer," *Immunity* 56, no. 10 (October 2023): 2218–30, https://doi.org/10.1016/j.immuni.2023.08.014.

7.   Stanislav Dikiy et al., "Principles of regulatory T cell function," *Immunity* 56, no. 2 (February 2023): 240–55, https://doi.org/10.1016/j.immuni.2023.01.004.

8.   Hye-Jung Kim et al., "Regulatory T cells subdue an auto-immune disease," *Nature* 572, no. 7770 (August 2019): 443–45, https://doi.org/10.1038/d41586-019-02271-7.

9.   Patrick Ho et al., "Harnessing regulatory T cells to estab-lish immune tolerance," *Science Translational Medicine* 16, no. 738 (March 2024): eadm8859, https://doi.org/10.1126/scitranslmed.adm8859.

10.   Ruslan Medzhitov et al., "Exploring new perspectives in immunology," *Cell* 187, no. 9 (April 2024): 2079–94, https://doi.org/10.1016/j.cell.2024.03.038.

11.   Ron Sender et al., "The total mass, number, and distribution of immune cells in the human body," *Proceedings of the National Academy of Sciences of the USA* 120, no. 44 (October 2023): e2308511120, https://doi.org/10.1073/ pnas.2308511120.

12.   Matthew Park et al., "Macrophages in health and dis-ease," *Cell* 185, no. 23 (November 2022): 4259–79, https://doi.org/10.1016/j.cell.2022.10.007.

13.   Tomi Lazarov et al., "Physiology and diseases of tissue-resident mac-rophages," *Nature* 618, no. 7966 (June 2023): 698–707, https://doi.org/10.1038/ s41586-023-06002-x.

14.   Florent Ginhoux et al., "Single-cell immunology: Past, present, and future," *Immunity* 55, no. 3 (March 2022): 393–404, https://doi.org/10.1016/j.immuni.2022.02.006.

15.   Jennifer Rood et al., "Impact of the human cell atlas on medi-cine," *Nature Medicine* 28, no. 12 (December 2022): 2486–96, https://doi.org/10.1038/s41591-022-02104-7.

16.   Ang Cui et al., "Dictionary of immune responses to cytokines at sin-gle-cell reso-lution," *Nature* 625, no. 7994 (January 2024): 377–84, https://doi.org/10.1038/s41586-023-06816-9.

17.   Oscar Junhong Luo et al., "Multidimensional single-cell analysis of human peripheral blood reveals characteristic features of the immune system landscape in aging and frailty," *Nature Aging* 2, no. 4 (April 2022): 348–64, https:// doi.org/10.1038/s43587-022-00198-9.

18.   Giuseppe Matarese, "The link between obesity and autoim-munity," *Science* 379, no. 6639 (March 2023): 1298–300, https://doi.org/10.1126/ science.ade0113.

19.   Noga Or-Geva et al., "Hunger guides immunity to friend versus foe," *Nature Neuro-science* 27, no. 3 (March 2024): 393–94, https:// doi.org/10.1038/s41593-024-01590-x.

20.   Giuseppe Matarese, "The link between obesity and autoim-munity," *Science* 379, no. 6639 (March 2023): 1298–300, https://doi.org/10.1126/ science.ade0113.

21.   Hao Jin et al., "A body–brain circuit that regulates body inflammatory responses," *Nature* 630, no. 8017 (June 2024): 695–703, https://doi.org /10.1038 /s41586-024-07469-y.

22.   Giorgia Guglielmi, "Found: The dial in the brain that controls the immune system," *Nature* (May 2024), https://doi.org /10.1038 /d41586-024-01259-2.

23. M. Cojocaru et al., "Multiple autoimmune syndrome," *Maedica (Bucur)* 5, no. 2 (April 2010): 132–34.

24. Seyhan Yazar et al., "Single-cell eQTL mapping identifies cell type–specific genetic control of autoimmune disease," *Science* 376, no. 6589 (April 2022): eabf3041, https://doi.org/10.1126/science.abf3041.

25. Gaspard Kerner et al., "Genetic adaptation to pathogens and increased risk of inflammatory disorders in post-neolithic Europe," *Cell Genom-ics* 3, no. 2 (February 2023): 100248, https://doi.org/10.1016/j.xgen.2022.100248.

26. Bhargavi Sundaresan et al., "The role of viral infections in the onset of autoimmune diseases," *Viruses* 15, no. 3 (March 2023): 782, https://doi. org/10.3390/v15030782.

27. Yang Luo et al., "Smoking's lasting effect on the immune sys-tem," *Nature* 626, no. 8 (February 2024): 724–25, https://doi.org/10.1038/ d41586-024-00232-3.

28. Diana Dou et al., "Xist ribonucleoproteins promote female sex-biased autoimmunity," *Cell* 187, no. 3 (February 2024): 733–49 e16, https:// doi.org/10.1016/j.cell.2023.12.037.

29. Adrian Liston et al., "Human immune diversity: From evolution to modernity," *Nature Immology* 22, no. 12 (December 2021): 1479–89, https://doi. org/10.1038/s41590-021-01058-1.

30. Sunil Ahuja et al., "Immune resilience despite inflammatory stress promotes longevity and favorable health outcomes including resistance to infection," *Nature Communications* 14, no. 1 (June 2023): 3286, https://doi.org/10.1038/s41467-023-38238-6.

31. Danay Saavedra et al., "Aging and chronic inflamma-tion: Highlights from a multidisciplinary workshop," *Immunity & Ageing* 20, no. 1 (June 2023): 25, https://doi. org/10.1186/s12979-023-00352-w.

32. Benjamin Hale et al., "Cellular architecture shapes the naïve T cell response," *Science* 384, no. 6700 (2024): eadh8697, https://doi.org/doi:10.1126/ science.adh8967.

33. Ayelet Alpert et al., "A clinically meaningful metric of immune age derived from high-dimensional longitudinal monitoring," *Nature Medicine* 25, no. 3 (March 2019): 487–95, https://doi.org/10.1038/s41591-019-0381-y.

34. Oscar Junhong Luo et al., "Multidimensional single-cell analysis of human peripheral blood reveals characteristic features of the immune system landscape in aging and frailty," *Nature Aging* 2, no. 4 (April 2022): 348–64, https:// doi.org/10.1038/s43587-022-00198-9.

35. Tian Mi et al., "Conserved epigenetic hallmarks of T cell aging during immunity and malignancy," *Nature Aging* (June 2024), https://doi.org/10.1038/s43587-024-00649-5.

36. Sonja Fernbach et al., "Loss of tolerance precedes trig-gering and lifelong persistence of pathogenic type i interferon autoantibodies," *Journal of Experimental Medicine* 221, no. 9 (2024), https://doi.org/10.1084/ jem.20240365.

37. Carol Vanderlugt et al., "Epitope spreading in immune-me-diated diseases: Impli-

늙지 않는 몸

cations for immunotherapy," *Nature Reviews Immunology* 2, no. 2 (February 2002): 85–95, https://doi.org/10.1038/nri724.

38. Ernest Granson, "How Parvus Therapeutics Inc. dis-covered a new class of drugs," Avenue Calgary Magazine, June 9, 2021, https:// www.avenuecalgary.com/innova-tion/parvus-therapeutics-inc-navacims/.

39. Cassandra Willyard, "Can autoimmune diseases be cured? Scientists see hope at last," *Nature* 625, no. 7996 (January 2024): 646–48, https://doi.org/10.1038/d41586-024-00169-7.

40. "Our mission: Cure autoimmune disease," Parvus Thera-peutics, accessed May 15, 2024, https://parvustx.com.

41. "University of Calgary discovery of potential treatment for autoim-mune diseases takes step forward," University of Calgary, May 17, 2019, https:// ucalgary.ca/news/universi-ty-calgary-discovery-potential-treatment-autoim-mune-diseases-takes-step-forward.

42. Fenglei Li et al., "The liver works as a school to educate regulatory immune cells," *Cellular & Molecular Immunology* 10, no. 4 (July 2013): 292–302, https://doi.org/10.1038/cmi.2013.7.

43. D. Scott Wilson et al., "Synthetically glycosylated antigens induce antigen-specific tolerance and prevent the onset of diabetes," *Nature Biomedical Engineering* 3, no. 10 (October 2019): 817–29, https://doi.org/10.1038/s41551-019-0424-1.

44. Andrew Tremain et al., "Synthetically glycosylated antigens for the antigen-specific suppression of established immune responses," *Nature Bio-medical Engineering* 7, no. 9 (September 2023): 1142–55, https://doi.org/10.1038/ s41551-023-01086-2.

45. "The potential to transform treatment," Anokion, accessed August 16, 2024, https:// anokion.com/pipeline/.

46. Christine Wardell et al., "mRNA vaccines take on im-mune tolerance," *Nature Biotech-nology* 39, no. 4 (April 2021): 419–21, https://doi. org/10.1038/s41587-021-00880-0.

47. Vilma Urbonaviciute et al., "Therapy targeting antigen-specific T cells by a pep-tide-based tolerizing vaccine against autoimmune arthri-tis," *Proceedings of the Na-tional Academy of Sciences of the USA* 120, no. 25 (June 2023): e2218668120, https:// doi.org/10.1073/pnas.2218668120.

48. C. Puricelli et al., "Cutting-edge delivery systems and adjuvants in tolerogenic vac-cines: A review," *Pharmaceutics* 14, no. 9 (August 25, 2022), https://doi.org/10.3390/ pharmaceutics14091782.

49. Andreas Mackensen et al., "Anti-CD19 CAR T cell ther-apy for refractory systemic lupus erythematosus," *Nature Medicine* 28, no. 10 (Oc-tober 2022): 2124–32, https:// doi.org/10.1038/s41591-022-02017-5.

50. Cassandra Willyard, "Can autoimmune diseases be cured? Scien-tists see hope at last," *Nature* 625, no. 7996 (January 2024): 646–48, https://doi.org/10.1038/d41586-

024-00169-7.

51.   Carrie Arnold, "Autoimmune disease is the next frontier for CAR T cell therapy," *Nature Medicine* 30, no. 1 (January 2024): 6–9, https://doi. org/10.1038/s41591-023-02716-7.

52.   X. Wang et al., "Allogeneic cd19-targeted CAR-T therapy in patients with severe myositis and systemic sclerosis," *Cell* (July 9, 2024), https:// doi.org/10.1016/j.cell.2024.06.027.

53.   "Science that strikes the right chord," Cabaletta Bio, accessed July 1, 2024, https://www.cabalettabio.com.

54.   Georg Schett et al., "CAR T-cell therapy in autoimmune dis-eases," *Lancet* 402, no. 10416 (November 2023): 2034–44, https://doi.org/10.1016/S0140-6736(23)01126-1.

55.   Sisi Chen et al., "Treatment of allergic eosinophilic asthma through engineered IL-5-anchored chimeric antigen receptor T cells," *Cell Discovery* 8, no. 1 (August 2022): 80, https://doi.org/10.1038/s41421-022-00433-y.

56.   Caroline Raffin et al., "T(reg) cell-based therapies: Challenges and perspectives," *Nature Reviews Immunology* 20, no. 3 (March 2020): 158–72, https://doi.org/10.1038/s41577-019-0232-6.

57.   Carrie Arnold, "Autoimmune disease is the next frontier for CAR T cell therapy," *Nature Medicine* 30, no. 1 (January 2024): 6–9, https://doi.org/10.1038/s41591-023-02716-7.

58.   "Sonoma Biotherapeutics to present preclinical data from novel Treg therapy for rheumatoid arthritis at American College of Rheuma-tology convergence 2023," Sonoma Biotherapeutics, November 6, 2023, https:// sonomabio.com/2023/11/sonoma-biotherapeutics-to-present-preclinical-data-from-novel-treg-therapy-for-rheumatoid-arthritis-at-american-college-of-rheu-matology-convergence-2023/.

59.   "Johnson & Johnson, Pfizer, Eli Lilly and other big phar-mas are backing this San Diego biotech with $1752M," *San Diego Union Tribune*, March 20, 2024, https://www.sandiegouniontribune.com/2024/03/20/johnson-johnson-pfizer-eli-lilly-and-other-big-pharmas-are-backing-this-san-diego-bio-tech-with-175m/.

60.   Olga Britanova et al., "Targeted depletion of TRBV9(+) T cells as immunotherapy in a patient with ankylosing spondylitis," *Nature Medi-cine* 29, no. 11 (November 2023): 2731–36, https://doi.org/10.1038/s41591-023-02613-z.

61.   G. López-Cantillo et al., "CAR-T cell performance: How to improve their per-sistence?," *Frontiers in Immunology* 13 (2022): 878209, https:// doi.org/10.3389/fimmu.2022.878209.

62.   Paolo Muraro, "Resetting tolerance in autoimmune dis-ease," *Science* 380, no. 6644 (May 2023): 470–71, https://doi.org/10.1126/science. adg7489.

63. Samuele Ferrari et al., "A step toward stem cell engineer-ing *in vivo*," *Science* 381, no. 6656 (July 2023): 378–79, https://doi.org/10.1126/ science.adj0997.

64. Urs Morbe et al., "Human gut-associated lym-phoid tissues (GALT); diversity, struc-ture, and function," *Mucosal Immunology* 14, no. 4 (July 2021): 793–802, https://doi.org/10.1038/s41385-021-00389-4.

65. Daria Esterhazy et al., "Gut immune cells have a role in food me-tabolism," *Nature* 566, no. 7742 (February 2019): 49–50, https://doi.org/10.1038/ d41586-019-00235-5.

66. Meng Wu et al., "Gut complement induced by the microbi-ota combats pathogens and spares commensals," *Cell* 187, no. 4 (February 2024): 897–913 e18, https://doi.org/10.1016/j.cell.2023.12.036.

67. Gulistan Agirman et al., "Signaling inflammation across the gut-brain axis," *Science* 374, no. 6571 (November 2021): 1087–92, https://doi.org/10.1126/science.abi6087.

68. Lenka Dohnalova et al., "A microbiome-dependent gut-brain pathway regulates motivation for exercise," *Nature* 612, no. 7941 (December 2022): 739–47, https://doi.org/10.1038/s41586-022-05525-z.

69. Harini Bagavant et al., "Immune response to enterococcus gallinarum in lupus pa-tients is associated with a subset of lu-pus-associated autoantibodies," *Frontiers in Immunology* 12 (May 2021): 635072, https://doi.org/10.3389/fimmu.2021.635072.

70. Meagan Chriswell et al., "Clonal IgA and IgG autoan-tibodies from individuals at risk for rheumatoid arthritis identify an arthritogenic strain of subdoligranulum," *Science Translational Medicine* 14, no. 668 (October 2022): eabn5166, https://doi.org/10.1126/ scitranslmed.abn5166.

71. Jorge Correale et al., "The role of the gut microbiota in multiple sclerosis," *Nature Reviews Neurology* 18, no. 9 (September 2022): 544–58, https:// doi.org/10.1038/s41582-022-00697-8.

72. Md Zohorul Islam et al., "Reproducible and opposing gut microbiome signatures distinguish autoimmune diseases and cancers: A sys-tematic review and meta-anal-ysis," *Microbiome* 10, no. 1 (December 2022): 218, https://doi.org/10.1186/s40168-022-01373-1.

73. Raphaela Lau et al., "A synbiotic preparation (SIM01) for post-acute Covid-19 syndrome in Hong Kong (RECOVERY): A randomised, double-blind, placebo-con-trolled trial," *Lancet Infectious Diseases* 24, no. 3 (March 2024): 256–65, https://doi.org/10.1016/S1473-3099(23)00685-0.

74. Liliana Sanmarco et al., "Lactate limits CNS au-toimmunity by stabilizing HIF-1al-pha in dendritic cells," *Nature* 620, no. 7975 (August 2023): 881–89, https://doi.org/10.1038/s41586-023-06409-6.

75. Patrick Gleeson et al., "The gut microbiota post-translationally modifies IgA1 in autoimmune glomerulonephritis," *Science Translational Medicine* 16, no. 740 (2024):

eadl6149, https://doi.org/doi:10.1126/ scitranslmed.adl6149.

76.   Serena Porcari et al., "Fine-tuning the gut ecosys-tem: The current landscape and outlook of artificial microbiome therapeutics," *Lancet Gastroenterology & Hepatology* 9, no. 5 (May 2024): 460–75, https://doi. org/10.1016/s2468-1253(23)00357-6.

77.   Meagan Chriswell et al., "Clonal IgA and IgG autoantibod-ies from individuals at risk for rheumatoid arthritis identify an arthritogenic strain of subdoligranulum," *Science Translational Medicine* 14, no. 668 (October 2022): eabn5166, https://doi.org/10.1126/scitranslmed.abn5166.

78.   Rachael Clark, "Listen to your gut: Antibodies against gut commensals predict type 1 diabetes onset and therapeutic responses to T cell modulation," *Science Immunology* 8, no. 90 (December 2023): eadn0649, https://doi.org/10.1126/sciimmunol.adn0649.

79.   Seong-Ji Han et al., "Microbiota configuration determines nu-tritional immune opti-mization," *Proceedings of the National Academy of Sciences of the USA* 120, no. 49 (December 2023): e2304905120, https://doi.org/10.1073/ pnas.2304905120.

80.   Xiaotao Zhang et al., "Modulating a prebiotic food source influences inflammation and immune-regulating gut microbes and metabolites: Insights from the BE GONE trial," *EBioMedicine* 98 (December 2023): 104873, https:// doi.org/10.1016/j.ebi-om.2023.104873.

81.   Clara Depommier et al., "Supplementation with Akkermansia muciniphila in over-weight and obese human volunteers: A proof-of-concept ex-ploratory study," *Nature Medicine* 25, no. 7 (July 2019): 1096–103, https://doi.org/10.1038/s41591-019-0495-2.

82.   Emily Sims et al., "Teplizumab improves and stabilizes beta cell function in anti-body-positive high-risk individuals," *Sci-ence Translational Medicine* 13, no. 583 (March 2021): eabc8980, https://doi.org/10.1126/scitranslmed.abc8980.

83.   Christoph Nowak et al., "Intralymphatic GAD-Alum (Diamyd®) improves glycemic control in type 1 diabetes with HLA DR3-DQ2," *Journal of Clinical Endocrinology & Metabolism* 107, no. 9 (August 2022): 2644–51, https://doi.org/10.1210/clinem/dgac343.

84.   Christine Bender et al., "A Phase 2 randomized trial with autolo-gous polyclonal expanded regulatory T cells in children with new-onset type 1 diabetes," *Science Translational Medicine* 16, no. 746 (2024): eadn2404, https:// doi.org/doi:10.1126/sci-translmed.adn2404.

85.   Colin Dayan et al., "Preventing type 1 diabetes in childhood," *Science* 373, no. 6554 (July 2021): 506–10, https://doi.org/10.1126/ science.abi4742.

86.   Paresh Dandona et al., "Semaglutide in early type 1 diabetes," *New England Jour-nal of Medicine* 389, no. 10 (September 2023): 958–59, https:// doi.org/10.1056/NE-JMc2302677.

87.   Jeffrey Bluestone et al., "Immunotherapy: Build-ing a bridge to a cure for type 1 diabetes," *Science* 373, no. 6554 (July 2021): 510–16, https://doi.org/10.1126/science.

abh1654.

88. Elie Dolgin, "How a pioneering diabetes drug offers hope for preventing autoim-mune disorders," *Nature* 614, no. 7948 (February 2023): 404–6, https://doi.org/10.1038/d41586-023-00400-x.

89. Colin Dayan et al., "Preventing type 1 diabetes in child-hood," *Science* 373, no. 6554 (July 2021): 506–10, https://doi.org/10.1126/science. abi4742.

90. Catherine Robertson et al., "Untangling the ge-netics of beta cell dysfunction and death in type 1 diabetes," *Molecular Me-tabolism* 86 (August 2024): 101973, https://doi.org/https://doi.org/10.1016/j.molmet.2024.101973.

91. Catherine Robertson et al., "Fine-mapping, trans-ancestral and genomic analyses identify causal variants, cells, genes and drug targets for type 1 diabetes," *Nature Ge-netics* 53, no. 7 (July 2021): 962–71, https://doi.org/10.1038/s41588-021-00880-5.

92. Colin Dayan et al., "Preventing type 1 diabetes in childhood," *Science* 373, no. 6554 (July 2021): 506–10, https://doi.org/10.1126/science.abi4742.

93. Siddhartha Sharma et al., "Measuring anti-islet au-toimmunity in mouse and human by profiling peripheral blood antigen-specific CD4 T cells," *Science Translational Medicine* 15, no. 703 (July 2023): eade3614, https://doi.org/10.1126/scitranslmed.ade3614.

94. Slobodan Culina et al., "Islet-reactive CD8(+) T cell fre-quencies in the pancreas, but not in blood, distinguish type 1 diabetic patients from healthy donors," *Science Immu-nology* 3, no. 20 (February 2018): eaao4013, https://doi.org/10.1126/sciimmunol.aao4013.

95. Anne-Kristin Heninger et al., "A divergent population of autoantigen-responsive CD4(+) T cells in infants prior to beta cell autoimmu-nity," *Science Translational Med-icine* 9, no. 378 (February 2017): eaaf8848, https:// doi.org/10.1126/scitranslmed.aaf8848.

96. Slobodan Culina et al., "Islet-reactive CD8(+) T cell fre-quencies in the pancreas, but not in blood, distinguish type 1 diabetic patients from healthy donors," *Science Immunology* 3, no. 20 (February 2018): eaao4013, https://doi.org/10.1126/sciimmunol.aao4013.

97. Annette van der Helm-van Mil, "Abatacept in indi-viduals with autoantibody-posi-tive arthralgia at risk for rheumatoid arthritis," *Lancet* 403, no. 10429 (March 2024): 785–87, https://doi.org/10.1016/S0140-6736(24)55-2.

98. Juergen Rech et al., "Abatacept inhibits inflammation and onset of rheumatoid ar-thritis in individuals at high risk (ARIAA): A ran-domised, international, multicentre, double-blind, placebo-controlled trial," *Lancet* 403, no. 10429 (March 2024): 850–59, https://doi.org/10.1016/S0140-6736(23)02650-8.

99. Andrew Cope et al., "Abatacept in individuals at high risk of rheumatoid arthritis (APIPPRA): A randomised, double-blind, multicen-tre, parallel, placebo-controlled, Phase 2b clinical trial," *Lancet* 403, no. 10429 (March 2024): 838–49, https://doi.

org/10.1016/S0140-6736(23)02649-1.

100. Annette van der Helm-van Mil, "Abatacept in indi-viduals with autoantibody-posi-tive arthralgia at risk for rheumatoid arthritis," *Lancet* 403, no. 10429 (March 2024): 785–87, https://doi.org/10.1016/S0140-6736(24)55-2.

101. Ranjeny Thomas et al., "Immune tolerance of citrullinated peptides," *Nature Reviews Rheumatology* 20, no. 3 (March 2024): 141–42, https:// doi.org/10.1038/s41584-024-01081-0.

102. Vilma Urbonaviciute et al., "Therapy targeting an-tigen-specific T cells by a pep-tide-based tolerizing vaccine against autoimmune arthritis," *Proceedings of the National Academy of Sciences of the USA* 120, no. 25 (June 2023): e2218668120, https:// doi.org/10.1073/pnas.2218668120.

103. Peter Eggenhuizen et al., "Smith-specific regulatory T cells halt the pro-gression of lupus nephritis," *Nature Communications* 15, no. 1 (February 2024): 899, https://doi. org/10.1038/s41467-024-45056-x.

104. Grant Brown et al., "TLR7 gain-of-function genetic variation causes human lupus," *Nature* 605, no. 7909 (May 2022): 349–56, https:// doi.org/10.1038/s41586-022-04642-z.

105. Richard Perez et al., "Single-cell RNA-seq reveals cell type-specific molecular and genetic associations to lupus," *Science* 376, no. 6589 (April 2022): eabf1970, https://doi. org/10.1126/science.abf1970.

106. Elif Cakan et al., "TLR9 ligand sequestration by chemo-kine CXCL4 negatively af-fects central B cell tolerance," *Journal of Experimental Medicine* 220, no. 12 (December 2023): e20230944, https://doi.org/10.1084/ jem.20230944.

107. Heather Galipeau et al., "Protection from inflamma-tory bowel disease," *Science* 381, no. 6663 (September 2023): 1153–54, https://doi. org/10.1126/science.adj9724.

108. Ludvig Sollid, "Tolerance-inducing therapies in coeliac disease—mechanisms, prog-ress and future directions," *Nature Reviews Gastro-enterology & Hepatology* 21, no. 5 (May 2024): 335–47, https://doi.org/10.1038/ s41575-024-00895-3.

109. CT Stankey et al., "A disease-associated gene desert di-rects macrophage inflamma-tion through ETS2," *Nature* 630, no. 8016 (June 2024): 447–56, https://doi.org/10.1038/ s41586-024-07501-1.

110. Gang Jin et al., "A single infusion of engineered long-lived and multifunctional T cells confers durable remission of asthma in mice," *Nature Im-munology* 25, no. 6 (May 2024): 1059–72, https://doi.org/10.1038/s41590-024-01834-9.

111. MJ McPherson et al., "An anti-TNF-glucocorticoid re-ceptor modulator anti-body-drug conjugate is efficacious against immune-medi-ated inflammatory dis-eases," *Science Translational Medicine* 16, no. 739 (March 2024): eadd8936, https://doi. org/10.1126/scitranslmed.add8936.

112. Jennifer Michaelson et al., "CD19-directed T cell–engaging anti-bodies for the treatment of autoimmune disease," *Journal of Experimental Medi-cine* 221, no. 5 (2024), https://doi.org/10.1084/jem.20240499.

113. Laura Bucci et al., "Bispecific T cell engager therapy for refractory rheumatoid arthritis," *Nature Medicine* 30, no. 6 (April 2024): 1593–601, https://doi.org/10.1038/s41591-024-02964-1.

114. Ranjith Anand et al., "Design and testing of a humanized porcine donor for xenotransplantation," *Nature* 622, no. 7982 (October 2023): 393–401, https://doi.org/10.1038/s41586-023-06594-4.

115. Megan Sykes et al., "Transplanting organs from pigs to humans," *Science Immunology* 4, no. 41 (November 2019): eaau6298, https://doi. org/10.1126/sciimmunol.aau6298.

116. Priscila Slepicka et al., "Harnessing mechanisms of im-mune tolerance to improve outcomes in solid organ transplantation: A re-view," *Frontiers in Immunology* 12 (June 2021): 688460, https://doi.org/10.3389/ fimmu.2021.688460.

117. Bartley Griffith et al., "Genetically modified porcine-to-human cardiac xenotransplantation," *New England Journal of Medicine* 387, no. 1 (July 2022): 35–44, https://doi.org/10.1056/NEJMoa2201422.

118. Paige Porrett et al., "First clinical-grade porcine kidney xenotransplant using a human decedent model," *American Journal of Transplan-tation* 22, no. 4 (April 2022): 1037–53, https://doi.org/10.1111/ajt.16930.

119. Jason Ross et al., "Depleting myeloid-biased haematopoietic stem cells rejuvenates aged immunity," *Nature* 628, no. 8006 (April 2024): 162–70, https:// doi.org/10.1038/s41586-024-07238-x.

10 감염병의 미래

1. Robert Kuznia, "The timetable for a coronavirus vaccine is 18 months. Experts say that's risky," *CNN*, April 1, 2020, https://www.cnn.com/2020/03/31/us/coronavirus-vaccine-timetable-concerns-experts-invs/index.html.

2. Namit Chaudhary et al., "mRNA vaccines for infectious diseases: Principles, delivery and clinical translation," *Nature Reviews Drug Dis-covery* 20, no. 11 (November 2021): 817–38, https://doi.org/10.1038/s41573-021-00283-5.

3. International Monetary Fund, Communications Depart-ment, "Picture this: The journey of the Covid-19 vaccine," *Finance & Development* 58, no. 4 (December 2021): A012, https://doi.org/10.5089/9781513595894.022. A012.

4. Barney Graham et al., "Novel vaccine technologies: Essential components of an adequate response to emerging viral diseases," *JAMA* 319, no. 14 (April 2018): 1431–32, https://doi.org/10.1001/ jama.2018.0345.

5.   Stuart Thompson, "How long will a vaccine really take?," *New York Times*, April 30, 2020.

6.   Jeremy Puthumana et al., "Speed, evidence, and safety characteristics of vaccine approvals by the US Food and Drug Administration," *JAMA Inter-nal Medicine* 181, no. 4 (April 2021): 559–60, https://doi.org/10.1001/jamain-ternmed.2020.7472.

7.   Fernando Polack et al., "Safety and efficacy of the BNT162b2 mRNA Covid-19 vaccine," *New England Journal of Medicine* 383, no. 27 (Decem-ber 2020): 2603–15, https://doi.org/10.1056/NEJMoa2034577.

8.   Lindsey Baden et al., "Efficacy and safety of the mRNA-1273 SARS-CoV-2 vaccine," *New England Journal of Medicine* 384, no. 5 (February 2021): 403–16, https://doi.org/10.1056/NEJMoa2035389.

9.   Ann Barbier et al., "The clinical progress of mRNA vac-cines and immunotherapies," *Nature Biotechnology* 40, no. 6 (June 2022): 840–54, https://doi.org/10.1038/s41587-022-01294-2.

10.   Namit Chaudhary et al., "mRNA vaccines for infectious diseases: Principles, delivery and clinical translation," *Nature Reviews Drug Dis-covery* 20, no. 11 (November 2021): 817–38, https://doi.org/10.1038/s41573-021-00283-5.

11.   Anthony Fauci et al., "From mRNA sensing to vac-cines," *Immunity* 54, no. 12 (De-cember 2021): 2676–80, https://doi.org/10.1016/j.immuni.2021.10.018.

12.   Jason McLellan et al., "Structure-based design of a fu-sion glycoprotein vaccine for respiratory syncytial virus," *Science* 342, no. 6158 (November 2013): 592–98, https://doi.org/10.1126/science.1243283.

13.   Robert Kirchdoerfer et al., "Pre-fusion structure of a human coronavirus spike pro-tein," *Nature* 531, no. 7592 (March 2016): 118–21, https://doi.org/10.1038/nature17200.

14.   Mijia Lu et al., "SARS-CoV-2 prefusion spike protein stabilized by six rather than two prolines is more potent for inducing antibod-ies that neutralize viral variants of concern," *Proceedings of the National Acad-emy of Sciences* 119, no. 35 (2022): e2110105119, https://doi.org/doi:10.1073/ pnas.2110105119.

15.   Elie Dolgin, "The tangled history of mRNA vaccines," *Nature* 597, no. 7876 (September 2021): 318–24, https://doi.org/10.1038/d41586-021-02483-w.

16.   Rein Verbeke et al., "Innate immune mechanisms of mRNA vaccines," *Immunity* 55, no. 11 (November 2022): 1993–2005, https:// doi.org/10.1016/j.immuni.2022.10.014.

17.   Elie Dolgin, "Better fat bubbles could power a new generation of mRNA vaccines," *Science News*, May 12, 2022, https://www.science.org/content/ article/better-fat-bubbles-could-power-new-mrna-vaccines.

18.   Kalina Paunovska et al., "Drug delivery systems for RNA therapeutics," *Nature Re-views Genetics* 23, no. 5 (May 2022): 265–80, https://doi. org/10.1038/s41576-021-00439-4.

늙지 않는 몸

19.   Shahad Alsaiari et al., "Zeolitic imidazolate frameworks activate endosomal Toll-like receptors and potentiate immunogenicity of SARS-CoV-2 spike protein trimer," *Science Advances* 10, no. 10 (March 2024): eadj6380, https://doi.org/10.1126/sciadv.adj6380.

20.   "Operation Warp Speed: Implications for global vaccine security," *Lancet Global Health* 9, no. 7 (July 2021): e1017-e21, https://doi.org/10.1016/s2214-109x(21)00140-6.

21.   "Operation Warp Speed. Accelerated Covid-19 vac-cine development status and efforts to address manufacturing challenges," US Government Accountability Office, February 2021, https://www.gao.gov/assets/ gao-21-319.pdf.

22.   Kelsey Piper, "Operation Warp Speed was a huge success. So why is the US turning away from it?," *Vox*, January 18, 2023, https://www.vox.com/future-per-fect/2023/1/18/23560407/operation-warp-speed-pandemics-vaccines-covid-white-house-biden-trump.

23.   "Coronavirus (Covid-19) vaccinations," Our World in Data, accessed July 1, 2024, https://ourworldindata.org/covid-vaccinations.

24.   Ruth Karron, "RSV illness in the young and the old—the be-ginning of the end?," *New England Journal of Medicine* 388, no. 16 (April 2023): 1522–24, https://doi.org/10.1056/NEJMe2302646.

25.   Barney Graham, "The journey to RSV vaccines—heralding an era of structure-based design," *New England Jour-nal of Medicine* 388, no. 7 (February 2023): 579–81, https://doi.org/10.1056/ NEJMp2216358.

26.   Edward Walsh et al., "Efficacy and safety of a bivalent RSV prefu-sion F vaccine in older adults," *New England Journal of Medicine* 388, no. 16 (April 2023): 1465–77, https://doi.org/10.1056/NEJMoa2213836.

27.   Ann Falsey et al., "Efficacy and safety of an Ad26.RSV. preF-RSV preF protein vac-cine in older adults," *New England Journal of Medicine* 388, no. 7 (February 2023): 609–20, https://doi.org/10.1056/NEJMoa2207566.

28.   Alberto Papi et al., "Respiratory syncytial virus prefusion F protein vaccine in older adults," *New England Journal of Medicine* 388, no. 7 (February 2023): 595–608, https://doi.org/10.1056/NEJMoa2209604.

29.   Beate Kampmann et al., "Bivalent prefusion F vaccine in preg-nancy to prevent RSV illness in infants," *New England Journal of Medicine* 388, no. 16 (April 2023): 1451–64, https://doi.org/10.1056/NEJMoa2216480.

30.   Simone Pecetta et al., "mRNA, the beginning of a new in-fluenza vaccine game," *Proceedings of the National Academy of Sciences of the USA* 119, no. 50 (December 2022): e2217533119, https://doi.org/10.1073/ pnas.2217533119.

31.   Andrei Deviatkin et al., "Universal flu mRNA vac-cine: Promises, prospects, and problems," *Vaccines (Basel)* 10, no. 5 (April 2022): 709, https://doi.org/10.3390/vac-

cines10050709.

32. Nicole Darricarrere et al., "Broad neutralization of H1 and H3 viruses by adjuvanted influenza HA stem vaccines in nonhuman primates," *Sci-ence Translational Medicine* 13, no. 583 (March 2021): eabe5449, https://doi.org/10.1126/scitranslmed.abe5449.

33. Sarah Andrews et al., "An influenza H1 hemagglu-tinin stem-only immunogen elicits a broadly cross-reactive B cell response in hu-mans," *Science Translational Medicine* 15, no. 692 (April 2023): eade4976, https:// doi.org/10.1126/scitranslmed.ade4976.

34. Carolyn Beans, "Researchers getting closer to a 'universal' flu vac-cine," *Proceed-ings of the National Academy of Sciences of the USA* 119, no. 5 (Feb-ruary 2022): e2123477119, https://doi.org/10.1073/pnas.2123477119.

35. Kathleen Neuzil, "An mRNA influenza vaccine—could it deliver?," *New England Journal of Medicine* 388, no. 12 (March 2023): 1139–41, https://doi.org/10.1056/NEJM-cibr2215281.

36. Anna Offersgaard et al., "Toward a vaccine against hepa-titis C virus," *Science* 380, no. 6640 (April 2023): 37–38, https://doi.org/10.1126/ science.adf2226.

37. Francis Collins, "We are squandering one of the most important medical advances of the 21st century," *New York Times*, November 28, 2023, https://www.nytimes.com/2023/11/28/opinion/hepatitis-c-eliminate. html?smtyp=cur&smid=tw-nyto-pinion.

38. Ted Alcorn, "U.S. lags behind other countries in hepatitis-C treatment," *New York Times*, April 28, 2024, https://www.nytimes.com/2024/04/28/health/hepatitis-c. html.

39. Laura Matarazzo et al., "mRNA vaccines: A new opportu-nity for malaria, tuber-culosis and HIV," *Frontiers in Immunology* 14 (April 2023): 1172691, https://doi. org/10.3389/fimmu.2023.1172691.

40. "Who recommends R21/Matrix-M vaccine for malaria pre-vention in updated ad-vice on immunization," World Health Organization, 2023, https://www.who.int/news/item/02-10-2023-who-recommends-r21-matrix-m-vaccine-for-malaria-preven-tion-in-updated-advice-on-immunization.

41. Mehreen Datoo et al., "Efficacy and immunogenicity of R21/Matrix-M vaccine against clinical malaria after 2 years' follow-up in chil-dren in Burkina Faso: A Phase 1/2b randomised controlled trial," *Lancet Infec-tious Diseases* 22, no. 12 (December 2022): 1728–36, https://doi.org/10.1016/ S1473-3099(22)00442-X.

42. Eric Nuermberger et al., "Restocking the tuberculosis drug arsenal," *Nature Medicine* 30, no. 3 (March 2024): 642–43, https://doi.org/10.1038/s41591-024-02840-y.

43. Hamideh Parhiz et al., "mRNA-based therapeutics: Looking be-yond Covid-19 vac-cines," *Lancet* 403, no. 10432 (March 2024): 1192–204, https:// doi.org/10.1016/S0140-6736(23)02444-3.

늙지 않는 몸

44.   "Clues to a possible cure for aids," *Economist*, July 22, 2024.

45.   Janet Siliciano et al., "HIV cure: The daunting scale of the problem," *Science* 383, no. 6684 (February 2024): 703–5, https://doi.org/10.1126/science.adk1831.

46.   Hamideh Parhiz et al., "mRNA-based therapeu-tics: Looking beyond Covid-19 vac-cines," *Lancet* 403, no. 10432 (March 2024): 1192–204, https://doi.org/10.1016/S0140-6736(23)02444-3.

47.   Dennis Burton et al., "Variant-proof vaccines—invest now for the next pandemic," *Nature* 590, no. 7846 (February 2021): 386–88, https://doi.org/10.1038/d41586-021-00340-4.

48.   David Leggat et al., "Vaccination induces HIV broadly neutral-izing antibody pre-cursors in humans," *Science* 378, no. 6623 (December 2022): eadd6502, https://doi.org/10.1126/science.add6502.

49.   Laura Matarazzo et al., "mRNA vaccines: A new opportu-nity for malaria, tuber-culosis and HIV," *Frontiers in Immunology* 14 (April 2023): 1172691, https://doi.org/10.3389/fimmu.2023.1172691.

50.   Zhenfei Xie et al., "mRNA-lnp HIV-1 trimer boosters elicit precursors to broad neutralizing antibodies," *Science* 384, no. 6697 (2024): eadk0582, https://doi.org/doi:10.1126/science.adk0582.

51.   Rogier W. Sanders et al., "Progress on prim-ing HIV-1 immunity," *Science* 384, no. 6697 (2024): 738–39, https://doi.org/ doi:10.1126/science.adp3459.

52.   Xuesong Wang et al., "mRNA-LNP prime boost evolves precursors toward VRC01-like broadly neutralizing antibodies in preclinical hu-manized mouse models," *Science Immunology* 9, no. 95 (2024): eadn0622, https:// doi.org/doi:10.1126/sciimmunol.adn0622.

53.   Penny Moore, "Triggering rare HIV antibodies by vacci-nation," *Science* 378, no. 6623 (December 2022): 949–50, https://doi.org/10.1126/ science.adf3722.

54.   Benjamin Ryan, "A 7th person with HIV is probably cured after stem cell transplant for leukemia, scientists say," *NBC News*, July 18, 2024, https://www.nbcnews.com/health/health-news/7th-person-hiv-cured-stem-cell-transplant-leukemia-scien-tists-say-rcna161897.

55.   Hamideh Parhiz et al., "mRNA-based thera-peutics: Looking beyond Covid-19 vac-cines," *Lancet* 403, no. 10432 (March 2024): 1192–204, https://doi.org/10.1016/S0140-6736(23)02444-3.

56.   "Multiplying the possibilities for patients," Capstan Therapeu-tics, accessed May 18, 2024, https://www.capstantx.com.

57.   Ravindra Gupta et al., "Covid-19 vaccine breakthrough infections," *Science* 374, no. 6575 (December 2021): 1561–62, https://doi.org/10.1126/science.abl8487.

58.   Edson Moreira Jr. et al., "Safety and efficacy of a third dose of BNT162b2 Covid-19

vaccine," *New England Journal of Medicine* 386, no. 20 (May 2022): 1910–21, https://doi.org/10.1056/NEJMoa2200674.

59. Junxian Ou et al., "Tracking SARS-CoV-2 omicron diverse spike gene mutations identifies multiple inter-variant recombination events," *Sig-nal Transduction and Targeted Therapy* 7, no. 1 (April 2022): 138, https://doi.org/10.1038/s41392-022-00992-2.

60. Johanna Chapin-Bardales et al., "Reactogenicity following receipt of mRNA-based Covid-19 vaccines," *JAMA* 325, no. 21 (June 2021): 2201–2, https://doi.org/10.1001/jama.2021.5374.

61. Jinyan Liu et al., "CD8 T cells contribute to vaccine pro-tection against SARS-CoV-2 in macaques," *Science Immunology* 7, no. 77 (No-vember 2022): eabq7647, https://doi.org/10.1126/sciimmunol.abq7647.

62. Elie Dolgin, "Self-copying RNA vaccine wins first full approval: What's next?," *Nature* 624, no. 7991 (December 2023): 236–37, https://doi.org/10.1038/d41586-023-03859-w.

63. Christopher Wayne et al., "Self-amplifying RNA Covid-19 vaccine," *Cell* 187, no. 8 (April 2024): 1822–22.e1, https://doi.org/10.1016/j.cell.2024.03.018.

64. Yoshiaki Oda et al., "Immunogenicity and safety of a booster dose of a self-ampli-fying RNA Covid-19 vaccine (arct-154) versus BNT162b2 mRNA covid-19 vaccine: A double-blind, multicentre, randomised, controlled, Phase 3, non-inferiority trial," *Lancet Infectious Diseases* 24, no. 4 (April 2024): 351–60, https://doi.org/10.1016/S1473-3099(23)00650-3.

65. Rory Hills et al., "Proactive vaccination using multiviral quartet nanocages to elicit broad anti-coronavirus responses," *Nature Nanotechnology* 19, no. 8 (August 2024): 1216–23, https://doi.org/10.1038/s41565-024-01655-9.

66. Neus Feliu et al., "Developing future nanomedicines," *Science* 384, no. 6694 (2024): 385–86, https://doi.org/doi:10.1126/science.abq3711.

67. Jon Cohen, "The dream vaccine," *Science* 372, no. 6539 (April 2021): 227–31, https://doi.org/10.1126/science.372.6539.227.

68. Eric Topol et al., "Operation nasal vaccine-lightning speed to counter Covid-19," *Science Immunology* 7, no. 74 (August 2022): eadd9947, https://doi.org/10.1126/sciim-munol.add9947.

69. Betsy Ladyzhets, "What toilets can reveal about Covid, cancer and other health threats," *Nature* 628, no. 8008 (April 2024): 492–94, https://doi.org/10.1038/d41586-024-01092-7.

70. Daniel Oran et al., "The proportion of SARS-CoV-2 infections that are asymptomat-ic: A systematic review," *Annals of Internal Medicine* 174, no. 5 (May 2021): 655–62, https://doi.org/10.7326/M20-6976.

71. "Disease factsheet about poliomyelitis," European Centre for Disease Preven-tion and

늙지 않는 몸

Control, November 28, 2023, https://www.ecdc.europa.eu/en/poliomy-elitis/facts#:~:-text=The%20majority%20of%20poliovirus%20infections,than%20 1%25%20of%20 all%20infections.

72. Hannah Davis et al., "Long Covid: Major findings, mechanisms and recommen-dations," *Nature Reviews Microbiology* 21, no. 3 (March 2023): 133–46, https://doi.org/10.1038/s41579-022-00846-2.

73. Brady Page et al., "Digitising the outbreak," *Lancet* 402, no. 10418 (December 2023): 2186, https://doi.org/10.1016/S0140-6736(23)02701-0.

74. Jay Pandit et al., "Smartphone apps in the Covid-19 pandemic," *Nature Biotechnology* 40, no. 7 (July 2022): 1013–22, https://doi.org/10.1038/ s41587-022-01350-x.

75. John Brownstein et al., "Advances in artificial intelligence for in-fectious-disease surveillance," *New England Journal of Medicine* 388, no. 17 (April 2023): 1597–607, https://doi.org/10.1056/NEJMra2119215.

76. Sebastien Baur et al., "HeAR—Health acoustic representations," *arXiv* (March 2024), https://doi.org/https://doi.org/10.48550/ arXiv.2403.02522.

77. Manuja Sharma et al., "TBscreen: A passive cough classifier for tuberculosis screen-ing with a controlled dataset," *Science Advances* 10, no. 1 (January 2024): eadi0282, https://doi.org/10.1126/sciadv.adi0282.

78. Kehinde Sharafadeen Okunade, "Human papillomavirus and cer-vical cancer," *Journal of Obstetrics and Gynaecology* 40, no. 5 (July 2020): 602–8, https://doi.org/10.1080 /01443615.2019.1634030.

79. Jaime Restrepo et al., "Ten-year follow-up of 9-valent human papillomavirus vac-cine: Immunogenicity, effectiveness, and safety," *Pediatrics* 152, no. 4 (October 2023): e2022060993, https://doi.org/10.1542/peds.2022-060993.

80. Dennis Burton et al., "Toward superhuman SARS-CoV-2 immunity?," *Nature Medi-cine* 27, no. 1 (January 2021): 5–6, https://doi.org/10.1038/s41591-020-01180-x.

81. Annalisa Merelli, "HPV vaccine study finds zero cases of cervi-cal cancer among women vaccinated before age 14," *STAT News*, January 25, 2024, https://www.statnews.com/2024/01/25/hpv-vaccine-prevent-cervical-cancer-cervarix-garda-sil-study/.

82. Tim Palmer et al., "Invasive cervical cancer incidence following bivalent human pap-illomavirus vaccination: A population-based observational study of age at immuni-zation, dose, and deprivation," *Journal of the National Can-cer Institute* (January 2024): djad263, https://doi.org/10.1093/jnci/djad263.

83. Lynette Denny et al., "Cervical cancer kills 300, people a year—here's how to speed up its elimination," *Nature* 626, no. 7997 (February 2024): 30–32, https://doi.org/10.1038/ d41586-024-00241-2.

84. Matthew Herper, "FDA approves Gardasil 9, the HPV vaccine, to prevent head-and-

neck cancer," *STAT News*, June 12, 2020, https:// www.statnews.com/2020/06/12/fda-approves-gardasil-9-the-hpv-vaccine-to-prevent-head-and-neck-cancer/.

85. Natalie Rincon et al., "Racial and ethnic disparities in human papillomavirus (HPV) vaccine uptake among United States adults, aged 27–45 years," *Human Vaccines & Immunotherapeutics* 20, no. 1 (December 2024): 2313249, https://doi.org/10.1080/216 45515.2024.2313249.

86. MA Epstein et al., "Virus particles in cultured lympho-blasts from burkitt's lymphoma," *Lancet* 1, no. 7335 (March 1964): 702–3, https:// doi.org/10.1016/s0140-6736(64)91524-7.

87. Lawrence Young, "Epstein-Barr virus at 60," *Nature* 627, no. 8004 (March 2024): 492–94, https://doi.org/10.1038/d41586-024-00653-0.

88. Paul Farrell, "Epstein-Barr virus and cancer," *Annual Review of Pathology: Mechanisms of Disease* 14 (January 2019): 29–53, https://doi.org/10.1146/annurev-pathmechdis-012418-013023.

89. Kjetil Bjornevik et al., "Longitudinal analysis reveals high preva-lence of Epstein-Barr virus associated with multiple sclerosis," *Science* 375, no. 6578 (January 2022): 296–301, https://doi.org/10.1126/science.abj8222.

90. Amit Bar-Or et al., "Guilty by association: Epstein-Barr virus in multiple sclerosis," *Nature Medicine* 28, no. 5 (May 2022): 904–6, https://doi.org/10.1038/s41591-022-01823-1.

91. Paul Farrell, "EBV and MS: The evidence is growing stron-ger," *Cell* 186, no. 26 (December 2023): 5675–76, https://doi.org/10.1016/j.cell.2023.11.023.

92. Olivia Thomas et al., "Cross-reactive ebna1 immunity targets alpha-crystallin B and is associated with multiple sclerosis," *Science Advances* 9, no. 20 (May 2023): eadg3032, https://doi.org/10.1126/sciadv.adg3032.

93. Ludvig Sollid, "Epstein-Barr virus as a driver of multiple sclerosis," *Science Immunology* 7, no. 70 (April 2022): eabo7799, https://doi.org/10.1126/sciimmunol.abo7799.

94. Assaf Gottlieb et al., "Expanded T lymphocytes in the cerebro-spinal fluid of multiple sclerosis patients are specific for Epstein-Barr-virus-in-fected B cells," *Proceedings of the National Academy of Sciences of the USA* 121, no. 3 (January 2024): e2315857121, https://doi.org/10.1073/pnas.2315857121.

95. Petra Kukanja et al., "Cellular architecture of evolving neuroinflam-matory lesions and multiple sclerosis pathology," *Cell* 187, no. 8 (April 2024): 1990–2009 e19, https:// doi.org/10.1016/j.cell.2024.02.030.

96. "Top 10 medications used to treat multiple sclerosis," De-finitive Healthcare, February 28, 2024, https://www.definitivehc.com/resources/ healthcare-insights/top-medications-multiple-sclerosis.

97. Felix Fischbach et al., "CD19-targeted chimeric antigen receptor T cell therapy in

two patients with multiple sclerosis," *Med* 5, no. 6 (June 2024): 550–58.e2, https://doi.org/10.1016/j.medj.2024.03.002.

98. Marius Mader et al., "Myeloid cell replacement is neuroprotective in chronic experimental autoimmune encephalomyelitis," *Nature Neuroscience* (May 2024): 901–12, https://doi.org/10.1038/s41593-024-01609-3.

99. Karine Thai et al., "CNS therapeutics: Immune cells break the bar-riers," *Science Translational Medicine* 15, no. 721 (November 2023): eadh1150, https://doi.org/10.1126/scitranslmed.adh1150.

100. Jorge Correale et al., "The role of the gut micro-biota in multiple sclerosis," *Nature Reviews Neurology* 18, no. 9 (September 2022): 544–58, https://doi.org/10.1038/s41582-022-00697-8.

101. Alex Steimle et al., "Gut microbial factors predict disease severity in a mouse model of multiple sclerosis," *Nature Microbiology* (July 2024), https://doi.org/10.1038/s41564-024-01761-3.

102. Christina Krienke et al., "A noninflammatory mRNA vaccine for treatment of experimental autoimmune encephalomyelitis," *Science* 371, no. 6525 (January 2021): 145–53, https://doi.org/10.1126/science.aay3638.

103. Chih-Jen Wei et al., "A bivalent Epstein-Barr virus vaccine induces neutralizing antibodies that block infection and confer immunity in humanized mice," *Science Translational Medicine* 14, no. 643 (May 2022): eabf3685, https:// doi.org/10.1126/scitranslmed.abf3685.

104. Vijayendra Dasari et al., "Lymph node targeted multi-epi-tope subunit vaccine promotes effective immunity to EBV in HLA-expressing mice," *Nature Communications* 14, no. 1 (August 2023): 4371, https://doi.org/10.1038/s41467-023-39770-1.

105. "A study of an Epstein-Barr virus (EBV) candidate vaccine, mRNA-1189, in 12- to 30-year-old healthy adolescents and adults," National Li-brary of Medicine, NIH, accessed May 8, 2023, https://clinicaltrials.gov/study/ NCT05164094.

106. "Safety and immunogenicity of an Epstein-Barr virus (EBV) gp350-ferritin nanoparticle vaccine in healthy adults with or without EBV infection," National Library of Medicine, NIH, accessed May 8, 2024, https://clinicaltrials.gov/study/NCT04645147#-study-overview.

107. Sudarshini Ramanathan et al., "Origins and immuno-pathogenesis of autoimmune central nervous system disorders," *Nature Reviews Neurology* 19, no. 3 (March 2023): 172–90, https://doi.org/10.1038/s41582-023-00776-4.

108. Farren Briggs, "Unraveling susceptibility to multiple scle-rosis," *Science* 365, no. 6460 (September 2019): 1383–84, https://doi.org/10.1126/ science.aay1439.

109. Pavel Loginovic et al., "Applying a genetic risk score model to enhance prediction of future multiple sclerosis diagnosis at first presentation with optic neuritis," *Nature*

Communications 15, no. 1 (February 2024): 1415, https:// doi.org/10.1038/s41467-024-44917-9.

110. Cameron Adams et al., "Evidence supports a causal association between allele-specific vitamin D receptor binding and multiple sclerosis among Europeans," *Proceedings of the National Academy of Sciences of the USA* 121, no. 8 (February 2024): e2302259121, https://doi.org/10.1073/pnas.2302259121.

111. Hannes Vietzen et al., "Ineffective control of Epstein-Barr-virus-induced autoimmunity increases the risk for multiple sclerosis," *Cell* 186, no. 26 (December 2023): 5705–18 e13, https://doi.org/10.1016/j.cell.2023.11.015.

112. Colin Zamecnik et al., "An autoantibody signature pre-dictive for multiple sclerosis," *Nature Medicine* 30, no. 5 (May 2024): 1300–1308, https://doi.org/10.1038/s41591-024-02938-3.

113. Edward De Brouwer et al., "Machine-learning-based predic-tion of disability progression in multiple sclerosis: An observational, interna-tional, multi-center study," *PLOS Digital Health* 3, no. 7 (July 2024): e0533, https://doi.org/10.1371/journal.pdig.0533.

114. Dawid Zyla et al., "A neutralizing antibody prevents post-fusion transition of measles virus fusion protein," *Science* 384, no. 6703 (2024): eadm8693, https://doi.org/doi:10.1126/science.adm8693.

115. Madelynn Whittaker et al., "An epigenetic editor to silence genes," *Science* 384, no. 6703 (2024): 1407–8, https://doi.org/doi:10.1126/science.adq3334.

116. Edwin Neumann et al., "Brainwide silencing of prion protein by AAV-mediated delivery of an engineered compact epigenetic editor," *Science* 384, no. 6703 (2024): ado7082, https://doi.org/doi:10.1126/science.ado7082.

117. Antimicrobial Resistance Collaborators, "Global burden of bacterial antimicrobial resistance in 2019: A systematic analysis," *Lancet* 399, no. 10325 (February 2022): 629–55, https://doi.org/10.1016/S0140-6736(21)02724-0.

118. Iruka Okeke et al., "The scope of the antimicrobial resistance challenge," *Lancet* 403, no. 10442 (June 2024): 2426–38, https://doi.org/10.1016/ s0140-6736(24)00876-6.

119. Elizabeth Darby et al., "Molecular mechanisms of an-tibiotic resistance revisited," *Nature Reviews Microbiology* 21, no. 5 (May 2023): 280–95, https://doi.org/10.1038/ s41579-022-00820-y.

120. Elizabeth Darby et al., "Molecular mechanisms of antibiotic resistance revisited," *Nature Reviews Microbiology* 21, no. 5 (May 2023): 280–95, https://doi.org/10.1038/ s41579-022-00820-y.

121. Carissa Wong, "Antibiotic resistance is a growing threat—is climate change making it worse?," *Nature* (January 2024), https://doi.org/10.1038/d41586-023-04077-0.

122. Ruilong Li et al., "Viral metagenome reveals microbial hosts and the associated anti-

biotic resistome on microplastics," *Nature Water* 2, no. 6 (June 2024): 553–65, https://doi.org/10.1038/s44221-024-00249-y.

123. Benjamin Plackett, "Why big pharma has abandoned antibiotics," *Nature News*, October 21, 2020, https://www.nature.com/articles/ d41586-020-02884-3.

124. "Antimicrobial resistance: An agenda for all," *Lancet* 403, no. 10442 (June 2024): 2349, https://doi.org/10.1016/s0140-6736(24)01076-6.

125. Benjamin Plackett, "Why big pharma has abandoned antibi-otics," *Nature News*, October 21, 2020, https://www.nature.com/articles/d41586-020-02884-3.

126. "New report calls for urgent action to avert anti-microbial resistance crisis," World Health Organization, April 29, 2019, https:// www.who.int/news/item/29-04-2019-new-report-calls-for-urgent-action-to-avert-antimicrobial-resistance-crisis.

127. Jonathan Stokes et al., "A deep learning approach to antibiotic discovery," *Cell* 180, no. 4 (February 2020): 688–702 e13, https://doi.org/10.1016/j.cell.2020.01.021.

128. ASM Zisanur Rahman et al., "A machine learn-ing model trained on a high-through-put antibacterial screen increases the hit rate of drug discovery," *PLOS Computational Biology* 18, no. 10 (October 2022): e1010613, https://doi.org/10.1371/journal.pcbi.1010613.

129. Felix Wong et al., "Discovery of a structural class of anti-biotics with explainable deep learning," *Nature* 626, no. 7997 (February 2024): 177–85, https://doi.org/10.1038/s41586-023-06887-8.

130. Kyle Swanson et al., "Generative AI for designing and validating easily synthesizable and structurally novel antibiotics," *Nature Ma-chine Intelligence* 6 (March 2024): 338–53, https://doi.org/https://doi.org/10.1038/s42256-024-00809-7.

131. Fangping Wan et al., "Deep-learning-enabled an-tibiotic discovery through molecular de-extinction," *Nature Biomedical Engineer-ing* 8, no. 7 (July 2024): 854–71, https://doi.org/10.1038/s41551-024-01201-x.

132. CD Santos-Júnior et al., "Discovery of antimicrobial peptides in the global micro-biome with machine learning," *Cell* 187, no. 14 (July 2024): 3761–78.e16, https://doi.org/10.1016/j.cell.2024.05.013.

133. Mariana Noto Guillen et al., "Antibacterial activity of non-antibiotics is orthogo-nal to standard antibiotics," *Science* 384, no. 6691 (2024): 93–100, https://doi.org/doi:10.1126/science.adk7368.

134. Alex Eccleston, "Non-antibiotic drug network reveals new leads for antibiotics," *Nature Reviews Drug Discovery* 23, no. 5 (May 2024): 339, https:// doi.org/10.1038/d41573-024-62-y.

135. Justin Randall et al., "Deep mutational scanning and ma-chine learning for the analysis of antimicrobial-peptide features driving mem-brane selectivity," *Nature Biomedical Engineering* 8, no. 7 (July 2024): 842–53, https://doi.org/10.1038/s41551-024-

01243-1.

136. Kelvin Wu et al., "An antibiotic preorganized for ribosomal binding overcomes antimicrobial resistance," *Science* 383, no. 6684 (February 2024): 721–26, https://doi.org/10.1126/science.adk8013.

137. Zibin Tan et al., "A comprehensive synthetic library of poly-n-acetyl glucosamines enabled vaccine against lethal challenges of staphylo-coccus aureus," *Nature Communications* 15, no. 1 (April 2024): 3420, https://doi.org/10.1038/s41467-024-47457-4.

138. Kristen Muñoz et al., "A gram-negative-selective antibiotic that spares the gut microbiome," *Nature* 630, no. 8016 (June 2024): 429–36, https://doi.org/10.1038/s41586-024-07502-0.

139. Franklin Nobrega et al., "Targeting mechanisms of tailed bacteriophages," *Nature Reviews Microbiology* 16, no. 12 (December 2018): 760–73, https://doi.org/10.1038/s41579-018-0070-8.

140. Carola Venturini et al., "Biological foundations of successful bac-teriophage therapy," *EMBO Molecular Medicine* 14, no. 7 (July 2022): e12435, https://doi.org/10.15252/emmm.202012435.

141. Denise Kviatcovsky et al., "Phage therapy in noncommunicable diseases," *Science* 382, no. 6668 (October 2023): 266–67, https://doi.org/10.1126/science.adh2718.

142. Hannah Hampton et al., "The arms race between bacteria and their phage foes," *Nature* 577, no. 7790 (January 2020): 327–36, https://doi.org/10.1038/s41586-019-1894-8.

143. Yi Duan et al., "Bacteriophages and their potential for treatment of gastrointestinal diseases," *Nature Reviews Gastroenterology & Hepatology* 19, no. 2 (February 2022): 135–44, https://doi.org/10.1038/s41575-021-00536-z.

144. Graham Hatfull et al., "Bacteriophages and their genomes," *Current Opinion in Virology* 1, no. 4 (October 2011): 298–303, https://doi.org/10.1016/j.coviro.2011.06.009.

145. Aleksandra Petrovic Fabijan et al., "Translating phage therapy into the clinic: Recent accomplishments but continuing challenges," *PLoS Biology* 21, no. 5 (May 2023): e3002119, https://doi.org/10.1371/journal.pbio.3002119.

146. Steffanie Strathdee et al., "Phage therapy: From bio-logical mechanisms to future directions," *Cell* 186, no. 1 (January 2023): 17–31, https://doi.org/10.1016/j.cell.2022.11.017.

147. Aleksandra Petrovic Fabijan et al., "Translating phage therapy into the clinic: Recent accomplishments but continuing challenges," *PLoS Biology* 21, no. 5 (May 2023): e3002119, https://doi.org/10.1371/journal.pbio.3002119.

148. Deborah Balthazar, "Phage therapy: Researchers sharpen another arrow in the quiver against antibiotic resistance," *STAT News*, February 20, 2024, https://www.statnews.com/2024/02/20/phage-therapy-re-search-antibiotic-resistance/.

149. "Center for innovative phage ap-plications and therapeutics," UCSD School of Medicine, accessed July 1, 2024, https://sites.medschool.ucsd.edu/som/medicine/divisions/

idgph/research/cen-ter-innovative-phage-applications-and-therapeutics/pages/default.aspx.

150.   Jean-Paul Pirnay et al., "Personalized bacteriophage therapy outcomes for 100 con-secutive cases: A multicentre, multinational, retro-spective observational study," *Nature Microbiology* 9, no. 6 (June 2024): 1434–53, https://doi.org/10.1038/s41564-024-01705-x.

151.   Steffanie Strathdee et al., "Phage therapy: From biological mecha-nisms to future di-rections," *Cell* 186, no. 1 (January 2023): 17–31, https://doi.org/10.1016/j.cell.2022.11.017.

152.   Alice Bertocchi et al., "A viral cocktail calms gut inflamma-tion," *Nature* 612, no. 7939 (December 2022): 220–21, https://doi.org/10.1038/ d41586-022-03703-7.

153.   Denise Kviatcovsky et al., "Phage therapy in noncommu-nicable diseases," *Science* 382, no. 6668 (October 2023): 266–67, https://doi.org/10.1126/science.adh2718.

154.   Alice Bertocchi et al., "A viral cocktail calms gut inflam-mation," *Nature* 612, no. 7939 (December 2022): 220–21, https://doi.org/10.1038/d41586-022-03703-7.

155.   Yi Duan et al., "Bacteriophages and their potential for treatment of gastrointestinal diseases," *Nature Reviews Gastroenterology & Hepatology* 19, no. 2 (February 2022): 135–44, https://doi.org/10.1038/s41575-021-00536-z.

156.   Melis Colakoglu et al., "Bacteriophage prevents alcoholic liver disease," *Cell* 180, no. 2 (January 2020): 218–20, https://doi.org/10.1016/j.cell.2019.12.034.

157.   Andreas Brödel et al., "*In situ* targeted base editing of bacteria in the mouse gut," *Nature* (July 2024), https://doi.org/10.1038/s41586-024-07681-w.

158.   Sachin Kheterpal et al., "Digitising the prediction and management of sepsis," *Lancet* 399, no. 10334 (April 2022): 1459, https://doi.org/10.1016/S0140-6736(22)00658-4.

159.   Bridget Balch, "Sepsis is the third leading cause of death in U.S. Hospitals. But quick action can save lives," AAMC, October 10, 2023, https:// www.aamc.org/news/sepsis-third-leading-cause-death-us-hospitals-quick-ac-tion-can-save-lives#:~:-text=That%20immune%20response%2C%20known%20 as,Control%20and%20Prevention%20(CDC).

160.   Andrew Wong et al., "External validation of a widely im-plemented proprietary sepsis prediction model in hospitalized patients," *JAMA Internal Medicine* 181, no. 8 (August 2021): 1065–70, https://doi.org/10.1001/ja-mainternmed.2021.2626.

161.   Casey Ross, "AI gone astray: How subtle shifts in patient data send popular algo-rithms reeling, undermining patient safety," *STAT News*, February 28, 2022, https:// www.statnews.com/2022/02/28/sepsis-hospital-algo-rithms-data-shift/.

162.   Samuel Finlayson et al., "The clinician and dataset shift in artificial intelligence," *New England Journal of Medicine* 385, no. 3 (July 2021): 283–86, https://doi.org/10.1056/ NEJMc2104626.

163.   Michael Moor et al., "Predicting sepsis using deep learn-ing across international

sites: A retrospective development and validation study," *EClinicalMedicine* 62 (August 2023): 102124, https://doi.org/10.1016/j.eclinm.2023.102124.

164. Katharine Henry et al., "Factors driving provider adoption of the TREWS machine learning-based early warning system and its effects on sepsis treatment timing," *Nature Medicine* 28, no. 7 (July 2022): 1447–54, https://doi.org/10.1038/s41591-022-01895-z.

165. Katharine Henry et al., "Human–machine teaming is key to AI adoption: Clinicians' experiences with a deployed machine learning system," *NPJ Digital Medicine* 5, no. 1 (July 2022): 97, https://doi.org/10.1038/ s41746-022-00597-7.

166. Roy Adams et al., "Prospective, multi-site study of patient out-comes after implementation of the TREWS machine learning-based early warning system for sepsis," *Nature Medicine* 28, no. 7 (July 2022): 1455–60, https://doi.org/10.1038/s41591-022-01894-0.

167. Jethro Kwong et al., "Integrating artificial intelligence into healthcare systems: More than just the algorithm," *NPJ Digital Medicine* 7, no. 1 (March 2024): 52, https://doi.org/10.1038/s41746-024-01066-z.

168. Daniel Gilbert et al., "In a first, FDA authorizes AI-driven test to predict sepsis in hospitals," *Washington Post*, April 3, 2024, https://www.washing-tonpost.com/business/2024/04/03/fda-artificial-intelligence-sepsis/.

169. Timothy Wiemken et al., "Assisting the infection pre-ventionist: Use of artificial intelligence for health care-associated infection sur-veillance," *American Journal of Infection Control* 52, no. 6 (June 2024): 625–29, https://doi.org/10.1016/ j.ajic.2024.02.007.

170. Haobo Bai et al., "Bone morphogenetic protein 9 is a candidate prognostic biomarker and host-directed therapy target for sepsis," *Science Trans-lational Medicine* 16, no. 732 (January 2024): eadi3275, https://doi.org/10.1126/ scitranslmed.adi3275.

171. Eddie Cano-Gamez et al., "An immune dysfunction score for stratification of patients with acute infection based on whole-blood gene expres-sion," *Science Translational Medicine* 14, no. 669 (November 2022): eabq4433, https://doi.org/10.1126/scitranslmed.abq4433.

172. Katrina Kalantar et al., "Integrated host-microbe plasma metagenomics for sepsis diagnosis in a prospective cohort of critically ill adults," *Nature Microbi-ology* 7, no. 11 (November 2022): 1805–16, https://doi.org/10.1038/s41564-022-01237-2.

173. Sharon Peacock, "Health care: Bring micro-bial sequencing to hospitals," *Nature* 509, no. 7502 (May 2014): 557–59, https:// doi.org/10.1038/509557a.

174. Charles Chiu et al., "Clinical metagenomics," *Nature Reviews Ge-netics* 20, no. 6 (June 2019): 341–55, https://doi.org/10.1038/s41576-019-0113-7.

175. Sara Simmonds et al., "CZ ID: A cloud-based, no-code platform enabling ad-

vanced long read metagenomic analysis," *bioRxiv* (2024), https://doi.org/https://doi.org/10.1101/2024.02.29.579666.

176. Michael Wilson et al., "Actionable diagnosis of neuroleptospi-rosis by next-genera-tion sequencing," *New England Journal of Medicine* 370, no. 25 (June 2014): 2408–17, https://doi.org/10.1056/NEJMoa1401268.

177. Ron Winslow, "Even a brain-eating amoeba can't hide from this cutting-edge diag-nosis tech," *Wall Street Journal*, February 8, 2023, https://www.wsj.com/articles/even-brain-eating-amoebas-cant-hide-from-this-cutting-edge-dna-tech-11675874957.

178. Eric Topol, "A culture of [blood] cultures," Substack, De-cember 17, 2022, https://eric-topol.substack.com/p/a-culture-of-blood-cultures.

179. Simon H Ye et al., "Benchmarking metagenomics tools for taxonomic classification," *Cell* 178, no. 4 (August 2019): 779–94, https://doi.org/10.1016/j.cell.2019.07.010.

180. Marta Gwinn et al., "Next-generation sequencing of infec-tious pathogens," *JAMA* 321, no. 9 (March 2019): 893–94, https://doi.org/10.1001/jama.2018.21669.

181. Wei Gu et al., "Rapid patho-gen detection by metagenomic next-generation se-quencing of infected body flu-ids," *Nature Medicine* 27, no. 1 (January 2021): 115–24, https://doi.org/10.1038/ s41591-020-1105-z.

182. Themoula Charalampous et al., "Evaluating the potential for respiratory metage-nomics to improve treatment of secondary infection and detection of nosocomial transmission on expanded COVID-19 intensive care units," *Genome Medicine* 13, no. 1 (November 2021): 182, https://doi.org/10.1186/s13073-021-00991-y.

183. Yuhua Zhou et al., "Comparison of pathogen detection consis-tency between metag-enomic next-generation sequencing and blood culture in patients with suspected bloodstream infection," *Scientific Reports* 13, no. 1 (June 2023): 9460, https://doi.org/10.1038/s41598-023-36681-5.

184. Laure Surgers et al., "Metagenomics for diagnosis of complex infec-tions: A pro-spective multicenter study," *Lancet*, February 27, 2024, https://papers. ssrn.com/sol3/papers.cfm?abstract_id=4736596.

185. Tae Hyun Kim et al., "Blood culture-free ultra-rapid antimicrobial susceptibility test-ing," *Nature* (July 2024), https://doi.org/10.1038/s41586-024-07725-1.

186. Aaron O'Neill, "Life expectancy (from birth) in the United States, from 1860 to 2020*," Statistica, February 2, 2024, https://www.statista.com/statistics/1040079/life-expec-tancy-united-states-all-time/.

11 정신건강의 재정의

1. Xue-Yan He et al., "Chronic stress increases metastasis via neutro-phil-mediated changes to the microenvironment," *Cancer Cell* 42, no. 3 (March 2024): 474–86 e12,

https://doi.org/10.1016/j.ccell.2024.01.013.

2.   Shirui Dai et al., "Chronic stress promotes cancer develop-ment," *Frontiers in Oncology* 10 (August 2020): 1492, https://doi.org/10.3389/ fonc.2020.01492.

3.   Chao-Jie Ye et al., "Mendelian randomiza-tion evidence for the causal effect of mental well-being on healthy aging," *Nature Human Behaviour* (June 2024), https://doi.org/10.1038/s41562-024-01905-9.

4.   M. Reinert et al., "The state of mental health in America 2023," Mental Health America (Alexandria, VA, October, 2022), 1–38, https:// mhanational.org/sites/default/files/2023-State-of-Mental-Health-in-America-Report.pdf.

5.   Yunhe Wang et al., "Long-term risk of psychiatric disorder and psycho-tropic prescription after SARS-CoV-2 infection among UK general population," *Nature Human Behaviour* 8 (March 2024), https://doi.org/10.1038/s41562-024-01853-4.

6.   Mark Olfson et al., "Trends in psychological distress and outpatient mental health care of adults during the Covid-19 era," *Annals of Internal Medicine* 177, no. 3 (March 2024): 353–62, https://doi.org/10.7326/M23-2824.

7.   Clare Ansberry, "U.S. no longer ranks among world's 20 happiest countries," *Wall Street Journal*, March 19, 2024, https://www. wsj.com/health/wellness/world-happiness-report-americans-top-20-0f59cf98.

8.   Gregory Bratman et al., "Nature and human well-being: The olfactory pathway," *Science Advances* 10, no. 20 (2024): eadn3028, https://doi.org/doi:10.1126/sciadv.adn3028.

9.   Mathew White et al., "Spending at least 120 minutes a week in nature is associated with good health and wellbeing," *Scientific Reports* 9, no. 1 (June 2019): 7730, https://doi.org/10.1038/s41598-019-44097-3.

10.   Jianing Wang et al., "Long-term exposure to residential greenness and decreased risk of depression and anxiety," *Nature Mental Health* 2 (March 2024): 525–34, https://doi.org/10.1038/s44220-024-00227-z.

11.   Heike Tost et al., "Neural correlates of individual differences in affective benefit of real-life urban green space exposure," *Nature Neuroscience* 22, no. 9 (September 2019): 1389–93, https://doi.org/10.1038/s41593-019-0451-y.

12.   Caoimhe Twohig-Bennett et al., "The health benefits of the great outdoors: A systematic review and meta-analysis of greenspace expo-sure and health outcomes," *Environmental Research* 166 (October 2018): 628–37, https://doi.org/10.1016/j.envres.2018.06.030.

13.   Matthew Browning et al., "Quantifying nature: Introducing NatureScore(tm) and NatureDose(tm) as health analysis and promotion tools," *American Journal of Health Promotion* 38, no. 1 (January 2024): 126–34, https:// doi.org/10.1177/08901171231210806b.

14.   Harry Stevens, "Mapping America's access to nature, neigh-borhood by neigh-

borhood," *Washington Post*, April 10, 2024, https://www. washingtonpost.com/ climate-environment/interactive/2024/nature-health-maps-neighborhood-city/.

15. Omar Makram et al., "Nature and mental health in urban Texas: A Nature-Score-based study," *International Journal of Environmental Re-search and Public Health* 21, no. 2 (February 2024): 168, https://doi.org/10.3390/ ijerph21020168.

16. Marcia Jimenez et al., "Residential green space and cogni-tive function in a large cohort of middle-aged women," *JAMA Network Open* 5, no. 4 (April 2022): e229306, https://doi.org/10.1001/jamanetworkopen.2022.9306.

17. Yuting Xie et al., "Credibility of the evidence on green space and human health: An overview of meta-analyses using evidence grading ap-proaches," *EBioMedicine* 106 (August 2024): 105261, https://doi.org/10.1016/j.ebiom.2024.105261.

18. Thomas Cheever et al., "NIH/Kennedy Center workshop on music and the brain: Finding harmony," *Neuron* 97, no. 6 (March 2018): 1214–18, https://doi.org/10.1016/ j.neuron.2018.02.004.

19. "Music as medicine: The science and clinical practice," Na-tional Center for Complementary and Integrative Health, NIH, December 14–15, 2023, https://www.nccih.nih. gov/news/events/music-as-medicine-the-science-and-clinical-practice.

20. H. Holden Thorp, "Music and the mind," *Science* 383, no. 1271, https://doi.org/10.1126/ science.adp2969.

21. H. Holden Thorp, "Music and the mind," *Science* 383, no. 6689 (March 2024): 1271, https://doi.org/10.1126/science. adp2969.

22. Wen Grace Chen et al., "Music and brain circuitry: Strat-egies for strengthening evidence-based research for music-based interventions," *Journal of Neuroscience* 42, no. 45 (November 2022): 8498–507, https://doi.org/10.1523/JNEUROSCI.1135-22.2022.

23. Tatsuya Daikoku et al., "Bodily maps of uncertainty and surprise in musical chord progression and the underlying emotional response," *iScience* 27, no. 4 (April 2024): 109498, https://doi.org/10.1016/j.isci.2024.109498.

24. Nicholas Meyer et al., "The sleep–circadian interface: A window into mental disorders," *Proceedings of the National Academy of Sciences* 121, no. 9 (2024): e2214756121, https://doi.org/doi:10.1073/pnas.2214756121.

25. Nicholas Meyer et al., "The sleep–circadian interface: A window into mental disor-ders," *Proceedings of the National Academy of Sciences of the USA* 121, no. 9 (Februa-ry 2024): e2214756121, https://doi.org/10.1073/ pnas.2214756121.

26. Yun Min Song et al., "Causal dynamics of sleep, cir-cadian rhythm, and mood symp-toms in patients with major depression and bipo-lar disorder: Insights from lon-gitudinal wearable device data," *EBioMedicine* 103 (April 2024): 105094, https://doi. org/10.1016/j.ebiom.2024.105094.

27. Rebecca Robbins et al., "Examining sleep deficiency and dis-turbance and their

risk for incident dementia and all-cause mortality in older adults across 5 years in the United States," *Aging (Albany, NY)* 13, no. 3 (February 2021): 3254–68, https://doi.org/10.18632/aging.202591.

28. Nicholas Meyer et al., "The sleep-circadian interface: A win-dow into mental disorders," *Proceedings of the National Academy of Sciences* 121, no. 9 (2024): e2214756121, https://doi.org/doi:10.1073/pnas.2214756121.

29. Michael Wainberg et al., "Association of accelerometer-derived sleep measures with lifetime psychiatric diagnoses: A cross-sectional study of 89,205 participants from the UK Biobank," *PLOS Medicine* 18, no. 10 (October 2021): e1003782, https://doi.org/10.1371/journal.pmed.1003782.

30. Stuti Jaiswal et al., "Using new technologies and wearables for characterizing sleep in population-based studies," *Current Sleep Medicine Reports* 10 (January 2024): 82–92, https://doi.org /https: / /doi.org /10.1007 /s40675-023-00272-7.

31. Colin Espie et al., "Effect of digital cognitive behavioral ther-apy for insomnia on health, psychological well-being, and sleep-related quality of life: A randomized clinical trial," *JAMA Psychiatry* 76, no. 1 (January 2019): 21–30, https://doi.org/10.1001/jamapsychiatry.2018.2745.

32. Sugai Liang et al., "Digital cognitive behavior therapy for insomnia improving sleep quality: A real-world study," *BMC Psychiatry* 22, no. 1 (December 2022): 768, https://doi.org/10.1186/s12888-022-04411-2.

33. "Digital cognitive behavioral therapy for in-somnia: Platforms and characteristics," American Academy of Sleep Medicine, accessed July 2, 2024, https://aasm.org/digi-tal-cognitive-behavioral-therapy-for-insomnia-platforms-and-characteristics/.

34. "Nox health closes acquisition of somryst, the only FDA-cleared digital insomnia treatment," Nox Medical, accessed June 26, 2024, https://nox-medical.com/about/news-press/article/nox-health-closes-acquisition-of-som-ryst-the-only-fda-cleared-digital-insomnia-treatment-from-pear-therapeutics/.

35. Michael Noetel et al., "Effect of exercise for depression: Systematic review and net-work meta-analysis of randomised controlled trials," *British Medical Journal* 384 (February 2024): e075847, https://doi.org/10.1136/ bmj-2023-075847.

36. Andreas Heissel et al., "Exercise as medicine for depres-sive symptoms? A system-atic review and meta-analysis with meta-regression," *British Journal of Sports Medi-cine* 57, no. 16 (August 2023): 1049–57, https://doi. org/10.1136/bjsports-2022-106282.

37. Hadil Zureigat et al., "Effect of stress-related neural pathways on the cardiovascular benefit of physical activity," *Journal of the Ameri-can College of Cardiology* 83, no. 16 (April 2024): 1543–53, https://doi.org/10.1016/j.jacc.2024.02.029.

38. Anastasia Benedyk et al., "Real-life behavioral and neural circuit markers of physical activity as a compensatory mechanism for so-cial isolation," *Nature Mental Health* 2

(February 2024): 337–42, https://doi.org/10.1038/s44220-024-00204-6.

39. Mary Birken et al., "Exploring the experiences of loneli-ness in adults with mental health problems: A participatory qualitative interview study," *PLoS One* 18, no. 3 (March 2023): e0280946, https://doi.org/10.1371/jour-nal.pone.0280946.

40. "Loneliness and social isolation linked to serious health condi-tions," Centers for Disease Control and Prevention, April 29, 2021, https://www.cdc.gov/aging/publications/features/lonely-older-adults.html.

41. KDM Snell, "The rise of living alone and loneliness in history," *Social History* 42, no. 1 (January 2017): 2–28, https://doi.org/10.1080/03071022.2017.1256093.

42. Vivek Murthy, *Together: The Healing Power of Human Connection in a Sometimes Lonely World* (New York: HarperAudio, 2020), audiobook.

43. Jingxuan Zhao et al., "Loneliness and mortality risk among cancer survivors in the United States: A retrospective, longitudinal study," *Jour-nal of the National Comprehensive Cancer Networ* 22, no. 4 (April 2024): 244–48, https://doi.org/10.6004/jnccn.2023.7114.

44. "Loneliness and social isolation linked to serious health condi-tions," Centers for Disease Control and Prevention, April 29, 2021, https://www.cdc.gov/aging/publications/features/lonely-older-adults.html.

45. Lifeng Li, "Loneliness, social isolation with the risk of lung cancer among middle and old population: A prospective cohort and Mendelian random-ization analysi," *Preprints with The Lancet* (July 2024).

46. Julian Packheiser et al., "A systematic review and multivariate meta-analysis of the physical and mental health benefits of touch interventions," *Nature Human Behavior* (April 2024), https://doi.org/10.1038/s41562-024-01841-8.

47. John Kelly et al., "Transferring the blues: Depression-asso-ciated gut microbiota induces neurobehavioural changes in the rat," *Journal of Psychiatric Research* 82 (November 2016): 109–18, https://doi.org/10.1016/j.jpsychires.2016.07.019.

48. Omar Mossad et al., "Microbiota-dependent increase in delta-valerobetaine alters neuronal function and is responsible for age-related cogni-tive decline," *Nature Aging* 1, no. 12 (December 2021): 1127–36, https://doi.org/10.1038/s43587-021-00141-4.

49. Aimee Parker et al., "Fecal microbiota transfer between young and aged mice revers-es hallmarks of the aging gut, eye, and brain," *Microbiome* 10, no. 1 (April 2022): 68, https://doi.org/10.1186/s40168-022-01243-w.

50. Kirsten Berding et al., "Feed your microbes to deal with stress: A psychobiotic diet impacts microbial stability and perceived stress in a healthy adult population," *Molecular Psychiatry* 28, no. 2 (February 2023): 601–10, https://doi.org/10.1038/s41380-022-01817-y.

51. Hao Chang et al., "Stress-sensitive neural circuits change the gut microbiome via

duodenal glands," *Cell* (August 2024), https://doi.org/10.1016/j.cell.2024.07.019.

52. Joseph Firth et al., "Food and mood: How do diet and nutrition affect mental wellbe-ing?," *British Medical Journal* 369 (June 2020): m2382, https:// doi.org/10.1136/bmj.m2382.

53. Camille Lassale et al., "Healthy dietary indices and risk of de-pressive outcomes: A systematic review and meta-analysis of observational stud-ies," *Molecular Psychia-try* 24, no. 7 (July 2019): 965–86, https://doi.org/10.1038/ s41380-018-0237-8.

54. Asma Salari-Moghaddam et al., "Glycemic index, glycemic load, and depression: A systematic review and meta-analysis," *Euro-pean Journal of Clinical Nutrition* 73, no. 3 (March 2019): 356–65, https://doi.org /10.1038/s41430-018-0258-z.

55. Isabel Iguacel et al., "Vegetarianism and veganism compared with mental health and cognitive outcomes: A systematic review and meta-analysis," *Nutrition Reviews* 79, no. 4 (March 2021): 361–81, https://doi.org/10.1093/nutrit/nuaa030.

56. Mary Butler et al., "Man and the microbiome: A new theory of every-thing?," *Annual Review of Clinical Psychology* 15 (May 2019): 371–98, https://doi. org/10.1146/an-nurev-clinpsy-050718-095432.

57. Eric An et al., "Stress-resilience impacts psycho-logical wellbeing as evidenced by brain–gut microbiome interactions," *Nature Mental Health* 2, no. 8 (August 2024): 935–50, https://doi.org/10.1038/s4422024-00266-6.

58. Sara Poletti et al., "Inflammatory mediators in major depres-sion and bipolar dis-order," *Translational Psychiatry* 14, no. 1 (June 2024): 247, https://doi.org/10.1038/ s41398-024-02921-z.

59. Helen Pearson, "The rise of eco-anxiety: Scientists wake up to the mental-health toll of climate change," *Nature* 628, no. 8007 (April 2024): 256–58, https://doi.org/10.1038/ d41586-024-00998-6.

60. Lonneke van Tuijl et al., "Depression, anxiety, and the risk of cancer: An individual participant data meta-analysis," *Cancer* 129, no. 20 (Oc-tober 2023): 3287–99, https:// doi.org/10.1002/cncr.34853.

61. YongRong Lei et al., "Investigating the crosstalk between chronic stress and immune cells: Implications for enhanced cancer therapy," *Fron-tiers in Neuroscience* 17 (No-vember 2023): 1321176, https://doi.org/10.3389/ fnins.2023.1321176.

62. Huda Akil et al., "The neurobiology of stress: Vulnerability, resil-ience, and major depression," *Proceedings of the National Academy of Sciences of the USA* 120, no. 49 (December 2023): e2312662120, https://doi.org/10.1073/ pnas.2312662120.

63. Charilaos Chourpiliadis et al., "Metabolic profile and long-term risk of depression, anxiety, and stress-related disorders," *JAMA Network Open* 7, no. 4 (April 2024): e244525, https://doi.org/10.1001/jamanet-workopen.2024.4525.

64. Szymon Fedor et al., "Wearable technology in clinical practice for depressive disor-

der," *New England Journal of Medicine* 389, no. 26 (December 2023): 2457–66, https://doi.org/10.1056/NEJMra2215898.

65. Annabel Walsh et al., "A collaborative realist review of remote measurement technologies for depression in young people," *Na-ture Human Behaviour* 8, no. 3 (March 2024): 480–92, https://doi.org/10.1038/ s41562-023-01793-5.

66. Subigya Nepal et al., "Moodcapture: Depression detection using in-the-wild smartphone images," *arXiv*, February 25, 2024, https://arxiv.org/abs/2402.16182.

67. Ingrid Williams, "Can AI-driven voice analysis help identify mental disorders?," *New York Times*, April 5, 2022, https://www. nytimes.com/2022/04/05/technology/ai-voice-analysis-mental-health.html?mc_ cid=1ab39c4971&mc_eid=481136448f.

68. Szymon Fedor et al., "Wearable technology in clinical practice for de-pressive disorder," *New England Journal of Medicine* 389, no. 26 (December 2023): 2457–66, https://doi.org/10.1056/NEJMra2215898.

69. John Torous et al., "Digital mental health's unstable dichotomy-wellness and health," *JAMA Psychiatry* (April 2024), https://doi.org/10.1001/jamapsychiatry.2024.0532.

70. Mohana Ravindranath, "How mindstrong's rush to roll out a 'smoke alarm' for mental illness led to its downfall," *STAT News*, February 28, 2023, https://www.statnews.com/2023/02/28/mindstrong-mental-health-technology-prediction/.

71. Simon Goldberg et al., "Mobile phone-based interventions for mental health: A systematic meta-review of 14 meta-analyses of randomized controlled trials," *PLOS Digital Health* 1, no. 1 (January 2022): e2, https:// doi.org/10.1371/journal.pdig.2.

72. Carmen Schaeuffele et al., "A systematic review and meta-anal-ysis of transdiagnostic cognitive behavioural therapies for emotional disorders," *Nature Human Behaviour* 8, no. 3 (March 2024): 493–509, https://doi.org/10.1038/s41562-023-01787-3.

73. Alessandro Sparacio et al., "Self-administered mind-fulness interventions reduce stress in a large, randomized controlled multi-site study," *Nature Human Behaviour* (June 2024), https://doi.org/10.1038/s41562-024-01907-7.

74. Carmen Schaeuffele et al., "A systematic review and meta-analysis of transdiagnostic cognitive behavioural therapies for emotional disorders," *Nature Human Behaviour* 8, no. 3 (March 2024): 493–509, https://doi. org/10.1038/s41562-023-01787-3.

75. Mario Aguilar, "Otsuka's digital treatment for depression cleared by FDA, as pharma tries to crack tricky market," *STAT News*, April 1, 2024, https://www.statnews.com/2024/04/01/otsuka-digital-therapy-depression-gains-fda-clearance/.

76. Federica Picariello et al., "A randomized controlled trial of a digital cognitive-behavioral therapy program (COMPASS) for managing depression and anxiety related to living with a long-term physical health con-dition," *Psychological Medicine* (February 2024): 1–14, https://doi.org/10.1017/ S0033291723003756.

77. V. White et al., "Online psychological interventions to reduce symptoms of depres-

sion, anxiety, and general distress in those with chronic health conditions: A systematic review and meta-analysis of randomized con-trolled trials," *Psychological Medicine* 52, no. 3 (February 2022): 548–73, https:// doi.org/10.1017/S0033291722251.

78. Isaac Moshe et al., "Digital interventions for the treatment of depression: A meta-analytic review," *Psychological Bulletin* 147, no. 8 (August 2021): 749–86, https://doi.org/10.1037/bul0334.

79. Daisy Singla, "Expanding the reach and scalability of peri-natal mental health interventions," *Nature Medicine* 30, no. 3 (March 2024): 638–39, https://doi.org/10.1038/s41591-024-02825-x.

80. Rachel Zimmerman, "How flotation therapy may help your mental health," *Washington Post*, April 4, 2024, https://www.washington-post.com/wellness/2024/04/04/flotation-therapy-anxiety-eating-disorders/.

81. Khai Tran et al., "Floatation therapy for mental health condi-tions," *Canadian Journal of Health Technologies* 1, no. 12 (December 2021): 1–30.

82. Khai Tran et al., "Floatation therapy for mental health conditions," *Canadian Journal of Health Technologies* 1, no. 12 (December 2021): 1–30.

83. Joshua Hyde et al., "Efficacy of neuro-stimulation across mental disorders: Systematic review and meta-analysis of 208 randomized controlled trials," *Molecular Psychiatry* 27, no. 6 (June 2022): 2709–19, https://doi.org/10.1038/s41380-022-01524-8.

84. Katherine Scangos et al., "New and emerging approaches to treat psychiatric disorders," *Nature Medicine* 29, no. 2 (February 2023): 317–33, https://doi.org/10.1038/s41591-022-02197-0.

85. Stephanie Armour et al., "Employers are offering a new worker benefit: Wellness chatbots," *Wall Street Journal*, December 27, 2023, https://www.wsj.com/tech/ai/employers-are-offering-a-new-worker-benefit-wellness-chatbots-cc298b20.

86. Jon LaPook, "Mental health chatbots powered by artifi-cial intelligence developed as a therapy support tool," April 7, 2024, https://www. cbsnews.com/news/mental-health-chatbots-powered-by-artificial-intelligence-providing-support-60-minutes-transcript/.

87. Barclay Bram, "My therapist, the robot," *New York Times*, September 27, 2022, https://www.nytimes.com/2022/09/27/ opinion/chatbot-therapy-mental-health.html.

88. Han Li et al., "Systematic review and meta-analysis of AI-based conversational agents for promoting mental health and well-being," *NPJ Digital Medicine* 6, no. 1 (December 2023): 236, https://doi.org/10.1038/s41746-023-00979-5.

89. Hyun-Kyoung Kim, "The effects of artificial intelligence chatbots on women's health: A systematic review and meta-analysis," *Health-care (Basel)* 12, no. 5 (February 2024): 534, https://doi.org/10.3390/health-care12050534.

90. Ben Singh et al., "Systematic review and meta-analysis of the effectiveness of chat-

bots on lifestyle behaviours," *NPJ Digital Medicine* 6, no. 1 (June 2023): 118, https://doi. org/10.1038/s41746-023-00856-1.

91. Johanna Habicht et al., "Closing the accessibility gap to mental health treatment with a personalized self-referral chatbot," *Nature Medicine* 30, no. 2 (February 2024): 595–602, https://doi.org/10.1038/s41591-023-02766-x.

92. Christina Caron, "How to find a mental health app that works for you," *New York Times*, April 13, 2022, https://www.nytimes.com/2022/04/13/well/ mind/mental-health-apps-therapy.html.

93. Lauren McCarthy, "A wellness chatbot is offline after its 'harmful' focus on weight loss," *New York Times*, June 8, 2023, https://www.nytimes.com/2023/06/08/us/ ai-chatbot-tessa-eating-disorders-association.html.

94. Julian De Freitas et al., "The health risks of generative AI-based wellness apps," *Nature Medicine* 30, no. 5 (May 2024): 1269–75, https://doi.org/10.1038/s41591-024-02943-6.

95. Emre Sezgin et al., "Behavioral health and generative AI: A perspective on future of therapies and patient care," *NPJ Mental Health Research* 3, no. 1 (June 2024): 25, https://doi.org/10.1038/s44184-024-67-w.

96. Julian De Freitas et al., "AI Wellness apps," *Nature Medicine* 30, no. 5 (May 2024): 1269–75, https://doi.org/10.1038/s41591-024-02943-6.

97. Jennifer Abbasi et al., "One day, AI could mean better mental health for all," *JAMA* 331, no. 20 (2024): 1691–94, https://doi.org/10.1001/jama.2023.27727.

98. Ashish Sharma et al., "Cognitive reframing of negative thoughts through human-language model interaction," *arXiv* (May 2023), https:// doi.org/https://doi.org/10.48550/ arXiv.2305.02466.

99. Shirley Wang, "Can mental-health chatbots help with anxiety and depression?," *Wall Street Journal*, May 12, 2024, https://www.wsj.com/health/wellness/ai-chatbots-mental-health-5184eca2.

100. Dana Smith, "Antidepressants don't work the way many people think," *New York Times*, November 8, 2022, https://www.nytimes.com/2022/11/08/well/mind/antidepressants-effects-alternatives.html.

101. Joanna Moncrieff et al., "The serotonin theory of depression: A sys-tematic umbrella review of the evidence," *Molecular Psychiatry* 28, no. 8 (August 2023): 3243–56, https:// doi.org/10.1038/s41380-022-01661-0.

102. Derek Lowe, "The serotonin hypothesis lives," *In the Pipeline, Science*, December 4, 2023, https://www.science.org/content/blog-post/ serotonin-hypothesis-lives.

103. David Adam, "Ketamine is in the spotlight thanks to Elon Musk—but is it the right treatment for depression?," *Nature* (March 2024): 712–13.

104. Emmanuelle Schindler et al., "The therapeutic potential of psyche-delics," 378, no.

6624 (December 2022): 1051–53, https://doi.org/10.1126/sci-ence.abn5486.

105. Sara Reardon, "How psychedelic drugs achieve their potent health benefits," *Nature News*, June 14, 2023, https://www.nature.com/ar-ticles/d41586-023-01920-2.

106. H. Yamanaka et al., "A possible mechanism of the nucleus accumbens and ventral pallidum 5-HT1B receptors underlying the an-tidepressant action of ketamine: A PET study with macaques," *Translational Psy-chiatry* 4, no. 1 (January 2014): e342, https://doi.org/10.1038/tp.2013.112.

107. Paul Glue et al., "Extended-release ketamine tablets for treat-ment-resistant depres-sion: A randomized placebo-controlled Phase 2 trial," *Nature Medicine* 30, no. 7 (July 2024): 2004–9, https://doi.org/10.1038/s41591-024-03063-x.

108. Athina-Marina Metaxa et al., "Efficacy of psilocybin for treating symptoms of de-pression: Systematic review and meta-analysis," *BMJ* 385 (2024): e078084, https://doi.org/10.1136/bmj-2023-078084.

109. Joshua Siegel et al., "Psilocybin desynchronizes the human brain," *Nature* 632, no. 8023 (August 2024): 131–38, https://doi.org/10.1038/s41586-024-07624-5.

110. Katherine Scangos et al., "New and emerging ap-proaches to treat psychiatric disorders " *Nature Medicine* 29 (February 2023): 317–33, https://doi.org/https://doi.org/10.1038/s41591-022-02197-0.

111. Yi-Han Sheu et al., "AI-assisted prediction of differential response to antidepressant classes using electronic health records," *NPJ Digital Medicine* 6, no. 1 (April 2023): 73, https://doi.org/10.1038/s41746-023-00817-8.

112. Dongmei Cao et al., "Advances in structure-based drug design: The potential for precision therapeutics in psychiatric disorders," *Neuron* 112, no. 4 (February 2024): 526–38, https://doi.org/10.1016/j.neuron.2024.01.004.

4부 늙지 않는 슈퍼에이저스의 등장

12 달라지는 노화

1. Lakshmi Varanasi, "Longevity clinics for the ultrawealthy can cost $50, a week. Here are the world's top 6 destinations," *Business Insider*, April 18, 2024, https://www.busi-nessinsider.com/longevity-clinics-are-next-iter-ation-luxury-biohack-live-longer-wealthy-2023-11.

2. "Biobank and biorepository created from healthy longevity clinic," Mayo Clinic, ac-cessed June 26, 2024, https://www.mayo.edu/research/clinical-trials/ cls-20541259.

3. "Integrative medicine and health in Minnesota overview," Mayo Clinic, January 16, 2024, https://www.mayoclinic.org/departments-centers/integrative-medi-cine-and-health-services-in-minnesota/sections/overview/ ovc-20529751.

4.   Alex Janin et al., "The longevity vacation: Poolside lounging with an IV drip," *Wall Street Journal*, April 15, 2024, https://www.wsj.com/health/wellness/living-longer-vacation-longevity-8fa3530f.

5.   "Epigenetic leaderboard," Rejuvenation Olympics, ac-cessed June 26, 2024, https://rejuvenationolympics.com.

6.   Geoffrey Carr, "Some claim human lifes-pans can be lengthened indefinitely," *Economist*, September 25, 2023, https:// www.economist.com/technology-quarterly/2023/09/25/some-claim-human-lifespans-can-be-lengthened-indefinitely.

7.   Alex Janin, "Waste of money or worth it? Longevity treatments at your gym," *Wall Street Journal*, December 15, 2023, https://www.wsj.com/health/ wellness/gym-longevity-clinic-membership-02b2f33a.

8.   Cassandra Willyard, "The X Prize is taking aim at aging with a new $101 million award," *Technology Review*, November 29, 2023, https://www.technolo-gyreview.com/2023/11/29/1084052/x-prize-aging-101-million-award/.

9.   Leigh Turner, "The American stem cell sell in 2021: U.S. busi-nesses selling unlicensed and unproven stem cell interventions," *Cell Stem Cell* 28, no. 11 (November 2021): 1891–95, https://doi.org/10.1016/j.stem.2021.10.008.

10.   Megan Molteni, "Harvard longevity scientist sparks furor with claim about reversing aging in dogs," *STAT News*, March 5, 2024, https:// www.statnews.com/2024/03/05/david-sinclair-harvard-longevity-scientist-re-versing-aging-dogs/.

11.   Josh Whalen, Better Bloke, August 7, 2024, https://blokes. co/staying-young/dr-peter-attias-recommended-supplement-stack/?gad_so urce=1&gclid=Cj0KC-Qjw0MexBhD3ARIsAEI3WHKpf32qNp-qt3eB7CX-HKJ92iBOsubIraSarfdYxkS-JtqBD9AjMbv9AaAiwOEALw_wcB. "Supplementation for health and performance," Huberman Lab, Scicomm Media LLC, 2024, https://www.hubermanlab.com/topics/supple-mentation-for-health-and-performance.

12.   Krister Kauppi, "Post on longevity leaders taking Rapamycin," X, October 4, 2023, https://x.com/KristerKauppi/status/1704073641888039392.

13.   Daniel Gilbert, "How a cheap, generic drug became a darling of lon-gevity enthu-siasts," *Washington Post*, March 15, 2024, https://www.washington-post.com/business/2024/03/15/rapamycin-longevity-drug/.

14.   Maxwell Strachan, "The most measured man in human history," Vice, January 30, 2023, https://www.vice.com/en/article/z34ay8/bryan-johnson-blueprint-aging-bio-tech.

15.   Orianna Rosa Royle, "Bryan Johnson is being used as a human guinea pig in un-proven gene therapy injections worth $25, a pop in an island off Honduras," *Fortune*, December 21, 2023, https://fortune.com/2023/12/21/ bryan-johnson-human-guin-ea-pig-unproven-tests-reprogram-human-genes-follistatin-roatan-island-hondu-

ras/.

16. Venki Ramakrishnan, "Why we die: The new science of aging and the quest for immortality," Amazon, accessed June 26, 2024, https:// www.amazon.com/ Why-We-Die-Science-Immortality/dp/0063113279.

17. Markus Wettstein et al., "Postponing old age: Evidence for historical change toward a later perceived onset of old age," *Psychology and Aging* (April 2024): online ahead of print, https://doi.org/10.1037/pag0812.

18. Susan Howlett et al., "The degree of frailty as a translational mea-sure of health in aging," *Nature Aging* 1, no. 8 (August 2021): 651–65, https://doi. org/10.1038/s43587-021-99-3.

19. "Healthy life expectancy (HALE) data by country," World Health Organization, 2020, https://apps.who.int/gho/data/view.main.HALEXv.

20. Dave Chokshi, "Forget about living to 100. Let's live healthier instead," *New York Times*, September 28, 2023, https://www.nytimes.com/2023/09/28/opinion/aging-public-health-healthspan.html.

21. Susan Silberman, "The inequities in the cost of chronic disease: Why it matters for older adults," National Council on Aging, April 21, 2022, https://www.ncoa.org/article/the-inequities-in-the-cost-of-chronic-dis-ease-why-it-matters-for-older-adults.

22. Joel Achenbach et al., "New CDC life expectancy data shows painfully slow rebound from Covid," *Washington Post*, November 29, 2023, https://www.washingtonpost. com/health/2023/11/29/life-expectancy-2022-united-states/.

23. Guanqiao Li et al., "The contributions of risk factors on health adjusted life ex-pectancy (HALE) changes from 1990 to 2017: A serial cross-sec-tional analysis from the GBD study," *Global Transitions* 4, (2022): 90–99, https:// doi.org/https://doi. org/10.1016/j.glt.2022.12.002.

24. Joel Achenbach et al., "An epidemic of chronic illness is killing us too soon," *Washington Post*, October 3, 2023, https://www.washingtonpost.com/health/interactive/2023/american-life-expectancy-dropping/?itid=lk_inline_ manual_22.

25. He Chen et al., "Contribution of specific diseases and injuries to changes in health adjusted life expectancy in 187 countries from 1990 to 2013: Retrospective observa-tional study," *BMJ* 364 (March 2019): l969, https:// doi.org/10.1136/bmj.l969.

26. Alex Janin, "Your healthspan is as important as your lifespan—and it's declining," *Wall Street Journal*, January 17, 2024, https://www. wsj.com/health/wellness/ameri-cans-unhealthy-chronic-disease-3f35c9f5.

27. Joel Achenbach et al., "An epidemic of chronic illness is killing us too soon," *Washington Post*, October 3, 2023, https://www.washingtonpost.com/health/interactive/2023/american-life-expectancy-dropping/?itid=lk_inline_manual_22.

28. Andrew Scott et al., "The economic value of targeting aging," *Nature Aging* 1, no. 7

(July 2021): 616–23, https://doi.org/10.1038/s43587-021-80-0.

29. Xiao Dong et al., "Evidence for a limit to human lifespan," *Nature* 538, no. 7624 (October 2016): 257–59, https://doi.org/10.1038/nature19793.

30. Andrei Tarkhov et al., "Aging clocks, entropy, and the limits of age-reversal," bioRxiv, October 11, 2022, https://www.biorxiv.org/ content/10.1101/2022.02.06.479300v2.

31. Pernille Yde Nielsen et al., "The Gompertz Law emerges naturally from the inter-dependencies between sub-components in complex or-ganisms," *Scientific Reports* 14, no. 1 (January 2024): 1196, https://doi.org/10.1038/s41598-024-51669-5.

32. JW Shay et al., "Hayflick, his limit, and cellular ageing," *Nature Reviews Molecular Cell Biology* 1, no. 1 (October 2): 72–76, https://doi. org/10.1038/35036093.

33. "Physics makes aging inevitable, not biology," *Medium*, September 6, 2018, https:// medium.com/s/nautilus-aging/physics-makes-aging-inevitable-not-biolo-gy-b0334308f694.

34. Carlos Lopez-Otin et al., "The hallmarks of aging," *Cell* 153, no. 6 (June 2013): 1194–217, https://doi.org/10.1016/j.cell.2013.05.039.

35. Carlos Lopez-Otin et al., "Hallmarks of aging: An expand-ing universe," *Cell* 186, no. 2 (January 2023): 243–78, https://doi.org/10.1016/j.cell.2022.11.001.

36. Carlos Lopez-Otin et al., "Hall-marks of aging: An expanding universe," *Cell* 186, no. 2 (January 2023): 243–78, https://doi.org/10.1016/j.cell.2022.11.001.

37. Joanna Kaplanis et al., "Quantitative analysis of popu-lation-scale family trees with millions of relatives," *Science* 360, no. 6385 (April 2018): 171–75, https://doi. org/10.1126/science.aam9309.

38. J. Graham Ruby et al., "Estimates of the heritability of human longevity are sub-stantially inflated due to assortative mating," *Genetics* 210, no. 3 (November 2018): 1109–24, https://doi.org/10.1534/genetics.118.301613.

39. Jimmy Liu et al., "The burden of rare protein-truncating genetic variants on human lifespan," *Nature Aging* 2, no. 4 (April 2022): 289–94, https://doi.org/10.1038/s43587-022-00182-3.

40. Anastasia Shindyapina et al., "Germline burden of rare damaging variants negatively affects human healthspan and lifespan," *eLife* 9 (April 2020), https://doi.org/10.7554/eLife.53449.

41. Param Priya Singh et al., "The genetics of aging: A vertebrate per-spective," *Cell* 177, no. 1 (March 2019): 200–220, https://doi.org/10.1016/j.cell.2019.02.038.

42. Seungjin Ryu et al., "Genetic signature of human longevity in PKC and NF-kappaB signaling," *Aging Cell* 20, no. 7 (July 2021): e13362, https://doi.org/10.1111/acel.13362.

43. Param Priya Singh et al., "The genetics of aging: A verte-brate perspective," *Cell* 177, no. 1 (March 2019): 200–220, https://doi.org/10.1016/j.cell.2019.02.038.

44. Brenda Gonzalez et al., "High-throughput sequencing analy-sis of nuclear-encoded

mitochondrial genes reveals a genetic signature of human longevity," *Geroscience* 45, no. 1 (February 2023): 311–30, https://doi.org/10.1007/s11357-022-00634-z.

45. Brynjar Jensson et al., "Actionable genotypes and their association with life span in Iceland," *New England Journal of Medicine* 389, no. 19 (November 2023): 1741–52, https://doi.org/10.1056/NEJMoa2300792.

46. Eric Topol, "When there is actionable, lifesaving ge-netic information," Substack, November 18, 2023, https://erictopol.substack.com/p/when-there-is-actionable-life-saving.

47. Sharon Plon et al., "Ten years of incidental, secondary, and actionable findings," *New England Journal of Medicine* 389, no. 19 (November 2023): 1813–14, https://doi.org/10.1056/NEJMe2310263.

48. Saori Sakaue et al., "Trans-biobank analysis with 676, individuals elucidates the association of polygenic risk scores of com-plex traits with human lifespan," *Nature Medicine* 26, no. 4 (April 2020): 542–48, https://doi.org/10.1038/s41591-020-0785-8.

49. Handan Melike Donertas et al., "Common genetic associ-ations between age-related diseases," *Nature Aging* 1, no. 4 (April 2021): 400–412, https://doi.org/10.1038/s43587-021-51-5.

50. Sakari Jukarainen et al., "Genetic risk factors have a sub-stantial impact on healthy life years," *Nature Medicine* 28, no. 9 (September 2022): 1893–901, https://doi.org/10.1038/s41591-022-01957-2.

51. Paul Timmers et al., "Mendelian randomization of genetically independent aging phenotypes identifies LPA and VCAM1 as biological targets for human aging," *Nature Aging* 2, no. 1 (January 2022): 19–30, https://doi.org/10.1038/s43587-021-00159-8.

52. Xiaojuan He et al., "Single-cell omics in ageing: A young and growing field," *Nature Metabolism* 2, no. 4 (April 2020): 293–302, https://doi. org/10.1038/s42255-020-0196-7.

53. Jan Vijg et al., "Pathogenic mechanisms of somatic mutation and genome mosaicism in aging," *Cell* 182, no. 1 (July 2020): 12–23, https://doi.org/10.1016/j.cell.2020.06.024.

54. Vera Gorbunova et al., "The role of retrotranspos-able elements in ageing and age-associated diseases," *Nature* 596, no. 7870 (Au-gust 2021): 43–53, https://doi. org/10.1038/s41586-021-03542-y.

55. Hongli Jiao et al., "GATA6 regulates aging of human mes-enchymal stem/stromal cells," *Stem Cells* 39, no. 1 (January 2021): 62–77, https:// doi.org/10.1002/stem.3297.

56. Maroun Bou Sleiman et al., "Sex- and age-dependent genetics of longevity in a het-erogeneous mouse population," *Science* 377, no. 6614 (Septem-ber 2022): eabo3191, https://doi.org/10.1126/science.abo3191.

57. Param Priya Singh et al., "The genetics of aging: A verte-brate perspective," *Cell* 177, no. 1 (March 2019): 200–220, https://doi.org/10.1016/j.cell.2019.02.038.

58. Alex Cagan et al., "Somatic mutation rates scale with lifes-pan across mammals," *Na-*

ture 604, no. 7906 (April 2022): 517–24, https://doi.org/10.1038/s41586-022-04618-z.

59. Alexander Gorelick et al., "Mutational clocks tick dif-ferently across species," *Nature* 604, no. 7906 (April 2022): 435–36, https://doi.org/10.1038/d41586-022-00976-w.

60. Steven Austad, "Animal size, metabolic rate, and survival, among and within species," in *The Comparative Biology of Aging*, ed. Norman Wolf (Netherlands: Springer, 2010), 24–41.

61. Steven Austad et al., "How ubiquitous is aging in vertebrates?," *Science* 376, no. 6600 (June 2022): 1384–85, https://doi.org/10.1126/science. adc9442.

62. Kate Creevy et al., "An open science study of ageing in compan-ion dogs," *Nature* 602, no. 7895 (February 2022): 51–57, https://doi.org/10.1038/ s41586-021-04282-9.

63. Kirsten McMillan et al., "Longevity of companion dog breeds: Those at risk from early death," *Scientific Reports* 14, no. 1 (February 2024): 531, https://doi.org/10.1038/ s41598-023-50458-w.

64. "Animals with the longest lifespans," International Fund for Animal Welfare, April 4, 2024, https://www.ifaw.org/journal/animals-longest-lifespans.

65. Maria Pascual-Torner et al., "Comparative genomics of mortal and immortal cnidar-ians unveils novel keys behind rejuvenation," *Pro-ceedings of the National Acad-emy of Sciences of the USA* 119, no. 36 (September 2022): e2118763119, https://doi. org/10.1073/pnas.2118763119.

66. Kayarash Karimian et al., "Human telomere length is chromosome end–specific and conserved across individuals," *Science* 384, no. 6695 (May 2024): 533–39, https://doi. org/10.1126/science.ado0431.

67. Mary Armanios, "The role of telomeres in human disease," *Annual Review of Ge-nomics and Human Genetics* 23 (August 2022): 363–81, https://doi. org/10.1146/an-nurev-genom-010422-091101.

68. Emily McNally et al., "Long telomeres and cancer risk: The price of cellular immor-tality," *Journal of Clinical Investigation* 129, no. 9 (August 2019): 3474–81, https://doi. org/10.1172/JCI120851.

69. Juan Manuel Povedano et al., "Therapeutic effects of telom-erase in mice with pul-monary fibrosis induced by damage to the lungs and short telomeres," *eLife* 7 (January 2018): e31299, https://doi.org/10.7554/eLife.31299.

70. Hong Seok Shim et al., "TERT activation targets DNA methylation and multiple aging hallmarks," *Cell* 187, no. 15 (July 2024): 4030–42.e13, https://doi.org/10.1016/ j.cell.2024.05.048.

71. Eric Topol, "The under-appreciation of CHIP," Substack, May 21, 2023, https://ericto-pol.substack.com/p/the-under-appreciation-of-chip.

72. Yasmeen Salameh et al., "DNA methylation biomarkers in aging and age-relat-ed diseases," *Frontiers in Genetics* 11 (March 2020): 171, https://doi.org/10.3389/

fgene.2020.00171.

73.   Sven Bocklandt et al., "Epigenetic predictor of age," *PLoS One* 6, no. 6 (June 2011): e14821, https://doi.org/10.1371/journal.pone.0014821.

74.   Caesar Li et al., "Epigenetic predictors of species maximum life span and other life-history traits in mammals," *Science Advances* 10, no. 23 (June 7, 2024): eadm7273, https://doi.org/10.1126/sciadv.adm7273.

75.   Kejun Ying et al., "Causality-enriched epigenetic age uncouples damage and adapta-tion," *Nature Aging* 4, no. 2 (February 2024): 231–46, https://doi.org/10.1038/s43587-023-00557-0.

76.   Erika Hayasaki, "Has this scientist found the fountain of youth," *MIT Technology Review*, August 8, 2019, https://www.technologyreview. com/2019/08/08/65461/sci-entist-fountain-of-youth-epigenome/.

77.   Alejandro Ocampo et al., "In vivo amelioration of age-associated hallmarks by partial reprogramming," *Cell* 167, no. 7 (December 2016): 1719–33 e12, https://doi.org/10.1016/j.cell.2016.11.052.

78.   "Scripps Translational Science award," Scripps Re-search, March 1, 2018, https://www.scripps.edu/science-and-medicine/transla-tional-institute/about/translation-al-science-award/.

79.   Xiaosong Liu et al., "Yamanaka factors critically regulate the developmental sig-naling network in mouse embryonic stem cells," *Cell Re-search* 18, no. 12 (December 2008): 1177–89, https://doi.org/10.1038/cr.2008.309.

80.   Alejandro Ocampo et al., "*In vivo* amelioration of age-as-sociated hallmarks by partial reprogramming," *Cell* 167, no. 7 (December 2016): 1719–33 e12, https://doi.org/10.1016/j.cell.2016.11.052.

81.   Erika Hayasaki, "Has this scientist found the fountain of youth," *MIT Technology Review*, August 8, 2019, https://www.technologyreview. com/2019/08/08/65461/sci-entist-fountain-of-youth-epigenome/.

82.   Hsin-Kai Liao et al., "*In vivo* target gene activation via CRISPR/cas9-mediated trans-epigenetic modulation," *Cell* 171, no. 7 (December 2017): 1495–507 e15, https://doi.org/10.1016/j.cell.2017.10.025.

83.   Kristen Browder et al., "*In vivo* partial reprogramming al-ters age-associated molec-ular changes during physiological aging in mice," *Nature Aging* 2, no. 3 (March 2022): 243–53, https://doi.org/10.1038/s43587-022-00183-2.

84.   Carlos Lopez-Otin et al., "Hallmarks of aging: An expand-ing universe," *Cell* 186, no. 2 (January 2023): 243–78, https://doi.org/10.1016/j.cell.2022.11.001.

85.   Jinlin Wang et al., "Chemical reprogramming for cell fate manipulation: Methods, applications, and perspectives," *Cell Stem Cell* 30, no. 9 (September 2023): 1130–47, https://doi.org/10.1016/j.stem.2023.08.001.

86. Guan Wang et al., "Chemical-induced epigenome resetting for regeneration program activation in human cells," *Cell Reports* 42, no. 6 (June 27, 2023): 112547, https://doi.org/10.1016/j.celrep.2023.112547.

87. S. Liuyang et al., "Highly efficient and rapid generation of human pluripotent stem cells by chemical reprogramming," *Cell Stem Cell* 30, no. 4 (April 2023): 450–59.e9, https://doi.org/10.1016/j.stem.2023.02.008.

88. Yaqin Tu et al., "The Ubiquitin Proteasome Pathway (UPP) in the regulation of cell cycle control and DNA damage repair and its implication in tumorigenesis," *International Journal of Clinical and Experimental Pathology* 5, no. 8 (2012): 726–38.

89. Anna Picca et al., "Mitophagy in human health, age-ing and disease," *Nature Metabolism* 5, no. 12 (December 2023): 2047–61, https:// doi.org/10.1038/s42255-023-00930-8.

90. Yahyah Aman et al., "Autophagy in healthy aging and disease," *Na-ture Aging* 1, no. 8 (August 2021): 634–50, https://doi.org/10.1038/s43587-021-98-4.

91. O. Spadaro et al., "Caloric restriction in humans reveals immunometabolic regulators of health span," *Science* 375, no. 6581 (February 2022): 671–77, https://doi.org/10.1126/science.abg7292.

92. Caesar Li et al., "Epigenetic predictors of species maximum life span and other life-history traits in mammals," *Science Advances* 10, no. 23 (June 7, 2024): eadm7273, https://doi.org/10.1126/sciadv.adm7273.

93. Ana Ortega-Molina et al., "A mild in-crease in nutrient signaling to mTORC1 in mice leads to parenchymal damage, myeloid inflammation and shortened lifespan," *Nature Aging* 4, no. 8 (August 2024): 1102–20, https://doi.org/10.1038/s43587-024-00635-x.

94. Tim Konig et al., "Mitochondrial-derived vesicles in metabolism, disease, and aging," *Cell Metabolism* 36, no. 1 (January 2024): 21–35, https://doi.org/10.1016/j.c-met.2023.11.014.

95. Nathan Gasek et al., "Strategies for targeting senescent cells in human disease," *Nature Aging* 1, no. 10 (October 2021): 870–79, https://doi.org/10.1038/s43587-021-00121-8.

96. Mikolaj Ogrodnik et al., "Guidelines for minimal in-formation on cellular senes-cence experimentation *in vivo*," *Cell* 187, no. 16 (Au-gust 2024): 4150–75, https://doi.org/10.1016/j.cell.2024.05.059.

97. Bennett Childs et al., "Senescent cells suppress innate smooth muscle cell repair functions in atherosclerosis," *Nature Aging* 1, no. 8 (August 2021): 698–714, https://doi.org/10.1038/s43587-021-89-5.

98. Tyler Bussian et al., "Clearance of senescent glial cells prevents tau-de-pendent pathology and cognitive decline," *Nature* 562, no. 7728 (October 2018): 578–82, https:// doi.org/10.1038/s41586-018-0543-y.

99. Victoria Moiseeva et al., "Senescence atlas reveals an aged-like inflamed niche that

blunts muscle regeneration," *Nature* 613, no. 7942 (January 2023): 169–78, https://doi.org/10.1038/s41586-022-05535-x.

100. Erica Lorenzo et al., "Impact of senolytic treatment on immunity, aging, and disease," *Frontiers in Aging* 4 (October 2023): 1161799, https://doi.org/10.3389/fra-gi.2023.1161799.

101. Joseph Herdy et al., "Neuronal senescence may drive brain aging," *Sci-ence* 384, no. 6703 (2024): 1404–6, https://doi.org/doi:10.1126/science.adi3450.

102. João Pedro de Magalhães, "Cellular senescence in normal physiology," *Science* 384, no. 6702 (2024): 1300–1301, https://doi.org/ doi:10.1126/science.adj7050.

103. Kristen Browder et al., "*In vivo* partial reprogramming al-ters age-associated molec-ular changes during physiological aging in mice," *Nature Aging* 2, no. 3 (March 2022): 243–53, https://doi.org/10.1038/s43587-022-00183-2.

104. Juhyun Oh et al., "Stem cell aging: Mechanisms, regulators and therapeutic oppor-tunities," *Nature Medicine* 20, no. 8 (August 2014): 870–80, https://doi.org/10.1038/nm.3651.

105. Juhyun Oh et al., "Stem cell aging: Mechanisms, regu-lators and therapeutic oppor-tunities," *Nature Medicine* 20, no. 8 (August 2014): 870–80, https://doi.org/10.1038/nm.3651.

106. Yiwei Lai et al., "Multimodal cell atlas of the ageing human skeletal muscle," *Nature* 629, no. 8010 (May 2024): 154–64, https://doi.org/10.1038/s41586-024-07348-6.

107. Jason Ross et al., "Depleting myeloid-biased hae-matopoietic stem cells rejuvenates aged immunity," *Nature* 628, no. 8006 (April 2024): 162–70, https://doi.org/10.1038/s41586-024-07238-x.

108. Yasar Arfat Kasu et al., "Anti-ageing antibodies revive the immune system," *Nature* 628, no. 8006 (April 2024): 43–45, https://doi. org/10.1038/d41586-024-00680-x.

109. Juan Antonio Fafian-Labora et al., "Classical and nonclassical in-tercellular commu-nication in senescence and ageing," *Trends in Cell Biology* 30, no. 8 (August 2020): 628–39, https://doi.org/10.1016/j.tcb.2020.05.003.

110. Shunsuke Miyauchi et al., "Periodontal treatment during the blanking period im-proves the outcome of atrial fibrillation ablation," *Journal of the American Heart Association* 13, no. 8 (April 2024): e033740, https://doi.org/10.1161/JAHA.123.033740.

111. Raz Bar-Ziv et al., "Glial-derived mitochondrial signals affect neuronal proteo-stasis and aging," *Science Advances* 9, no. 41 (October 2023): eadi1411, https://doi.org/10.1126/sciadv.adi1411.

112. Viviane Callier, "Cells across the body talk to each other about aging," *Quanta Maga-zine*, January 8, 2024, https://www.quantamagazine. org/cells-across-the-body-talk-to-each-other-about-aging-20240108/.

113. Yiwei Lai et al., "Multimodal cell atlas of the ageing human skel-etal muscle," *Nature*

629, no. 8010 (May 2024): 154–64, https://doi.org/10.1038/ s41586-024-07348-6.

114. Mitch Leslie, "Communication breakdown," *Science News*, May 23, 2024, https:// www.science.org/content/article/faulty-communication-or-gans-make-us-old.

115. Kyohei Tokizane et al., "DMH(Ppp1r17) neurons regulate aging and lifespan in mice through hypothalamic-adipose inter-tissue communication," *Cell Metabolism* 36, no. 2 (February 2024): 377–92 e11, https:// doi.org/10.1016/j.cmet.2023.12.011.

116. Yukiteru Nakayama et al., "Heart failure promotes multimorbid-ity through innate immune memory," *Science Immunology* 9, no. 95 (May 2024): eade3814, https://doi. org/10.1126/sciimmunol.ade3814.

117. Daniela Frasca et al., "Inflammaging decreases adaptive and in-nate immune re-sponses in mice and humans," *Biogerontology* 17, no. 1 (February 2016): 7–19, https:// doi.org/10.1007/s10522-015-9578-8.

118. Anissa Widjaja et al., "Inhibition of IL-11 signalling extends mammalian healthspan and lifespan," *Nature* 632, no. 8023 (August 2024): 157–65, https://doi.org/10.1038/ s41586-024-07701-9.

119. Lieselotte Vande Walle et al., "Drugging the NLRP3 inflammasome: From signalling mechanisms to therapeutic targets," *Nature Re-views Drug Discovery* 23, no. 1 (Janu-ary 2024): 43–66, https://doi.org/10.1038/ s41573-023-00822-2.

120. HM Blevins et al., "The NLRP3 inflammasome path-way: A review of mechanisms and inhibitors for the treatment of inflamma-tory diseases," *Frontiers in Aging Neu-roscience* 14 (2022): 879021, https://doi.org/10.3389/fnagi.2022.879021.

121. Muhammet Gulen et al., "cGAS-STING drives ageing-re-lated inflammation and neurodegeneration," *Nature* 620, no. 7973 (August 2023): 374–80, https://doi. org/10.1038/s41586-023-06373-1.

122. Muhammet Gulen et al., "cGAS-STING drives ageing-related inflammation and neu-rodegeneration," *Nature* 620, no. 7973 (August 2023): 374–80, https://doi.org/10.1038/ s41586-023-06373-1.

123. Bart Eggen, "How the cGAS-STING system links inflammation and cognitive decline," *Nature News & Views*, August 2, 2023, https://www.nature. com/articles/ d41586-023-02240-1.

124. Shifu Pang et al., "Longevity of centenarians is reflected by the gut microbiome with youth-associated signatures," *Nature Aging* 3, no. 4 (April 2023): 436–49, https://doi. org/10.1038/s43587-023-00389-y.

125. Joachim Johansen et al., "Centenarians have a diverse gut virome with the potential to modulate metabolism and promote healthy lifespan," *Nature Microbi-ology* 8, no. 6 (June 2023): 1064–78, https://doi.org/10.1038/s41564-023-01370-6.

126. Tomasz Wilmanski et al., "Gut microbiome pattern reflects healthy ageing and predicts survival in humans," *Nature Metabolism* 3, no. 2 (Feb-ruary 2021): 274–86,

https://doi.org/10.1038/s42255-021-00348-0.

127. Tiange Wang et al., "Divergent age-associated and me-tabolism-associated gut microbiome signatures modulate cardiovascular disease risk," *Nature Medicine* 30, no. 6 (June 2024): 1722–31, https://doi.org/10.1038/ s41591-024-03038-y.

128. Yanni Pu et al., "Gut microbial features and circulating metabolomic signatures of frailty in older adults," *Nature Aging* (July 2024), https://doi.org/10.1038/s43587-024-00678-0.

129. Marcus Boehme et al., "Microbiota from young mice counter-acts selective age-associated behavioral deficits," *Nature Aging* 1, no. 8 (August 2021): 666–76, https://doi.org/10.1038/s43587-021-93-9.

130. Floris Fransen et al., "Aged gut microbiota contributes to sys-temical inflammaging after transfer to germ-free mice," *Frontiers in Immunology* 8 (November 2017): 1385, https://doi.org/10.3389/fimmu.2017.01385.

131. Gregory Hannum et al., "Genome-wide methylation profiles re-veal quantitative views of human aging rates," *Molecular Cell* 49, no. 2 (January 2013): 359–67, https://doi.org/10.1016/j.molcel.2012.10.016.

132. Steve Horvath, "DNA methylation age of human tissues and cell types," *Genome Biology* 14, no. 10 (October 2013): R115, https://doi.org/10.1186/gb-2013-14-10-r115.

133. Morgan Levine et al., "An epigenetic biomarker of aging for lifespan and healthspan," *Aging* 10, no. 4 (April 2018): 573–91, https://doi.org/10.18632/aging.101414.

134. Jonathan Wosen, "Cancer is rising among the young. Study sug-gests it's because their cells are aging faster," *STAT News*, April 7, 2024, https:// www.statnews.com/2024/04/07/cancer-rates-young-aging-cells/.

135. Yu Guo et al., "Plasma proteomic profiles predict fu-ture dementia in healthy adults," *Nature Aging* 4, no. 2 (February 2024): 247–60, https://doi.org/10.1038/s43587-023-00565-0.

136. Ake Lu et al., "DNA methylation GrimAge strongly predicts lifespan and healthspan," *Aging* 11, no. 2 (January 2019): 303–27, https://doi.org/10.18632/aging.101684.

137. Daniel Belsky et al., "DunedinPACE, a DNA methyla-tion biomarker of the pace of aging," *eLife* 11 (January 14, 2022), https://doi.org/10.7554/eLife.73420.

138. David Meyer et al., "Aging clocks based on accumu-lating stochastic variation," *Nature Aging* 4, no. 6 (May 2024): 871–85, https://doi. org/10.1038/s43587-024-00619-x.

139. Huige Tong et al., "Quantifying the stochastic component of epigenetic aging," *Nature Aging* 4, no. 6 (May 2024): 886–901, https://doi.org/10.1038/s43587-024-00600-8.

140. Allison Aiello et al., "Familial loss of a loved one and bi-ological aging: NIMHD social epigenomics program," *JAMA Network Open* 7, no. 7 (2024): e2421869-e69, https:// doi.org/10.1001/jamanetworkopen.2024.21869.

141. Varun Dwaraka et al., "Unveiling the epigenetic impact of vegan vs. omnivorous di-

ets on aging: Insights from the twins nutrition study (twins)," *BMC Medicine* 22, no. 1 (July 2024): 301, https://doi.org/10.1186/s12916-024-03513-w.

142. Dmitrii Kriukov et al., "Computagebench: Epigenetic aging clocks benchmark," *bioRxiv* (June 2024), https://doi.org/https://doi.org/10.1101/2024.06.06.597715.

143. Zhonghao Yu et al., "Human serum metabolic profiles are age de-pendent," *Aging Cell* 11, no. 6 (December 2012): 960–67, https://doi.org/10.1111/j.1474-9726.2012.00865.x.

144. Marjolein Peters et al., "The transcriptional landscape of age in human peripheral blood," *Nature Communications* 6 (October 2015): 8570, https://doi.org/10.1038/ncomms9570.

145. Benoit Lehallier et al., "Undulating changes in human plasma pro-teome profiles across the lifespan," *Nature Medicine* 25, no. 12 (December 2019): 1843–50, https://doi.org/10.1038/s41591-019-0673-2.

146. Tingting Wang et al., "A lipidomic based metabolic age score captures cardiometa-bolic risk independent of chronological age," *EBioMedicine* 105 (July 2024): 105199, https://doi.org/10.1016/j.ebiom.2024.105199.

147. Alexander Merleev et al., "A site-specific map of the human plasma glycome and its age and gender–associated alterations," *Scientific Reports* 10, no. 1 (October 2020): 17505, https://doi.org/10.1038/s41598-020-73588-x.

148. M. Austin Argentieri et al., "Proteomic aging clock predicts mortality and risk of common age-related diseases in diverse populations," *Na-ture Medicine* (August 2024), https://doi.org/10.1038/s41591-024-03164-7.

149. Nazish Sayed et al., "An inflammatory aging clock (iAge) based on deep learning tracks multimorbidity, immunosenescence, frailty and cardiovascular aging," *Nature Aging* 1 (July 2021): 598–615, https://doi. org/10.1038/s43587-021-82-y.

150. Max Kozlov, "'Inflammation clock' can reveal body's biological age," *Nature* (July 2021), https://doi.org/10.1038/d41586-021-01915-x.

151. Ayelet Alpert et al., "A clinically meaningful metric of immune age derived from high-dimensional longitudinal monitoring," *Nature Medicine* 25, no. 3 (March 2019): 487–95, https://doi.org/10.1038/s41591-019-0381-y.

152. Zhen Yang et al., "Correlation of an epigenetic mitotic clock with cancer risk," *Genome Biology* 17, no. 1 (October 2016): 205, https://doi. org/10.1186/s13059-016-1064-3.

153. Sarah Johnstone et al., "Epigenetic clocks, aging, and cancer," *Science* 378, no. 6626 (December 2022): 1276–77, https://doi.org/10.1126/science.abn4009.

154. Jinzhuo Wang et al., "Accurate estimation of biological age and its application in dis-ease prediction using a multimodal image transformer system," *Proceedings of the National Academy of Sciences of the USA* 121, no. 3 (January 2024): e2308812120, https://doi.org/10.1073/pnas.2308812120.

155. Wei Qiu et al., "ExplaiNAble BioLogical Age (ENABL Age): An artificial intelligence

framework for interpretable biologi-cal age," *Lancet Healthy Longevity* 4, no. 12 (December 2023): e711–e23, https:// doi.org/10.1016/S2666-7568(23)00189-7.

156.   Sara Ahadi et al., "Longitudinal fundus imaging and its genome-wide association analysis provide evidence for a human retinal aging clock," *eLife* 12 (April 2023): e82364, https://doi.org/10.7554/eLife.82364.

157.   Netta Mendelson Cohen et al., "Longitudinal machine learning uncouples healthy aging factors from chronic disease risks," *Nature Aging* 4, no. 1 (January 2024): 129–44, https://doi.org/10.1038/s43587-023-00536-5.

158.   Valur Emilsson et al., "Predicting health and life span with the deep plasma proteome," *Nature Medicine* 25, no. 12 (December 2019): 1815–16, https://doi.org/10.1038/s41591-019-0677-y.

159.   "Compare TruAge tests," TruDiagnostic, accessed June 26, 2024, https://shop.trudiagnostic.com/products/copy-of-biological-age.

160.   "GlycanAge—the best biological age test to discover, measure and op-timise," GlycanAge, 2024, https://glycanage.com.

161.   "Live better longer," Generation Lab, accessed June 26, 2024, https://www.generationlab.com.

162.   "Slow aging at the cellular level and increase energy," Tally Health, accessed June 26, 2024, https://try.tallyhealth.com/vitality-amplify-only/?utm_source=google&utm_medium=cpc&utm_campaign=tally_us_b-search_ ecpc_conversion&gad_source=1&gclid=EAIaIQobChMI_-TXoraQhgM-V4RutBh2d2QVVEAAYASAAEgJS8vD_BwE.

163.   "Live your healthiest life possible, for longer," Elysium, accessed June 26, 2024, https://get.elysiumhealth.com/shop-all/?nbt=nb%3Aadwords%3 Ag%3A11596471815%3A 116663484841%3A680185599357&nb_adtype=&nb_kwd=elysium%20health&nb_ ti=kwd-306207882666&nb_mi=&nb_pc=&nb_ pi=&nb_ppi=&nb_placement=&nb_ si=%7Bsourceid%7D&nb_li_ms=&nb_lp_ ms=&nb_fii=&nb_ap=&nb_mt=e&gad_ source=1&gclid=EAIaIQobChMItYuLu 7aQhgMVcA2tBh2GSQ83EAAYASAAEgJZB_ D_BwE.

164.   "NOVOS Age," Novos Labs, accessed June 26, 2024, https://novo-slabs.co/product/novos-age/?gad_source=1&gclid=EAIaIQobChMI8oGV0LaQ hgMVyi2tBh-0jOA3ZEAAYASAFEgIpifD_BwE.

165.   Hamilton Se-Hwee Oh et al., "Organ aging sig-natures in the plasma proteome track health and disease," *Nature* 624, no. 7990 (December 2023): 164–72, https://doi.org/10.1038/s41586-023-06802-1.

166.   Ludger Goeminne et al., "Plasma-based organ-specific aging and mortality models unveil diseases as accelerated aging of organismal systems," *medRxiv* (2024): 2024.04.08.24305469, https://doi. org/10.1101/2024.04.08.24305469.

167.   Hamilton Se-Hwee Oh et al., "Organ aging signatures in the plasma proteome track

   늙지 않는 몸

health and disease," *Nature* 624, no. 7990 (Decem-ber 2023): 164–72, https://doi.org/10.1038/s41586-023-06802-1.

168. Julia Carrasco-Zanini et al., "Proteomic signa-tures improve risk prediction for common and rare diseases," *Nature Medicine* (July 2024), https://doi.org/10.1038/s41591-024-03142-z.

169. Julia Carrasco-Zanini et al., "Proteomic pre-diction of diverse incident diseases: A machine learning-guided biomarker dis-covery study using data from a prospective cohort study," *Lancet Digital Health* 6, no. 7 (July 2024): e470–e79, https://doi.org/10.1016/s2589-7500(24)87-6.

170. Yu Guo et al., "Plasma proteomic profiles predict future demen-tia in healthy adults," *Nature Aging* 4, no. 2 (February 2024): 247–60, https://doi. org/10.1038/s43587-023-00565-0.

171. Thomas Austin et al., "A plasma protein-based risk score to predict hip fractures," *Nature Aging* 4, no. 8 (August 2024): 1064–75, https:// doi.org/10.1038/s43587-024-00639-7.

172. Marta Garo-Pascual et al., "Brain structure and phenotypic profile of superagers compared with age-matched older adults: A longitudinal analysis from the valle-cas project," *Lancet Healthy Longevity* 4, no. 8 (August 2023): e374–e85, https://doi.org/10.1016/S2666-7568(23)79-X.

173. Marta Garo-Pascual et al., "Superagers resist typical age-related white matter struc-tural changes," *Journal of Neuroscience* 44, no. 25 (April 2024): e2059232024, https://doi.org/10.1523/JNEUROSCI.2059-23.2024.

174. Emily Rogalski et al., "Youthful memory capac-ity in old brains: Anatomic and ge-netic clues from the Northwestern SuperAg-ing Project," *Journal of Cognitive Neuro-science* 25, no. 1 (January 2013): 29–36, https://doi.org/10.1162/jocn_a_00300.

175. Gabriel Marx et al., "Histopathologic brain age estimation via mul-tiple instance learning," *Acta Neuropathologica* 146, no. 6 (December 2023): 785–802, https://doi.org/10.1007/s00401-023-02636-3.

176. Gabriel Marx et al., "Histopathologic brain age esti-mation via multiple instance learning," *Acta Neuropathologica* 146, no. 6 (Decem-ber 2023): 785–802, https://doi.org/10.1007/s00401-023-02636-3.

177. Sebastian Dohm-Hansen et al., "The 'middle-aging' brain," *Trends in Neurosciences* 47, no. 4 (April 2024): 259–72, https://doi.org/10.1016/j.tins.2024.02.001.

178. Lei Zhao et al., "Morphological and genetic decoding shows heterogeneous patterns of brain aging in chronic musculoskeletal pain," *Nature Mental Health* 2 (March 2024): 435–99.

179. Yanxia Ye et al., "SIRT2 counteracts primate cardiac aging via deacetylation of STAT3 that silences CDKN2B," *Nature Aging* 3, no. 10 (October 2023): 1269–87, https://

doi.org/10.1038/s43587-023-00486-y.

180. Yi Luan et al., "Cardiac cell senescence: Molecular mechanisms, key proteins and therapeutic targets," *Cell Death Discovery* 10, no. 1 (February 2024): 78, https://doi.org/10.1038/s41420-023-01792-5.

181. Sangita Choudhury et al., "Somatic mutations in single human cardiomyocytes reveal age-associated DNA damage and widespread oxi-dative genotoxicity," *Nature Aging* 2, no. 8 (August 2022): 714–25, https://doi.org/10.1038/s43587-022-00261-5.

182. Junhao Wen et al., "The genetic architecture of bio-logical age in nine human organ systems," *Nature Aging* (June 2024), https://doi.org/10.1038/s43587-024-00662-8.

183. Zilong Bian et al., "Genetic predisposition, modifiable lifestyles, and their joint effects on human lifespan: Evidence from multiple cohort studies," *BMJ Evidence-Based Medicine* (April 2024): bmjebm-2023-112583, https://doi.org/10.1136/bmjebm-2023-112583.

184. Anne-Julie Tessier et al., "Plasma metabolites of a healthy lifestyle in relation to mortality and longevity: Four prospective US cohort studies," *Med* 5, no. 3 (March 2024): 224–38 e5, https://doi.org/10.1016/j.medj.2024.01.010.

185. R. Sakaniwa et al., "Impact of modifiable healthy lifestyle adoption on lifetime gain from middle to older age," *Age Ageing* 51, no. 5 (May 1, 2022), https://doi.org/10.1093/ageing/afac080.

186. Yaqi Li et al., "Healthy lifestyle and the likelihood of becoming a centenarian," *JAMA Network Open* 7, no. 6 (2024): e2417931-e31, https://doi.org/10.1001/jamanetworkopen.2024.17931.

187. Ricki Colman et al., "Caloric restriction delays disease onset and mortality in rhesus monkeys," *Science* 325, no. 5937 (July 2009): 201–4, https://doi.org/10.1126/science.1173635.

188. Julie Mattison et al., "Caloric restriction improves health and survival of rhesus monkeys," *Nature Communications* 8, no. 14063 (January 2017): 1–12, https://doi.org/10.1038/ncomms14063.

189. Julie Mattison et al., "Caloric restriction improves health and survival of rhesus monkeys," *Nature Communications* 8, no. 14063 (January 2017): 1–12, https://doi.org/10.1038/ncomms14063.

190. O. Spadaro et al., "Caloric restriction in humans re-veals immunometabolic regulators of health span," *Science* 375, no. 6581 (Febru-ary 11, 2022): 671–77, https://doi.org/10.1126/science.abg7292.

191. Timothy Rhoads et al., "Caloric restriction has a new player," *Science* 375, no. 6581 (February 2022): 620–21, https://doi.org/10.1126/science.abn6576.

192. Roberta Buono et al., "When fasting gets tough, the tough im-mune cells get going—or die," *Cell* 178, no. 5 (August 2019): 1038–40, https://doi.org/10.1016/

j.cell.2019.07.052.

193. Yu-Qin Mao et al., "The antitumour effects of caloric re-striction are mediated by the gut microbiome," *Nature Metabolism* 5, no. 1 (Janu-ary 2023): 96–110, https://doi.org/10.1038/s42255-022-00716-4.

194. R. Waziry et al., "Effect of long-term caloric restriction on DNA methylation mea-sures of biological aging in healthy adults from the CAL-ERIE trial," *Nature Aging* 3, no. 3 (March 2023): 248–57, https://doi.org/10.1038/ s43587-022-00357-y.

195. Sebastian Brandhorst et al., "Fasting-mimicking diet causes hepatic and blood mark-ers changes indicating reduced bi-ological age and disease risk," *Nature Communi-cations* 15, no. 1 (February 2024): 1309, https://doi.org/10.1038/s41467-024-45260-9.

196. Morgan Levine, "Modeling the rate of senescence: Can esti-mated biological age predict mortality more accurately than chronological age?," *Journals of Gerontology Series A: Biological Sciences and Medical Sciences* 68, no. 6 (June 2013): 667–74, https://doi.org/10.1093/gerona/gls233.

197. Valter Longo et al., "Nutrition, longevity and disease: From molecular mecha-nisms to interventions," *Cell* 185, no. 9 (April 2022): 1455–70, https://doi.org/10.1016/ j.cell.2022.04.002.

198. Sung-Jen Wei et al., "Ketogenic diet induces p53-depen-dent cellular senescence in multiple organs," *Science Advances* 10, no. 20 (May 2024): eado1463, https://doi.org/10.1126/sciadv.ado1463.

199. Gillian Dohrn, "Gut microbes linked to fatty diet drive tumour growth," *Nature News*, May 16, 2024, https://www.nature.com/articles/d41586-024-01443-4.

200. Jiewen Chen et al., "A high-fat diet promotes cancer pro-gression by inducing gut microbiota-mediated leucine production and PMN-MDSC differentiation," *Pro-ceedings of the National Academy of Sciences of the USA* 121, no. 20 (May 2024): e2306776121, https://doi.org/10.1073/pnas.2306776121.

201. Parminder Singh et al., "Taurine deficiency as a driver of aging," *Science* 380, no. 6649 (June 2023): eabn9257, https://doi.org/10.1126/science.abn9257.

202. P. Kent Langston et al., "Immunological regulation of skeletal muscle adaptation to exercise," *Cell Metabolism* 36, no. 6 (April 2024): 1175–83, https://doi.org/10.1016/j.c-met.2024.04.001.

203. Steven Moore et al., "Leisure time physical activity of moderate to vigorous inten-sity and mortality: A large pooled cohort analysis," *PLOS Medicine* 9, no. 11 (2012): e1001335, https://doi.org/10.1371/journal. pmed.1001335.

204. Steve Horvath et al., "Digitising the ageing process with epigen-etic clocks," *Lancet* 404, no. 10451 (August 2024): 423, https://doi.org/10.1016/ s0140-6736(24)01554-x.

205. MoTrPAC Study Group, "Temporal dynamics of the multi-omic response to en-durance exercise training," *Nature* 629, no. 8010 (May 2024): 174–83, https://doi.

org/10.1038/s41586-023-06877-w.

206. Jamie Brett et al., "Exercise rejuvenates quiescent skeletal muscle stem cells in old mice through restoration of Cyclin D1," *Nature Metabolism* 2, no. 4 (April 2020): 307–17, https://doi.org/10.1038/s42255-020-0190-0.

207. Feipeng Cui et al., "Early-life exposure to tobacco, genetic susceptibility, and accelerated biological aging in adulthood," *Science Advances* 10, no. 18 (May 2024): eadl3747, https://doi.org/10.1126/sciadv.adl3747.

208. Jesse Poganik et al., "Biological age is increased by stress and re-stored upon recovery," *Cell Metabolism* 35, no. 5 (May 2023): 807–20 e5, https:// doi.org/10.1016/ j.cmet.2023.03.015.

209. Eric Klopack et al., "Social stressors associated with age-related T lymphocyte percentages in older US adults: Evidence from the US health and retirement study," *Proceedings of the National Academy of Sciences of the USA* 119, no. 25 (June 2022): e2202780119, https://doi.org/10.1073/pnas.2202780119.

210. Hei Wan Mak et al., "Hobby engagement and mental wellbe-ing among people aged 65 years and older in 16 countries," *Nature Medicine* 29, no. 9 (September 2023): 2233–40, https://doi.org/10.1038/s41591-023-02506-1.

211. Lewina Lee et al., "Optimism is associated with exceptional longev-ity in 2 epidemiologic cohorts of men and women," *Proceedings of the National Academy of Sciences of the USA* 116, no. 37 (September 2019): 18357–62, https:// doi.org/10.1073/ pnas.1900712116.

212. Nazanin Rajai et al., "Association between so-cial isolation with age-gap determined by artificial intelligence-enabled elec-trocardiography," *JACC Advances* (March 2024), https://doi.org/10.1016/j.jacadv.2024.100890.

213. Laura Jacobson et al., "Losing sleep with age," *Science* 375, no. 6583 (February 2022): 816–17, https://doi.org/10.1126/science.abo1822.

214. Lorenzo Talamanca et al., "Sex-dimorphic and age-dependent organization of 24-hour gene expression rhythms in humans," *Science* 379, no. 6631 (February 2023): 478–83, https://doi.org/10.1126/science.add0846.

215. Mei Wang et al., "Association between sleep traits and biological aging risk: A Mendelian randomization study based on 157 227 cases and 179 332 controls," *Sleep* 47, no. 3 (March 2024): zsad299, https://doi.org/10.1093/sleep/ zsad299.

216. Daniel Belsky et al., "To promote healthy aging, focus on the environment," *Nature Aging* 3, no. 11 (November 2023): 1334–44, https://doi.org/10.1038/s43587-023-00518-7.

217. "Studies show links between built environment, accelerated aging, and environmental sensitivity," US Environmental Protection Agency, April 19, 2021, https://www. epa.gov/sciencematters/studies-show-links-between-built-environment-accelerated-aging-and-environmental.

218.   Zaoqu Liu et al., "Immunosenescence: Molecular mecha-nisms and diseases," *Signal Transduction and Targeted Therapy* 8, no. 1 (May 2023): 200, https://doi.org/10.1038/s41392-023-01451-2.

219.   Matthew Yousefzadeh et al., "An aged immune system drives senescence and ageing of solid organs," *Nature* 594, no. 7861 (June 2021): 100–105, https://doi.org/10.1038/s41586-021-03547-7.

220.   Marina Terekhova et al., "Single-cell atlas of healthy human blood unveils age-related loss of NKG2C(+)GZMB(-)CD8(+) memory T cells and accumulation of type 2 memory T cells," *Immunity* 56, no. 12 (December 2023): 2836–54 e9, https://doi.org/10.1016/j.immuni.2023.10.013.

221.   Gregory Fahy et al., "Reversal of epigenetic aging and immunose-nescent trends in humans," *Aging Cell* 18, no. 6 (December 2019): e13028, https:// doi.org/10.1111/acel.13028.

222.   Maria Carolina Florian et al., "Inhibition of Cdc42 activity extends lifespan and decreases circulating inflammatory cytokines in aged female C57BL/6 mice," *Aging Cell* 19, no. 9 (September 2020): e13208, https://doi.org/10.1111/acel.13208.

223.   Sara Montserrat-Vazquez et al., "Transplanting rejuve-nated blood stem cells extends lifespan of aged immunocompromised mice," *NPJ Regenerative Medicine* 7, no. 1 (December 2022): 78, https://doi.org/10.1038/s41536-022-00275-y.

224.   Jason Ross et al., "Depleting myeloid-biased haematopoietic stem cells rejuvenates aged immunity," *Nature* 628, no. 8006 (April 2024): 162–70, https://doi.org/10.1038/s41586-024-07238-x.

225.   Yasar Arfat Kasu et al., "Anti-ageing antibodies revive the im-mune system," *Nature* 628, no. 8006 (April 2024): 43–45, https://doi.org/10.1038/ d41586-024-00680-x.

226.   Tomoaki Hishida et al., "*In vivo* partial cellular reprogramming enhances liver plasticity and regeneration," *Cell Reports* 39, no. 4 (April 2022): 110730, https://doi.org/10.1016/j.celrep.2022.110730.

227.   Kristen Browder et al., "*In vivo* partial reprogramming alters age-associated molecular changes during physiological aging in mice," *Nature Aging* 2, no. 3 (March 2022): 243–53, https://doi.org/10.1038/s43587-022-00183-2.

228.   Yuancheng Lu et al., "Reprogramming to recover youthful epi-genetic information and restore vision," *Nature* 588, no. 7836 (December 2020): 124–29, https://doi.org/10.1038/s41586-020-2975-4.

229.   Tapash Jay Sarkar et al., "Transient non-integrative expression of nuclear reprogramming factors promotes multifaceted ameliora-tion of aging in human cells," *Nature Communications* 11, no. 1 (March 2020): 1545, https://doi.org/10.1038/s41467-020-15174-3.

230.   Allison Abbott, "Hacking the immune system could slow ageing—here's how," *Nature*

629, no. 8011 (May 2024): 276–78, https://doi.org/10.1038/ d41586-024-01274-3.

231. Irina Conboy et al., "Rejuvenation of aged progenitor cells by exposure to a young systemic environment," *Nature* 433, no. 7027 (February 2005): 760–64, https://doi.org/10.1038/nature03260.

232. Michael Conboy et al., "Heterochronic parabiosis: Historical perspective and methodological considerations for studies of aging and longevity," *Aging Cell* 12, no. 3 (June 2013): 525–30, https://doi.org/10.1111/ acel.12065.

233. Bohan Zhang et al., "Multi-omic rejuvenation and life span extension on exposure to youthful circulation," *Nature Aging* 3, no. 8 (Au-gust 2023): 948–64, https://doi.org/10.1038/s43587-023-00451-9.

234. Tatiana Yankova et al., "Three month heterochronic parabiosis has a deleterious effect on the lifespan of young animals, without a positive effect for old animals," *Rejuvenation Research* 25, no. 4 (August 2022): 191–99, https:// doi.org/10.1089/ rej.2022.0029.

235. Saul Villeda et al., "Young blood reverses age-related impairments in cognitive function and synaptic plasticity in mice," *Nature Medicine* 20, no. 6 (June 2014): 659–63, https://doi.org/10.1038/nm.3569.

236. Melod Mehdipour et al., "Rejuvenation of three germ layers tissues by exchanging old blood plasma with saline-albumin," *Aging* 12, no. 10 (May 2020): 8790–819, https:// doi.org/10.18632/aging.103418.

237. Alana Horowitz et al., "Blood factors transfer benefi-cial effects of exercise on neurogenesis and cognition to the aged brain," *Science* 369, no. 6500 (July 2020): 167–73, https://doi.org/10.1126/science.aaw2622.

238. Lori Khrimian et al., "Gpr158 mediates osteocalcin's regulation of cognition," *Journal of Experimental Medicine* 214, no. 10 (October 2017): 2859–73, https://doi.org/10.1084/ jem.20171320.

239. Julio Leon et al., "Peripheral elevation of a Klotho fragment enhances brain function and resilience in young, aging, and alpha-synuclein transgenic mice," *Cell Reports* 20, no. 6 (August 2017): 1360–71, https://doi.org/10.1016/j.celrep.2017.07.024.

240. Cana Park et al., "Platelet factors are induced by longevity factor klotho and enhance cognition in young and aging mice," *Nature Aging* 3, no. 9 (September 2023): 1067–78, https://doi.org/10.1038/s43587-023-00468-0.

241. Xiaorui Chen et al., "Small extracellular vesicles from young plasma reverse age-related functional declines by improving mitochon-drial energy metabolism," *Nature Aging* (April 2024), https://doi.org/10.1038/ s43587-024-00612-4.

242. Gregor Bieri et al., "Blood-to-brain communication in aging and rejuvenation," *Nature Neuroscience* 26, no. 3 (March 2023): 379–93, https:// doi.org/10.1038/s41593-022-01238-8.

늙지 않는 몸

243. Stacy Castner et al., "Longevity factor klotho enhances cog-nition in aged nonhu-man primates," *Nature Aging* 3, no. 8 (August 2023): 931–37, https://doi.org/10.1038/s43587-023-00441-x.

244. Adam Schroer et al., "Platelet factors attenuate inflamma-tion and rescue cognition in ageing," *Nature* 620, no. 7976 (August 2023): 1071–79, https://doi.org/10.1038/s41586-023-06436-3.

245. "Pipeline," Alkahest, accessed June 26, 2024, https:// www.alkahest.com/pipeline/akst-grf6019/.

246. Tal Iram et al., "Young CSF restores oligodendrogenesis and memory in aged mice via Fgf17," *Nature* 605, no. 7910 (May 2022): 509–15, https://doi.org/10.1038/s41586-022-04722-0.

247. Steve Horvath et al., "Reversal of biological age in mul-tiple rat organs by young porcine plasma fraction," *bioRxiv* (August 2023): 2023.08.06.552148, https://doi.org/10.1101/2023.08.06.552148.

248. Sharon Sha et al., "Safety, tolerability, and feasibility of young plasma infusion in the plasma for Alzheimer symptom amelioration study: A randomized clinical trial," *JAMA Neurology* 76, no. 1 (January 2019): 35–40, https://doi.org/10.1001/jamaneu-rol.2018.3288.

249. Amy Maxmen, "Questionable 'young blood' transfusions offered in U.S. as anti-ag-ing remedy," *Technology Review*, January 13, 2017, https://www. technologyreview.com/2017/01/13/69219/questionable-young-blood-transfu-sions-offered-in-us-as-anti-aging-remedy/?gad_source=1&gclid=EAIaIQobCh MIlZiNqa-ahgMVOy2t-Bh3YnwixEAMYASAAEgKjD_D_BwE.

250. "Statement from FDA commissioner Scott Gottlieb, M.D., and director of FDA's Center for Biologics Evaluation and Research Peter Marks, M.D., Ph.D., cautioning consumers against receiving young donor plasma infu-sions that are promoted as unproven treatment for varying conditions," US Food & Drug Administration, February 19, 2019, https://www.fda.gov/news-events/ press-announcements/state-ment-fda-commissioner-scott-gottlieb-md-and-di-rector-fdas-center-biolog-ics-evaluation-and-0.

251. "Therapeutic plasma exchange," Next Health, accessed June 26, 2024, https://www.next-health.com/product/therapeutic-plasma-exchange.

252. "Clinical study protocol," Young Blood Institute, accessed June 26, 2024, https:// youngbloodinstitute.org/about.html.

253. Lindsay Jost, "Therapeutic plasma exchange 101: Get answers to your questions," ac-cessed June 26, 2024, https://maxwellclinic.com/therapeutic-plasma-exchange-101/.

254. Aimee Parker et al., "Fecal microbiota transfer between young and aged mice revers-es hallmarks of the aging gut, eye, and brain," *Microbiome* 10, no. 1 (April 2022): 68,

https://doi.org/10.1186/s40168-022-01243-w.

255. Yi Zhu et al., "The Achilles' heel of senescent cells: From tran-scriptome to senolytic drugs," *Aging Cell* 14, no. 4 (August 2015): 644–58, https:// doi.org/10.1111/acel.12344.

256. Ming Xu et al., "Senolytics improve physical function and increase lifespan in old age," *Nature Medicine* 24, no. 8 (August 2018): 1246–56, https://doi.org/10.1038/s41591-018-0092-9.

257. Selim Chaib et al., "Cellular senescence and seno-lytics: The path to the clinic," *Nature Medicine* 28, no. 8 (August 2022): 1556–68, https://doi.org/10.1038/s41591-022-01923-y.

258. Christopher Pan et al., "Targeting metabolism to influence aging," *Science* 371, no. 6526 (January 2021): 234–35, https://doi.org/10.1126/sci-ence.abf6368.

259. Selim Chaib et al., "Cellular senescence and senolytics: The path to the clinic," *Nature Medicine* 28, no. 8 (August 2022): 1556–68, https://doi.org/10.1038/s41591-022-01923-y.

260. LaTonya Hickson et al., "Senolytics decrease senescent cells in humans: Preliminary report from a clinical trial of Dasatinib plus Quer-cetin in individuals with diabetic kidney disease," *EBioMedicine* 47 (September 2019): 446–56, https://doi.org/10.1016/j.ebiom.2019.08.069.

261. Jamie Justice et al., "Senolytics in idiopathic pulmo-nary fibrosis: Results from a first-in-human, open-label, pilot study," *EBioMedi-cine* 40 (February 2019): 554–63, https://doi.org/10.1016/j.ebiom.2018.12.052.

262. Selim Chaib et al., "Cellular senescence and senolytics: The path to the clinic," *Nature Medicine* 28, no. 8 (August 2022): 1556–68, https://doi. org/10.1038/s41591-022-01923-y.

263. Sergio Crespo-Garcia et al., "Therapeutic targeting of cellular senescence in diabetic macular edema: Preclinical and Phase 1 trial re-sults," *Nature Medicine* 30, no. 2 (February 2024): 443–54, https://doi.org/10.1038/s41591-024-02802-4.

264. Tomoaki Murakami et al., "Rejuvenation of diabetic mac-ular edema with senolytic therapy," *Nature Medicine* 30, no. 2 (February 2024): 346–47, https://doi.org/10.1038/s41591-024-02804-2.

265. Mitzi Gonzales et al., "Senolytic therapy in mild Alzheimer's disease: A Phase 1 feasibility trial," *Nature Medicine* 29, no. 10 (October 2023): 2481–88, https://doi.org/10.1038/s41591-023-02543-w.

266. Tomoaki Murakami et al., "Rejuvenation of dia-betic macular edema with senolytic therapy," *Nature Medicine* 30, no. 2 (February 2024): 346–47, https://doi.org/10.1038/s41591-024-02804-2.

267. Julio Aguado et al., "Senolytic therapy alleviates physiologi-cal human brain aging and COVID-19 neuropathology," *Nature Aging* 3, no. 12 (December 2023): 1561–75,

https://doi.org/10.1038/s43587-023-00519-6.

268. Lou Delval et al., "Removal of senescent cells reduces the viral load and attenuates pulmonary and systemic inflammation in SARS-CoV-2-infected, aged hamsters," *Nature Aging* 3, no. 7 (July 2023): 829–45, https://doi.org/10.1038/s43587-023-00442-w.

269. Felix Wong et al., "Discovering small-molecule senolyt-ics with deep neural networks," *Nature Aging* 3, no. 6 (June 2023): 734–50, https:// doi.org/10.1038/s43587-023-00415-z.

270. Cai-Yan Zou et al., "Effects of SGLT2 inhibitors on cardiovascu-lar outcomes and mortality in type 2 diabetes: A meta-analysis," *Medicine* 98, no. 49 (2019): e18245, https://doi.org/10.1097/md.0018245.

271. Goro Katsuumi et al., "SGLT2 inhibition eliminates senescent cells and alleviates pathological aging," *Nature Aging* (May 2024), https://doi.org/10.1038/s43587-024-00642-y.

272. Corina Amor et al., "Prophylactic and long-lasting efficacy of senolytic CAR T cells against age-related metabolic dysfunction," *Re-search Square* (September 2023), https://doi.org/10.21203/rs.3.rs-3385749/v1.

273. Onur Eskiocak et al., "Senolytic CAR T cells reverse aging-associated defects in in-testinal regeneration and fitness," bioRxiv, March 22, 2024, https://www.ncbi.nlm.nih.gov/pubmed/38529506.

274. Shivani Arora et al., "Invariant natural killer T cells coordi-nate removal of senescent cells," *Med* 2, no. 8 (August 2021): 938–50, https://doi. org/10.1016/j.medj.2021.04.014.

275. "Cellular senescence network," SenNet Consortium, accessed June 26, 2024, https:// sennetconsortium.org.

276. Yahyah Aman et al., "Autophagy in healthy aging and disease," *Nature Aging* 1, no. 8 (August 2021): 634–50, https://doi.org/10.1038/ s43587-021-98-4.

277. Penelope Andreux et al., "The mitophagy activator urolithin A is safe and induces a molecular signature of improved mitochondrial and cellular health in humans," *Nature Metabolism* 1, no. 6 (June 2019): 595–603, https://doi.org/10.1038/s42255-019-0073-4.

278. Chonglin Yang et al., "Lysosome biogenesis: Regulation and functions," *Journal of Cell Biology* 220, no. 6 (June 2021), https://doi.org/10.1083/jcb.202102001.

279. "Menopausal hormone therapy and cancer," NIH National Cancer Institute, Sep-tember 25, 2023, https://www.cancer.gov/about-cancer/causes-prevention/risk/hor-mones/mht-fact-sheet.

280. Jeffrey Mason et al., "Transplantation of young ovaries to old mice increased life span in transplant recipients," *Journals of Gerontology Series A: Biological Sciences and Medical Sciences* 64, no. 12 (December 2009): 1207–11, https://doi.org/10.1093/

gerona/glp134.

281. Lindsey Vansandt et al., "Durable contraception in the female do-mestic cat using viral-vectored delivery of a feline anti-Müllerian hormone trans-gene," *Nature Communications* 14, no. 1 (June 6, 2023): 3140, https://doi.org/10.1038/s41467-023-38721-0.

282. Alisha Haridasani Gupta et al., "Is delaying menopause the key to longevity?," *New York Times*, June 24, 2024, https://www.nytimes.com/2024/06/24/well/live/meno-pause-ovaries-womens-health-longevity.html.

283. Katherine Simon et al., "A randomized, controlled clinical trial demonstrates im-proved cognitive function in senior dogs supplemented with a senolytic and NAD+ precursor combination," *bioRxiv*, February 28, 2024, https://www.biorxiv.org/content/10.1101/2024.02.26.581616v1.

284. "A dog's life could hold the key to anti-aging drugs for humans," *Wired*, June 28, 2024, https://www.wired.com/story/have-a-nice-future-podcast-12/.

285. Emily Anthes, "Could a drug give your pet more dog years?," *New York Times*, November 29, 2023, https://www.nytimes.com/2023/11/28/science/longevi-ty-drugs-dogs.html.

286. "Are you interested in enrolling your dog in triad?," Dog Aging Project, accessed June 26, 2024, https://dogagingproject.org/triad.

287. Matt Kaeberlein et al., "Rapamycin and Alzheimer's disease: Time for a clinical tri-al?," *Science Translational Medicine* 11, no. 476 (January 2019), https://doi.org/10.1126/scitranslmed.aar4289.

288. Joan Mannick et al., "mTOR inhibition improves immune function in the elderly," *Science Translational Medicine* 6, no. 268 (De-cember 2014): 268ra179, https://doi.org/10.1126/scitranslmed.3009892.

289. Joan Mannick et al., "Targeting the biology of ageing with mTOR inhibitors to im-prove immune function in older adults: Phase 2b and Phase 3 randomised trials," *Lancet Healthy Longevity* 2, no. 5 (May 2021): e250–e62, https://doi.org/10.1016/S2666-7568(21)62-3.

290. Deborah Lee et al., "Targeting ageing with rapamycin and its derivatives in humans: A systematic review," *Lancet Healthy Longevity* 5, no. 2 (February 2024): e152–e62, https://doi.org/10.1016/S2666-7568(23)00258-1.

291. Matt Kaeberlein et al., "Rapamycin and Alzheimer's disease: Time for a clinical tri-al?," *Science Translational Medicine* 11, no. 476 (January 2019), https://doi.org/10.1126/scitranslmed.aar4289.

292. R. Grace Walton et al., "Metformin blunts muscle hypertro-phy in response to pro-gressive resistance exercise training in older adults: A ran-domized, double-blind, placebo-controlled, multicenter trial: The masters trial," *Aging Cell* 18, no. 6 (December 2019): e13039, https://doi.org/10.1111/acel.13039.

293.   R. Grace Walton et al., "Metformin blunts muscle hypertrophy in response to pro-gressive resistance exercise train-ing in older adults: A randomized, double-blind, placebo-controlled, multicenter trial: The masters trial," *Aging Cell* 18, no. 6 (December 2019): e13039, https://doi. org/10.1111/acel.13039.

294.   Elena Katsyuba et al., "NAD(+) homeostasis in health and disease," *Nature Metabo-lism* 2, no. 1 (January 2020): 9–31, https://doi.org/10.1038/s42255-019-0161-5.

295.   Kunal Ahuja et al., "Nicotinamide adenine dinucleotide market size," Global Market Insights, September 2022, https://www.gminsights.com/industry-analysis/nicotin-amide-adenine-dinucleotide-market.

296.   Sebastien Herzig et al., "AMPK: Guardian of me-tabolism and mitochondrial ho-meostasis," *Nature Reviews Molecular Cell Biology* 19, no. 2 (February 2018): 121–35, https://doi.org/10.1038/nrm.2017.95.

297.   Junzhe Huang et al., "Functional and multi-omic aging rejuvenation with GLP-1r agonism," *bioRxiv*, May 8, 2024, https://doi.org/10.1101/2024.05.06.592653.

298.   Allison DeAngelis, "Startup BioAge raises $170 million Series D for Zepbound combination therapy," *STAT News*, February 13, 2024, https:// www.statnews.com /2024 /02 /13 /bio-age-zepbound-combination-therapy/?utm_source=google&utm_medium=cpc&utm_cam-paign=pmax-health-tech&utm_term=&utm_content=&matchtype=&keyword=&cid=20742454&agid=&device=c&placement=&creative=&target=&adposition=&gad_ source=1&g-clid=EAIaIQobChMImML8-oGnhgMVBCytBh2DVgi7EAAYAS-AAEgKWt_D_BwE.

299.   Milica Vukmanovic-Stejic et al., "Enhancement of cuta-neous immunity during aging by blocking p38 mitogen-activated protein (MAP) kinase-induced inflamma-tion," *Journal of Allergy and Clinical Immunology* 142, no. 3 (September 2018): 844–56, https://doi.org/10.1016/j.jaci.2017.10.032.

300.   Xue Hao et al., "TXNRD1 drives the innate immune re-sponse in senescent cells with implications for age-associated inflammation," *Nature Aging* 4, no. 2 (February 2024): 185–97, https://doi.org/10.1038/s43587-023-00564-1.

301.   Feng Ren et al., "A small-molecule TNIK inhibitor targets fibrosis in preclinical and clinical models," *Nature Biotechnology* (March 2024), https://doi.org/10.1038/s41587-024-02143-0.

13   수명 혁명의 시작

1.   Carlos Lopez-Otin et al., "Meta-hallmarks of aging and cancer," *Cell Metabolism* 35, no. 1 (January 2023): 12–35, https://doi.org/10.1016/j.cmet.2022.11.001.

2.   "Do we expect the body to be a 'One Hoss Shay'?," *Evolution & Medicine Review*, accessed June 26, 2024, https://evmedreview.com/ do-we-expect-the-body-to-be-a-one-hoss-shay/.

3.   James Fries, "The compression of morbidity," *Annals of the Academy of Medicine of Singapore* 12, no. 3 (July 1983): 358–67.

4.   Peter Attia, *Outlive: The Science and Art of Longevity* (New York: Harmony, 2024).

5.   Ray Kurzweil, "Ray Kurzweil on how AI will trans-form the physical world," *Economist*, June 17, 2024, https://www.economist.com/by-invitation/2024/06/17/ray-kurzweil-on-how-ai-will-transform-the-physical-world. Ray Kruzwell, *The Singularity Is Nearer: When We Merge with AI* (New York: Penguin Random House, 2024).

6.   Paola Sebastiani et al., "The genetics of extreme longevity: Lessons from the New England Centenarian Study," *Frontiers in Genet-ics* 3 (November 2012): 277, https://doi.org/10.3389/fgene.2012.00277.

7.   "AI can predict tipping points before they happen," *Economist*, July 17, 2024, https://www.economist.com/science-and-technology/2024/07/17/ai-can-predict-tipping-points-before-they-happen.

8.   Zijia Liu et al., "Early predictor for the onset of critical transi-tions in networked dynamical systems," *Physical Review X* 14, no. 3 (July 2024): 031009, https://doi.org/10.1103/PhysRevX.14.031009.

9.   Ewen Callaway, "Ex-Meta scientists debut gigantic AI protein design model," *Nature* (July 2024), https://doi.org/10.1038/d41586-024-02214-x.

10.   Minkyo Song et al., "Neutrophil-to-lymphocyte ratio and mortality in the United States general population," *Scientific Reports* 11, no. 1 (January 2021): 464, https://doi.org/10.1038/s41598-020-79431-7.

11.   George J. Xu et al., "Comprehensive serological profil-ing of human populations us-ing a synthetic human virome," *Science* 348, no. 6239 (June 2015): aaa0698, https://doi.org/doi:10.1126/science.aaa0698.

12.   Denise Grady, "Every virus a person has had can be seen in a drop of blood, research-ers find," *New York Times*, June 4, 2015, https://www.nytimes. com/2015/06/05/health/single-blood-test-for-all-virus-exposures.html?_r=0.

13.   Kevin Kaczorowski et al., "Continuous immunotypes describe human immune variation and predict diverse responses," *Proceedings of the Na-tional Acade-my of Sciences* 114, no. 30 (July 2017): E6097–E106, https://doi.org/ doi:10.1073/pnas.1705065114.

14.   Ayelet Alpert et al., "A clinically meaningful metric of im-mune age derived from high-dimensional longitudinal monitoring," *Nature Medi-cine* 25, no. 3 (March 2019): 487–95, https://doi.org/10.1038/s41591-019-0381-y.

15.   Nazish Sayed et al., "An inflammatory aging clock (iAge) based on deep learning tracks multimorbidity, immunosenescence, frailty and cardio-vascular aging," *Na-ture Aging* 1 (July 2021): 598–615, https://doi.org/10.1038/ s43587-021-82-y.

16.   Sunil Ahuja et al., "Immune resilience despite inflammatory stress promotes longevi-

늙지 않는 몸

ty and favorable health outcomes including resistance to infection," *Nature Communications* 14, no. 1 (June 2023): 3286, https://doi.org/10.1038/s41467-023-38238-6.

17. Rachel Sparks et al., "A unified metric of human immune health," *Nature Medicine* (July 2024), https://doi.org/10.1038/s41591-024-03092-6.

18. "H. Benjamin Larman, Ph.D.," Johns Hop-kins University, accesssed June 26, 2024, https://pathology.jhu.edu/autoimmune/ about-us/ben-larman.

19. "MIPSA molecular indexing of proteins by self-assembly," Infinity Bio, accessed June 26, 2024, https://www.infinitybio.com/mipsa/.

20. David Bloom et al., "Vaccination for healthy aging," *Science Translational Medicine* 16, no. 745 (May 2024): eadm9183, https://doi.org/10.1126/scitrans-lmed.adm9183.

21. David Furman et al., "Chronic inflammation in the etiol-ogy of disease across the life span," *Nature Medicine* 25, no. 12 (December 2019): 1822–32, https://doi.org/10.1038/s41591-019-0675-0.

• 그림 출처 •

3 노화를 바꾸는 일상

그림 3.1   https://www.theurbanco-op.ie/blogs/nova-food-classification.

그림 3.2   Kevin Hall et al., "Ultra-processed diets cause excess calorie intake and weight gain: An inpatient randomized controlled trial of ad libitum food intake," *Cell Metabolism* 30, no. 1(July 2019): 67–77 e3, https://doi.org/10.1016/j.cmet.2019.05.008.

그림 3.3   https://www.nal.usda.gov/human-nutrition-and-food-safety/dri-calculator.

그림 3.4   Dong Wang et al., "Association of specific dietary fats with total and cause-specific mortality," *JAMA Internal Medicine* 176, no. 8 (August 2016): 1134–45, https://doi.org/10.1001/jamainternmed.2016.2417.

그림 3.5   Kiran Biddinger et al., "Association of habitual alcohol intake with risk of cardiovascular disease," *JAMA Network Open* 5, no. 3 (March 2022): e223849, https://doi.org/10.1001/jamanetworkopen.2022.3849.

그림 3.6   Michael Clark et al., "Multiple health and environmental impacts of foods," *Proceedings of the National Academy of Sciences of the USA* 116, no. 46 (November 2019): 23357–62, https://doi.org/10.1073/pnas.1906908116(아래 오른쪽); and "How much would giving up meat help the environment?," Economist, November 15, 2019: https://www.economist.com/graphic-detail/2019/11/15/how-much-would-giving-up-meat-help-theenvironment?(아래 왼쪽과 오른쪽).

그림 3.7   https://www.nejm.org/doi/10.1056/NEJMoa1800389?url_ver=Z39.88-2003&rfr_id=ori:rid:crossref.org&rfr_dat=cr_pub%20%200www.ncbi.nlm.nih.gov.

그림 3.8   Barry Franklin et al., "Exercise-related acute cardiovascular events and potential deleterious adaptations following longterm exercise training: Placing the risks into perspective-an update: A scientific statement from the American Heart Association," *Circulation* 141, no. 13 (March 2020): e705–e36, https://doi.org/10.1161/CIR.0000000000000749.

그림 3.9   Prathiyankara Shailendra et al., "Resistance training and mortality risk: A systematic review and meta-analysis," *American Journal of Preventive Medicine* 63, no. 2 (August 2022): 277–85, https://doi.org/10.1016/j.amepre.2022.03.020.

그림 3.11   Ruben Lopez-Bueno et al., "Thresholds of handgrip strength for all-cause, cancer, and cardiovascular mortality: A systematic review with dose-response meta-analysis," *Ageing Research Reviews* 82 (December 2022): 101778, https://doi.org/10.1016/j.arr.2022.101778.

그림 3.12   Lachlan Cribb et al., "Sleep regularity and mortality: A prospective analysis in the UK Biobank," *eLife* 12(November 2023): RP88359, https://doi.org/10.7554/eLife.88359.

그림 3.13   Yuzhu Li et al., "The brain structure and genetic mechanisms underlying the nonlinear association between sleep duration, cognition and mental health," *Nature Aging* 2, no. 5 (May 2022): 425–37, https://doi.org/10.1038/s43587-022-00210-2.

그림 3.14   Sanjay Rajagopalan et al., "Air pollution exposure and cardiometabolic risk," *Lancet Diabetes & Endocrinology* 12, no. 3 (March 2024): 196–208, https://doi.org/10.1016/S2213-8587(23)00361-3.

그림 3.15   Yanping Li et al., "Healthy lifestyle and life expectancy free of cancer, cardiovascular disease, and type 2 diabetes: Prospective cohort study," *British Medical Journal* 368 (January 2020): 16669, https://doi.org/10.1136/bmj.16669.

4 비만과 당뇨

그림 4.1   Ian Hatton et al., "The human cell count and size distribution," *Proceedings of the National Academy of Sciences of the USA* 120, no. 39 (September 2023): e2303077120, https://doi.org/10.1073/pnas.2303077120.

그림 4.2   Ian Hatton et al., "The human cell count and size distribution," *Proceedings of the National Academy of Sciences of the USA* 120, no. 39 (September 2023): e2303077120, https://doi.org/10.1073/pnas.2303077120.

그림 4.3   Wei Liu et al., "An improved genome wide polygenic score model for predicting the risk of type 2 diabetes," *Frontiers in Genetics* 12 (February 2021): 632385, https://doi.org/10.3389/fgene.2021.632385 (위 그래프); Marijana Vujkovic et al., "Discovery of 318 new risk loci for type 2 diabetes and related vascular outcomes among 1.4 million participants in a multi-ancestry meta-analysis," *Nature Genetics* 52, no. 7 (July 2020): 680–91, https://doi.org/10.1038/s41588-020-0637-y (아래 그래프).

그림 4.4   https://www.ncbi.nlm.nih.gov/pmc/articles/PMC6484904/, https://www.cdc.gov/nchs/about/factsheets/factsheet_nhanes.htm, https://academic.oup.com/pmj/article/99/1175/985/7076129.

그림 4.5   Ting Huai Shi et al., "The influence of metabolic syndrome in predicting mortality risk among US adults: Importance of metabolic syndrome even in adults with normal weight," *Preventing Chronic Disease* 17 (May 2020): E36, https://doi.org/10.5888/pcd17.200020.

그림 4.6   Eric Topol, "The new obesity breakthrough drugs," *Substack*, December 10, 2022, https://erictopol.substack.com/p/the-newobesity-breakthrough-drugs.

5 심혈관 질환

그림 5.1a   George Johnson, "Why everyone seems to have cancer," *New York Times*, January 4, 2014, https://www.nytimes.com/2014/01/05/sunday-review/why-everyoneseems-to-have-cancer.html?pagewanted=print.

그림 5.1b   Rebecca Woodruff et al., "Trends in cardiovascular disease mortality rates and excess deaths, 2010–2022," *American Journal of Preventive Medicine* 66, no. 4 (April 2024): 582–89, https://doi.org/10.1016/j.amepre.2023.11.009.

그림 5.2   EM Tuzcu et al., "High prevalence of coronary atherosclerosis in asymptomatic teenagers and young adults: Evidence from intravascular ultrasound," *Circulation* 103, no. 22(June 2001): 2705–10, https://doi.org/10.1161/01.cir.103.22.2705.

그림 5.3   Andreas Fuchs et al., "Subclinical coronary atherosclerosis and risk for myocardial infarction in a Danish cohort," *Annals of Internal Medicine* 176, no. 4 (2023): 433–42.

그림 5.4   Mensink et al., "Pharmacoinvasive therapy: Early implementation of statins and proprotein convertase subtilisin/kexin type 9 inhibitors after acute coronary syndrome," *Frontiers in Cardiovascular Medicine* 9 (December 2022): 1061346, https://doi.org/10.3389/fcvm.2022.1061346.

그림 5.5   Prakriti Gaba et al., "Association between achieved lowdensity lipoprotein cholesterol levels and long-term cardiovascular and safety outcomes: An analysis of fourier-ole," *Circulation* 147, no. 16 (April 2023): 1192–203, https://doi.org/10.1161/CIRCULATIONAHA.122.063399.

그림 5.6   Aernoud Fiolet et al., "Efficacy and safety of low-dose colchicine in patients with coronary disease: A systematic review and meta-analysis of randomized trials," *European Heart Journal* 42, no. 28 (July 2021): 2765–75, https://doi.org/10.1093/eurheartj/ehab115.

그림 5.7   Kenneth Chan et al., "Inflammatory risk and cardiovascular events in patients without obstructive coronary artery disease: The ORFAN multicentre, longitudinal cohort study," *Lancet* 403, no. 10444 (June 2024): 2606–18, https://doi.org/10.1016/s0140-6736(24)00596-8.

6 면역과 암

그림 6.1   Zaira Seferbekova et al., "Spatial biology of cancer evolution," *Nature Reviews Genetics* 24, no. 5 (May 2023): 295–313, https://doi.org/10.1038/s41576-022-00553-x.

그림 6.2   "Bowel cancer is rising among young people," *Economist, September* 28, 2023, https://www.economist.com/graphicdetail/2023/09/28/bowel-cancer-is-rising-among-young-people.

그림 6.3   Brianna Abbott, "Many cancers are on the rise in the U.S., even as overall deaths fall," *Wall Street Journal, January* 17, 2024, https://www.wsj.com/health/healthcare/cancerdeaths-rates-prevention-f73c82a4.

그림 6.5   John McNeil et al., "Effect of aspirin on all-cause mortality in the healthy elderly," *New England Journal of Medicine* 379, no. 16 (October 2018): 1519–28, https://doi.org/10.1056/NEJMoa1803955.

그림 6.6   Farhad Islami et al., "Proportion and number of cancer cases and deaths attributable to potentially modifiable risk factors in the United States, 2019," *CA: A Cancer Journal for Clinicians* (July 2024), https://doi.org/10.3322/caac.21858.

7 신경 퇴행 질환

그림 7.1   RAI Bethlehem et al., "Brain charts for the human lifespan," *Nature* 604, no. 7906(April 2022): 525–33, https://doi.org/10.1038/s41586-022-04554-y.

그림 7.2   Justin Long et al., "Alzheimer disease: An update on pathobiology and treatment strategies," *Cell* 179, no. 2 (October 2019): 312–39, https://doi.org/10.1016/

그림 7.3   Severine Sabia et al., "Association of sleep duration in middle and old age with incidence of dementia," *Nature Communications* 12, no. 1 (April 2021): 2289, https://doi.org/10.1038/s41467-021-22354-2.

그림 7.4   Gill Livingston et al., "Dementia prevention, intervention, and care: 2024 report of the Lancet Commission," *Lancet* 404, no. 10452 (August 2024): 572–628, https://doi.org/10.1016/s0140- 6736(24)01296-0.

그림 7.6   Yoav Ben-Shlomo et al., "The epidemiology of Parkinson's disease," *Lancet* 403, no. 10423 (January 2024): 283–92, https://doi.org/10.1016/S0140-6736(23)01419-8.

그림 8.1   Joy Wang et al., "CRISPR technology: A decade of genome editing is only the beginning," *Science* 379, no. 6629 (January 2023): eadd8643, https://doi.org/10.1126/science.add8643.

8 희귀질환의 전환

그림 8.2   Joy Wang et al., "CRISPR technology: A decade of genome editing is only the beginning," *Science* 379, no. 6629 (January 2023): eadd8643, https://doi.org/10.1126/science.add8643.

그림 8.3   Aditya Raguram et al., "Therapeutic in vivo delivery of gene editing agents," *Cell* 185, no. 15 (July 2022): 2806–27, https://doi.org/10.1016/j.cell.2022.03.045.

그림 8.4   Jocelyn Kaiser, "Better than CRISPR? Another way to fix gene problems may be safer and more versatile," *Science News*, June 1, 2022, https://www.science.org/content/article/better-crispr-another-way-fix-gene-problems-may-be-saferand-more-versatile.

9 면역의 재설계

그림 9.1   Ron Sender et al., "The total mass, number, and distribution of immune cells in the human body," *Proceedings of the National Academy of Sciences of the USA* 120, no. 44

(October 2023): e2308511120, https://doi.org/10.1073/pnas.2308511120.

그림 9.2 Philipp Dettmer, *Immune* (New York: Penguin Random House, 2021); and Ron Sender et al., "The total mass, number, and distribution of immune cells in the human body," *Proceedings of the National Academy of Sciences of the USA* 120, no. 44 (October 2023): e2308511120, https://doi.org/10.1073/pnas.2308511120.

그림 9.3 Cassandra Willyard, "Can autoimmune diseases be cured? Scientists see hope at last," *Nature* 625, no. 7996 (January 2024): 646–48, https://doi.org/10.1038/d41586-024-00169-7.

10 감염병의 미래

그림 10.1 International Monetary Fund, Communications Department, "Picture this: The journey of the Covid-19 vaccine," *Finance & Development* 58, no. 4 (December 2021): A012, https://doi.org/10.5089/9781513595894.022.A012; and Samantha Vanderslott et al., "Vaccination," *Our World in Data*, accessed September 5, 2024, https://ourworldindata.org/vaccination.

그림 10.2 Namit Chaudhary et al., "mRNA vaccines for infectious diseases: Principles, delivery and clinical translation," *Nature Reviews Drug Discovery* 20, no. 11 (November 2021): 817–38, https://doi.org/10.1038/s41573-021-00283-5.

그림 10.3 에릭 토폴이 수집한 자료.

그림 10.4 Franklin Nobrega et al., "Targeting mechanisms of tailed bacteriophages," *Nature Reviews Microbiology* 16, no. 12(December 2018): 760–73, https://doi.org/10.1038/s41579-018-0070-8.

그림 10.5 Simon Ye et al., "Benchmarking metagenomics tools for taxonomic classification," *Cell* 178, no. 4 (August 2019): 779–94, https://doi.org/10.1016/j.cell.2019.07.010.

11 정신건강의 재정의

그림 11.1 "Loneliness and social isolation linked to serious health conditions," *Centers for Disease Control and Prevention*, April 29, 2021, https://www.cdc.gov/aging/publications/features/lonely-olderadults.html.

그림 11.2 Nicholas Meyer et al., "The sleep–circadian interface: A window into mental disorders," *Proceedings of the National Academy of Sciences of the USA* 121, no. 9 (2024): e2214756121, https://doi.org/doi:10.1073/pnas.2214756121.

그림 11.3 Michael Noetel et al., "Effect of exercise for depression: Systematic review and network meta-analysis of randomised controlled trials," *British Medical Journal* 384 (February 2024): e075847, https://doi.org/10.1136/bmj-2023-075847.

그림 11.4 "Who Americans spend their time with, by age," *Our World in Data, accessed September*

5, 2024, https://ourworldindata.org/grapher/time-spent-with-relationships-by-age-us.

12 달라지는 노화

그림 12.1   Carlos Lopez-Otin et al., "Hallmarks of aging: An expanding universe," *Cell* 186, no. 2 (January 2023): 243–78, https://doi.org/10.1016/j.cell.2022.11.001.

그림 12.2   Param Priya Singh et al., "The genetics of aging: A vertebrate perspective," *Cell* 177, no. 1 (March 2019): 200–220, https://doi.org/10.1016/j.cell.2019.02.038.

그림 12.3   Valur Emilsson et al., "Predicting health and life span with the deep plasma proteome," *Nature Medicine* 25, no. 12 (December 2019): 1815–16, https://doi.org/10.1038/s41591-019-0677-y.

그림 12.4   Hamilton Se-Hwee Oh et al., "Organ aging signatures in the plasma proteome track health and disease," *Nature* 624, no. 7990 (December 2023): 164–72, https://doi.org/10.1038/s41586-023-06802-1 (위) and Hamilton Se-Hwee Oh et al., "Plasma proteomics in the UK biobank reveals youthful brains and immune systems promote healthspan and longevity," *bioRxiv* (June 2024) (아래).

그림 12.5   Sebastian Dohm-Hansen et al., "The 'middleaging' brain," *Trends in Neurosciences* 47, no. 4 (April 2024): 259–72, https://doi.org/10.1016/j.tins.2024.02.001.

그림 12.6   Ryoto Sakaniwa et al., "Impact of modifiable healthy lifestyle adoption on lifetime gain from middle to older age," *Age and Ageing* 51, no. 5 (May 1, 2022), https://doi.org/10.1093/ageing/afac080.

그림 12.7   Steven Moore et al., "Leisure time physical activity of moderate to vigorous intensity and mortality: A large pooled cohort analysis," *PLOS Medicine* 9, no. 11 (2012): e1001335, https://doi.org/10.1371/journal.pmed.1001335.

그림 12.8   Steve Horvath et al., "Digitising the ageing process with epigenetic clocks," *Lancet* 404, no. 10451 (August 2024): 423, https://doi.org/10.1016/s0140-6736(24)01554-x.

13 수명 혁명의 시작

그림 13.1   James Fries, "The compression of morbidity," *Annals of the Academy of Medicine of Singapore* 12, no. 3 (July 1983): 358–67(왼쪽); and Peter Attia, *Outlive: The Science and Art of Longevity*(New York: Harmony, 2024)(오른쪽).

그림 13.3   Ayelet Alpert et al., "A clinically meaningful metric of immune age derived from high-dimensional longitudinal monitoring," *Nature Medicine* 25, no. 3 (March 2019): 487–95, https://doi.org/10.1038/s41591-019-0381-y(위); Rachel Sparks et al., "A unified metric of human immune health," *Nature Medicine* (July 2024), https://doi.org/10.1038/s41591-024-03092-6(아래).

그림 13.4   에릭 토폴 제공.

옮긴이 **이한음**

서울대학교에서 생물학을 공부했다. 전문적인 과학 지식과 인문적 사유가 조화된 번역으로 우리나라를 대표하는 과학 번역가로 평가받는다. 케빈 켈리, 리처드 도킨스, 에드워드 윌슨, 싯다르타 무케르지 등 저명한 과학자의 대표작을 우리말로 옮겼다. 과학의 현재적 흐름을 독자들에게 전하기 위해 저술 활동도 병행하고 있다. 저서로는 『바스커빌가의 개와 추리 좀 하는 친구들』, 『청소년을 위한 지구 온난화 논쟁』이 있으며, 옮긴 책으로는 『바디: 우리 몸 안내서』, 『질병 해방』, 『인간 본성에 대하여』, 『우리는 왜 잠을 자야 할까』, 『불멸의 유전자』 등이 있다.

늙지 않는 몸
최신 과학과 AI는 질병을 어떻게 해결하는가

초판 1쇄 인쇄 2026년 3월 18일
초판 1쇄 발행 2026년 3월 25일

지은이 에릭 토폴
옮긴이 이한음
펴낸이 김선식

부사장 김은영
책임기획 임지원 책임편집 임지원 디자인 정아연 책임마케터 이현주
콘텐츠사업4팀장 박윤아 콘텐츠사업4팀 정아연, 임지원, 옥다애, 최유진
마케팅사업2팀 오서영, 이현주, 단비 홍보2팀 정세림, 고나연, 이다은
브랜드사업본부장 정명찬
브랜드홍보팀 오수미, 서가을, 박장미, 박주현 영상홍보팀 이수인, 염아라, 이지연, 노경은
저작권팀 성민경 편집관리팀 조세현, 김호주, 백설희
재무관리팀 하미선, 임혜정, 이슬기, 김주영, 오지수
인사총무팀 강미숙, 김재경, 김혜진, 김주림, 황종원
제작관리팀 이소현, 김소영, 유미애, 이지우, 이승협
물류관리팀 김형기, 김선진, 주정훈, 양문현, 채원석, 박재연, 이준희, 최대식
외부스태프 본문 디자인 김효진 본문 조판 이수빈

펴낸곳 다산북스 출판등록 2005년 12월 23일 제313-2005-00277호
주소 경기도 파주시 회동길 490 다산북스 파주사옥
전화 02-704-1724 팩스 02-703-2219 이메일 dasanbooks@dasanbooks.com
홈페이지 www.dasan.group 블로그 blog.naver.com/dasan_books
종이 스마일몬스터 인쇄·제본 한영문화사 코팅·후가공 평창피앤지

ISBN 979-11-306-7560-2 (03510)

다산북스(DASANBOOKS)는 책에 관한 독자 여러분의 아이디어와 원고를 기쁜 마음으로 기다리고 있습니다.
출간을 원하는 분은 다산북스 홈페이지 '원고 투고' 항목에 출간 기획서와 원고 샘플 등을 보내주세요.
머뭇거리지 말고 문을 두드리세요.